Louis Pasteur
face aux médecins
et aux chirurgiens

Médecine à travers les siècles

Collection dirigée par le Docteur Xavier Riaud

L'objectif de cette collection est de constituer « une histoire grand public » de la médecine ainsi que de ses acteurs plus ou moins connus, de l'Antiquité à nos jours.

Si elle se veut un hommage à ceux qui ont contribué au progrès de l'humanité, elle ne néglige pas pour autant les zones d'ombre ou les dérives de la science médicale.

C'est en ce sens que – conformément à ce que devrait être l'enseignement de l'histoire –, elle ambitionne une « vision globale » et non partielle ou partiale comme cela est trop souvent le cas.

Dernières parutions

Sous la direction de Xavier RIAUD, *Au service de l'histoire de la médecine. 2006-2023. Anniversaire d'une collection éditoriale*, 2023.

Élisabeth CLEMENTZ-METZ, *Les lépreux en Alsace. Volume I : Marginaux, exclus, intercesseurs ?*, 2023.

Élisabeth CLEMENTZ-METZ, *Les lépreux en Alsace. Volume II : Documents*, 2023.

Pierre AUBRY et Bernard-Alex GAÜZÈRE, *Formation et vie des médecins, chirurgiens et apothicaires de la Marine et des Colonies du XVIe à la fin du XIXe siècle en France*, 2022.

Jean DUPOUY-CAMET, *La mission d'étude française de 1866 sur la trichinose en Allemagne*, 2022.

Xavier RIAUD, *Grands dentistes résistants. Pour la France !*, 2022.

Sous la direction de Dominique LE NEN et Pascal BRIOIST, *Léonard de Vinci. Le corps... à la croisée des sciences et de l'art*, 2022.

Michel A. GERMAIN et Corinne BECKER, *Guérir du Lymphœdème. Histoire et avancées médicales*, 2022.

Maxime GATELIER, Quentin LECARDINAL, *Prothèses dentaires de soldats de la Première Guerre mondiale. Etude médico-légale*, 2022.

Philippe HECKETSWEILER, *Les maladies et la mort de Gustave Flaubert. Rouen 1821 – 1880*, 2022.

Pierre AUBRY et Bernard-Alex GAÜZÈRE, *La France et ses médecins en Extrême-Orient du XVIe au milieu du XXe siècle*, 2022.

Michel E. BERTRAND, *La cardiologie interventionnelle. Histoire et évolution*, 2022.

Pierre AUBRY et Bernard-Alex GAÜZÈRE, *La France et ses médecins dans les océans Indien et Pacifique du XVIe au XIXe siècle*, 2022.

Patrice Pinet

Louis Pasteur
face aux médecins et aux chirurgiens

L'Harmattan

Du même auteur

Pasteur et la philosophie,
collection « Acteurs de la science », L'Harmattan, Paris, 2004

Article « Sang »,
in *Dictionnaire de la pensée médicale*,
sous la direction de D. Lecourt, puf, Paris, 2004

Les musiciens, la maladie et la médecine de Guillaume de Machaut à Béla Bartók,
Collection « Médecine à travers les siècles », L'Harmattan, Paris, 2017

Les philosophes, la maladie et la médecine d'Épicure à David Hume,
Collection « Médecine à travers les siècles », L'Harmattan, Paris, 2021

Les philosophes, la maladie et la médecine de Hegel à Michel Foucault
Collection « Médecine à travers les siècles », L'Harmattan, Paris, 2021

5-7, rue de l'Ecole-Polytechnique, 75005 Paris
http://www.editions-harmattan.fr
ISBN : 978-2-14-049817-6
EAN : 9782140498176

AVANT-PROPOS

L'année 2022 fut l'année du bicentenaire de la naissance de Pasteur, un des grands artisans du bouleversement de notre vision des maladies, grâce à la découverte concrète des ferments, et de certains micro-organismes envahissant les animaux et les humains et facteurs majeurs de leurs maladies.

Notre précédent travail sur Pasteur, dans ses rapports avec la philosophie[1], nous a incités à revenir sur son œuvre, cette fois du côté scientifique qui est son apport essentiel. Le bicentenaire en était l'occasion et ceci apparut d'autant plus opportun qu'éclatait peu avant, en 2020, une pandémie mondiale nouvelle, la Covid-19, due à un virus spécifique, de la famille connue des coronavirus, et non reconnu précédemment, le Sars-Cov-2.

Nous aurions voulu voir paraître cet ouvrage en 2022. Notre activité médicale, dans la région du Berry où la demande de soins dépasse actuellement nettement son offre, notamment envers les généralistes, nous a retardés dans notre souhait. D'autre part, la documentation du XIXe siècle est si vaste en cette période d'essor scientifique majeur et de révolutions biologiques et médicales que les études possibles semblent infinies. Déjà, de nouvelles biographies de Pasteur sont apparues en 2021 et en 2022, celles de Cédric Grimoult[2], de Michel Morange[3], outre de nouveaux ouvrages plus concis de Maxime Schwartz et Annick Perrot[4], et de Patrice Debré[5], ou celui de Philippe Bruniaux[6]. Nous avons assisté depuis au colloque Pasteur à Arbois en juin 2022, sous l'égide, entre autres, de la Société française d'histoire de la médecine, et les communications très intéressantes ont déjà été publiées dans la revue d'*Histoire des sciences médicales* de cette société dont nous faisons partie.[7]

Le nom de Pasteur est un des plus connus au monde, au moins dans la sphère médicale. Pasteur a pu bénéficier précocement de soutiens scientifiques, d'une accession relativement rapide, par son mérite et ses travaux, au professorat, au poste de sous-directeur de l'École normale, et aux académies, dont celle de médecine en 1873. Il a pu acquérir, bien que difficilement, le soutien des administrations, des ministères, de Napoléon III et de l'impératrice Eugénie, et d'hommes savants et politiques bien insérés dans le Second Empire. Son bonapartisme l'a favorisé, et la troisième République l'a consacré

---

[1] Pinet Patrice, *Pasteur et la philosophie*, Paris, L'Harmattan, 2004

[2] Grimoult C., *Pasteur, le mythe au cœur de l'action (ou le combattant)*, Ellipses, Paris, 2021

[3] Morange M., *Pasteur*, *nrf*, Gallimard, 2022

[4] Perrot A. et Schwartz M., *Pasteur : l'homme et le savant*, Tallandier, Paris, 2022 ; *Pasteur à la plage : le monde des microbes dans un transat*, Dunod, Malakoff, 2022

[5] Debré P., *Une journée particulière du professeur Pasteur*, Flammarion, Paris, 2022

[6] Bruniaux Philippe, *Louis Pasteur fils de tanneur, bienfaiteur de l'humanité*, Cabédita, 2022, Divonne-les-Bains

[7] *Histoire des sciences médicales*, Tome IV-2022, Chambray-lès-Tours, 2023

et glorifié encore davantage. Son nom donné à son Institut, fondé en 1888, contribua, après la reconnaissance médiatique due à ses travaux, à sa popularisation, accentuée par le nom identique octroyé aux autres instituts nationaux issus du premier.

Dans cet ouvrage nous nous sommes intéressés d'une part, à la santé et aux maladies de Pasteur et de ses proches, d'autre part à son œuvre médicale replacée dans le contexte historique de la médecine. Pour cela nous avons privilégié ses rapports avec les médecins ayant soigné sa famille ou lui-même, et ceux avec les médecins et les chirurgiens ayant gravité autour de lui dans ses recherches.

Comme, en tant que philosophe, la formation des idées et des concepts nous intéresse plus particulièrement, nous avons rapporté et étudié quelques textes importants de médecins ou de chirurgiens plus ou moins célèbres. Car, en toute justice, il nous paraît fondamental de se référer aux textes mêmes et aux reproductions des débats scientifiques suscités par les conceptions ou les découvertes nouvelles. Nous nous sommes attachés à déceler les textes et les idées qui ont pu influencer Pasteur, soit pour les avoir lus, soit pour en avoir entendu parler. Même s'il fut essentiellement un expérimentateur voulant apporter des preuves concrètes visant l'irréfutabilité et non un lecteur assidu apprenant la science dans les livres, ses sources « littéraires » ne nous paraissent pas devoir être négligées. Nous regrettons que dans beaucoup de biographies les auteurs citent les textes sans donner leurs références précises. Nous avons fait aussi quelques incursions dans les siècles passés pour mesurer l'évolution des idées médicales.

Parmi tous ces médecins ou chirurgiens, plus ou moins chercheurs, académiciens ou non, j'ai donné la plus large place aux praticiens, davantage encore à ceux de terrain, parisiens, provinciaux ou ruraux, qui font face à toutes sortes de malades, ces médecins de médecine générale, en pourcentage beaucoup plus grand à l'époque de Pasteur où les spécialités étaient bien moins formées et compartimentées.

Notre propos est donc d'apporter quelques faits ou points de vue originaux, de mettre en valeur des idées et des textes moins connus de médecins et de chirurgiens ayant fréquenté Pasteur et contribué à la formation de ses idées médicales. Ils ont aussi participé au changement de paradigme médical, pour employer le terme, un peu galvaudé aujourd'hui, de l'historien et philosophe des sciences Kuhn[1], que constitue la découverte concrète des microbes et de leur rôle, et dont Pasteur fut un acteur majeur. Dans ce lot figurent beaucoup de personnages connus des historiens de la médecine, pourtant beaucoup moins célèbres que Pasteur, et d'autres quasiment inconnus qui ont aussi apporté quelque influence souterraine aux mouvements des idées et contribué à la révolution chirurgicale, médicale, et en partie thérapeutique, qui s'est

[1] Kuhn T., *La structure des révolutions scientifiques*, tr. de l'américain par L. Meyer (1970), Flammarion, Paris, 1983

déroulée tout au long de ce XIXe siècle. Nous avons aussi mis en relief les débats académiques entre les tenants du nouveau paradigme et ceux qui tentaient d'y résister.

Pour ne pas alourdir notre ouvrage, nous avons renoncé à certains résumés et analyses d'ouvrages que nous avions faits de Jean Hameau, Lemaire, Déclat, Davaine, Noël et Henri Gueneau de Mussy, et Villemin.

CHAPITRE I : Pasteur enfant et étudiant (décembre 1822 – décembre 1848)

1. Une famille fragile

Sur la famille Pasteur, les ancêtres et les parents de Louis, ainsi que sur son enfance et sa jeunesse jusqu'à son entrée à l'École normale de Paris, on se reportera aux quatre volumes de Richard Moreau (1932-2013).[1] Celui-ci a démystifié brillamment, sur bien des points biographiques, toute la famille et la carrière de Pasteur. Il a corrigé, parfois avec sévérité mais avec pertinence, toutes les légendes que l'hagiographie a rapportées sur sa vie. Cependant, n'aimant à l'évidence ni les sociologues modernes ni les philosophes, il occulte beaucoup les rapports de Pasteur avec la philosophie de son époque et nous paraît dénouer un peu trop les liens du savant avec le christianisme.[2]

Louis Pasteur naquit le 27 décembre 1822 à Dôle dans le Jura. Un frère aîné, né en 1816, mourut dans les premiers mois. Louis eut trois sœurs, une sœur aînée, Jeanne-Antoine, dite Virginie (1818-1880), et deux sœurs plus jeunes, Joséphine (1825-1850) et Jeanne-Émilie (1826-1853).

Le jour de Noël 1847, leur père, Jean-Joseph (1791-1865), informa Louis de la santé de ses sœurs. Joséphine *en tant que santé est très bien*, dit-il, et Virginie *tout à fait guérie*. L.-F.-E. Bergeret (1814-1893), médecin originaire de Montigny-les-Arsures, avait pratiqué une saignée à celle-ci puis, la trouvant anémiée, lui avait redonné des forces grâce à un remède martial.[3] Le médecin jugeait Louis dans la plus belle position de mariage. Il lui donnerait volontiers une fille s'il en avait une à marier.[4] Jean-Joseph engagea Louis à prendre soin

---

[1] Moreau Richard, *Préhistoire de Pasteur*, Paris, L'Harmattan, 2000 ; *Les deux Pasteur, le père et le fils, Jean-Joseph et Louis*, Paris, L'Harmattan, 2003 ; *Louis Pasteur : De Besançon à Paris, l'envol*, Paris, L'Harmattan, 2003 ; *Pasteur et Besançon, Naissance d'un génie*, Paris, L'Harmattan, 2010

[2] Son jugement apparaît notamment dans ses derniers écrits publiés *Autour de Pasteur*, Paris, L'Harmattan, 2020. Reprenant la vision de Pasteur qu'il faut séparer la philosophie et la théologie de la science il stigmatise l'intervention des philosophes et des sociologues en histoire des sciences, les seuls expérimentateurs étant capables, selon lui, de raconter et de juger la science.

[3] *La Virginie est tout à fait guérie. M. Bergeret lui fait prendre de l'eau ferrugineuse du Docteur Quesneville, le produit sort de chez M. Vauquelin de l'Institut* [...] *M. Bergeret l'ayant saignée a trouvé que son sang se décolorait deux jours après. Il vint nous le dire, lui fit prendre du sel de fer. Depuis, sa santé s'est améliorée à vue d'œil, c'est au point que quand elle a chaud, qu'elle travaille, il lui vient des couleurs très vives ; avant cela, plus elle avait chaud plus elle était pâle ; et enfin les maux d'estomac sont dissipés au point qu'elle fait tout ouvrage sans en souffrir.* (Pasteur, *Correspondance*, réunie et annotée par Louis Pasteur Vallery-Radot, 4 volumes, Paris, Flammarion, 1940-1951, T. I, p. 158)

[4] Jean-Joseph rapporte que le médecin lui dit : *Si j'avais une fille, 150 mille francs à lui donner, je préférerais cent fois un jeune homme dans la position de votre fils à un de ces flâneurs qui ne sont qu'à charge à eux-mêmes et à la société, aurait-il le double de fortune.* (Id.)

de sa santé et conclut sa lettre en assurant que tous se portaient très bien. En fait, l'état de santé de la fratrie était précaire.

Dans son discours d'Arbois de 1874 Pasteur évoque tous les Arboisiens qu'il a connus dans sa jeunesse, dont Bergeret, *le brillant étudiant en médecine.* Dans sa correspondance il ne l'évoque plus au-delà de 1855. J'ai trouvé dans la bibliothèque d'Arbois deux ouvrages du médecin : *Maladies de l'enfance, erreurs générales sur leurs causes et sur leur traitement, instructions élémentaires, règles hygiéniques*, et *Les Passions, dangers et inconvénients pour les individus, la famille et la société, hygiène morale et sociale* que Bergeret lui a dédicacé. Tous deux parurent chez Baillière respectivement en 1855 et 1878. Le premier a peut-être servi à Pasteur pour soigner ses enfants. Bergeret a publié d'autres ouvrages médicaux, et plusieurs articles ou mémoires parus dans le *Bulletin de la Société de médecine de Besançon* et souvent tirés à part. Parmi eux citons un ouvrage contre l'alcoolisme en 1855, quatre articles, sur la fièvre intermittente en 1865, sur les maladies épidémiques en 1866, sur la phtisie en 1867 et sur la rage en 1873, et un ouvrage sur les goitres, les maladies cardiaques et l'anémie[1] en 1873.

Joséphine souffrait d'une maladie pulmonaire chronique, une probable phtisie pulmonaire bien qu'aucun diagnostic ne fût émis. Dans une lettre datant probablement de 1849, alors qu'elle avait vingt-quatre ans, son frère Louis voulut la rassurer, et peut-être se rassurer lui-même : *il est certain que tu as un poumon malade, mais tu sais que l'on vit très bien avec un seul poumon, et du côté gauche tu n'as pas mal du tout*[2]. Moreau pense qu'il s'agit d'une tuberculose, mais aussi que son état psychique s'était dégradé du fait de l'échec de son mariage avec Altin Vercel, un des fils de la famille de la maison d'en face, qui l'avait demandée en mariage dès 1845. Il croit que ce fut la mère Vercel qui refusa le mariage à cause de la santé médiocre de la fratrie Pasteur. Les tergiversations pendant deux ans auraient entraîné un état dépressif et la jeune femme mourut le 15 novembre 1850, âgée seulement de 25 ans.[3] Cependant, on peut suspecter une tuberculose sévère comme seule cause décisive de sa mort. Notons que la famille ignorait probablement le diagnostic puisque le mot « phtisie » ne fut pas prononcé, et que celui de « tuberculose » n'apparut, à ma connaissance, qu'en 1854.

La benjamine, Jeanne-Émilie, fut arriérée mentale et épileptique du fait d'une fièvre cérébrale contractée à trois ans, peut-être une méningite. Plus tard, elle devint obèse. Elle tomba malade durant l'année 1851, affectée peut-

---

[1] *Quelques Cas de goître vertigineux ou apoplectique et de goître strangulant ou suffocant. Maladies du cœur confondues avec la chlorose ou l'anémie et vice-versa.* En 1864, il avait déjà fait paraître un mémoire *Le Goitre dans le Jura.*

[2] Pasteur, *Corr.* T. I, p. 203

[3] Moreau R., *Les deux Pasteur, le père et le fils, Jean-Joseph et Louis*, Paris, L'Harmattan, 2003, p. 210-223

être par le décès de sa sœur. Elle mourut en mars 1853, donc à seulement 27 ans, peut-être lors d'une crise comitiale.

Quant à l'aînée, Virginie, elle mourra d'une « attaque d'apoplexie » en juillet 1880 à 62 ans, qu'une autre avait précédée en 1875.[1] Le Dr Jean Piton y a vu une pathologie héréditaire du côté maternel. En effet, la mère des quatre enfants Pasteur, Jeanne-Étiennette (1793-1848), était morte subitement en 1848 à 55 ans, et Louis fera un accident vasculaire cérébral en 1868, à quarante-cinq ans, qui lui laissera des séquelles hémiplégiques gauches. Piton soupçonne une cause athéromateuse à ces accidents subits, mais il pourrait aussi s'agir d'accidents hémorragiques.[2] Si des problèmes cardio-vasculaires existaient du côté maternel il est possible que Jean-Joseph en eût aussi puisqu'il mourut d'une attaque en 1865. Moreau soupçonne une hypertension car Marie, la femme de Louis, parlait des maux de tête de son beau-père. Selon un ami de celui-ci, Bousson de Mairet, il serait mort instantanément après plusieurs attaques successives d'apoplexie.[3]

2. Le docteur François-Joseph Dumont (1762-1850)

A. Un intime de la famille Pasteur

En 1830, la famille Pasteur déménagea à Arbois où le père loua, avant de l'acheter trois ans plus tard, une tannerie. Elle fit connaissance avec le docteur F.-J. Dumont. Issu de plusieurs générations de chirurgiens qui exerçaient, empiriquement, la médecine, il naquit le 31 décembre 1762, presque soixante ans jour pour jour avant Pasteur. Il se fit volontairement recruter dans le service médical des armées de la Révolution. Affecté à l'armée de la Moselle et du Rhin en septembre 1793 il fut chirurgien de troisième classe et sous-lieutenant à l'hôpital Marat de Besançon puis, deux ans plus tard, chirurgien de première classe et capitaine. En 1798, il obtint sa licence de médecine puis son diplôme du troisième degré à l'école de médecine de Besançon. En 1800, en raison de sa charge familiale il quitta l'armée et s'installa à Arbois. Il fut reçu docteur à la faculté de Strasbourg en 1804, un nouveau règlement l'exigeant. Il contribua beaucoup, dit son biographe Bousson de Mairet, à la propagation de la vaccine, et le ministre de l'Intérieur l'en récompensa en 1812 par une médaille d'argent.

Il quitta plusieurs fois Arbois, mais s'y fixa définitivement après la Restauration en 1815. Il fut dénoncé pour avoir abrité un général d'Empire et emprisonné quinze jours sous l'accusation de bonapartisme. Il devint après

---

[1] Pasteur écrivit à Duclaux le 23 avril 1875 qu'il allait partir à Arbois parce qu'il avait *grande hâte de voir ma pauvre sœur, comme moi frappée d'apoplexie et qui, tout en allant beaucoup mieux depuis quelques semaines, a encore le bras gauche inerte.* (Pasteur, *Corr.* T. II, p. 599)

[2] Moreau R., *Les deux Pasteur, le père et le fils, Jean-Joseph et Louis*, Paris, L'Harmattan, 2003, p. 142

[3] Ib., p. 280

1830 un ami de Jean-Joseph, qui avait été promu sous-officier (sergent-major) de l'armée napoléonienne et décoré de la Légion d'honneur. En 1831, il fut nommé médecin-chef de l'hospice. Il fut rapidement un habitué de la maison Pasteur et soigna sans doute un certain temps les différents membres de la famille, avant que Bergeret n'en devienne le médecin.

En 1809, il avait publié un mémoire sur les hernies ombilicales grâce auquel il devint membre correspondant de la Société de Médecine de Besançon. Il publia aussi plusieurs essais sur l'agriculture et la viticulture.[1] Il aura une belle longévité puisqu'il mourra en mars 1850 à 87 ans.

Jean-Joseph, dans une lettre du 13 juin 1847 à son fils, exprime sa compassion envers le médecin. En effet, *le pauvre vieux est devenu aveugle.* Il a les jambes enflées, est surtout désolé de ne pouvoir plus conduire. Jean-Joseph incite son fils à lui écrire un mot : *en nous écrivant dis quelque chose pour lui, je lui lirai, c'est un vieillard bien respectable.*[2] La santé était pour le père de Pasteur le premier des trésors et il lui rappelle constamment de s'en soucier en priorité. Dans cette lettre il ne déroge pas et veut freiner l'ardeur au travail de son fils et modérer ses ambitions : *Il me semble que ce serait bien assez faire que de te contenter pour le moment de te faire recevoir docteur, sans rien chercher de mieux. Tu finiras à force de t'imposer de travail par altérer ta santé, contente-toi donc, tu es bien, tu es heureux, repose-toi, au moins ne fais que ce qu'il te faut de rigueur sans t'imposer de nouvelles tâches. Pense que ta fortune est dans ta santé à présent.*[3]

B. Dumont et la rage (1831-1832)

a/ La relation de Dumont (1832)

Dumont adressa en 1832 à la Société d'Émulation du département du Jura une *Relation historique et médicale des horribles accidens causés par une louve enragée, dans le canton de Villers-Farlay, le 18 octobre 1831* dont un résumé figure dans le compte-rendu de la séance de la société de novembre 1832.

D'après ce compte-rendu la louve enragée mordit ce jour-là onze hommes et deux femmes, aux environs de Villers-Farlay situé à une douzaine de kilomètres d'Arbois. Ils ont été pansés dans les heures suivantes, certains cautérisés au fer rouge, d'autres au chlorure d'antimoine. Quatre parmi eux, qui avaient des blessures multiples au visage et aux joues et, de ce fait, avaient été difficilement ou mal cautérisés, moururent entre les 30e et 43e jours après les morsures. Les plaies étaient cicatrisées et les mordus rassurés. Un cinquième mordu périt le 149e jour. Dumont observa que l'influence morale avait moins de part qu'on ne le pensait dans le développement de la rage

---

1 Ib., p. 179-185

2 Pasteur, *Corr.* T. I, p. 154

3 Id.

puisque les huit blessés qui guérirent avaient eu la plus vive inquiétude. Il parle de quatre décès sur treize mordus, mais n'aurait pas retracé le parcours complet de la louve et recensé toutes les personnes mordues.

b/ L'enquête de Bergeret (1873)

Bergeret, qui sera médecin d'Arbois et de la famille Pasteur, parlera de ce cas dans un article de 1873 *Étude sur la rage ou hydrophobie rabique* qui fut tiré à part. C'est un récit partiel car apparemment il n'a pas connu celui de Dumont. Voici l'histoire telle qu'il la raconte dont les détails, dit-il, lui ont été fournis par le docteur Pergaud, alors envoyé par le maire sur les lieux.

En 1831, dans le mois d'octobre, de grand matin, une louve apparut sur la route nationale de Mouchard à Salins et suivit cette route jusqu'à Villers-Farlay, où elle fut tuée. Chemin faisant, elle mordit seize personnes. On peut se figurer la terreur qui se répandit dans la contrée, quand il fut constaté que cette louve était enragée. [...] *Un médecin avait cautérisé les plaies au fer chaud et M. Pergaud les cautérisa encore au beurre d'antimoine. Cinq blessés furent plus spécialement soignés par le docteur Pergaud. Le premier est une fille de Villers-Farlay, qui avait eu l'œil gravement blessé et le sourcil enlevé. Cinq semaines après son accident, elle fut admise à l'hôpital d'Arbois, où elle mourut quelques jours après, sans avoir éprouvé* de signes d'hydrophobie, en sorte qu'on ne peut rien affirmer sur la nature de la maladie.[1]

Bergeret souligne ceci car son mémoire visait à déceler les cas mortels faussement attribués à la rage. Il poursuit : *Le second est Gaspard Amel* [Anel, selon R. Moreau], *qui avait éprouvé une horrible morsure à la face, morsure qui, d'après le récit d'un de ses parents,* « lui avait ramené la peau de la face sur le menton ». *Six semaines après l'accident, je m'aperçus, dit le docteur Pergaud, qu'en se regardant dans la glace, il reculait et frissonnait. Trois jours après il mourrait dans d'horribles convulsions hydrophobiques. Les trois autres blessés guérirent.*[2] Pergaud fit l'autopsie de la louve sans rien trouver de notable. Bergeret n'apprit rien de précis sur les autres mordus.[3]

L'observation suivante de son mémoire, la douzième, se rapporte à cette louve. Un médecin de Mont-sous-Vaudrey lui transmit les renseignements. Un homme ayant subi aussi le 18 octobre 1831, dans cette commune, trois morsures très légères au bras, à la figure et à la poitrine manifesta les premiers symptômes de l'hydrophobie le 5 mars suivant et mourut le 11 dans des convulsions horribles. Il s'agit sans doute du mordu notifié décédé au 149e jour.

---

[1] Bergeret L.-F.-E., *Étude sur la rage ou hydrophobie rabique*, Extrait du *Bulletin de la Société de Médecine de Besançon*, Besançon, Jacquin, 1873, p. 18

[2] Ib., p. 18-19

[3] *Je n'ai pu recueillir des renseignements précis sur les accidents qui furent la conséquence des morsures pour les autres blessés. Il en mourut deux ou trois dans les mois qui suivirent, à Villers-Farlay et à Mont-sous-Vaudrey.* (Ib., p. 19)

c/ Une enquête diligentée par Pasteur (1885)

Plus d'un demi-siècle après l'attaque de la louve, Pasteur demanda au maire de la commune, P.-J. Perrot d'enquêter sur les personnes mordues en 1831 dont celles devenues enragées. Il le connaissait parce que le maire était venu le voir, durant son séjour à Arbois de juillet à octobre 1885, après donc la vaccination de Meister, et l'avait entendu parler de ses études sur la rage.[1] Aussi, quand Jupille, originaire de la commune de Villers-Farlay, avait été mordu le 14 octobre 1885, peu après le retour de Pasteur, par un chien déclaré enragé, Perrot lui avait écrit le 16 octobre pour qu'il tente de le traiter.

Perrot fit donc, à la demande de Pasteur, son enquête sur le drame de 1831. Il interrogea les plus anciens de la région et conclut à une quinzaine de morts, décédés parce que mordus aux mains ou au visage, que des vêtements ne protégeaient pas.

Moreau, qui a examiné la relation de Perrot figurant dans les papiers de Pasteur de la Bibliothèque nationale de France (BnF), cite deux hommes mordus à travers les vêtements qui seraient morts d'une jaunisse causée par la frayeur d'avoir vu d'autres personnes et des animaux mordus devenir enragés.[2] À la suite de ce récit il raconte d'autres histoires de loups enragés et critique vivement la prétention écologique de la réintroduction du loup.[3]

Selon Perrot, Pasteur se rappelait parfaitement, malgré son jeune âge (à peine neuf ans), avoir vu des personnes mordues, d'Arbois et des environs, cautérisées au fer rouge par le forgeron voisin. D'après Moreau, ces souvenirs morbides et effrayants d'hydrophobes motivèrent en partie le choix de la rage par Pasteur dans sa quête vaccinale de maladies infectieuses humaines. Pour P. Debré cet épisode n'a pu que contribuer à la décision de Pasteur. Il croit au motif qu'en donne celui-ci.[4] On peut cependant imaginer que Pasteur ait connu le mémoire de Bergeret, qui a pu motiver son intérêt, comme nous le verrons quand nous reviendrons un peu plus loin sur les idées qu'y exprime Bergeret.

3. Pasteur collégien et étudiant (octobre 1839 – octobre 1848)

A. Besançon (octobre 1839 – octobre 1842)

En octobre 1838 Pasteur fit son premier voyage vers Paris avec Jules Vercel, le frère cadet d'Altin, en vue d'entrer à l'Institution Barbet, située 3

---

[1] Vallery-Radot René, *La vie de Pasteur*, 7e édition, Paris, Hachette, 1901, p. 619

[2] Moreau R., *Les deux Pasteur, le père et le fils, Jean-Joseph et Louis*, Paris, L'Harmattan, 2003, p. 240-247 ; *Autour de Pasteur*, Paris, L'Harmattan, 2020, p. 198-201

[3] Moreau R., *Autour de Pasteur*, Paris, L'Harmattan, 2020, p. 201-214

[4] Dans une lettre à Grancher du 4 septembre 1888 Pasteur indique avoir commencé à étudier la rage dans le but de promouvoir la théorie microbienne : *Rappelez-vous que jadis je n'ai entrepris quelques recherches sur la rage que dans la pensée de forcer l'attention des médecins sur ces nouvelles doctrines, au cas où quelque donnée médicale pourrait surgir de ces recherches.* (Pasteur, *Corr.* T. IV, p. 258)

impasse des Feuillantines dans le cinquième arrondissement, dirigée par le Jurassien Barbet (1799-1880). Mais le jeune Louis, d'à peine seize ans, eut très rapidement la nostalgie du pays et aurait dit à Jules *si seulement je respirais l'odeur de la tannerie je sens que je serais guéri*[1]. Quinze jours plus tard son père vint le chercher et le ramena à Arbois.

Pasteur entra au collège royal de Besançon, un an plus tard, en octobre 1839. On exigeait pour y entrer un certificat de vaccine contre la variole ou qui attestait avoir contracté la maladie.

Du collège d'Arbois Pasteur avait reçu un bagage correct dans les matières littéraires et artistiques, mais faible dans les matières scientifiques. Ayant un professeur de chimie médiocre au collège de Besançon il s'adressa au pharmacien P. Desfossés, qui tenait une pharmacie rue des Granges et enseignait la chimie à l'École secondaire de Médecine de Besançon, pour bénéficier discrètement de leçons particulières. Desfossés ne le reçut même pas ou le congédia.[2]

a/ Le Dr Marie-Ferdinand-Antoine Foncin (1806- ?)

Au cours de ses études à Besançon il fit connaissance de quelques notables dont le Dr Foncin, professeur à l'École de médecine de Besançon. Foncin naquit au Luxembourg, fit ses études à Paris pendant douze ans, et fut reçu docteur en 1833 avec une thèse intitulée *De l'apoplexie ou hémorrhagie cérébrale.* Aucune autre publication ne figure à la BnF.

Pasteur était doué pour la peinture et il commença à treize ans à réaliser des pastels de sa famille et de gens ou notables d'Arbois. À Besançon, en 1840, il fit un pastel d'un autre collégien, qui fut exposé au parloir et eut beaucoup de succès. Puis il voulut s'essayer à la lithographie. Il commença par un portrait de Chappuis (1822-1897), qui deviendra un temps son meilleur ami, et sera professeur de philosophie puis recteur.[3] Après Chappuis il croqua à la mine de plomb un portrait du fils du préfet, ami de Chappuis. L'année suivante, en 1841, il fit un pastel de Léon Foncin, fils du Dr Foncin. Léon l'introduira auprès de ses parents qui habitaient près du collège royal. Leur bon accueil l'entraîna à réaliser leurs deux portraits au pastel. Notons aussi qu'il réalisera un dessin d'une tête d'écorché d'un cours d'anatomie qu'il suivit pendant ses études. Il est tiré du classique traité d'anatomie de Bourgery (1797-1849) paru de 1832 à 1854 et connu pour ses magnifiques illustrations.[4]

---

[1] Moreau R., *Les deux Pasteur, le père et le fils, Jean-Joseph et Louis*, Paris, L'Harmattan, 2003, p. 286

[2] Moreau R., *Pasteur et Besançon, Naissance d'un génie*, Paris, L'Harmattan, 2010, p. 192-196

[3] Pour les rapports de Pasteur avec Chappuis voir Pinet P., *Pasteur et la philosophie*, Paris, L'Harmattan, 2004 et Moreau R., *Louis Pasteur : De Besançon à Paris, l'envol*, Paris, L'Harmattan, 2003, p. 93-100

[4] Vallery-Radot Maurice, *Pasteur savant et artiste*, Hervas, Paris, 1995, p. 76.

Pasteur signala à ses parents en juillet 1842 qu'il était allé voir à Besançon une exposition *avec toute la famille de M. Foncin, avec laquelle j'y retournerai encore dans quelques jours*, à cause de l'affluence qui ne leur permit pas de tout voir. Il y a vu son « petit Napoléon » au crayon de mine, et prévint son père qu'il aurait le plaisir de le voir à l'exposition le dimanche suivant. Il jugeait qu'il s'y trouvait de bonnes œuvres mais aussi des horreurs comme l'*Adam et Ève* de son ancien professeur de dessin, Pointurier. Il signale aussi qu'il lui fallait un certificat de vaccine pour s'inscrire à l'examen de l'École normale, mais que le chirurgien du collège le lui fera.[1]

Dans la correspondance de Pasteur publiée par son petit-fils, Louis Pasteur Vallery-Radot ne figurent que deux lettres de Pasteur au Dr Foncin. La première date de janvier 1847, cinq ans après sa fréquentation de la famille à Besançon. Elle concerne son fils Léon qui préparait à Paris depuis quelques mois l'entrée à l'École normale, et qui venait d'être renvoyé avec ses condisciples du collège pour indiscipline. Il rassure le Dr Foncin sur les grandes chances de Léon d'être reçu, étant premier en tout sur son bulletin. Il souhaite aussi avertir *Madame Foncin que Léon se porte très bien à Paris quoiqu'il soit loin d'avoir les soins maternels qu'il trouvait dans sa famille*[2]. La seconde lettre date de mai 1849 et prévint les Foncin de son mariage le mois courant et de son passage à Besançon à la fin des vacances. Les a-t-il vus à ce moment-ci ? Aucune relation ne semble exister ensuite avec la famille du médecin.

b/ La santé de Pasteur ; la typhoïde à Besançon

En janvier 1841 Pasteur avait annoncé à ses parents sa nomination comme maître d'études, mais sans que cela lui prenne trop de temps sur ses études. Il ne désespérait pas s'il continuait à travailler cette année et l'année suivante d'être bien classé au concours d'entrée à l'École normale. Il assura que son zèle ne mettait aucunement en péril sa santé : *N'allez pas croire cependant que je travaille à me faire du mal. Je prends toutes les récréations nécessaires à ma santé.*[3] Il passait en effet ses temps de loisir à dessiner ou à peindre. Le 31 mai, il les rassura encore, disant se porter parfaitement. Le 7 novembre, il leur annonça que Delly, son professeur de mathématiques spéciales de l'année précédente, était décédé durant la dernière nuit d'une attaque d'apoplexie. Selon lui, on l'avait trouvé mort le matin dans son lit. R. Moreau réfute cette annonce de Pasteur. Très compétent dans sa discipline et bien considéré par les inspecteurs, apprécié des élèves dont Pasteur, Delly était malheureusement alcoolique, dissipé par des personnes qui l'auraient entraîné. Il contracta une

[1] Pasteur, *Corr.* T. I, p. 68-69
[2] Ib., T. I, p. 151
[3] Ib., T. I, p. 36

maladie grave en 1840, et mourut subitement l'année suivante, à seulement 50 ans, hors de son domicile et non chez lui comme on le laissa croire.[1]

Le 18 décembre, Pasteur remarqua qu'une composition mathématique lui avait *donné un mal de tête soigné*, ce qui lui arrivait à chaque fois qu'il composait. Pourtant, ces céphalées ne duraient pas.

Après deux échecs au baccalauréat ès sciences en 1840 et 1841 l'année 1842 démarra tristement. Il voulut se consacrer à la préparation du concours d'entrée à l'École normale, et surtout préparer celui à l'École polytechnique, en se concentrant sur les mathématiques et en étudiant de lui-même la physique. En effet, à cause de la limite d'âge il ne pourrait plus se présenter à l'examen de Polytechnique l'année suivante. Dans une lettre à Chappuis du 23 janvier il l'engagea à informer leurs amis étudiants préparant cette école à Paris qu'il leur demanderait à la fin de l'année des questions d'examens, s'ils en possédaient, surtout celles de Comte. En effet, Auguste Comte (1798-1857), examinateur d'admission à cette école depuis 1837, faisait des tournées annuelles d'examen des candidats dans toute la France. Pasteur ressentait surtout la tristesse d'être séparé de Chappuis, parti préparer l'École normale à Paris tandis que lui avait dû rester à Besançon selon la volonté de son père.[2]

En ce mois de janvier 1842 la fièvre typhoïde sévit à Besançon. Le 30, Pasteur écrivit à ses parents : *la fièvre typhoïde est dit-on à Besançon : 22 personnes à ce que l'on dit sont mortes dans une seule rue dans l'espace de 4 à 5 jours. Un élève de philosophie, externe, mourra probablement cette nuit de cette maladie. Il a des hémorragies continuelles et n'a plus aucune connaissance, on l'a transporté à l'hôpital cet après-dîner, car il est loin de sa famille.*[3]

Malgré son humeur triste d'être séparé de Chappuis il écrira à ses parents le 1er mars qu'il se portait à merveille, ne travaillait pas du tout à se rendre malade et étudiait beaucoup moins que l'année précédente. Le 22 avril, il assura encore qu'il se portait très bien, et dit se laver assez régulièrement avec de l'eau-de-vie, peut-être en prévention de la typhoïde. Il leur avoua pourtant une semaine plus tard que l'étude des mathématiques lui faisait perdre sa sensibilité[4], qu'il ne possédait plus l'âme très expansive comme avant, avait abandonné ses prières ferventes à Dieu, et s'était surpris à pleurer à la lecture d'une histoire charmante, ce qui ne lui était pas arrivé depuis longtemps. On

---

[1] Moreau R., *Louis Pasteur : De Besançon à Paris, l'envol*, Paris, L'Harmattan, 2003, p. 86-90

[2] *Tu te rappelles de ces jours de l'année dernière où je ne répondais rien quand on me parlait, où j'étais triste comme un bonnet de nuit. Aujourd'hui j'ai été tel, et cela m'arrive malheureusement très souvent cette année. Je n'ai plus qu'un seul plaisir, c'est de recevoir des lettres soit de toi soit de mes parents. Aussi, mon cher, écris-moi souvent.* (Pasteur, *Corr.* T. I, p. 58)

[3] Ib., T. I, p. 59

[4] *Rien ne dessèche le cœur comme cette étude des mathématiques ; on n'est plus sensible à rien ; on finit par ne plus voir devant soi que figures géométriques, que lettres, calculs, formules.* (Ib., T. I, p. 66)

sent que la discipline abstraite des mathématiques ne lui correspondait pas, qu'il était plus sensible à l'art et aux sciences concrètes.

Il fut reçu au baccalauréat ès sciences mathématiques qu'il passa le 13 août à Dijon. Le 26 août, il fut admissible au quinzième rang à l'École normale, et échoua en septembre au concours d'entrée à Polytechnique. Il décida de refaire une année à Paris en vue de préparer une seconde fois l'École normale, disant la préférer à Polytechnique, à laquelle il ne pouvait plus de toute façon se présenter.

B. Paris (octobre 1842 – octobre 1848)

a/ La formation de chimiste de Pasteur à Paris (octobre 1842 – octobre 1848) ; l'inquiétude de son père pour sa santé

À la fin de l'année scolaire 1841-1842 Pasteur fut reçu quatrième au concours d'entrée à l'École normale. Hormis une lettre du 11 novembre 1843 toutes ses lettres à ses parents jusqu'en avril 1848 sont perdues.

Arrivé à Paris le 12 octobre 1842, presque âgé de vingt ans, il retourna à nouveau à la pension Barbet, promettant encore à ses parents de ne pas trop travailler car il en sentait l'abus. Onze jours plus tard il les rassurait sur sa santé, car il n'avait cette fois aucun mal du pays. Bégin, médecin-chef au Val de Grâce, passait quotidiennement en tant que médecin de la pension car, jusqu'en 1840, il s'y mêlait, d'après Moreau, des étudiants en droit et en médecine civile et militaire. La pension était surtout dirigée par la femme et la belle-mère de Barbet où elles tenaient un salon et recevaient à dîner chaque mercredi, notamment Bégin et des fonctionnaires des grandes écoles gouvernementales.[1]

- **Un faux goitre**

Sans engagement décennal pour l'instruction publique Pasteur était soumis à la conscription. Il négligea d'envoyer cet engagement à temps, avant le 20 février 1843. Son père le représenta au conseil de révision du 14 mai 1843. Le sort lui attribua le numéro 54 sur les soixante-dix convoqués et, du fait des exemptions diverses, le conseil de révision prit jusqu'au numéro soixante. Pour échapper au recrutement Pasteur devait fournir une raison justifiant sa réforme. On trouva un motif médical, un goitre. Pasteur, dans sa lettre à ses parents du 27 février, n'emploie pas le terme et ne parle que de son gros cou.[2] Il ne s'en était jamais plaint et il était indiscernable à la vue et à la palpation.

---

[1] Moreau R., *Pasteur et Besançon, Naissance d'un génie*, Paris, L'Harmattan, 2010, p. 317-324

[2] *Comme on me l'a dit à la faculté, je vais écrire au ministre et lui demander ce que j'ai à faire. Si je ne puis être exempt comme ça, j'emploierai mon gros cou ; soyez sûr qu'il me fera exempter.* [...] *Aujourd'hui j'irai m'informer pour savoir si, étant à Paris, mon gros cou m'exemptera.* [...] *Nous avons bien mal fait de ne pas prendre cet engagement. Mais je serai tout de même exempt.* (Pasteur, *Correspondance*, T. I (seul publié), Grasset, Paris, 1940, p. 67-68)

Un goitre authentique n'était cependant pas toujours visible. Pasteur écrivit au ministre qui refusa l'exemption. Moreau, qui a noté que le passage de la lettre de Pasteur parlant de son gros cou a été supprimé par Louis Pasteur Vallery-Radot dans la seconde édition de la correspondance, soupçonne un graissage de patte ou l'intervention d'une autorité médicale. En marge du tableau de recensement du Jura il fut noté que Pasteur devait être visité dans le département de la Seine. Plutôt qu'à l'établissement d'un certificat par le médecin de la famille Pasteur, Bergeret, Moreau croit à l'entremise de Barbet et au rôle capital de Bégin, le seul qui pouvait faire incliner le conseil de révision.

➢ **Louis-Jacques Bégin (1793-1859)**

Bégin fit ses études médicales à l'hôpital militaire d'instruction de Metz, devint chirurgien sous-aide de la Grande Armée durant les campagnes de Russie, d'Allemagne et de France entre 1812 et 1814. Il suivit ensuite les cours de Strasbourg puis du Val-de-Grâce et y réussit brillamment. En 1821, il fut attaché au gymnase militaire de Metz, comme professeur de physiologie appliquée à la gymnastique et publia à Paris ses *Principes généraux de physiologie coordonnés d'après la doctrine de M. Broussais*. En 1823, la faculté de Strasbourg le reçut docteur avec une thèse sur des *Considérations pathologiques et thérapeutiques sur les maladies chirurgicales aiguës.* En 1824, il fit paraître une lettre polémique adressée à Broussais. À partir de 1832 il enseigna la physiologie, l'anatomie et la chirurgie à la faculté de Strasbourg. Arrivé à Paris en 1835 il atteint les plus hauts sommets de la carrière médicale militaire et civile. Il intégra l'Académie de médecine dès sa fondation en 1820 et la présida en 1847. Lié à Dupuytren il traduisit avec Sanson en 1836 son ouvrage sur sa nouvelle méthode d'opérer la pierre. Il fut nommé chirurgien en chef et premier professeur à l'hôpital de perfectionnement du Val-de-Grâce en 1842, en remplacement du baron D.-J. Larrey (1766-1842). C'est l'année où Pasteur intégra l'École normale. Membre du conseil de santé des armées Bégin en devint président.

Il fut admiré pour la clarté et l'élégance de son enseignement, mais adopta trop aisément la doctrine physiologique de Broussais. Forcé à la retraite réglementaire en 1857 il mourut deux ans plus tard, après deux attaques d'apoplexie, à 65 ans.

Moreau rapporte qu'il s'occupa du régime des soldats, le faisant plus varié et y introduisant le café. Il en surveilla aussi la qualité. Il s'occupa d'hygiène, diffusa la vaccination antivariolique tout en s'opposant à la syphilisation dont les échecs furent patents. Outre l'arsenal chirurgical des ambulances et des armées il organisa les conseils de révision en instituant la méthode à suivre pour examiner les recrues et déceler les fraudes à l'exemption ou au recrutement volontaire. Il était donc bien placé pour permettre à Pasteur d'échapper à la conscription.

b/ Pasteur, travailleur excessif et addictif ? Le travail, seul amusant pour lui, a-t-il compromis sa santé ?

Pasteur, durant cette première année d'École normale, suivit les cours au collège Saint-Louis et des cours de chimie à la Sorbonne par Jean-Baptiste Dumas (1800-1884). N'appréciant pas l'ambiance et les propos plus ou moins dégoûtants de la pension il changea de logement, prenant seul une chambre, non pour travailler plus de temps, dit-il, mais pour mieux travailler.

À ce propos Moreau évoque l'hypothèse, qu'il développe mais élimine, que Pasteur avait peut-être en vue la fornication et l'initiation sexuelle, car certains voulurent expliquer son accident vasculaire précoce de 1868 par la syphilis, étant donné sa fréquence à l'époque et les lésions vasculaires qu'elle peut provoquer. Il élimine aussi l'hypothèse d'une syphilis de Jean-Joseph contractée pendant ses campagnes militaires, parce qu'il aurait alors contaminé sa femme. Ces hypothèses nous paraissent gratuites parce que Pasteur ne fut pas Nietzsche (1844-1900) et que rien dans l'évolution de la santé du père et du fils n'en témoigne. Signalons cependant que si Jean-Joseph avait eu la syphilis il aurait pu ne pas contaminer sa femme. On a l'exemple de Robert Schumann (1810-1856), très suspect de syphilis, qui n'a jamais infecté sa femme Clara, la contagion étant beaucoup moins forte lors de la phase tertiaire de la maladie qu'à sa période secondaire et surtout primaire.

En décembre 1843, Jean-Joseph recommanda à Louis de ménager sa santé, qui passait selon lui avant tout, et de ne pas fatiguer sa vue. Il s'inquiéta de ce que Louis lui ait écrit de ne pas vouloir arrêter de travailler avant que sa santé ne s'altère. Il l'accusa d'immodération dans le travail et de nuire à sa vue en étudiant la nuit. Il lui prêchait constamment de se préoccuper de sa santé.[1] Il le lui répéta dans toutes ses lettres de l'année 1844. Il conjurait aussi Chappuis de le modérer dans son travail.[2]

Durant l'année 1845 ses conseils continuèrent à pleuvoir. Il ne faut pas laisser prendre un simple rhume durant l'hiver. Il lui recommanda à la moindre indisposition de prendre des pastilles de jujube ou de la pâte d'orge. Il faut qu'il aille aussi dîner les jeudis et les dimanches avec Chappuis parce que les distractions sont favorables à la santé. Il lui conseilla à nouveau des bains pas trop chauds et toujours à distance de trois à quatre heures des repas, deux à trois fois par semaine. Il voulut modérer ses ambitions parce que, pour lui, la

---

[1] *Pour la millième fois je te le répète, c'est une bonne santé qu'il te faut, conserve la donc par tous les moyens en ton pouvoir. Hier soir j'ouvre un livre. J'y lis ce conseil donné par un auteur célèbre aux jeunes étudiants : « Travaillez avec modération, car un travail excessif brise les meilleurs esprits, comme une culture trop exigeante épuise le sol le plus productif. Amusez-vous-même souvent, car les exercices du corps sont nécessaires à votre âge et tout ce qui délasse la pensée d'un travail, suspendu à propos, la rend plus capable de le reprendre sans efforts.* (Pasteur, *Corr.* T. I, p. 100)

[2] *Dites bien à Louis de ne pas tant travailler. Il n'est pas bon d'avoir toujours l'esprit tendu. Ce n'est pas le moyen de réussir, c'est le moyen de compromettre sa santé.* (Ib., T. I, p. 99)

santé primait dans la pratique du bonheur, tout en reconnaissant leur désaccord sur ce point.

À la fin de cette seconde année d'École normale Pasteur réussit sa licence en sciences physiques. Aucune lettre entre août 1845 et août 1846 n'a été découverte. En septembre 1846, il informa Chappuis qu'il était reçu troisième à l'agrégation des sciences physiques et naturelles. Quelques jours plus tard il apprit, à sa grande surprise parce que le chimiste Balard (1802-1876), maître de conférences à l'École normale, voulait le prendre comme préparateur en chimie, qu'il était nommé à Tournon en Ardèche. Pour échapper à cet enterrement professoral il écrivit à Balard, et surtout à Hébert, sous-directeur des études scientifiques à l'École normale, pour qu'il joue de son influence et régularise sa situation conformément au vœu de son professeur. Il obtint finalement gain de cause grâce à Balard.

En août 1847, il fut reçu au doctorat grâce à deux thèses, celle de chimie, plus importante, et celle de physique, consistant davantage en un programme de recherches. Il les avait préparées avec enthousiasme, mais voulait s'en débarrasser pour mener ses propres recherches. Il voulut entraîner résolument Chappuis dans un voyage en Allemagne en vue de connaître l'allemand et l'anglais en quelques années. Il y renoncera par manque de moyens et parlera très peu ces langues, ce qui sera un handicap pour l'étude des articles et ouvrages scientifiques étrangers qu'il sera obligé de faire traduire.

Le jour de Noël 1847 Jean-Joseph exprima à son fils toute la satisfaction qu'il lui procurait depuis longtemps. Il se serait contenté de beaucoup moins d'ambition, d'un simple poste de professeur agrégé à Besançon, mais connaissait la volonté farouche de son fils, maintenant infecté du virus de la recherche. Devant ses succès ascendants il renonça à dompter son ambition, ne faisant plus que lui recommander de se ménager : *Tu fais bien marcher au but. Si tant de fois tu m'as entendu parler dans un autre sens, ce n'était que par excès d'affection, je n'étais préoccupé que d'une chose, te voir succomber à la peine. Tant de nobles jeunes gens ont sacrifié leur santé à l'amour de la science. Te connaissant comme je te connais, je n'avais qu'à me préoccuper d'une seule idée.*[1] Pour préserver sa santé il suffisait, prônait-il encore, qu'il se case dans une faculté et s'établisse. C'est ici qu'il rapporte les propos de Bergeret sur la belle position de Pasteur et l'opportunité d'un beau mariage. Il n'avait pas totalement tort sur les risques que prenait son fils sur sa santé puisque, vingt ans plus tard, Pasteur fera un accident vasculaire cérébral grave qui lui laissera un handicap, heureusement seulement moteur. La gloire a parfois un prix à payer.

Le jour de l'an 1848 inaugura la litanie des conseils de santé ordonnés par le père de Pasteur dans une lettre rédigée par l'ensemble de la famille.[2] Sa

---

[1] Ib., T. I, p. 157

[2] *Que Dieu te garde une bonne santé. Ta position est telle qu'il n'y a rien à y souhaiter, laisse courir le temps, un peu plus tôt ou un peu plus tard tu arriveras à une Faculté, but de tes vœux.*

mère disait ne pas cesser de penser qu'il pouvait contracter ce qu'on appelait la grippe qui, selon elle, était plus mauvaise en avançant dans l'hiver. Ceci n'est pas faux puisque, le froid s'aggravant, des complications par surinfections bactériennes peuvent survenir plus facilement. Elle lui recommanda de la prévenir par des infusions le soir en se couchant, ce qui est par contre douteux.

Après la proclamation de la Seconde République et l'institution d'un gouvernement provisoire le 24 février 1848 Pasteur informa ses parents qu'il était garde national au poste du chemin de fer d'Orléans, qu'il jugea sans aucun danger, ajoutant que *s'il le fallait je me battrais avec le plus grand courage pour la sainte cause de la République*[1]. Sa position de garde national contraria son père qui le voudrait hors de Paris et s'occuper davantage de sa famille que du bon ordre parisien. Il avait peur d'une réaction des légitimistes, très téméraires et impudents selon lui. Il lui commanda donc de rester chez lui.

Le 5 mai, Pasteur informa Chappuis avoir lu en partie à l'Académie des Sciences son travail sur le dimorphisme, fort bien accueilli, et pour lequel plusieurs membres de l'Institut lui avaient donné des témoignages d'une grande bienveillance.

c/ La mort de la mère de Pasteur (mai 1848)

D'Arbois, le 27 mai, il sollicita l'appui de J.-B. Dumas, auprès duquel il avait déjà requis un poste d'enseignant ou de répétiteur en novembre 1846, afin d'obtenir la place de suppléant en chimie à la faculté de Montpellier qu'il visait auparavant ou, à défaut, une place similaire. Il lui annonça que sa mère venait de mourir. Informé qu'elle était très malade il était venu à Arbois mais l'avait trouvée morte. Elle aurait été victime d'une apoplexie, malgré une santé qu'il dit parfaite, et il en suspecta la cause dans les évènements parisiens récents.[2] Une autre lettre du même jour au directeur de l'École normale supérieure indique qu'elle succomba en quelques heures. Il écrivit à celui-ci car il souhaitait se faire remplacer à Paris sans solde, invoquant l'inquiétude continuelle de sa famille et l'aide plus substantielle qu'il pouvait lui apporter, en trouvant un poste dans un collège à défaut d'une faculté. Il sollicita aussi l'appui du ministre, postulant un poste de faculté qui serait vacant. Cependant, aucun ne le fut en septembre. Il dut se contenter d'un poste de professeur de physique dans un collège, à Dijon parce que la ville disposerait la première d'une place vacante en faculté, le professeur de chimie étant très âgé.

Il n'y a donc qu'une seule chose à faire de ta part, c'est de te préoccuper de ta santé, ne pas l'altérer par des excès de travail, ne mets aucune économie dans ta nourriture, habille-toi chaudement pendant ces grands froids, ne travaille pas le soir, ménage ta vue, rentre toujours de bonne heure. (Ib., T. I, p. 160)

[1] Ib., T. I, p. 167

[2] *Toujours inquiète sur les évènements de Paris depuis le 24 février une attaque d'apoplexie l'a frappée malgré sa santé parfaite.* (Ib., T. I, p. 172)

Il retourna à Paris à la fin de septembre et fit prolonger son congé jusqu'au 1er novembre avant de rejoindre Dijon. Arrivé là il raconta à Chappuis sa *très belle découverte* sur le dédoublement du paratartrate de soude et d'ammoniaque en deux espèces de cristaux déviant la lumière polarisée dans deux sens opposés. Jean-Baptiste Biot (1774-1862), professeur de physique au Collège de France et membre de l'Académie des sciences depuis 1803, admira la découverte et devint son parrain scientifique, lui faisant même miroiter une entrée à l'Institut. Pour l'instant Pasteur enseignait à des classes contenant jusqu'à quatre-vingts élèves. Il projeta de retourner à Paris comme préparateur s'il n'était pas nommé à Besançon.

CHAPITRE II : Pasteur professeur de chimie (janvier 1849 – septembre 1857)

1. Pasteur professeur suppléant puis titulaire à Strasbourg (janvier 1849 – décembre 1854)

Le 29 décembre 1848 Pasteur fut nommé par le ministre de l'Instruction publique et des Cultes à la faculté des sciences de Strasbourg comme professeur suppléant du chimiste J.-F. Persoz (1805-1868) lequel visait Paris. À Arbois le 1er janvier, il refusa d'abord auprès du ministre, invoquant la maladie de sa sœur Joséphine.[1] Il craignait surtout de perdre son poste à Dijon croyant qu'un agrégé de faculté (il n'avait pas passé le concours d'agrégation de faculté récemment créé) serait venu le supplanter sans qu'il puisse récupérer sa fonction à Dijon. Cinq jours plus tard il se rétracta, rassuré sur le fait qu'il conservait son titre à Dijon avec quelques avantages pécuniaires. Il refusa d'attendre son successeur plus de quinze jours et arriva à Strasbourg le 20 janvier 1849.

Il emménagea dans un logement rue des balayeurs, près de la faculté, trouvé par son ami bisontin Pierre-Augustin Bertin (1818-1884) dans la maison où celui-ci habitait. Bertin était alors professeur de physique à la faculté des sciences. Ils restèrent amis toute leur vie.

A. Le mariage

a/ Lettres à la famille Laurent

À peine trois semaines plus tard, le 10 février, avec une promptitude incroyable typique de son tempérament volontaire, il écrivit au recteur de l'Académie de Strasbourg, Aristide Laurent (1795-1869), pour lui faire savoir que son père viendra à Strasbourg demander pour lui une de ses filles en mariage. Il décrit les membres de sa famille, rapporte la fièvre cérébrale de sa sœur benjamine à trois ans *qui a arrêté chez elle tout développement d'intelligence* et qui est *une enfant pour l'intelligence, une grande personne pour le corps.* On songeait à la placer prochainement dans un couvent où Pasteur prévoit qu'elle passera le reste de ses jours. De fait, elle entrera dans un couvent de Voiteur où elle mourra en 1853.

Pasteur informa aussi le recteur que sa famille était dans une position aisée mais sans fortune, et qu'il avait décidé depuis longtemps de laisser à ses sœurs tout ce qui lui reviendra en partage. Celles-ci assuraient des tâches domestiques et commerciales auprès de leur père depuis que leur mère était

---

[1] *Une de mes sœurs est malade et le médecin* [Bergeret] *m'engage fortement de l'éloigner d'Arbois, ville du Jura, où les changements de température sont trop brusques et où elle ne peut avoir le repos et les distractions qu'elle aurait dans une autre ville. Il m'est facile de conduire ma sœur à Dijon où je suis professeur de physique au lycée, Dijon étant très rapproché d'Arbois.* (Ib., T. I, p. 182)

décédée en mai dernier. Elles étaient célibataires et sans autre situation. Au total, *je n'ai donc aucune fortune. Tout ce que je possède c'est une bonne santé, un bon cœur et ma position de l'Université.*[1]

Ce fut certainement celle-ci qui lui permit d'oser cette demande en mariage, car il fit valoir ensuite ses titres et ses travaux universitaires. Il invoque Biot qui lui a parlé plusieurs fois de songer sérieusement à l'Institut. Peut-être y songera-t-il dans dix à quinze ans s'il continue à travailler assidûment, mais ce rêve, affirme-t-il, n'est nullement ce qui lui *fait aimer la Science pour la Science.* Il veut consacrer son avenir à des recherches chimiques, sauf un changement complet dans ses goûts.

La balle était maintenant dans le camp du recteur qui devait juger sur pièces. Personne à Strasbourg n'était au courant de sa démarche, et il attendait avec sérénité son acceptation ou son refus. Son père, sur la recommandation de Bergeret, l'avait peut-être incité à se marier. Il venait juste d'avoir vingt-six ans et une épouse serait un bon substitut affectif et pratique à sa mère disparue.

Le 1er mars, il annonça à Chappuis son projet de mariage, alors qu'il voulait, dit-il, attendre l'âge de trente ans. Il le juge très probable, excepté s'il essuyait un refus. La famille Laurent sembla hésiter. Une rencontre eut lieu le 29 mars entre la famille et Pasteur, qui écrivit le 31 mars à Mme Laurent. Il fit valoir son cœur même s'il reconnaît ne pas être très séduisant au premier abord. Les personnes qui l'ont bien connu l'ont aimé, et il voulait qu'il en soit de même pour Marie. Il enjoignit donc sa mère de lui dire d'attendre pour se former une opinion définitive et de chasser tout ce qui l'empêcherait de lui donner son affection. Depuis deux jours Marie remplissait tout son cœur et il sentait qu'elle était désormais toute sa pensée. Il joignit à sa lettre une seconde lettre destinée à Marie.

Dans celle-ci il se montra très romantique. Il demanda à Marie de ne pas le juger trop vite, faisant valoir que sous son dehors froid et timide il existait un cœur plein d'affection pour elle. Il avait appris avec très grand plaisir qu'elle aimait Paris, car son ambition était d'y retourner dans quelques années, et son désir serait d'y revenir avec elle dans une position avantageuse, si ses sentiments et ses impressions pouvaient lui devenir favorables. Le 3 avril, il leur écrivit une nouvelle lettre car il avait perçu la veille des signes de consentement. Il remercia Marie, lui communiquant ses doutes antérieurs, son angoisse d'un refus, et se disant prêt à abandonner ses cristaux car elle était maintenant tout pour lui. Le 8 avril, il annonça à Chappuis l'accord des deux familles pour le mariage, et sa confiance en son bonheur conjugal futur. Selon Bruniaux, Bergeret fournit une lettre de moralité aux beaux-parents.[2] Le 11 avril, Jean-Joseph écrivit à celui-ci : *La demande de mariage est partie. J'ai*

[1] Ib., T. I, p. 189
[2] Bruniaux, *op. cit.* p. 38

cru devoir la faire d'après une lettre que j'ai reçue.[1] Pasteur en informa aussi le Dr Foncin le 11 mai, le mariage étant fixé au 29 mai à l'église Sainte-Madeleine de Strasbourg.

Les mariés eurent quatre témoins[2] : Bertin, l'ami de Louis, et trois autres universitaires, à coup sûr des relations du recteur Laurent. Il s'agit de P.-F. Sarrus (1798-1861), professeur de mathématiques pures et doyen à la Faculté des sciences de Strasbourg, de C.-P. Forget (1800-1861) et d'A.-L.-A. Fée (1789-1874). Ces deux derniers se rattachent à la médecine.

C.-P. Forget, élève de Broussais, était agrégé de la faculté de Paris. En 1836, il avait succédé à J.-F. Lobstein le jeune (1777-1835) dans la chaire de clinique interne de la Faculté de médecine de Strasbourg, qu'il conservera jusqu'à sa mort en 1861. On ne trouve pas les noms de Sarrus et de Forget dans la correspondance publiée de Pasteur.

Fée, par contre, le quatrième témoin de Louis et de Marie, gardera des relations proches avec eux jusqu'à sa mort en 1874.

b/ Antoine-Laurent-Apollinaire Fée (1789-1874), botaniste, pharmacien et médecin

Quand Pasteur arriva à Strasbourg Fée était pharmacien en chef à l'hôpital militaire d'instruction de Strasbourg, mais aussi professeur de botanique à la faculté de médecine de Strasbourg et membre de l'Académie de médecine.

Retraçons le parcours brillant de Fée jusqu'en 1852. Né le 7 novembre 1789 à Ardentes dans l'Indre il fit des études classiques approfondies au collège de Chateauroux. De 1809 à 1813 il participa à l'expédition d'Espagne sous les ordres du maréchal Ney. Il en tirera plus tard, en 1856, des *Souvenirs de la guerre d'Espagne*.

Après la chute de Napoléon il obtint sa maîtrise de pharmacie et ouvrit une pharmacie à Paris tout en poursuivant ses recherches en botanique initiées dans les années 1820. Dès 1823 il fut élu membre adjoint résident de la section de pharmacie de l'Académie de médecine. En 1825, il entra dans l'armée et fut nommé à l'Hôpital militaire d'instruction de Lille. On lui doit un *Cours d'histoire naturelle pharmaceutique* en 1828.

Il commença des études de médecine en 1829. Il fit partie de l'intendance sanitaire qui organisa le service médical et administratif dans le département du Nord en prévision de l'invasion du choléra. De décembre 1831 à mars 1832, il fournit au journal *Le Nord* une suite d'articles sous le titre *Notice sur le Choléra-morbus*. En juin 1832, il fut nommé second professeur de pharmacie à l'hôpital militaire d'instruction de Strasbourg. L'année suivante il soutint sa thèse de médecine *Examen de la théorie des rapports botanico-chimiques* et, grâce à une thèse en botanique sur la reproduction des végétaux, il gagna la chaire de botanique et d'histoire naturelle à l'hôpital militaire

[1] Desquand Agnès, *Madame Pasteur*, DMODMO éditions, Dole, 2013, p. 56
[2] Ib., p. 59

d'instruction de Strasbourg. Il la conservera pendant près de quarante ans, jusqu'à quatre-vingt-deux ans et la guerre de 1870. Le 20 janvier 1835 il fut élu membre de l'Académie de médecine.

Fée a beaucoup publié, principalement en botanique dont une *Vie de Linné*, mais aussi en littérature, et fit paraître plusieurs récits de voyage.[1] Une *Liste méthodique* de ses ouvrages a été faite en 1846, et un *Catalogue méthodique* en 1863. Après 1852 on note des *Etudes philosophiques sur l'instinct et l'intelligence des animaux* (1853), des brochures sur la longévité humaine (à propos de l'ouvrage de Flourens), et sur la notion darwinienne de l'espèce (1861) où il s'oppose à Darwin et soutient le fixisme. Il publiera un examen de la théorie darwinienne en 1864. Ses idées ont peut-être nourri en partie celles philosophiques de Pasteur bien qu'à ma connaissance celui-ci ne cite aucun de ses ouvrages. Malgré son doctorat en médecine Fée ne fut pas praticien. Signalons qu'il fut franc-maçon et écrivit une ode pour les frères de sa loge.

Veuf très tôt il éleva ses deux enfants avec sa servante Justine Delplanque qui restera quarante-quatre ans à son service. Son fils, Félix, devint médecin. Sa fille Claire fut une grande amie de Marie.

c/ Le médecin militaire Charles-Pierre Godélier (1813-1877)

Claire (**1825**- ?), la fille de Fée, avait épousé en juin 1847 C.-P. Godélier dont elle eut deux filles, dont l'une a publié les pensées et la correspondance de sa mère avec sa famille et Mme Pasteur.[2]

Godélier était veuf et avait déjà un fils Paul qui devint colonel. Il était alors médecin en chef de l'hôpital militaire de Strasbourg. Il avait soutenu sa thèse en avril 1838 intitulée *Questions sur diverses branches des sciences médicales* et, le 6 novembre 1843, avait fait son discours d'ouverture à l'hôpital militaire de Strasbourg, publié sous le titre *De l'influence des méthodes en pathologie, discours d'ouverture du cours de pathologie médicale*. On ne trouve aucun autre texte à la BnF.

Marie connaissait donc peut-être déjà Claire Godélier avant son mariage en mai 1849 avec Louis. Fée étant témoin à leur mariage, Godélier, son gendre, y assista peut-être. On sait qu'après leur court voyage de noces à Bade (Baden-Baden) le jeune couple s'installa chez les Laurent au 2 bis rue de

---

[1] *Histoire de la médecine à Strasbourg*, mise en œuvre et coordination par Jacques Héran, 2e édition révisée, La Nuée Bleue, Strasbourg, 1997, p. 242

[2] Pasteur apparaît, dans l'ouvrage consacré à Mme Godélier par sa fille, à propos de Félix, en février 1854 : *Félix travaille avec M. Pasteur qui lui fait suivre en Sorbonne des cours au moyen desquels, M. Pasteur soutenant le moral, j'espère que Félix passera son examen avec succès. Je crois qu'il pourra bien brûler un cierge en l'honneur du bon saint Pasteur qui l'empêche un peu de se noyer. Il est tout à fait délicat de la part de notre ami de lui avoir offert ce travail à titre de collaboration, pour ménager son amour-propre.* (Mme Godélier, *Pensées Lettres Heures de Recueillement*, Evreux, Hérissey, 1904, p. 28) René Vallery-Radot a introduit l'ouvrage en refusant à Mlle Godélier une préface ou une notice pour ne pas s'interposer à ces pensées.

l'Académie. Aristide Laurent, mis à pied, devant quitter Strasbourg pour le poste de recteur de l'Académie de Chateauroux, les académies devenant non plus régionales mais départementales, le couple Pasteur s'installa fin juillet 1850 au 3 bis rue des Veaux (au 5 actuel), dans la maison d'un nommé Heiligenthal. Dans cette rue demeurait le couple Godélier au 27. Godélier devint alors, ou était déjà devenu, le médecin du couple et de leur fille Jeanne née en avril.

B. Pasteur professeur suppléant de chimie à la faculté des sciences et à l'École de pharmacie ; bonheurs et soucis familiaux

Après son mariage on demanda à Pasteur de donner, en plus de sa suppléance de Persoz à la faculté des sciences, un cours de chimie à l'École de pharmacie à raison de quatre leçons par semaine, en remplacement d'E. Kopp (1817-1875) devenu représentant à l'assemblée constituante de 1848. Il dut les continuer l'année suivante à regret car, malgré le supplément financier, il désirait se préserver du temps pour ses recherches. Ceci lui permit cependant de demander au directeur de l'École supérieure de pharmacie un crédit pour acheter des substances chimiques nécessaires à celles-ci.

Trois évènements familiaux arrivèrent durant l'année 1850 : la naissance de Jeanne le 2 avril, la destitution d'Aristide Laurent et la mort de Joséphine.

a/ La destitution du recteur Aristide Laurent (août 1850)

En août, M. Laurent fut destitué par le préfet de son poste de recteur à Strasbourg. Du fait de la nouvelle loi de l'enseignement (loi Falloux) le préfet, au lieu du recteur, désignait le personnel enseignant. Quatre archevêques ou évêques entraient au Conseil supérieur de l'Instruction publique. Dans chaque département était institué un conseil académique avec droit de présence et de surveillance de l'évêque ou de son délégué. Pasteur accusa le nouveau pouvoir politique, et les légitimistes qui marchaient toujours avec le clergé. On proposa à M. Laurent un poste à Grenoble qu'il refusa car trop éloigné. On voulut alors l'envoyer à Chateauroux. Agé de cinquante-cinq ans il voulut prendre sa retraite, qu'on lui refusa. Le président de la République, Louis-Napoléon Bonaparte, vint à Strasbourg, accompagné de J.-B. Dumas. M. Laurent fut reçu à Paris par le ministre de l'Instruction publique, de Parieu, qui lui promit réparation. En attendant sa retraite il dut quand même aller à Chateauroux où Adrien-Joseph Loir se mariera avec sa troisième et dernière fille, Amélie, en avril 1851.[1]

Les Pasteur avaient anticipé le départ des Laurent chez lesquels ils vivaient, jugeant le changement presque inévitable. En juillet Pasteur annonça à Chappuis qu'ils avaient déjà loué un logement et l'habiteraient fin juillet.

---

[1] Desquand, *op. cit.* p. 70-74

Au début du mois d'octobre Louis rejoignit de Paris Marie, qui se trouvait avec ses parents, les Laurent, chez une de ses tantes, Mme Danicourt, qui vivait à Saint-Pryvé Saint-Mesmin près d'Orléans où elle avait repris la librairie familiale.

b/ La mort de Joséphine (15 novembre 1850)

Le 15 novembre 1850 mourut Joséphine, la sœur benjamine de Pasteur, à seulement vingt-cinq ans. Pasteur en avertit Chappuis dix jours plus tard, laconiquement, se contentant de dire un peu mystérieusement que *depuis plusieurs mois déjà elle n'était plus pour nous*. Nous suspectons beaucoup plus une tuberculose qu'un problème psychique dû à son mariage manqué. Au XIXe siècle, elle toucha de nombreuses familles ou d'individus. On a l'exemple fameux de Chopin qui, un an avant Joséphine, mourut de phtisie pulmonaire à 39 ans.

La phtisie fut assimilée et désignée progressivement comme la tuberculose. Pierre Louis (1787-1872), dans son ouvrage de 1825 sur la phtisie, mot tiré du grec signifiant consomption, désigna le tubercule comme la lésion spécifique de la phtisie. En 1837, Trousseau (1801-1867) assimilait déjà la phtisie à une maladie due aux tubercules. Mais elle sera nommée « tuberculose » seulement en 1854.[1] Au milieu du siècle, beaucoup de médecins ne la considéraient pas encore comme contagieuse. Villemin (1827-1892) démontra sa transmissibilité en 1865, mais l'académie de médecine mit longtemps à l'admettre.

Toujours enthousiaste de communiquer l'état de ses recherches à Chappuis Pasteur se dit convaincu dans la même lettre d'avoir les preuves d'une loi de la nature des plus fécondes. Fin septembre il avait lu et exposé à l'Institut ses derniers travaux de cristallographie. Les membres les plus influents de l'Académie l'avaient écouté très attentivement. J.-B. Dumas l'invita chez lui le lendemain et Biot, de plus en plus bienveillant avec lui, rédigea un rapport en octobre. À la fin de décembre, Pasteur adressa au ministre de l'Instruction publique une demande de résiliation de son enseignement à l'École de pharmacie, qui lui fut accordée.

c/ Le mariage d'Adrien-Joseph Loir (24 avril 1851)

En 1851, Godélier fut nommé médecin en chef de l'hôpital de Philippeville en Algérie par le ministre de la guerre. Le 16 juillet, Pasteur adressa sa première lettre publiée à Godélier, le nommant « Monsieur et cher ami ». Il lui manifesta son grand regret et le sentiment de vide qu'avait laissés son absence. Il rapporta cependant se rendre toujours et souvent dans le salon de son ancien appartement. Il l'informa en effet de leur déménagement dans la rue des Veaux, vis-à-vis du n°27 où avaient habité les Godélier, ce qui rendait

[1] Cependant, un auteur anglais, Henry Ancell (1802-1863), emploie le terme « tuberculosis » dès 1852 dans le titre de son *Treatise on tuberculosis, the constitutional origin of consumption and scrofula.*

très facile, dit-il, le voisinage avec le jeune ménage (peut-être les jeunes mariés Loir). Il lui annonça qu'Amélie Laurent venait d'épouser A.-J. Loir.

A.-J. Loir, normalien, avait été nommé professeur adjoint de l'École de pharmacie de Strasbourg en novembre 1849. Il collabora à partir d'octobre 1850 avec Pasteur, en l'aidant pour ses travaux de cristallographie. Pasteur lui prêta son laboratoire pour ses recherches chimiques en vue de sa thèse de chimie sur la polarisation rotatoire, qu'il soutiendra le 7 août 1851, la dédiant à Pasteur.[1] En janvier 1851, il avait demandé en mariage Amélie et ils se marièrent à Chateauroux où résidaient provisoirement les Laurent. Au départ des Godélier pour l'Algérie en avril 1851 ce ménage, ou un autre de la famille Godélier, occupa leur ancien appartement où les Pasteur se rendaient.

Le couple Loir restera très proche des Pasteur, aura deux fils, Maurice, né en 1852, et Adrien, né dix ans plus tard, très connu en tant qu'élève préparateur et assistant de Pasteur, puis comme pastorien cosmopolite. Une fille, née en 1853, mourra dans l'enfance de typhoïde. Maurice sera officier de marine. Amélie vivra jusqu'à 96 ans.

d/ La naissance et les premiers maux de Jean-Baptiste Pasteur

L'année 1851 vit aussi la naissance, le 8 novembre, de Jean-Baptiste (1851-1908), le seul fils de Pasteur, qui en informa le jour même sa sœur Virginie et son père. Marie et le nouveau-né se portaient parfaitement et Marie avait souffert très peu de temps. Pasteur avait appris par son père qu'Émilie avait eu un accident, une maladie grave. Il croyait qu'elle s'en relèverait grâce à sa force et sa robustesse, mais elle mourra deux ans plus tard. Il s'agissait peut-être d'une crise épileptique. On n'en sait pas plus, le mot « épilepsie » semblant tabou chez les Pasteur. Nous savons seulement qu'elle était obèse. Jean-Baptiste, baptisé le 23 novembre, aura pour parrain Biot et pour marraine Amélie Loir.

Le 29 décembre 1851, Marie et Louis écrivirent chacun à Jean-Joseph. On apprend qu'elle allaitait Jean-Baptiste, tout en ayant beaucoup moins de lait qu'après sa première grossesse. Elle n'avait pas pris de nourrice contrairement aux habitudes de l'époque. Elle croyait s'être trop fatiguée en nourrissant Jeanne plus d'une année. Jean-Baptiste souffrait depuis sa naissance d'une diarrhée continuelle que tous les remèdes n'avaient pu enrayer. Il allait cependant mieux maintenant. Marie prévoyait que seul le printemps pourrait l'en débarrasser complètement. Louis, de son côté, estimait qu'il irait mieux à l'âge de trois ou quatre mois. Au moins, le bébé engraissait et n'avait pas mauvais teint. Il se félicita par ailleurs qu'Émilie fût guérie de sa maladie effrayante. Ce mieux-être ne fut malheureusement qu'un sursis. Dans sa lettre il suppose son père très satisfait de la politique. En effet, l'heure était au bonapartisme. Pasteur se montrait favorable à Louis-Napoléon, et même se félicita du coup d'État du 2 décembre. Il prédit un bel avenir parce que *jamais*

[1] Desquand, *op. cit.* p. 71-72

gouvernement n'a été aussi fort, je crois, que celui de Louis Napoléon, actuellement. Mis à bas les légitimistes et les républicains ou socialistes ! Pasteur aura peu d'esprit critique envers les deux empires napoléoniens.

Il suppléa à nouveau Persoz durant l'année 1852. On avait octroyé à celui-ci un congé de six mois requis en vue de se faire nommer à Paris. Pasteur était déçu que Persoz n'eût pas donné sa démission, car il ne touchait que la moitié du traitement du professeur titulaire. On avait donné à Persoz un nouveau congé car il s'était fait malade avec l'aide de bons certificats de médecins. Pasteur en avait informé Chappuis le 12 décembre précédent en même temps que la naissance de Jean-Baptiste.

Durant toute l'année 1852 Pasteur attendit un poste de titulaire, et la Légion d'honneur, surtout pour ravir Marie et son père selon lui. Dans cette vue et pour une communication à l'Académie des sciences, il se rendit de juillet à septembre, avec Marie et leurs deux enfants, à Paris où les tractations allaient bon train entre les savants, le nouveau ministre de l'Instruction publique depuis le coup d'État, H. Fortoul (1811-1856), et ses principaux soutiens Biot et J.-B. Dumas. Marie et les deux enfants souffrirent d'indigestion et de coliques durant les premiers jours à Paris. Pasteur informa son père un peu plus tard qu'ils se portaient tous très bien, et que lui allait mieux depuis qu'il travaillait moins. Il lui demanda si ses maux de tête persistaient et pensait qu'Émilie *gagnerait beaucoup en santé si elle maigrissait*[1].

Au début de septembre il partit en Saxe car un fabricant y produisait de l'acide racémique et se montrait prêt à lui révéler son procédé de fabrication. Il parcourut l'Allemagne et se rendit à Vienne et à Prague. Il revint le 6 octobre à Strasbourg, où il apprit, après beaucoup d'incertitude, qu'il y resterait. Il fut nommé officiellement, le 7 novembre, professeur titulaire à la faculté des sciences. Chappuis fut également nommé dans la ville alsacienne, comme professeur suppléant de philosophie.

C. Pasteur professeur titulaire à Strasbourg ; des expériences thérapeutiques avec son succédané du sulfate de quinine

Le 25 février 1853, il écrivit à nouveau à Godélier, promu médecin principal et professeur au Val-de-Grâce par un décret de novembre 1852. Godélier fut le premier titulaire de la chaire de clinique médicale du Val-de-Grâce. Pasteur le félicita et lui demanda un service scientifique d'ordre médical. Il veut profiter de cette nomination pour lui faire pratiquer au Val-de-Grâce des tests thérapeutiques avec un succédané et isomère du sulfate de quinine, qu'il croit avoir découvert, et qui a l'avantage, bien qu'extrait aussi des quinquinas, d'être trois ou quatre fois moins cher. Il fait état des premières expériences faites à Strasbourg et invite Godélier à les répéter dans son

---

[1] Pasteur, *Corr.* T. I, p. 248

service.[1] Une petite quantité de la substance lui sera fournie comme cela était habituel par l'intermédiaire de Fée. Il se propose de lui en expédier davantage en cas de besoin.[2] Ce fut, semble-t-il, sa première incursion dans le domaine de la recherche médicale. Fée joua-t-il un rôle ? Grand botaniste, il est connu pour avoir promu, dans les colonies françaises africaines, l'acclimatation et la culture des quinquinas, desquels J. Pelletier et J.-B. Caventou avaient isolé les premiers la quinine en 1820.[3]

Pasteur continua à se préoccuper de loin de la santé de ses proches et à leur prodiguer quelques conseils médicaux, notamment en mai 1853 à son père, qui avait de l'acide urique dans les urines et une inflammation de la paupière de l'œil. Il lui recommanda de consulter le médecin de famille, Bergeret.[4] Il signala que son beau-père souffrait alors fortement de la goutte, silencieuse depuis deux ans grâce à un régime suivi exactement. Il le tint aussi au courant des expériences réalisées avec son succédané du sulfate de quinine. Rayer, à l'hôpital de la Charité, s'en chargeait, apparemment plus que Godélier.[5] Il pensait présenter sa découverte, lors de son prochain voyage à Paris, au ministre de la guerre, afin qu'il nomme une commission pour étudier son produit dans les hôpitaux militaires d'Algérie et d'autres contrées de la France

---

[1] *Des expériences sont faites en ce moment avec beaucoup de complaisance par divers médecins de Strasbourg. Il paraît résulter des premières épreuves qu'à pareille dose le produit en question donne les mêmes effets que le sulfate de quinine. Seriez-vous assez bon pour l'essayer dans votre service du Val de Grâce dans tous les cas où la vertu du sulfate de quinine est bien reconnue et de m'adresser un résumé succinct des résultats qu'il aura fournis entre vos habiles mains ?* (Ib., T. I, p. 309)

[2] *Si vous aviez beaucoup d'expériences possibles en ce moment, vous, ou quelques-uns de vos collègues qui désireraient essayer cet anti-périodique, je vous en enverrais en plus grande quantité. Vous prieriez les personnes qui l'emploieraient de vous remettre une relation des succès et des insuccès, avec l'indication présumée de ce que le sulfate de quinine aurait produit dans les mêmes conditions.* (Id.)

[3] *Histoire de la médecine à Strasbourg, op. cit.* p. 242

[4] *Je crois que tu aurais grand tort de t'inquiéter de ce dépôt rougeâtre d'acide urique qui se forme dans tes urines par le repos. Je me rappelle avoir fait pour les miennes la même remarque il y a trois ou quatre ans, et ça s'est passé. Je me rappelle même avoir été inquiet aussi. Quoi qu'il en soit parles-en à M. Bergeret. Il y a pour la pierre des régimes préventifs excellents connus de tous les médecins. Je crois par exemple qu'il ne faut pas boire de vin ou très peu et prendre du lait tous les matins. Tu fais donc bien de boire du petit lait. Quant à ton inflammation sur l'œil je t'engage bien à ne pas faire des remèdes quelconques, et à ne suivre que les indications du médecin.* (Pasteur, *Corr.* T. I, p. 311)

[5] *Les expériences sur la vertu fébrifuge de l'un des nouveaux produits que j'irai faire connaître au mois d'août se poursuivent toujours à l'hôpital de Strasbourg et à Paris entre les mains de M. Rayer à l'hôpital de la Charité. Si tu veux que je te dise mon avis basé sur l'ensemble des observations faites jusqu'à ce jour, je te dirai que je crois mon produit inférieur à la quinine, bien qu'il ait une efficacité incontestable. M. Rayer m'a fait dire hier par M. Biot qu'il coupait la fièvre mais qu'avant de se prononcer définitivement il voulait encore multiplier les expériences et que pour ce il me priait de lui renvoyer une nouvelle provision, ce que j'ai fait sur le champ.* (Ib., T. I, p. 312)

où les fièvres étaient très intenses et parfois même rebelles au sulfate de quinine.

Dans sa lettre suivante à son père il lui recommanda encore de suivre les conseils de Bergeret, et d'éviter les charlatans.[1]

À Paris, en août, il reçut enfin la Légion d'honneur. Biot en avertit son père. En septembre, membre d'un jury de concours à Paris, les épreuves qu'il fit passer neuf heures par jour lui provoquèrent des céphalées pendant plusieurs jours, possible signe d'une hypertension artérielle. Le 1er octobre, Marie accoucha de leur seconde fille, Cécile, en souffrant beaucoup mais peu de temps. Un mois plus tard, elle contracta un grand mal au sein, sans doute infectieux et lié à l'allaitement, car il lui occasionna une violente fièvre et un mal de tête affreux. Elle dut s'aliter vingt-quatre heures. Sa figure se remplit de boutons, peut-être par un remède qu'elle prit.

Pasteur fit part à Godélier le 7 décembre de sa très bonne santé malgré le choléra qui sévissait à Paris. Cependant, il ne lui parla plus des expériences thérapeutiques avec ses alcaloïdes du quinquina qui, probablement, échouèrent.

D. Une « maladie cardiaque » de Pasteur, qui consulte Pierre Rayer (1793-1867)

Pour les vœux de la nouvelle année 1854 à son père il se félicita que tout le monde se portât bien dans leurs deux familles et s'affirma entièrement de son avis de vanter le prix d'une bonne santé. Pourtant, il dut se justifier auprès de lui sur sa mauvaise santé, le 25 février. Auparavant, son beau-père avait réclamé le 14 février à J.-B. Dumas, devenu Inspecteur général de l'Enseignement supérieur, un congé pour son gendre malade : *Mon gendre, M. Pasteur, professeur de chimie à la Faculté des sciences de Strasbourg, est atteint d'une affection au cœur dont il ignore et doit même ignorer la gravité. Le mal se révèle par des symptômes assez alarmants pour exiger immédiatement la cessation momentanée du travail auquel il s'est livré avec tant de zèle depuis quelques années.*[2] Il le sollicite, invoquant Biot qui a constaté avec regret l'état de Pasteur, pour qu'il intervienne auprès du ministre afin d'obtenir un congé de quelques mois, qu'il faudra peut-être prolonger jusqu'aux prochaines vacances. Un congé de trois mois fut accordé à Pasteur, ce qui suscita l'embarras du recteur de l'Académie du Bas-Rhin, Donné, car aucun suppléant n'était encore prévu. Donné proposa comme suppléant Antoine Béchamp (1816-1908), docteur ès sciences, qui avait déjà suppléé Pasteur l'année précédente à la demande de celui-ci et qui deviendra un de ses adversaires.

---

[1] *Soigne bien ton mal d'œil. Ne fais pas de remède de charlatan. Suis les conseils de M. Bergeret.* (Ib., T. I, p. 315)

[2] Ib., T. I, p. 327

Pasteur avait certainement quelques troubles, tels peut-être des palpitations ou des extrasystoles cardiaques, dues au surmenage ou à de la nervosité. Marie, M. Laurent et le père de Pasteur s'en inquiétèrent. Marie écrivit à celui-ci pour l'en informer. Pour Pasteur, son mal était beaucoup moins grave et, de fait, en partie diplomatique, parce qu'il devait se faire élire correspondant de l'Institut à Paris. Il fallait donc un motif de maladie. En clair, comme pour Persoz auparavant, ces congés, moyennant certificats médicaux ou requêtes stratégiques, étaient quelque peu abusifs. De Paris, le 25 février, Pasteur ne s'en cacha pas à son père très inquiet, qu'il essaya de rassurer : *D'après ce que Marie t'a dit tu pourrais croire que je suis plus malade que je ne le suis réellement. Sans ce travail que l'on me demande en vue de la Correspondance de l'Institut je serais resté à Strasbourg. Seulement tu comprends que ce congé que ces missions m'ont fait avoir avec traitement complet est une irrégularité qui a besoin d'être couverte par un motif de santé. En réalité je me porte très bien quoique je ne disconvienne pas que j'aie besoin de me distraire un peu par des courses, des promenades. Je travaille seulement quelques jours par jour chez M. Biot. Le reste du temps nous nous promenons avec les enfants.*[1]

En mars, il lui donna quelques détails sur son état de santé : *Je ne m'explique pas les craintes que tu as d'un côté, et quant à ma santé tu peux être tranquille. M. Biot m'a donné les moyens d'aller voir un célèbre médecin membre de l'Académie, M. Rayer, qui est son ami, et M. Rayer m'a dit que je me portais bien, que j'étais bien bâti et que mes maux de tête et mes dérangements d'estomac disparaîtraient par quelques promenades et en me livrant à un* far niente [sic] *intelligent.*[2] Ces céphalées auguraient peut-être d'une tendance à l'hypertension, qu'on ne mesurait pas à l'époque, et qui pourrait expliquer son accident vasculaire cérébral quatorze ans plus tard. Pour lui, toute la famille allait très bien. Ils allaient déménager d'un hôtel de la rue d'Enfer (Bd Saint-Michel) pour le 1 rue de Fleurus en face du jardin du Luxembourg où ils passaient plusieurs heures par jour car il faisait très beau, et où Biot se promenait aussi deux heures chaque jour.

Vers le 8 mai il sollicita, auprès du ministre de l'Instruction publique et des cultes, un nouveau congé jusqu'au 1er août, où il pourra se rendre à son poste pour la session des examens, car il ne voulait pas apporter de trouble dans le service de la faculté et aussi, avouera-t-il à son père, pour ne pas laisser à un autre une somme de 600 ou 700 francs. Il argua que sa santé avait été altérée par un travail trop continu dans un laboratoire malsain et que le médecin, probablement Rayer, lui avait conseillé de prolonger son congé : *jusqu'à ces derniers jours je croyais pouvoir reprendre mes fonctions. Mais le médecin me conseille de ne pas le faire encore et de joindre les grandes vacances au repos que vous m'aurez accordé.*[3] Il recommanda de nouveau Béchamp,

---

[1] Ib., T. I, p. 327-328
[2] Ib., T. I, p. 331-332
[3] Ib., T. I, p. 333

professeur adjoint de l'École de pharmacie de Strasbourg, à sa bienveillance. Il informa de cette demande son père, en le rassurant sur la présence du choléra à Paris.[1]

Pasteur se retira de la candidature de membre correspondant de l'Académie dans la section de chimie, car il ne voulut pas empêcher l'élection de Malaguti (1802-1878), chimiste plus ancien et plus expérimenté, souhaitée par J.-B. Dumas car plus urgente pour ce chimiste. Il raconta tout ceci à Chappuis, pour lequel il désirait briguer auprès de Dumas une chaire de philosophie, en reconnaissance de son désengagement.

Au mois d'août il ne se rendit pas à Strasbourg pour faire passer des examens, mais à Nancy puis à Metz d'où il écrivit à son père. Dans les derniers jours passés à Nancy il avait été un peu « relâché ». Il s'était guéri net de cette diarrhée en prenant deux soirs de suite dix gouttes de laudanum, un moyen infaillible de l'enlever du jour au lendemain, constata-t-il. *Dans ce temps sous l'influence cholérique il ne faut pas se laisser avec la diarrhée*, assure-t-il. Le choléra sévissait alors en France. Il avait désolé les environs de Metz, mais n'avait pas encore atteint la ville, et Pasteur assura se porter très bien. Il voulut rassurer son père en prétendant que le choléra n'était presque rien à Paris où la famille allait retourner, et que *les personnes bien portantes et qui ne font aucun excès sont presque toutes épargnées*[2]. On avait cru déjà faussement à cette mesure préventive lors de la seconde pandémie de choléra qui toucha l'Europe entre 1830 et 1832 et dont des hommes célèbres moururent, tels Casimir Périer à Paris et le philosophe Hegel à Berlin.[3]

À Paris, au début de septembre, Fortoul le reçut pour lui proposer le poste de professeur de chimie et le décanat de la nouvelle faculté des sciences de Lille, ce que Biot l'incita à accepter. Pour tranquilliser à nouveau son père il lui indiqua n'y avoir alors à Paris que trente cas de choléra.

2. Pasteur professeur de chimie et doyen de la faculté des sciences de Lille (janvier 1855 – septembre 1857)

A. Petits maux familiaux ; les idées médicales et remèdes de F.-V. Raspail

Pasteur commença ses fonctions par un discours d'installation le 7 décembre 1854, à Douai car Lille dépendait de l'Académie de cette ville où figurait la faculté des lettres. Il inaugura les cours le 8 janvier 1855. Cette

---

[1] *Il n'y a pas à craindre ici le choléra plus que toute autre maladie. J'ai vu un médecin qui m'a dit qu'il y avait eu cette année constamment plus de fièvres typhoïdes à Paris que de choléras, et personne ne se préoccupe de cette fièvre comme d'une maladie à fuir et contagieuse.* (Ib., T. I, p. 334)

[2] Ib., T. I, p. 339

[3] Je renvoie pour cette seconde pandémie de choléra à mon ouvrage *Les Philosophes, la maladie et la médecine de Hegel à Michel Foucault*, L'Harmattan, Paris, 2021, p. 35-55

année se termina sans incident médical. Par l'intermédiaire de son père il remercia Bergeret de son bon souvenir.

a/ Des remèdes de François-Vincent Raspail (1794-1878), le médecin des pauvres

L'année 1856 commença assez mal. Ils tombèrent tous malades en janvier. Marie fut la moins malade, mais les trois enfants gardèrent la chambre et Pasteur eut un fort rhume du cerveau qui le gêna longtemps, contrairement à ce qu'il prévoyait. Il essaya la cigarette de camphre[1], qui ne fit rien. Le sirop de Lamouroux avec des infusions de violettes fut plus efficace.

Jeanne fut très mal pendant trois semaines et ses parents ne comprenaient pas sa maladie. Un vermifuge, le *semen contra*[2], lui fit rendre trois vers et l'améliora, mais elle se plaignait toutes les nuits de maux de ventre qui duraient un quart d'heure sans presque jamais reparaître dans la journée. On réessaya le même vermifuge, puis un autre plus énergique, sans succès. Elle guérit cependant totalement de son mal en trois semaines comme il était venu, sans qu'ils sachent pourquoi. Pasteur crut finalement que les vers n'y étaient pour rien.

Jean-Baptiste souffrit beaucoup de la tête et Pasteur prépara pour lui, pour la première fois, de l'eau sédative, d'après le livre de F.-V. Raspail que lui avait donné son père.[3] Il s'agit d'une lotion ammoniacale camphrée inscrite au Codex, inventée par Raspail dont le *Manuel annuaire de la santé*, aux multiples éditions, fut très populaire. Raspail n'était pas médecin, mais il voulait généreusement mettre à la portée de tous des formules permettant aux gens de se soigner sans avoir recours aux médecins. Pasteur appliqua une compresse de cette eau à son fils. Ce remède lui parut excellent, au moins dans certains cas, car Jean-Baptiste avait guéri et demandé à se lever en quelques minutes. Il lui sembla que ces rhumes et coryzas se communiquaient. Même une servante fut prise.

Il rapporta encore être sujet au dérangement des intestins, à des coliques subites dès qu'il avait les pieds un tant soit peu humides, et dit s'en préserver grâce au port de sabots. Son père, en effet, lui en avait confectionné, quelques années auparavant.

b/ La théorie parasitaire du **Manuel annuaire de la santé** *(1849-1853) de Raspail*

La première édition de cet ouvrage populaire de Raspail date de mars 1845. Selon Raspail son succès dépassa toutes ses prévisions. Dès mars 1847, cent cinq mille exemplaires avaient été vendus, malgré la contrefaçon belge, d'autres en Suisse et en Amérique, et les traductions anglaises, espagnoles,

---

[1] Décrite par Raspail aux pages 76 à 82 de l'édition de 1849 de son *Manuel annuaire de la santé.*

[2] Ib., p. 115-116

[3] Ib., p. 96-105

brésiliennes, etc. On imagine bien que le manuel pénétra dans beaucoup de foyers. Ce succès entraîna une seconde édition en mai 1847. La troisième date de 1849 et la douzième de 1858. Des éditions seront perpétrées par les fils de Raspail jusqu'en 1935, soit pendant quatre-vingt-dix ans.

Dans la bibliothèque de Pasteur à Arbois on trouve la septième édition de 1853, cochée probablement par Pasteur. Il s'agit probablement de l'édition que lui a donnée son père et dont il se servit en 1855 et 1856. On trouve une autre édition dans la bibliothèque pasteurienne d'Arbois, celle de 1861, non cochée et étiquetée « ayant appartenu au père de Pasteur ». Nous allons donc résumer la doctrine de Raspail sur l'étiologie des maladies, à partir de l'édition de 1849 que nous possédons. Sans avoir probablement été déterminante dans l'esprit de Pasteur elle a pu jouer un certain rôle comme idées circulant dans l'espace publique, le milieu populaire et médicalement novice.

Dans l'édition de 1849 la première partie s'intitule *Explications théoriques sur les causes de nos maladies, et sur les moyens généraux et hygiéniques à employer pour s'en préserver ou s'en guérir.* Son premier chapitre est consacré à la *Détermination des causes de nos maladies.* Il refuse d'emblée toute conception ontologique de la maladie : *La maladie n'est pas un être de raison, une influence occulte et dont la cause ne soit pas susceptible de tomber sous nos sens, une entité enfin, et un arcane de la nature.*[1] Pour qu'un organe tombe malade il faut, croit-il, que *l'aliment manque à son élaboration, ou qu'une cause quelconque vienne altérer sa constitution.* Il récuse la doctrine des humeurs, la médecine hippocratique fondée sur elle, et la spontanéité (sans employer le mot) des maladies, défendant leur origine externe : *La cause de nos maladies est donc toujours externe à nos organes ; la maladie leur vient toujours du dehors, et n'émane pas d'eux-mêmes. Dire que telle maladie vient du* sang, *de la* bile, *des* nerfs, *des* humeurs, *etc., c'est parler un vieux jargon dont la philosophie a ri, mais en vain, pendant des siècles, et dont on n'a plus la force de rire aujourd'hui. Ces phrases sont de la famille de celle-ci :* la nature a horreur du vide.[2] Il classe les causes des maladies en neuf groupes généraux, qu'il appelle aussi hypothèses. Le troisième est celui des poisons, et le huitième, le plus important, celui des parasites : *Mais la plus féconde en maux de toute espèce, celle qui joue le plus grand rôle dans le cadre de nos afflictions, c'est la huitième. Le parasitisme des infiniment petits est la cause des neuf dixièmes de nos maladies ; c'est contre cette cause multiple de nos plus graves maladies qu'est spécifiquement dirigé le traitement auquel nous sommes redevables de nos plus heureux succès.*[3] Cependant, son parasitisme sensualiste est ici assez grossier car il entend surtout par ces infiniment petits

---

[1] Raspail F.-V., *Manuel annuaire de la santé pour 1849 ou médecine et pharmacie domestique*, Paris, 1849, p. 12

[2] Ib., p. 13

[3] Ib., p. 18

des vers, des insectes, des larves ou des œufs, c'est-à-dire des êtres vivants visibles.

Il assigne ensuite un chapitre à chacune de ces causes et aux moyens de les prévenir ou d'en guérir. Au neuvième chapitre il revient donc sur l'étiologie animée : *Dans le cadre des maux qui torturent et compromettent notre existence, l'action des causes animées et parasites de notre corps joue certainement le plus grand rôle. La nature a livré les espèces animales à la voracité les unes des autres.*[1] Il conçoit que les parasites peuvent n'être visibles qu'au microscope, ce qui a égaré la médecine pendant deux mille ans : *Mais il est des infiniment petits qui sont aussi friands de notre chair que peuvent l'être l'ours et le tigre ; parasites d'autant plus dangereux qu'ils sont moins visibles, leur petitesse leur permet de se cacher dans l'épaisseur de tous nos tissus, dans les cavités les plus secrètes de nos organes ; ils peuvent, de la sorte, jeter le désordre dans toutes nos fonctions, sans que personne, et le médecin encore moins que les autres, le devine. Depuis plus de deux mille ans, la médecine scolastique a été, sous toutes les formes imaginables, le jouet de l'œuvre de ces infiniment petits, qui prennent l'homme au berceau et le suivent jusqu'à la tombe, pour le livrer ensuite à des vers plus âpres qu'eux à la curée.* […] *Le microscope va lever le masque de toutes les entités maladives, et ramener le vieux jargon de l'école* […] *au langage positif des sciences d'observation.* […] *il est devenu évident pour tous les esprits vraiment philosophes, que les maladies dont la cause n'appartient pas aux catégories des chapitres précédents, et à celui des causes morales, sont l'œuvre d'un parasite qui nous ronge à notre insu.*[2]

On pourrait voir dans une partie de l'œuvre de Pasteur la réalisation de cette prospective énoncée par Raspail, la mise en évidence objective de l'action pathologique de ces parasites. Morange a cru à tort que les parasites étaient, pour Raspail, le résultat des maladies humaines et non leur cause principale.[3] Il signale, par contre, que Benjamin Raspail (1823-1899), le fils aîné de F.-V. Raspail, accusa Pasteur en 1882, à l'occasion de la réévaluation de sa récompense nationale, d'avoir dérobé les idées de son père sur le rôle des germes pathogènes. On ne peut écarter une possible influence de ces idées sur Pasteur, qui exprime peu après sa vision d'une pathologie par des ferments animés. D'ailleurs, elles touchaient probablement aussi le public, et Napoléon III lui-même lui parlera en 1863 du rôle des animalcules dans la malaria. Bienmiller a relevé les idées novatrices de Raspail sur le parasitisme des infiniment petits, et sur l'action du camphre contre eux.[4] Cependant, Pasteur aurait pu répondre au fils de Raspail que la voie suivie par lui fut

---

[1] Ib., p. 53
[2] Ib., p. 53-54
[3] Morange, *op. cit.* p. 160
[4] Bienmiller Daniel, « Du Boulevard Raspail à l'Institut Pasteur » in Cahiers Dolois, année 1995, n° 11, Dole, p. 269-272

largement différente et que l'importance de ces idées préconçues résidait seulement dans leur preuve expérimentale.

Au chapitre IV Raspail traite des vertus du camphre et de toutes les préparations camphrées. Selon lui, le camphre a une propriété antiputride et vermifuge, des qualités antiseptiques, qu'aucune autre essence ne saurait égaler. Ses recherches l'ayant *amené à admettre que le plus grand nombre des maladies émanent de l'invasion de parasites internes et externes, et de l'infection par les produits de leur action désorganisatrice* et, ayant en vue de simplifier la médication autant qu'il venait de simplifier la théorie médicale, il déclare n'avoir pas trouvé de *substance meilleure que le camphre dans le double but d'étouffer la cause immédiate du mal, et d'en neutraliser les effets.*[1] Parmi ses vertus il cite la propriété d'éclaircir les urines, de mettre en fuite ou empoisonner les parasites internes ou externes, de dissiper la diarrhée et la dysenterie et, en pansement, de mettre les plaies et les blessures à l'abri de la gangrène, de l'érysipèle et de la formation d'un pus de mauvaise nature.

Morange a remarqué l'attachement de la famille Pasteur pour les remèdes de Raspail. Il croit qu'il n'existait pas de coupure pour Pasteur entre la médecine populaire et la médecine savante.[2] Cependant, Bergeret, le médecin de famille, dont Pasteur recommandait de suivre les soins contre ceux des charlatans, se moquait de Raspail et du rôle attribué aux vers. D'autre part, Pasteur aboutit à la médecine la plus savante, à la pointe de la recherche en laboratoire.

c/ Fureur contre les académiciens médiocres

À la fin de l'année 1856, au désir de ses amis savants, Pasteur fut candidat à l'Académie des sciences. La difficulté fut qu'on le proposait dans la section de minéralogie et de géologie sans être géologue. Juste avant l'élection à Paris il écrivit au professeur de minéralogie Miller, membre de la Société Royale de Londres, pour avoir son jugement sur son œuvre car la section de minéralogie et de géologie lui contestait en France ses titres cristallographiques et l'importance de ses recherches *sur les relations qui peuvent exister entre les propriétés physiques des minéraux et leur constitution moléculaire interne*[3]. En mars 1857, après une longue attente, il fut débouté au profit de Delafosse (1796-1878) malgré le vif soutien de ses principaux supporters, de Sénarmont (1808-1862), J.-B. Dumas et Biot. Chevreul (1786-1889) s'était dit prêt à voter pour lui. Face à son échec Pasteur exprima de l'aigreur et une

---

[1] Raspail, *op. cit.* p. 70-71

[2] *Cette référence* [à Raspail] *de la part de Pasteur n'est pas anodine. Cette médecine populaire est celle que pratiquaient ses parents et de nombreuses autres personnes dans le milieu où il a grandi ; il ne la rejettera jamais, non par habitude, mais par conviction : il demeure persuadé qu'il n'y a pas de coupures entre la médecine populaire et la médecine savante, pas plus qu'il n'y en a entre le savoir-faire des artisans et les connaissances scientifiques.* (Morange, *op. cit.* p. 79-80)

[3] Pasteur, *Corr.* T. I, p. 419

volonté enragée de travail, mais apparemment ni jalousie ni rancune, car lui et Marie se plaisaient beaucoup à Lille, et parce qu'il avait vécu une riche expérience des hommes et des intrigues de couloir de l'Académie.

B. Les idées médicales de Louis Bergeret (1814-1893)

Le médecin F. Coutenot rédigea une notice de quelques pages sur Bergeret à sa mort en 1893. Celui-ci, né à Montigny-les-Arsures, fit ses humanités au collège royal de Besançon. Il effectua ses études médicales à Strasbourg, une des trois facultés médicales alors existantes avec Paris et Montpellier. On trouve parmi ces professeurs C.-H. Ehrmann (1792-1878) et Fodéré (1764-1835). Il les termina cependant à Paris où il soutint sa thèse en 1838 après, selon Coutenot, sa formation complémentaire chez Cruveilhier (1791-1874), Récamier (1774-1856) et Dupuytren (1777-1835).

Il s'installa en 1839 à Arbois où sa mère vivait seule. Il fut un proche de Dumont, étant aussi un fervent admirateur de Napoléon 1er. Il fut élu conseiller général d'Arbois en 1848, 1852 et 1871. Il fut membre correspondant de la *Société de médecine de Besançon* à partir de 1846. En 1851, il publia à Lons-le-Saunier un ouvrage contre l'alcoolisme[1] et, en 1868, chez Baillière, un autre contre les fraudes sociales sur les descendances, qui connut tout de même vingt éditions.[2]

Jusqu'à quand Bergeret soigna la famille Pasteur et côtoya Louis ? Dans la correspondance publiée de Pasteur on ne trouve pas de référence au-delà de 1855. Mais il l'a certainement rencontré plus tard puisque Pasteur retournait à Arbois presque chaque été et y passait souvent ses vacances. D'ailleurs, Moreau cite un extrait datant de 1870 des carnets de Bergeret où celui se réfère à Pasteur en se moquant d'ailleurs de lui.[3] De plus, Bergeret a dédicacé à Pasteur son ouvrage de 1878 sur les passions. Bruniaux indique qu'aux vacances Pasteur lui rendait visite à Montigny-les-Arsures. Il cite une lettre du 30 mai 1863, tiré du manuscrit NAF 18101 de la BnF, où Bergeret sollicite Pasteur pour devenir membre correspondant de l'Académie de médecine.[4]

---

[1] *De l'Abus des boissons alcooliques, dangers et inconvénients pour les individus, la famille et la société, moyens de modérer les ravages de l'ivrognerie.*

[2] *Des Fraudes dans l'accomplissement des fonctions génératrices, dangers et inconvénients pour les individus, la famille et la société.* (La 3e édition revue et augmentée parut en 1870 et la vingtième en 1926)

[3] *Pasteur m'appelant de sa fenêtre pendant l'épidémie de variole de 1869-1870, à Courcelles* [quartier où se situe la maison de Pasteur à Arbois], *pour me recommander en y mettant la plus grande importance, l'emploi de chlorure de chaux sur une grande échelle comme moyen d'arrêter l'épidémie ! Un membre de l'académie des sciences ! Naïveté d'un savant.* (Moreau R., *Pasteur et Besançon, Naissance d'un génie*, Paris, L'Harmattan, 2010, p. 413)

[4] *Voici maintenant ce que je désirerai de vous. Comme je ne suis pas sur les lieux [...], je viens vous prier de vouloir bien faire une démarche quelconque auprès de Messieurs Bouillaud, Mobin* [probablement Robin], *et Dubois, afin que je ne sois pas victime de l'oubli ou de quelques intrigues. Puisque je me suis décidé à lancer cette candidature, vous comprendrez que je dois tenir à ce qu'elle n'échoue pas. Vous avez acquis une si belle position dans le monde*

Pour donner un exemple de la pratique qu'un médecin rural pouvait avoir entre 1840 et 1870 nous examinerons quelques-uns des ouvrages de Bergeret durant cette période. Nous rendrons compte ici de son ouvrage de 1855, édité par Baillière, sur les maladies de l'enfance, que Pasteur possédait[1] et a peut-être consulté. Nous analyserons aussi ici son mémoire sur la rage, tiré à part en 1873, dont Pasteur a peut-être pris connaissance et qui a peut-être joué un rôle dans son choix d'étudier cette maladie. Dans sa séance du 18 juin 1867 l'Académie de médecine annonce sa réception, parmi d'autres ouvrages, des *Observations sur la rage ou hydrophobie rabique* de Bergeret, qui les a donc rédigées beaucoup plus tôt que leur publication. Le rapporteur était Bouley, qui faisait partie de la Commission de la rage. À la séance du 21 juillet 1868 l'Académie rapporte que Bergeret lui avait soumis des réflexions relatives aux remèdes préconisés contre la rage.

En octobre 1867, Bergeret publia un article sur la phtisie, auquel l'Académie de médecine fit référence dans la *Discussion sur la tuberculose* de sa séance du 10 décembre 1867, qui participe du grand débat suscité par la démonstration de l'inoculabilité et de la transmission de la tuberculose par Villemin. Apparemment, Bergeret niait alors, comme Pidoux qui fait son éloge, sa contagiosité.[2]

Nous résumerons, en annexe seulement car on ne sait si Pasteur les a lus, son article sur les épidémies et celui sur la phtisie pulmonaire, parus dans l'*Union médicale*, respectivement en 1866 et en 1867, et celui intermédiaire sur la fièvre intermittente, paru en 1866. Ils furent tous trois tirés à part. Nous synthétiserons aussi en annexe son ouvrage sur les passions, que Pasteur, bien que dédicataire, n'a peut-être guère consulté et qui est plus un ouvrage de morale que de médecine.

a/ Les Maladies de l'enfance... (1855)

En 1855, Bergeret était médecin en chef de l'hôpital d'Arbois. Il exerçait à Arbois depuis seize ans, c'est-à-dire depuis 1839. Dans son ouvrage, dont

---

des savants comme votre intervention dans cette affaire ne peut manquer d'être très utile. [sic] [...] (Bruniaux P., *Pasteur à Arbois*, Thèse pour le doctorat en médecine, Université de Besançon, 2005, p. 82)

[1] Chaque fois que nous nous exprimons ainsi nous voulons dire que Pasteur fait une référence explicite à cet ouvrage, en en reproduisant un extrait par exemple, ou que nous l'avons trouvé dans la bibliothèque familiale de la maison d'Arbois, et que Pasteur le possédait probablement et l'avait utilisé. Cependant, certains des ouvrages de cette bibliothèque ont pu appartenir à des familiers de Pasteur, ou y être intégrés par eux, puisque quelques-uns sont postérieurs à sa mort.

[2] *Un médecin distingué, qui s'occupe avec une persévérante intelligence des questions de contagion et d'épidémicité, mon compatriote, M. le docteur Bergeret, d'Arbois (Jura), me fait parvenir ce matin l'extrait d'un mémoire qu'il vient de publier dans les* Annales d'hygiène et de médecine légale, *sur la contagion de la phthisie. On trouvera dans ce travail des faits dignes d'être pris en considération. Seulement, quand on les a lus, on se demande comment il est possible que de pareils faits, s'ils concluent comme le pense l'auteur, ne soient pas observés tous les jours par tout le monde, et que la contagion de la phthisie soit encore une question.* (*Bulletin de l'Académie impériale de médecine*, Baillière, Paris, T. XXXII, 31e année, p. 1294)

l'Académie de médecine accusa réception à sa séance du 25 septembre 1855, il veut, comme l'indique le sous-titre, dénoncer les erreurs générales sur les causes et les traitements des maladies de l'enfance, et fournir des instructions élémentaires et des règles hygiéniques.

Il stigmatise deux erreurs capitales, croire que les vers et les dents sont responsables des maladies des enfants. Il rapporte l'histoire d'un charlatan ambulant qui vendait des contre-vers, faits d'un vermifuge ordinaire, du *semen contra*, qu'il masquait en le colorant. Ce remède, que Raspail considérait comme un des meilleurs vermifuges contre les lombrics et les ascarides, et qu'utilisa Pasteur pour sa fille Jeanne, était une décoction d'une espèce d'armoise d'Asie.

Pour Bergeret, les maladies qui frappent et font mourir des enfants tous les jours sont des inflammations des intestins, de l'estomac, des poumons, du cerveau, etc. Il en énumère les causes. Au premier rang une alimentation vicieuse, au second l'action du froid, ensuite l'influence des saisons, puis les épidémies, l'hérédité, la privation d'air pur et de rayons solaires, enfin une excitation trop forte du système nerveux.

Il attribue les trois quarts des décès jusqu'à deux ans aux maladies de l'appareil digestif résultant d'un mauvais régime. L'alimentation peut être vicieuse en quantité ou en qualité. Un excès entraîne l'inflammation, des fermentations. Elle peut entraîner ce que les médecins appellent la « pléthore » ou excès de réplétion. Elle est à ses yeux, encore plus chez l'adulte que chez l'enfant, la cause prédisposant à un très grand nombre de maladies, comme les fluxions de poitrine, les catarrhes pulmonaires, les croups si effrayants, des diarrhées. Il semble donc qu'il soit à cette époque encore influencé par la médecine de Broussais.

Voici sa conception des maladies épidémiques, quatrième cause pour lui des maladies de l'enfance : *Les maladies épidémiques doivent être attribuées à un principe particulier dont l'air est le véhicule, qui pénètre avec lui dans les poumons par la respiration, se répand dans toutes les parties du corps avec le sang, et fait éclater dans l'organisation humaine des accidents divers selon la nature spéciale de chacune des maladies épidémiques. L'air ne joue ici qu'un rôle analogue à celui de l'eau tenant en dissolution les poisons qui agissent par leur introduction dans l'estomac.*[1] Il avoue notre ignorance sur leur nature : *D'où peuvent provenir des agents assez puissants pour provoquer ces redoutables maladies ? En quoi consistent-ils ? Nul ne le sait. Rien n'est plus mystérieux que leur origine et leur essence intime. Ils se dérobent entièrement à nos perceptions, ne sont accessibles à aucun de nos moyens d'investigation : ils ne se révèlent à nous que par leurs terribles effets.*[2]

---

[1] Bergeret L.-F.-E., *Maladies de l'enfance, erreurs générales sur leurs causes et sur leur traitement, instructions élémentaires, règles hygiéniques*, Paris, Baillière, 1855, p. 202
[2] Id.

Il classe les principes générateurs des grandes épidémies dans un troisième ordre de créations de la nature, après celui de nos objets sensibles et celui constitué par l'univers des infiniment petits seulement visibles au microscope. Il s'agit des fluides impondérables comme l'électricité ou le magnétisme. Il imagine ce troisième ordre parce qu'on ne peut observer, même au microscope ou par les réactifs les plus subtils, dans l'air des cholériques, quelque chose de différent de l'air ordinaire, ou, dans le pus varioleux, de différent du pus ordinaire. Il raconte n'avoir vu qu'une épidémie de variole en seize ans, en 1846, et que l'air transmettait le germe de la maladie.

Il remarque que, comme cette variole, la plupart des épidémies ont une provenance étrangère, et que cette transmissibilité est beaucoup plus facile à constater dans les petites villes que dans les grandes. Les médecins des grands centres ne peuvent croire à la transmissibilité par l'air et, par exemple, ceux de Paris ne croient pas à la contagion de la fièvre typhoïde. Il veut préciser le sens qu'on donne au mot « contagion », qu'il veut circonscrire aux maladies transmises par contact, pour le distinguer de l'« infection », qu'il veut appliquer à toutes les maladies épidémiques, qu'il entend comme celles qui se contractent par l'air atmosphérique, mais dont la source provient d'humains malades (contagion à distance).[1] Nous verrons que Pasteur retiendra en 1877 cette distinction tout en donnant aux épidémies le sens plus large et plus commun de maladies provenant de l'atmosphère générale, qui est le sens hippocratique, et non de l'atmosphère seulement proche des malades. Il est donc possible qu'il ait été influencé en partie par les idées de Bergeret.

Bergeret critique les premiers professeurs de la faculté de Paris, qui enseignent la non-transmissibilité de la fièvre typhoïde, ce qui peut entraîner des conséquences très graves. Il cite des cas montrant le contage et un autre désastreux où un jeune médecin tout frais émoulu de la faculté de Paris niait la contagion. Il rapporte plusieurs exemples d'épidémies, de rougeole, de scarlatine, de choléra à Arbois ou dans ses environs. Il fait aussi état des différences de dispositions et de constitution physique des individus dans leur réceptivité aux épidémies.

Il combat l'opinion, absurde et encore assez généralement répandue selon lui, que certaines de ces maladies, telle la vérole, sont salutaires à la santé comme étant dépuratives en faisant sortir du corps les humeurs corrompues.

---

[1] *Entendons-nous d'abord sur ce mot de* contagion, *qui est mal compris par les gens du monde et mal défini parmi les médecins eux-mêmes. Si l'on prétend ne donner ce nom qu'aux maladies que l'on contracte en* touchant *les malades ou les objets qui ont servi à leur usage, le nombre des maladies contagieuses sera fort restreint. Après la gale, la syphilis et la teigne faveuse, on trouvera peu de maladies qui se propagent au moyen du contact immédiat avec les malades. Mais si l'on appelle* contagieuses *les maladies dont la transmission s'opère au moyen d'émanations dont les corps malades sont le point de départ, qui se dégagent dans l'atmosphère et pénètrent ensuite dans les corps sains, avec l'air de la respiration, alors nous prétendons que toutes les maladies épidémiques sont contagieuses. Mais le mot de* contagion *ne convient pas dans ce cas, il faudrait y substituer celui d'*infection. (Ib., p. 206)

Il a vu ainsi un vénérable curé propager cette idée et s'opposer à la vaccine. Il estime très imprudente et dangereuse l'idée de ne pas empêcher de contracter les maladies infantiles sous prétexte de devoir les avoir tôt ou tard.

Il condamne les moyens de désinfection ordinaire à base de genièvre, de sucre et de vinaigre, totalement inefficaces et qui ne font que masquer les mauvaises odeurs. Il recommande la ventilation, non en ouvrant portes et fenêtres, ce qui peut refroidir le malade et répandre au-dehors les principes épidémiques, mais en entretenant un feu de cheminée qui fasse circuler et renouveler l'air.

S'insurgeant contre la peur de soigner des malades il attribue beaucoup plus à la prédisposition des individus qu'à la proximité des malades le fait de contracter ou d'échapper aux épidémies, parce que la transmission de beaucoup d'entre elles s'effectue pour lui de façon aérienne, même si leurs principes proviennent du corps des infectés. Il conçoit qu'à force de braver ces principes ceux qui côtoient les malades peuvent s'aguerrir contre eux.

b/ Étude sur la rage ou hydrophobie rabique (1867, 1873)

Il s'agit d'un mémoire adressé à l'Académie de médecine en 1867, qui fut publié en 1873, après révision, dans le *Bulletin de la société de médecine de Besançon*, et tiré à part.

Bergeret y constate d'abord que l'histoire de la rage est entourée d'une grande confusion à cause des fausses histoires colportées par le public qui font croire à la grande fréquence de la rage alors qu'il la juge très rare. Il déplore cet état qui selon lui tient à deux circonstances : le manque de rigueur scientifique dans la constatation des faits, et les renseignements incomplets, souvent faussés et dénaturés, que l'administration recueille sur eux. Il rappelle que depuis 1850 une circulaire ministérielle impose aux préfets de faire connaître les cas de rage en recueillant les bulletins des médecins qui ont soigné les malades. Mais quelquefois ce sont les maires ou les sous-préfets qui envoient à la préfecture des bulletins sans aucune rigueur scientifique dans la description des faits.

Les récits émouvants des journaux ordinaires viennent aussi effrayer leurs lecteurs et peuvent les rendre grandement malades. Bergeret en cite un exemple tiré de la *Sentinelle du Jura* du 4 avril 1866 qui rapportait qu'un vétérinaire avait retrouvé des lésions caractéristiques de rage à l'autopsie d'un chien ayant mordu plusieurs animaux. Dans les mois qui suivirent Bergeret vit arriver dans son cabinet diverses personnes de toute la contrée torturées d'effroi car mordues par un des animaux blessés par ce chien.

Selon ce que disaient plusieurs vétérinaires la rage ne produisait pas de lésions matérielles constantes et caractéristiques. Bergeret doute donc que le vétérinaire ayant fait l'autopsie ait pu les trouver. Il demanda à un confrère, le docteur Toubin de Salins, de se renseigner auprès de lui sur ces lésions. Le vétérinaire reconnut avoir affirmé la rage, de façon plus catégorique qu'il ne le pensait, pour susciter la prudence de l'autorité et des propriétaires des chiens mordus envers des accidents qui pourraient survenir. Bergeret s'insurge qu'on parle fréquemment de rage à propos de chiens simplement furieux. Il invoque la possibilité d'une simple manie furieuse des chiens, à l'imitation des hommes, susceptible d'être confondue facilement avec l'hydrophobie. D'après cette idée il écrivit au préfet du Jura pour le prier de lui communiquer tous les cas d'hydrophobie reconnus dans le Jura depuis vingt ans, donc depuis 1846.

En parcourant ces documents il crut confirmer son soupçon ancien que plusieurs de ces observations figuraient des formes particulières de tétanos et, principalement, de cette inflammation du système nerveux nommée méningite cérébro-spinale.

Il déplore que les récits fantastiques des journaux, les opinions si diverses et divergentes des médecins sur la rage, contribuent à son obscurité. Il cite le *Traité de pathologie interne*, excellent selon lui, du professeur Grisolle (1811-1869), qui y constate l'ignorance du siège, de la nature et du traitement de la maladie.[1] Il vise par son mémoire à apporter quelques documents pour éclairer l'histoire de la rage et la marche qu'il conviendrait d'adopter pour arriver à une connaissance plus complète de la maladie. Il divise pour cela son travail en deux parties.

Dans la première il rapporte les observations adressées à la préfecture depuis la circulaire de juin 1850. Il assure que leur manque de rigueur démontre qu'elles peuvent se rapporter à des maladies étrangères à l'hydrophobie rabique, beaucoup plus rare, selon lui, qu'on ne le croit. Il veut dans la seconde partie *démontrer la nécessité d'appliquer à l'examen des cas de rage, à l'étude des faits qui s'y rapportent, des moyens de contrôle beaucoup plus sévères que ceux qui ont été jusqu'ici mis en usage.*[2]

Il relate ensuite textuellement seize observations envoyées à la préfecture de 1846 à 1866. Dans la première on crut le chien atteint de la rage mue et on fut sans inquiétude, mais le jeune homme mordu mourut au seizième jour bien que la morsure fut immédiatement brûlée au fer rouge par un médecin. Des dix premières observations il soutient qu'elles ont été recueillies à la hâte, sans détails essentiels et sans rigueur scientifique. Nous avons vu son récit des onzième et douzième observations qui appartiennent à l'histoire de la louve enragée relatée par Dumont en 1832.

Il fournit ensuite un tableau, pour les quatorze premiers cas, de la durée d'incubation de la maladie. Pour douze d'entre eux elle s'étend d'un mois et cinq jours à quatre mois et vingt-trois jours. La septième est supérieure à huit mois et la dixième à trente-six mois, celle qu'il juge la plus contestable. Il justifie son scepticisme envers l'authenticité de la plupart des cas par cet écart

---

[1] Ce traité de deux mille pages connut huit éditions du vivant de Grisolle. Dans la huitième édition de 1862 on trouve un chapitre sur la rage dans le volume II, p. 91

[2] Bergeret L.-F.-E., *Étude sur la rage ou hydrophobie rabique*, Extrait du *Bulletin de la Société de Médecine de Besançon*, Besançon, Jacquin, 1873, p. 9

extrême de latence du virus. Il croit à une confusion du diagnostic avec principalement le tétanos et la méningite cérébro-spinale. Il cite deux exemples de ces maladies où, si le malade avait été mordu auparavant, on aurait cru à l'hydrophobie. Il fit l'autopsie du second où il trouva une couche épaisse de fausses membranes imbibées de pus à la base du crâne qui le fit conclure à une méningite.

Il souligne la nuisance de ces faux diagnostics de rage qui effraient les populations, détournent des véritables moyens de traitement, et compromettent gravement la santé des sujets timorés. À l'appui de cette vue il cite un passage de l'*Union médicale* du 23 avril 1868 qui ironise sur un mémoire couronné par la Société de médecine de Besançon. Le tribunal de la science exacte et sévère peut seul, selon lui, démêler l'erreur de la vérité. C'est l'objet de sa seconde partie.

Il décrit les mesures à prendre pour arriver à ce but. Une circulaire émanant du ministre de l'Agriculture avec instructions de l'Académie de médecine serait envoyée à tous les médecins et maires. Pour chaque cas de suspicion de rage un rapport établi avec un médecin sur place serait transmis au conseil d'hygiène puis à l'Académie de médecine où existe une commission présidée par Bouley. Il s'attaque aux journalistes qui font la une de leurs histoires lugubres. Il n'a aucune pitié envers les chiens qu'on doit abattre au moindre soupçon. Il fustige leur race, déplorant qu'on les nourrisse mieux que des millions d'hommes. Il cite un cas, sa dernière observation, de zoophilie d'un jeune homme pour sa chienne.

Il met en doute l'utilité de la cautérisation au fer rouge, même quelques minutes seulement après la morsure. Outre qu'il l'a vue souvent laisser des cicatrices très difformes et fort gênantes, l'absorption du virus par les vaisseaux est si rapide, presque instantanée, juge-t-il, que la cautérisation ne pourrait être utile qu'au moment de l'accident, et non immédiatement après. Il donne des exemples d'une telle absorption, dont la vaccine imprégnant une lancette, qui piqua accidentellement la main d'une petite fille et provoqua une superbe pustule de vaccin malgré le lavage à grande eau, l'expression de la plaie et la cautérisation au nitrate d'argent. Il cite aussi les nombreux exemples de syphilis acquise malgré les lotions et toutes les précautions prises pour éviter l'inoculation immédiatement après un coït suspect. Il en déduit que *les virus peuvent être comparés à ces poisons très subtils qui pénètrent dans l'économie avec une promptitude incroyable.*[1] Il rapporte avoir vu Magendie foudroyer des lapins et des chiens par l'application sur l'œil d'une goutte d'acide prussique.

Contre l'argument du temps d'incubation du virus rabique pour défendre l'efficacité des cautérisations tardives il invoque encore la syphilis constitutionnelle qu'un grand nombre de médecins croient à tort pouvoir prévenir en

---

[1] Ib., p. 42

cautérisant le chancre vénérien au moment de son apparition. Même s'ils guérissent il juge ne pouvoir être sûr de l'utilité de cette opération car des chancreux guérissent aussi sans l'avoir pratiquée.

Pour terminer il résume ses idées en quatre propositions : *1° La question de la rage est une des plus graves qui puissent occuper l'attention des corps savants et éveiller la sollicitude de l'autorité. 2° Les moyens employés jusqu'à ce jour pour éclairer cette question sont fort imparfaits et n'ont conduit qu'à des résultats peu satisfaisants. 3°Il est urgent d'appliquer à l'examen des faits attribués à l'hydrophobie rabique des moyens de contrôle beaucoup plus sévères et plus efficaces. 4° La question de la rage devrait faire l'objet d'une grande enquête à laquelle seraient conviés tous les médecins et les représentants de l'autorité administrative ; les résultats de cette enquête seraient recueillis par les conseils d'hygiène départementaux et transmis par eux à l'Académie de médecine.*[1]

Ne seraient-ce pas ces réflexions qui motiveront Pasteur à étudier la rage ? On ne sait s'il a lu ce mémoire, mais en 1873, outre son élection à l'Académie de médecine, il séjournera à Arbois durant l'été. Il a donc très bien pu discuter de la rage avec Bergeret, qui lui dédicacera ensuite son livre sur les passions paru en 1878.

C. L'idée de Liebig (1803-1873) des ferments comme causes des maladies contagieuses ; la conception des ferments comme êtres vivants, de différents naturalistes et médecins

À partir d'avril 1857 Pasteur étudia les fermentations lactique, alcoolique, et de l'acide tartrique. À la séance du 3 août de la Société des sciences, de l'agriculture et des arts de Lille, il présenta un premier mémoire sur la fermentation lactique qui sera publié l'année suivante dans les *Mémoires* de cette société et dans les *Annales de chimie et de physique*.

Après un avant-propos il fait l'historique de la découverte de l'acide lactique. Il trouve que les conditions matérielles de sa préparation et de sa production sont bien connues des chimistes. Cependant, l'explication de sa production à partir du sucre restait obscure. En particulier, *des recherches minutieuses n'ont pu jusqu'à présent faire découvrir le développement d'êtres organisés. Les observateurs qui en ont reconnu ont établi en même temps qu'ils étaient accidentels et nuisaient aux phénomènes.*[2] Il reconnaît que les faits paraissent favorables à Liebig, célèbre chimiste allemand qu'il avait rencontré à Darmstadt en octobre 1852 lors de son voyage en Allemagne, et à Berzelius (1779-1848). Il décrit leurs théories, de plus en plus accréditées par les chimistes français, Frémy (1814-1894), Gerhardt (1816-1856) et Berthelot

---

[1] Ib., p. 44-45

[2] *Oeuvres de Pasteur*, réunies par Louis Pasteur Vallery-Radot, 7 tomes, Paris, Masson, 1922-1939, T. II, p. 6

(1827-1907). Pour Liebig, *le ferment est une substance excessivement altérable qui se décompose et qui excite la fermentation par suite de l'altération qu'elle éprouve elle-même en ébranlant par communication et désassemblant le groupe moléculaire de la matière fermentescible. Là, selon M. Liebig, est la cause première de toutes les fermentations et l'origine de la plupart des maladies contagieuses.*[1] Pasteur ne donne pas les références où se trouvent ces idées de Liebig, mais on voit que le chimiste allemand avait établi un lien entre les ferments et les maladies contagieuses. Le débat que Pasteur engage ici concerne seulement la nature des ferments. Pour lui, à la différence de Liebig, ce sont des corps organisés, des êtres vivants.

En lisant les *Lettres sur la chimie* de celui-ci, qui datent de 1844 et qui furent traduites l'année suivante par Bichon, un élève de Liebig, on s'aperçoit que cette idée de Pasteur n'était pas du tout nouvelle et avait déjà été soutenue par des médecins. La seizième lettre de Liebig est consacrée à la fermentation. Après avoir parlé de l'effet de la chaleur d'ébullition sur la fermentation et de la fabrication des conserves par ce moyen, il expose l'hypothèse d'êtres vivants à l'origine de la fermentation et de la putréfaction en s'y opposant.[2] Pour lui ce ne sont que des hypothèses sans preuves, et la fermentation et la putréfaction sont plus obscures que jamais. Il argue que ces végétaux ou animaux minuscules ne sont que des effets et non des causes car ils sont eux-

---

[1] Id.

[2] *Je ne puis terminer ces longues réflexions sur les phénomènes remarquables qui s'établissent après la mort des plantes et des animaux, sans faire mention d'une opinion que quelques naturalistes et particulièrement quelques médecins, se sont formée sur les causes qui produisent ces phénomènes. C'est-à-dire qu'ils regardent la fermentation ou la décomposition des atomes d'un ordre plus élevé dans l'organisation végétale, en atomes plus simples, comme l'effet de la manifestation de la vie de certains* êtres végétaux *; et la putréfaction, c'est-à-dire le même acte dans les substances animales, comme déterminée par le développement ou par la présence de certains* êtres animaux. *La décomposition de l'atome de sucre en alcool et en acide carbonique se fait, d'après eux, par suite de la végétation d'une espèce de plante d'un ordre inférieur, celle d'un véritable champignon qui constitue la levûre. Ils attribuent la putréfaction des matières animales à l'existence et au développement d'animalcules microscopiques qu'on y a observés dans la plupart des cas. Il eût été possible que ces actes de transformation fussent opérés par la levûre ou par les animalcules, en tant que le sucre aurait servi de nourriture aux champignons de la levûre, ou que les substances animales en putréfaction auraient servi d'aliment aux animalcules. Dans ces cas, les produits nouvellement formés de la fermentation et de la putréfaction auraient été des produits des fonctions vitales de ces plantes ou de ces animaux, comparables aux excréments liquides, ou solides, ou aériformes des plantes, ou des animaux des classes supérieures. Il eût été encore possible que la force d'adhésion des atomes organiques d'un ordre plus élevé, fût détruite au contact de ces excitateurs vivants de fermentation, qu'ainsi l'affinité chimique des atomes plus composés eût été troublée par suite d'un effet de force vitale se déployant vers l'extérieur, et que, par ce moyen, une nouvelle direction eût été donnée à l'attraction de leurs atomes. Ces deux manières d'expliquer ces phénomènes sont des hypothèses dont il aurait fallu faire la preuve avant d'établir ou d'accepter cette théorie de la fermentation.* (Liebig Justus, *Lettres sur la chimie et sur ses applications à l'industrie, à la physiologie et à l'agriculture* (1844), trad. de l'allemand par G.-W. Bichon, Fortin, Masson, Charpentier, Paris, 1845, p. 203-204)

mêmes soumis aux mêmes forces de destruction. Pasteur possédait l'ouvrage de Liebig, et toutes les pages qui concernent cette controverse figurant dans la seizième lettre sont cochées par Pasteur.[1]

Pasteur commençait à démontrer que chaque espèce de fermentation provient d'un ferment spécifique et que chaque ferment se nourrit de son milieu pour se développer : *Je me propose d'établir dans la première partie de ce travail que, de même qu'il existe un ferment alcoolique, la levure de bière, que l'on trouve partout où il y a du sucre qui se dédouble en alcool et en acide carbonique, de même il y a un ferment particulier, une levure lactique, et que, si toute matière plastique azotée peut transformer le sucre en cet acide, c'est qu'elle est pour le développement de ce ferment un aliment convenable.*[2]

Le 7 septembre 1857, Pasteur fit part à Biot de sa conception toute nouvelle pour lui de la fermentation, en expliquant que les chimistes ne virent pas que certains ferments étaient vivants du fait de leur petitesse par rapport à la levure de bière : *toutes les fermentations sont des phénomènes corrélatifs à l'organisation de globules, de végétaux mycodermiques, comme dans la fermentation alcoolique proprement dite. Je donne le moyen de les préparer et de les étudier sans mélange. S'ils ont échappé à l'observation des chimistes et des naturalistes tels que MM. Montagne* [1784-1866], *et Dujardin* [1801-1860] *dans les recherches de M. Berthelot et à tous les autres chimistes dans les cas très nombreux de fermentation lactique, c'est que plus petits que ceux de la levure ils ressemblent aux parties élémentaires des tissus ou matières plastiques (gluten, caseum...) que l'on a l'habitude d'employer dans toutes les fermentations. Soit donc admis que toute fermentation est un acte corrélatif à un acte vital. D'autre part, vous comprenez mieux que moi l'intérêt qu'il y aurait à établir que le phénomène rotatoire ou sa cause probable, la dissymétrie de l'arrangement moléculaire, phénomène si général parmi les produits de l'organisme, est lié directement au rôle physiologique de ces produits, et que cette qualité de la matière peut avoir son intervention directe dans le jeu des forces vitales.*[3]

On voit ici qu'il utilise des concepts philosophiques : matière, forces vitales, et qu'il semble privilégier celles-ci par rapport à celle-là. Pourquoi dira-t-il alors qu'il ne fait pas de philosophie spéculative ?

D. La conception des ferments de Claude Bernard (1813-1878) et de leur rôle dans les maladies (mars 1858)

En 1854, C. Bernard avait inauguré ses cours au Collège de France. Du 9 décembre 1857 au 18 juin 1858 il professa ses *Leçons sur les propriétés*

---

[1] Pasteur y a coché cinq pages, les seules ou presque dans tout le livre.

[2] *Oeuvres de Pasteur*, T. II, p. 6

[3] Pasteur, *Corr.* T. I, p. 427

physiologiques et les altérations pathologiques des liquides de l'organisme qui furent recueillies par son ami médecin A. Tripier (1830- ?) et publiées en 1859.

Il consacre sa vingt-troisième leçon du 19 mars 1858 à l'hématologie pathologique, c'est-à-dire aux altérations du sang dans les maladies. Elles peuvent se produire de nombreuses manières. On admet, rapporte-t-il, que souvent le sang est modifié chimiquement et que beaucoup de maladies ont été caractérisées par la diminution ou l'altération de quelqu'un de ses éléments. Il juge cependant difficile de voir dans ces altérations leur cause principale. Un autre point de vue, signale-t-il, *consiste à admettre que l'introduction dans l'économie de matériaux empruntés au milieu extérieur, peut développer dans le sang un travail de fermentation qui en modifie la constitution.*[1] Il en résulte un virus, d'où dérive la conception médicale ancienne de la maladie comme un effort de l'organisme pour expulser ce principe malfaisant.[2] Pour lui, on peut donner, par une troisième manière, physiologique, une explication du choléra, sans avoir recours à un poison ou à un virus. On fait ici consister la maladie en une perturbation du double mouvement d'entrée et de sortie qui s'opère dans l'organisme, et qui peut être regardée comme de nature physique. Il veut examiner laquelle de ces trois manières de concevoir les altérations du sang convient le mieux aux faits observés.

Examinons ses idées sur le second point de vue, celui des réactions chimiques modifiant les propriétés du sang. Parmi elles il distingue les *phénomènes chimiques compris sous le nom générique de fermentations, dans lesquelles un composé neutre se dédouble sous la seule influence du contact d'un corps nommé ferment, agissant simplement par sa présence.*[3] Il assure que le sang est un milieu éminemment favorable aux fermentations, qu'il conçoit comme des actions catalytiques. Elles sont produites facilement par l'injection de substances dans le sang et favorisées par sa température. Il cite, entre autres, la fermentation alcoolique provoquée en injectant la levure de bière dans une veine. On a admis aussi, dit-il, des ferments extérieurs qui produiraient la décomposition du sang. À propos d'un auteur non médecin convaincu de l'existence d'une matière organique, végétale ou animale, transportée par l'air, et dont l'introduction dans le sang provoquerait le choléra, il admet que *l'air renferme un grand nombre d'éléments appartenant au règne organique et qui peuvent jouer un rôle dans la production des*

[1] Bernard C., *Leçons sur les propriétés physiologiques et les altérations pathologiques des liquides de l'organisme*, Baillière, Paris, 159, T. I, p. 477-478

[2] *C'est par ces idées qu'on cherche à rendre compte de l'action des virus ; c'est en se basant sur ces vues que les anciens voyaient dans la maladie un effort de l'organisme pour expulser du sang un principe malfaisant. Voilà une seconde manière de comprendre le mécanisme des altérations chimiques du sang.* (Ib., T.I, p. 478)

[3] Ib., T. I, p. 481

maladies.[1] Bien que sceptique sur les conceptions excentriques qui ne reposent sur rien il indique des expériences, analogues à celles de Pasteur qu'il ne cite pas, qui montrent les modifications des phénomènes de putréfaction des liquides selon la filtration de l'air.

Sa vingt-quatrième leçon du 24 mars traite des altérations du sang par des matières putrides venues du dehors, mais aussi de celles dues à des fermentations spontanées ou de causes internes. Il y pose la question de l'origine des ferments : *D'où viendraient les ferments ? Deux origines sont possibles : les uns les font venir de l'extérieur ; les autres pensent, et cette opinion est celle qui compte le plus de partisans, que dans le sang lui-même peuvent se développer les principes qui en déterminent la décomposition.*[2]

Il croit que l'organisme peut produire des ferments : *il est possible que les substances qui agissent sur le sang comme des ferments, pour en déterminer la décomposition putride, soient produites dans l'organisme lui-même. Ce cas existe aussi, assurément. Toutes les fois que le sang reste en repos, il tend à se décomposer rapidement.*[3] Il croit que le sang agit par cette décomposition puisque le sang d'une saignée immédiatement injecté n'est pas délétère alors que celui injecté après quelque temps qui ne présente aucun signe sensible de putréfaction détermine la mort des animaux. Il oublie donc ici le rôle des germes aériens. Il explique par là l'échec des transfusions. Il privilégie les fermentations comme causes des altérations du sang.

Il rappelle la définition d'un ferment par les chimistes : *une matière organique, albuminoïde, qui tend à se décomposer et à entraîner la décomposition d'une autre substance.*[4] Le sang renferme des agents qui agissent comme des ferments. Chaque ferment a des propriétés spéciales, par exemple le sérum, ce qu'a montré Magendie. Mais tout ferment ne décompose pas le sang. Il existe des ferments solubles, inoffensifs selon lui, comme le suc pancréatique.

Dans la dernière leçon du 23 juin 1858 de la seconde partie de son cours il rapporte des expériences qui concernent le pus, le plus intéressant selon lui des liquides pathologiques. Formé de globules spéciaux il juge considérable la part du système nerveux dans sa production, notamment le nerf sympathique. Cependant, pour qu'elle ait lieu il faut, rappelle-t-il à ses auditeurs, que l'individu ait une prédisposition déterminée. Il attribue les effets différents des causes des maladies à ce que les sujets ont un pouvoir de résistance différent.

Bien qu'arrivé à Paris pour l'année scolaire 1857-1858 Pasteur n'a pas assisté cette année-là aux cours de C. Bernard, certainement trop occupé à ses tâches de directeur des études scientifiques et administrateur de l'École

---

[1] Ib., T. I, p. 487
[2] Ib., T. I, p. 492
[3] Ib., T. I, p. 495
[4] Ib., T. I, p. 498

normale. Cependant, on trouve dans sa bibliothèque plusieurs volumes des cours de C. Bernard dont ceux de 1857-1858. Il y assistera l'année suivante 1858-1859 et y prendra beaucoup de notes. Nous verrons que C. Bernard sera le rapporteur de la commission jugeant ses travaux sur les fermentations qui remportèrent le prix Montyon de 1859.

CHAPITRE III : Pasteur administrateur et directeur des études scientifiques à l'École normale (octobre 1857 – octobre 1867)

En septembre ou octobre 1857 Pasteur fit savoir à J.-B. Dumas son attachement à l'École normale et son souci de la voir grande et forte pour relever partout le niveau des études. Il lui annonçait être prêt à se mettre sur les rangs pour succéder à Hébert, géologue démissionnaire. Il obtint mieux puisqu'il fut nommé le 22 octobre administrateur de l'École normale, chargé de la direction des études scientifiques. Le directeur de l'école était Nisard (1806-1888), qui deviendra un ami. Le 19 juillet 1858, Marie accoucha de leur quatrième enfant, Marie-Louise (1858-1934), surnommée Zizi.

En août 1858, Pasteur concourut au prix de physiologie expérimentale de la fondation Montyon en adressant une lettre à chacun des membres de la commission : Flourens (1794-1867), secrétaire perpétuel de l'Académie des sciences depuis 1833 et membre de l'Académie française, Milne-Edwards (1800-1885), Rayer, Augustin Serres et Claude Bernard. Celui-ci fit un rapport et Pasteur obtint le prix à l'unanimité.

En février 1859, Pasteur répondit à Pouchet (1800-1872), naturaliste et médecin, qui lui avait écrit pour lui demander son avis sur la question de la génération spontanée. Sans lui donner de réponse négative sur sa réalité il lui opposa que ses expériences ne la prouvaient pas parce qu'il avait introduit de l'air dans ses tubes. Pouchet, dans sa joute expérimentale avec lui, le comparera au charlatan médecin et alchimiste Paracelse (1493-1541). Il l'affuble de ce nom, notamment dans sa correspondance des années 1862 et 1863 avec son collaborateur et ami chimiste Joly. Il le trouve aussi impudent que Paracelse, le génie en moins.[1]

1. La mort de sa fille Jeanne et de sa belle-sœur Célie (septembre 1859)

Jeanne, la fille aînée des Pasteur, était entrée au couvent des Filles de Marie à Arbois à la fin de l'année 1857. La famille revint à Arbois pour les vacances de septembre et d'octobre 1858. Jeanne retourna ensuite au couvent où elle faisait son éducation. En juillet 1859 elle tomba malade. Mme Pasteur, partie à Arbois, communiqua régulièrement à son mari des nouvelles de leur fille. Celle-ci perdit la parole et entra dans un état de stupeur. Pasteur s'en inquiéta

[1] *Je crois qu'en présence de vos courageuses dénégations des expériences Pasteur, en présence de ma réponse à ce petit Paracelse II (auquel je garde une dent parce que je sais que dans ses leçons ce petit Monsieur nous traite d'ignorants ; et que je tiens à lui prouver que ceux auxquels on peut donner ce nom sont sous son bonnet), est-ce que l'on oserait réellement couronner ce vestige de Paracelse ? Ce vestige, car si comme l'incomparable charlatan il dirait bien que les cordons de ses hauts-de-chausses ont plus de science que Galien et qu'Aristote, il n'a pas le génie de Bombast Théophraste Paracelse.* (Ib., T. II, p. 144)

bien qu'il crut le 2 août à une nette amélioration.[1] Le 20 août, il fut beaucoup moins tranquille[2] et, deux jours plus tard, à nouveau rassuré.[3]

Il transmit à sa femme des nouvelles de Célie, la fille ainée des Laurent tombée également malade, à Marseille où elle vivait. Les Laurent l'informaient à Paris sur sa santé. Elle avait épousé en 1840 un professeur de philosophie devenu inspecteur d'Académie, Charles-Marie Zévort (1816-1887). Pasteur rassura sa femme sur l'état de sa sœur.[4]

Le 24 août, il crut Jeanne et Célie sauvées.[5] Malgré son optimisme il devait encore douter de l'issue de la maladie car il termina sa lettre en souhaitant que les petites plaies présentées par Jeanne ne fussent pas un signe mauvais de son mal, et en conjecturant une forte altération de son sang. Cette incertitude se confirma le 26 août, s'étonnant que Jeanne n'ait jamais reparlé depuis l'arrivée de sa mère.[6] Ensuite, Jeanne eut un accident digestif. Un arboisien ami de la famille rédigea alors une lettre à l'intention de Gabriel Andral que Pasteur remit à celui-ci, tandis que M. Laurent s'informait auprès de Trousseau de la maladie de Célie. Pasteur en rendit compte à Marie :

Cet accident, ces douleurs vives de notre chère enfant vont retarder encore la guérison. Je ne crois pas du tout comme toi que ce soit l'arôme du bain qui les ait provoquées mais bien plutôt le bouillon. Songe à la difficulté que les organes intérieurs de la chère petite doivent avoir pour digérer même des liquides. Il ne faudrait pas prendre au pied de la lettre ce qu'a dit M. Trousseau qui n'a pas été consulté pour Jeanne par M. Laurent mais seulement pour Célie. M. Trousseau a seulement énoncé d'une manière générale ses idées sur le traitement de cette maladie. M. Andral au contraire a eu une lettre détaillée de M. Chauvin remise par moi. Or, il a été très réservé

---

[1] *Pour ce qui est des nouvelles que tu me donnes ce matin j'en suis bien satisfait. Il me semble que le mieux est bien franc. Tu ne me dis pas si Jeanne a repris la parole et si cet état de stupeur existe toujours.* (Ib., T. II, p. 49-50)

[2] *Ta lettre de ce matin quoique donnant des nouvelles de deux jours est bien peu rassurante. Ce qui me console un peu, c'est que notre pauvre enfant ne souffre pas ; il me semble du moins que je puis conclure cela de tes lettres. Je sais que cela témoigne d'une grande prostration de ses forces, mais enfin si la douleur est absente c'est un grand soulagement pour elle et pour toi et ceux qui lui prodiguent leurs soins.* (Ib., T. II, p. 50-51)

[3] *Ta lettre de ce matin, ma chère Marie, me paraît plus rassurante sur le sort de notre chère Jeanne. La fièvre qui a diminué me paraît un bien bon signe à une époque de la maladie qui doit être significative en bien ou en mal.* (Ib., T. II, p. 51)

[4] *Les nouvelles de Célie ont été très bonnes hier. Aujourd'hui* statu quo. (Ib., T. II, p. 52)

[5] *Les nouvelles que tu nous donnes ce matin sont très rassurantes comme je m'y attendais tout à fait d'après l'annonce de la diminution de la fièvre avant-hier. Je regarde notre chère petite comme sauvée. Dieu veuille que son intelligence ne soit pas altérée comme il arrive quelquefois à la suite de ces maladies.* […] *Les nouvelles de Marseille annoncent aussi une prochaine convalescence.* (Ib., T. II, p. 52-53)

[6] *Je me représentais notre pauvre Jeanne bien abattue, bien mal de toutes manières, mais j'étais loin de me figurer qu'elle n'eût pu te dire un seul mot depuis que tu es là. Pauvre petite ! Est-ce donc qu'elle a perdu toute connaissance ? Dis-moi bien comment elle est et si tes espérances de convalescence sont bien réelles.* (Ib., T. II, p. 53)

et bien qu'il m'ait dit que sans crainte elle pouvait prendre du bouillon et qu'il serait bon de lui en donner, c'était à petites doses. N'allez donc pas trop loin. Je crois qu'elle aura eu une indigestion réelle. Enfin, j'espère, ma bonne Marie, que cet accident n'aura pas eu de suites et ne se sera pas reproduit. Il poursuit sa lettre par des nouvelles de Célie : *Les nouvelles de Marseille ne sont pas bonnes du tout. On craint que la tête se prenne, car on a mis des vésicatoires aux oreilles et derrière le cou avec mouches de Milan. Cependant Célie parle et a toute son intelligence.*[1] Il conclut en restant très optimiste sur la guérison de Jeanne.[2]

Célie mourut le 5 septembre, et Jeanne le 10, dans la chambre de son grand-père d'Arbois. Pasteur promit à son fils Jean-Baptiste d'écrire pour lui le récit de la maladie et des derniers moments de sa sœur, qu'il lirait plus tard en famille en souvenir. Il rédigea aussi une lettre de consolation à son beau-frère Zévort, uni maintenant avec lui par le deuil dû au même mal. Il imaginait difficilement ce qu'il pouvait éprouver, mais il lui souhaita de toujours ignorer les angoisses de la séparation d'un enfant.

Curieusement, on ne sait rien du ou des médecins qui soignèrent Jeanne. Il est probable que ce fut Bergeret. Aucun nom de maladie, ni pour Jeanne ni pour Célie, ne fut évoqué, pas davantage par les médecins, Trousseau et Andral, informés des symptômes de leurs maladies. Pourtant, le diagnostic de typhoïde, maladie courante, souvent mortelle, était certainement facile. Avant de retracer l'histoire de cette maladie jusqu'en 1860 nous dirons quelques mots des deux médecins praticiens consultés, Trousseau et Andral, et de leur carrière jusqu'à cette date.

2. Gabriel Andral (1797-1876) et Armand Trousseau (1801-1867)

A. Gabriel Andral (1797-1876)

Gabriel Andral, ou Andral fils, était le fils de Guillaume Andral (1769-1853), chirurgien des armées devenu chirurgien en chef de l'armée de Murat en Lombardie, membre de l'Académie de médecine en 1823, puis médecin du roi Charles X. Gabriel Andral soutint sa thèse en 1821. En 1823, il devint membre adjoint de l'Académie de médecine dont il passera titulaire en 1833, donc dix ans après son père. L'année suivante il fut nommé au premier concours de l'agrégation de médecine lors de la réorganisation de la Faculté. En 1828, il reprit la chaire d'hygiène puis, en 1830, devint professeur de pathologie interne. En 1839, il succéda, à la chaire de pathologie générale, à Broussais, dont il fut le plus souvent l'adversaire.

---

[1] Ib., T. II, p. 54-55

[2] *En résumé, malgré la nouvelle de ce matin, je suis toujours très rassuré sur la guérison de notre chère Jeanne. Il ne faudrait pas cependant que son état fut traversé par ces retours de fièvre.* (Ib., T. II, p. 55)

Andral épousa la fille de l'avocat et homme politique P. Royer-Collard (1763-1843) qui, nommé en 1809 professeur de philosophie par l'Université impériale, introduisit en France la philosophie spiritualiste de l'Écossais Thomas Reid (1710-1796). Victor Cousin fut l'élève de Royer-Collard et élabora l'éclectisme philosophique, école qui tendait à prendre ce qu'il considérait comme meilleur dans chaque philosophie. C'est ainsi que naquit aussi l'éclectisme médical, dont Andral fut le plus célèbre représentant et qu'il popularisera. Selon Braunstein, Dardonville avait écrit dès 1818 un ouvrage dénonçant les dangers des systèmes en médecine, mais ce n'est qu'après 1820 que le refus des systèmes devint en quelque sorte systématique, avec Coutanceau (1775-1831) en 1823 et Ribes (1800-1864) en 1829. Ces auteurs s'attaquaient notamment à Broussais qui, dès 1821, condamna « la méthode qu'on appelle éclectique et la médecine éclectique ».[1]

Andral déclara aimer mieux laisser les questions indécises que d'en donner une solution prématurée. Il défendit seulement un éclectisme critique dont il précisa, dans un cours de 1852-1853, les deux fonctions :

1. Le premier cas est celui où deux ou plusieurs écoles rivales luttent entre elles, chacune proclamant qu'elle seule possède la vérité. L'éclectisme se jette contre elles et cherche à les mettre d'accord en les engageant à conserver ce qu'elles ont de bon et à rejeter ce qu'elles ont de mauvais.

2. Une seule école prime, domine, absorbe et fait disparaître toutes les autres : c'est surtout alors que l'éclectisme sentant son importance et sa force se dresse de toute sa hauteur en face de l'école exclusive. Avec son bon sens, son esprit plus étendu que puissant, plus sagace que fécond, plus fin et délié qu'énergique et fort, il proteste contre les prétentions outrées de cette école.[2]

Andral entra à l'Académie des sciences en 1843. Il soignera Pasteur lors de son hémiplégie en 1868.

B. Armand Trousseau (1801-1867)

Trousseau fut l'élève à Tours de Bretonneau (1778-1862) dont il fit l'éloge pour avoir dépassé à la fois Laennec et Broussais en reconnaissant et décrivant des maladies spécifiques, notamment la diphtérie et la typhoïde. Dès 1826 il fut reçu agrégé et il fit son premier cours en novembre 1827. En 1828, il fut chargé par le ministre d'aller étudier les épidémies qui ravagèrent les départements du centre de la France. Il fit ensuite partie, avec Pierre Louis et Chervin (1783-1843), d'une commission, chargée d'étudier la fièvre jaune à Gibraltar.

En 1830, il devint médecin des hôpitaux et adjoint de Récamier (1774-1856) à l'Hôtel-Dieu où il appliqua les méthodes thérapeutiques que

---

[1] Braunstein J.-F., *Broussais et le matérialisme. Médecine et philosophie au XIXe siècle*, Méridiens Klincksieck, Paris, 1986, p. 88

[2] Ib., p. 91

Bretonneau pratiquait à Tours, au grand effroi des disciples de Broussais qui réduisaient la thérapeutique aux antiphlogistiques et à la diète. En 1839, il accéda à la chaire de thérapeutique et de matière médicale par concours et, en 1852, obtint la chaire de clinique médicale à l'Hôtel-Dieu. Il fut élu à l'Académie de médecine en 1856. De 1836 à 1839 Trousseau publia avec C.-H. Pidoux (1808-1882) une première édition de leur *Traité de thérapeutique et de matière médicale*, qui eut un fort succès puisque neuf éditions se succédèrent.[1] La seconde édition parut en 1841, la troisième en 1847, la quatrième en 1851, la cinquième en 1855, la sixième en 1858, et la huitième en 1868-1869, après la mort de Trousseau. Une dernière édition sortit en 1877.

Dans l'index thérapeutique des quatrième et sixième éditions on ne trouve pas « Typhoïde » mais seulement « Typhus ». On trouve par contre « Dothinentérie », nom que Bretonneau avait donné à la maladie. À ce nom l'index renvoie aux expressions « fièvre putride » et « fièvre typhoïde » qui n'ont pas de rubriques propres, mais sont seulement noyées dans la rubrique « fièvres ». Par contre, dans l'index de la huitième édition (1869) on trouve distingués « typhoïde » et « typhus ».

En 1861, fort de son expérience clinique à l'Hôtel-Dieu, Trousseau fit paraître sa *Clinique médicale de l'Hôtel-Dieu de Paris*, qui connut aussi plusieurs éditions. La cinquième parut en 1877, après sa mort.

En 1858, Gabriel Andral et Trousseau, âgés d'environ soixante ans, possédaient, après une pratique de près de quarante ans, une grande expérience, qui devaient *a priori* les rendre aptes à juger de la maladie de Jeanne et de Célie.

3. Histoire de la typhoïde jusqu'en 1860

A. De 1578 à 1828

D'après Théodoridès[2], Coytard ou Coyttar, en 1578, distingua le premier le typhus d'une autre maladie reconnue plus tard comme la typhoïde, et il fut suivi par Willis (1659), Baglivi (1699), Lancisi (1718) et F. Hoffmann (1748). Mais le nom « typhoïde » fut conçu pour désigner une entité nosologique spécifique seulement en 1829 par le clinicien français Pierre Louis (1787-1872), qui utilisa le terme dans le titre de son ouvrage *Recherches anatomo-pathologiques et thérapeutiques sur la maladie connue sous les noms de gastro-entérite, fièvre putride, adynamique, ataxique, typhoïde, etc.* Pour la première fois il parla de « fièvre typhoïde » et décrivit les taches rosées cutanées spécifiques de cette maladie.[3]

---

[1] Répétant certaines sources j'ai écrit auparavant à tort que l'ouvrage avait eu trente éditions.

[2] Théodoridès Jean, *Des miasmes aux virus*, L. Pariente, Paris, 1991, p. 197

[3] En 1841, Louis publia une seconde édition considérablement augmentée sous le titre encore plus explicite de *Recherches anatomiques, pathologiques et thérapeutiques sur la maladie*

Alors que le typhus est une rickettsiose la typhoïde est une salmonellose due à un bacille à Gram négatif, une bactérie du genre *Salmonella*. Sa symptomatologie comprend un état stuporeux (*tuphos*), une fièvre avec un pouls dissocié, des troubles gastro-intestinaux, une éruption cutanée sous forme de taches rosées, une splénomégalie et une toux. Ces symptômes résultent d'un envahissement du tissu lymphatique gastro-intestinal par l'agent infectieux. Retraçons son histoire.

Les salmonelloses existèrent dans l'Antiquité mais, bien sûr, sans qu'on reconnaisse leur spécificité. Selon Théodoridès[1], c'est l'anglais T. Willis (1621-1675) qui décrivit les premiers cas, reconnaissables aujourd'hui, de typhoïde. Deux médecins allemands J.G. Roederer (1726-1763) et K.G. Wagler (1731-1778) décrivirent en 1762 les lésions anatomo-pathologiques de la typhoïde qu'ils nommèrent *De morbo mucoso* (De la maladie muqueuse). Cependant, ils attribuèrent aussi ces lésions intestinales à d'autres entités nosologiques. En 1789, le médecin anglais J. Ferriar (1761-1815) observa une épidémie de typhoïde à Manchester. Il isola les malades et incita les personnes atteintes à déclarer leur maladie et à pratiquer une désinfection. En 1797, le médecin écossais J. Currie (1756-1805) publia un ouvrage sur les vertus thérapeutiques de l'eau, froide ou chaude, dans les fièvres et dans d'autres maladies. Il préconisa notamment l'eau froide dans la fièvre nommée plus tard « fièvre typhoïde ».

En 1813, deux médecins français M.-A. Petit (1762-1840) et E.-R.-A. Serres (1788-1866) firent la première bonne description anatomo-clinique de la typhoïde dans leur *Traité de la fièvre entéro-mésentérique*, et reconnurent sa spécificité.[2]

Dans mon ouvrage sur les maladies de musiciens célèbres j'ai raconté que Mozart et sa sœur faillirent mourir de la typhoïde en 1765 à La Haye lors de leur première tournée européenne avec leurs parents. Leur mère en mourut en 1778 lors du troisième séjour de Wolfgang à Paris. Le père de Liszt en fut victime à Boulogne sur mer en 1827. En 1828, Schubert en périt également à 31 ans, de même que sa mère avant lui, en 1812.

B. Pierre-Fidèle Bretonneau (1778-1862)

Bretonneau était le descendant de huit générations de médecins et de chirurgiens depuis trois siècles. De 1801 à 1815 il fut simple officier de santé à Chenonceaux, sur les bords du Cher, ayant été recalé, de façon injuste semble-t-il, à la soutenance de sa thèse à Paris au début de l'année 1801. Cet échec le fera s'installer, après son mariage, à Chenonceaux.

---

connue sous les noms de fièvre typhoïde, putride, adynamique, ataxique, bilieuse, muqueuse, gastro-entérite, entérite folliculeuse, dothinentérie, etc., Paris, Baillière, 1841, p. 1

[1] Théodoridès, *op. cit.* p. 101

[2] Petit M.-A. et Serres E.-R.-A., *Traité de la fièvre entéro-mésentérique*, Paris, 1813

Selon son excellent biographe Émile Aron[1], Bretonneau crut, dès 1817, à la contagiosité des maladies épidémiques. À Chenonceaux, dans la vallée du Cher, il avait suivi des épidémies et vu des médecins et des infirmiers victimes du mal qu'ils soignaient. Ceci le persuada que les épidémies étaient l'effet d'un agent spécifique transmissible. Nous verrons que lors de l'épidémie de choléra qui éclata à Paris en mars 1832 il réussit à persuader son élève et disciple Velpeau de son caractère contagieux.

Dans une lettre de 1852 il essaya aussi de convaincre son second principal élève et disciple, Trousseau, de la contagion des épidémies. À son ami médecin Blache (1798-1871), qui venait de perdre son fils de la diphtérie, il écrivit : *Je le répète donc encore une fois, un germe spécial propre à chaque contagion donne naissance à chaque maladie contagieuse. Les fléaux épidémiques ne sont engendrés, disséminés que par leur germe reproducteur.*[2] Aron juge que *cette sentence prophétique, qui préparait l'épopée pasteurienne, suffirait à la gloire du médecin de Tours.*[3]

Dès 1818 et 1819 Bretonneau avait fait une description des lésions de la maladie nommée plus tard « typhoïde », qu'il appela d'abord « dothiénentérite », à l'occasion d'une épidémie dans les casernes de Tours. Il était déjà certain de la présence de lésions spécifiques dans l'appareil organique (les plaques) de Peyer[4] de l'iléon. En 1826, il avait aussi publié un ouvrage intitulé *Des inflammations spéciales du tissu muqueux, et en particulier de la diphthérite ou inflammation pelliculaire, connue sous le nom de croup, d'angine maligne, d'angine gangréneuse, etc.* Ici, il rattache la spécificité d'une maladie non à la nature du tissu atteint comme le fit Pinel, ni à l'intensité de l'inflammation, ni à la spécificité d'un germe, mais à la spécificité de l'inflammation ou phlegmasie.[5] Ainsi, il proposa la dénomination de diphthérite à l'angine pelliculaire, appelée maligne ou croup par les anciens, dont il reconnut l'identité et la spécificité. Il la distingua bien, entre autres, de l'angine scarlatineuse et d'une lésion véritablement gangréneuse, mais la confond avec la gangrène scorbutique des gencives.[6]

Il affirma en 1828 la spécificité anatomo-pathologique et clinique de la dothinentérie (typhoïde), et sa contagiosité. Il lut le 7 juillet 1829 à l'Académie royale de médecine sa *Notice sur la contagion de la dothinentérie* qui sera

---

[1] Aron Émile, *Bretonneau, le médecin de Tours*, C.L.D., 1979, p. 178

[2] Id.

[3] Id.

[4] Johann Konrad Peyer (1653-1712) est un médecin et anatomiste suisse qui découvrit des plaques lymphoïdes situées dans la partie terminale de l'intestin grêle. Selon Rullière (*Abrégé d'histoire de la médecine*, 1981), J.N. Pechlin les avait déjà décrites en 1672.

[5] Bretonneau P., *Des inflammations spéciales du tissu muqueux, et en particulier de la diphthérite ou inflammation pelliculaire, connue sous le nom de croup, d'angine maligne, d'angine gangréneuse, etc.*, Paris, Crevot, 1826, p. 1

[6] Ib., p. 47,48

publiée en septembre dans les *Archives générales de médecine.*[1] Il y assure qu'une première attaque de la maladie préserve d'une récidive, conférant l'immunité. La considérer comme une phlegmasie intestinale (Broussais) constitue, selon lui, une grave erreur. Il s'étonne que l'Académie ait accueilli les observations de Gendron avec étonnement, presque avec défiance. Il assure que la maladie est contagieuse, épidémique, et importable. Il montre que le caractère épidémique s'observe plus facilement dans les bourgs et les petites villes où l'on peut suivre la transmission plus distinctement. Il croit que la quantité et le degré de concentration du virus peuvent influencer l'énergie de son action. La dothiénentérie paraît non épidémique à Paris du fait que son contage a un degré moindre, comparé par exemple à celui de la variole, et requiert des conditions propres. Cependant, dans cet article, il ne peut résoudre la question de l'identité ou non du typhus des camps avec la dothinentérie. Par les cas de typhus qu'on lui a rapportés il assimile plutôt les deux maladies.

En cette même année 1829 P. Louis, comme nous l'avons vu, appellera la dothiénentérie « fièvre typhoïde », ce qui donnera le nom définitif à la maladie.

C. Le traité sur la fièvre typhoïde (1829 et 1841) de Pierre Louis (1787-1872) et la polémique avec Broussais

a/ La première édition du traité sur la typhoïde

En 1825, Louis avait publié un grand ouvrage sur la phtisie, dédié à son ami A.-F. Chomel (1788-1858), que nous avons étudié ailleurs.[2] Il y entend par phtisie, non pas un genre contenant plusieurs maladies chroniques comme l'avait fait G.-L. Bayle en 1810, mais une maladie spécifique qui se caractérise par une lésion anatomique particulière, le tubercule, pouvant envahir d'autres organes que le poumon. Il y approuve l'idée de Laennec que les tubercules constituent le caractère anatomique de la phtisie et qu'ils peuvent atteindre presque tous les organes. Cependant, rien n'indique, plus que Laennec dans son ouvrage antérieur, qu'il la croit contagieuse et avoir pour cause un germe spécifique. Son fils unique en mourra à 18 ans en 1854 sans qu'il ait pu en trouver un remède.[3]

En 1829, il publia un autre grand ouvrage intitulé *Recherches anatomo-pathologiques et thérapeutiques sur la maladie connue sous les noms de gastro-entérite, fièvre putride, adynamique, ataxique, typhoïde, etc.* Il regroupe ici différents noms de maladies pour en faire une entité unique. Dans la seconde édition de 1841, que possédait Pasteur, il introduit le nom de « dothinentérie » donné à la maladie par Bretonneau, et place en premier celui de « fièvre typhoïde » au lieu de « gastro-entérite ». En effet, la nouvelle

---

[1] Bretonneau, *Archives de médecine*, 7e Année, Tome XXI, Paris, 1829, p. 57-78

[2] Pinet Patrice, *Les musiciens, la maladie et la médecine de Guillaume de Machaut à Béla Bartók*, L'Harmattan, Paris, 2017, p. 133-137

[3] Dubuisson Michel, *Pierre-Charles-Alexandre Louis (1787-1872)*, Coll. « Acteurs de la science », L'Harmattan, Paris, 2022, p. 181-183

édition s'intitule maintenant : *Recherches anatomiques, pathologiques et thérapeutiques sur la maladie connue sous les noms de fièvre typhoïde, putride, adynamique, ataxique, bilieuse, muqueuse, gastro entérite, entérite folliculeuse, dothinentérie, etc. comparée avec les maladies aiguës les plus ordinaires.*

Comme pour la phtisie son traité sur la typhoïde est basé sur la méthode anatomo-clinique, c'est-à-dire la correspondance entre la symptomatologie clinique et l'anatomie pathologique. Il explicite sa méthodologie dans la préface de la première édition. Outre cette correspondance entre maladies et altérations organiques il a voulu dégager, par la comparaison de la symptomatologie et des lésions anatomiques des sujets qu'il présume morts de la typhoïde avec celles des malades décédés de maladies aiguës ordinaires, les caractères spécifiques, symptômes et altérations anatomiques, de l'affection typhoïde.

Pour son matériel d'étude il a recueilli de 1822 à 1827, dans les salles Saint-Jean et Saint-Joseph de l'hôpital de la Charité tenues par Chomel auquel à nouveau il a dédié son livre, l'histoire clinique de tous les malades atteints de maladies aiguës. En même temps il a rassemblé les histoires des malades atteints de fièvres continues typhoïdes. Au total, il a examiné les symptômes de près de neuf cents individus et les altérations des viscères de cent trente-trois d'entre eux décédés, cinquante de la fièvre typhoïde et quatre-vingt-trois de pathologies aiguës dites ordinaires.

Louis assure que son livre n'est pas un traité de l'affection typhoïde. Il ne veut pas en effet prendre parti sur la nature des fièvres, mais établir des conclusions sur l'exposé des faits d'observation et non sur de simples discussions.

b/ La polémique avec Broussais et les débats sur la méthode numérique

Entre les deux éditions de son traité sur la typhoïde Louis fut chargé en 1828-1829, avec Trousseau et Chervin, d'une mission à Gibraltar pour étudier la fièvre jaune, déterminer sa cause et son mode de propagation. Ils y restèrent quatre mois sans aboutir à des résultats probants et sans s'accorder. Louis et Trousseau furent favorables à la thèse contagionniste alors que Chervin s'y opposa farouchement et défendit la thèse miasmatique atmosphérique. Ils établirent des rapports opposés qui ne furent publiés qu'en 1830. Après la mort de Chervin en 1843 Louis publiera son rapport personnel dans le second volume du *Bulletin de la société médicale d'observation* paru l'année suivante.

Louis publia en 1834 un autre livre sur la phtisie et la typhoïde, où il examine la doctrine de Broussais comme l'indique son titre *Examen de l'examen de M. Broussais relativement à la phtisie et aux affections typhoïdes.* Il s'agit d'une réponse à la critique par Broussais de ses travaux sur ces deux maladies dans un nouveau et quatrième tome de son *Examen de la doctrine médicale*. Le pamphlet de Broussais en cent-trente-cinq pages allait jusqu'aux injures, ce qui ne pouvait laisser Louis indifférent. Il voulut réfuter point par point dans son opuscule toutes les contre-vérités de Broussais, notamment qu'il n'avait fait que reprendre les travaux de Laennec et avait détourné de lui certains élèves. Dubuisson, dans sa monographie sur Louis, raconte cette polémique.[1] Suite à une autopsie d'un phtisique bâclée par Broussais en 1831 deux élèves suisses genevois de Broussais, M.-A. Bizot et M.-T. Maunoir ne suivirent plus sa clinique et devinrent élèves puis amis de Louis.

Ils formèrent avec un autre suisse, J.-M. d'Espine, le noyau d'un cénacle autour de Louis, et furent à l'origine en 1832 de la création de la Société d'observation clinique adoptant les méthodes clinique et numérique de Louis. Parmi les seize membres fondateurs figurèrent six genevois, quelques collègues parisiens et l'américain James Jackson junior, fils d'un professeur américain de médecine. Cette société visait à une approche plus scientifique de la médecine et Louis fut reconnu plus tard, notamment par Osler (1849-1919), comme le fondateur, par sa méthode numérique anatomo-clinique et d'évaluation des thérapeutiques, de la thérapeutique scientifique. Il en fut nommé président et son ami F. Valleix, qui mourra de la diphtérie en 1854, vice-président. Chomel et Andral, qui soutenaient la méthode numérique, furent proposés comme présidents honoraires. Suite à sa fondation le premier volume du *Bulletin des travaux de la société médicale d'observation* parut avec un préambule de Louis. D'autres sociétés d'observation clinique se créèrent au Royaume-Uni et en Amérique, dont l'une à Philadelphie. Jackson junior devint très proche de Louis après deux ans passés à Paris dans son service de la Salpêtrière. Il fut un des promoteurs de la méthode numérique aux États-Unis, ce qui ruina la thérapeutique systématique par la saignée de Broussais, défendue aussi par l'américain B. Rush (1745-1813), remise en cause par Louis dès 1828 et surtout dans un mémoire célèbre de 1835. Malheureusement il décéda quelques mois après son retour aux États-Unis, probablement d'une fièvre typhoïde.[2]

En 1829, pour la première édition de son livre sur la typhoïde, Louis n'avait pu distinguer la typhoïde du typhus n'ayant pu rencontrer de cas de celui-ci. En 1837 deux de ses confrères américains, ayant suivi pendant plusieurs mois ses visites et ses leçons à la Pitié, W.W. Gerhard et C. Pennock, lui envoyèrent un article où ils retraçaient l'histoire d'une épidémie de *typhus fever* survenue à Philadelphie : *On the typhus fever which occured at Philadelphia in the spring and summer of 1836*. Ils y prouvaient que la typhoïde et le typhus sont deux affections différentes.[3]

La polémique de Louis avec Broussais atteignit les journaux et les caricaturistes. En mai et juin 1837 cinq séances de l'Académie de médecine

[1] Ib., p. 117-121
[2] Ib., p. 141-152
[3] Ib., p. 165-167

furent consacrées à discuter de la méthode numérique, à la demande de Cruveilhier qui en était un des adversaires. À l'issue de ce débat les partisans en devinrent majoritaires.

c/ La deuxième édition du traité sur la typhoïde (1841)

Entre les deux éditions de son livre Louis, outre l'article de ses élèves américains, avait aussi lu la communication et l'article de 1829 de Bretonneau sur la contagiosité de la dothinentérie.

Dans son avertissement à la seconde édition de novembre 1840 il se félicite que les opinions sur les fièvres ont changé et que les observateurs ont reconnu l'exactitude de ses recherches et suivi le mouvement de la science. Il juge que les médecins américains figurent parmi les premiers. Il cite, outre son ami Jackson et son article de 1838 sur la fièvre typhoïde publié à Boston, Shattuck, Holmes, Bowditch, qui a traduit et annoté en 1836 son ouvrage sur la typhoïde, et Enoch Hale, qui partage entièrement, selon lui, la manière de voir de Gerhard et Pennock sur le *typhus fever* des Anglais. Il se réfère en note au mémoire de Gerhard, traduit dans la revue *L'Expérience*, sur l'épidémie de *typhus fever* à Philadelphie en 1835. Il cite encore six autres médecins américains dont certains venus étudier à Paris.

Nous nous limiterons ici à ses conclusions sur les causes de la typhoïde et des autres maladies, sur les éléments qui touchent à la théorie pasteurienne d'un germe vivant spécifique à chacune des maladies infectieuses. Nous prendrons le texte actualisé de la seconde édition de 1841, dans laquelle il dit avoir fait des additions considérables, spécialement dans un chapitre de la troisième partie sur les causes de la typhoïde, et surtout dans la quatrième partie qui porte sur son traitement. Pasteur possédait cette édition.

À propos des causes il examine successivement l'influence de l'âge, du sexe, des professions, ensemble celle de la constitution, des peines morales, des excès de travail et de table, puis celle du changement d'habitudes, pour terminer par le rôle de la contagion. Dans l'article sur ce sixième facteur il cite le mémoire de 1826 de Trousseau sur la dothinentérie observée depuis plusieurs années par Bretonneau. Il rapporte aussi ce qu'affirmait celui-ci dans une séance de l'Académie royale de médecine de juillet 1829 sur la contagiosité de la dothinentérie. Il se réfère surtout au mémoire de Gendron sur les épidémies des petites localités, publié dans le *Journal des connaissances médico-chirurgicales* en 1834. Il l'expose en détail, et se convainc de la contagiosité de la typhoïde, loin d'être admise à Paris. Il cite Andral qui la conteste car il ne l'a observée ni dans les hôpitaux ni hors d'eux. Il fait valoir les arguments de Bretonneau et de Gendron contre la négation de la contagion. Il invoque lui-même le fait que personne ne met en doute la contagiosité du typhus.

Dans cette seconde édition Louis a ajouté une cinquième partie qui traite des analogies et des différences qui existent entre l'affection typhoïde et les autres maladies aiguës fébriles. Par sa durée d'au moins quatorze jours la typhoïde diffère, selon lui, des maladies aiguës fébriles ordinaires, inflammatoires ou éruptives. Elle diffère des fièvres éruptives, telles la rougeole, la variole et la scarlatine, par son irrégularité illimitée. Cependant, elle leur ressemble par son caractère contagieux, bien qu'il croît qu'elle puisse être spontanée comme le typhus : *Une des* causes *de l'affection typhoïde la rapproche assurément de ces dernières maladies ; je veux parler de la contagion, qui en amène bien plus sûrement le développement que beaucoup d'autres circonstances qui ont été considérées, jusqu'ici, comme très capables de la produire. Toutefois, tandis que les fièvres éruptives ne se développent que par contagion (au moins ne peut-on pas avoir d'autre manière de voir aujourd'hui), l'affection typhoïde peut naître spontanément ; car cette maladie ne paraît pas différer du typhus qui se développe de cette manière, dès que des hommes en proie à la misère et aux privations de toute espèce, se trouvent réunis dans des espaces étroits, mal aérés, comme à la suite des armées...* [...] *en sorte que si, d'une part, l'affection typhoïde, envisagée sous le rapport des causes, se rapproche des affections éruptives, de l'autre elle s'en éloigne par la faculté qu'elle possède de se développer spontanément, comme les maladies inflammatoires non contagieuses les plus ordinaires.*[1]

Il souligne qu'une des lésions qui éloigne la typhoïde de toutes les maladies aiguës inflammatoires et des affections éruptives, du choléra, de la fièvre jaune et même du *typhus fever* d'Angleterre réside dans les ulcérations qu'on peut trouver non seulement dans l'intestin grêle mais aussi dans d'autres organes.

Il conclut en marquant que la typhoïde se rapproche par quelques points des affections éruptives et des maladies aiguës inflammatoires et s'en éloigne par d'autres, et qu'elle s'écarte de toutes les maladies connues par plusieurs caractères fondamentaux. Il résume ses conclusions en trois points :

1. L'affection typhoïde se rapproche des affections éruptives, par sa faculté contagieuse, par l'immunité acquise au moyen d'une première attaque ; et elle s'en éloigne en ce qu'elle peut se développer spontanément, que la lésion qui lui est essentielle a plus de gravité, généralement, que celle qui caractérise les maladies éruptives.

2. Elle se rapproche des maladies aiguës inflammatoires, parce que, dans la plupart des cas, les lésions et les symptômes locaux, qui en dépendent, débutent avec les premiers accidents ; que les symptômes précurseurs sont l'exception et non la règle ; que sa durée est indéterminée ; qu'elle peut se développer spontanément, sans le concours de la contagion ; que les lésions qui la caractérisent, sous le rapport anatomique, sont constantes et graves. Elle s'éloigne de la plupart des maladies aiguës, par sa durée généralement

---

[1] Louis P.-C.-A., *Recherches anatomiques, pathologiques et thérapeutiques sur la maladie connue sous les noms de fièvre typhoïde, putride, adynamique, ataxique, bilieuse, muqueuse, gastro-entérite, entérite folliculeuse, dothinentérie, etc. comparée avec les maladies aigues les plus ordinaires*, Paris, Baillière, 1841, T. II, p. 510-511

longue, et parce qu'elle peut se propager par voie de contagion, et qu'elle n'atteint le même individu qu'une fois dans la vie.

3. Elle diffère de toutes les maladies aiguës inflammatoires, éruptives ou non, par le caractère et le nombre des symptômes qui lui appartiennent [...] *par la double faculté qu'elle possède de pouvoir se développer spontanément et par contagion ;* [...] *par la constante régularité de la lésion qui lui est essentielle, et qui commence toujours par le même point, ce qui n'a pas lieu, au même degré, pour aucune autre affection ; par le nombre de ses lésions, et surtout par la tendance à l'ulcération. Je ne dirai pas par l'état des liquides, puisqu'il est démontré que l'altération du sang n'a rien de propre, au moins d'après les faits connus jusqu'ici, à l'affection typhoïde.*[1]

Louis ne fait, nulle part dans son traité, allusion à un germe qui serait une cause de la maladie, ou à des germes à l'origine des maladies contagieuses et qui se reproduiraient pour envahir l'organisme.

D. La typhoïde de 1836 à 1860

Ce furent apparemment les médecins britanniques et américains qui distinguèrent le mieux la typhoïde du typhus. Théodoridès cite les articles, souvent publiés dans des revues médicales nationales, de l'écossais R. Perry, qui rendit compte en 1836 d'une épidémie qui sévit dans les hôpitaux de Glasgow : *Observations on continued fever, as it occurs in the city of Glasgow hospitals* ; de H.C.S. Lombard, qui publia, aussi en 1836, à Dublin, un article comparant les autopsies effectuées à Dublin, à Paris et à Genève de sujets décédés de *typhous fever : Observations suggested by a comparaison of the post-mortem appearances produced by typhous fever in Dublin, Paris and Geneva.* Il cite aussi W.W. Gehrard (1809-1872), un des élèves américains de Louis, et ses articles de 1837 et 1838 dans une revue médicale américaine décrivant l'épidémie de typhus à Philadelphie. En 1837, Gehrard avait envoyé son article à Louis.

Théodoridès mentionne encore l'article de l'écossais A.P. Stewart (1840), dont le titre pose explicitement la question de l'identité des deux maladies : *Some considerations on the nature and pathology of typhus and typhoid fever, applied to the solution of the question of the identity or non-identity of the two diseases* ; la description classique de la maladie par l'américain N. Smith dans son ouvrage de 1842 : *A practical essay on typhus fever* ; et plusieurs articles qui posent à nouveau la question de la distinction des deux maladies : celui de l'anglais C. Ritchie : *Practical remarks on the continued fevers of Great Britain, and on the generic distinctions beetween enteric fever and typhus* (1846-1847), et celui du clinicien et pharmacien anglais William Jenner (1815-1898) : *On typhoid and typhus fevers, - an attempt to determine the question of their identity or non-identity...* de 1849.

---

[1] Ib., T. II, p. 515-516

E. La reprise par Pasteur du lien entre les ferments et les maladies contagieuses (1859)

On ne sait si les morts de Jeanne et de Célie de la typhoïde éveillèrent en Pasteur l'idée du lien possible entre maladies contagieuses et ferments, mais, dès 1859, il reprit cette idée. Louis Pasteur Vallery-Radot a cité une note manuscrite de son grand-père datant de cette année : *Quand, écrit-il, la lutte de la vie et de la mort a laissé celle-ci victorieuse, aussitôt l'être inanimé quel qu'il soit, animal ou plante, subit des métamorphoses de fermentation qui peu à peu ramènent toutes ses parties à des combinaisons simples, propres à faire rentrer ses éléments dans le cercle indéfini de la vie et de la mort. Tout annonce également que c'est à des causes de cette nature que les maladies contagieuses doivent leur existence.*[1]

Cette idée figurait déjà chez Liebig et sans doute chez d'autres savants. Comme Pasteur considérait alors les ferments comme des êtres organisés et vivants on peut dire que dès 1859 il eut le sentiment que les maladies contagieuses résultaient de la vie d'êtres vivants microscopiques.

4. De la mort de Jeanne à la mort de Jean-Joseph Pasteur et de Camille (septembre 1859 – septembre 1865)

A. Les aléas de la médecine de cette époque

Après le drame du décès de Jeanne, Pasteur fut heureux, pour la nouvelle année 1860, de trouver son père en très bonne santé ainsi que sa sœur Virginie. Cependant, son père avait subi une alerte, similaire à une attaque récente de Biot, alors âgé tout de même de quatre-vingt-six ans. Lors de cette attaque Biot avait perdu la parole. Il fut certainement sujet à un accident vasculaire transitoire, probablement ischémique car la parole revint complètement quelques heures plus tard grâce à une saignée. Celle-ci était ici certainement indiquée, l'accident pouvant être lié à une hypertension artérielle. On conseilla à Biot de se purger de temps en temps, ce qu'il recommanda ensuite au père de Pasteur.[2]

---

[1] *Oeuvres de Pasteur*, T. VI, p. VI

[2] *Il m'est bien doux de penser que tu conserves une belle et parfaite santé bien rare à ton âge et que Virginie et sa petite famille va bien aussi et est heureuse. Tu es déjà assez loin de ton accident pour voir que par des soins on peut facilement en prévenir le retour. M. Biot qui vient d'en éprouver un exactement dans les mêmes circonstances apparentes m'a dit qu'on lui avait conseillé de se purger de temps à autre et qu'il t'engageait à en faire autant. Un des premiers jours de décembre, après son déjeuner, au moment de sortir il dit à sa bonne : Mais il me semble que je ne vous parle plus comme à l'ordinaire. Puis la parole lui manqua tout à fait. Tous les médecins du quartier, par une singulière fatalité, étaient absents. Enfin quatre ou cinq heures après il fut saigné et aussitôt il dit : Je sens que ma tête se soulage, et à partir de ce moment il va très bien, aussi libre d'esprit qu'auparavant et parlant de cela comme il ferait de la chose la plus ordinaire.* (Pasteur, *Corr.* T. II, p. 63)

La mort de Jeanne permit à Pasteur de se convaincre de la faiblesse de la médecine, et qu'on ne pouvait se contenter du simple nom de « fièvre typhoïde » dont il apprit qu'elle était morte. Il l'exprima avec amertume à son ami Forthomme, camarade d'études et professeur de physique à Nancy, en janvier 1860 : *Notre chère petite fille aînée, la vie et la santé mêmes, nous a été enlevée par cette affreuse maladie qu'*ils *nomment fièvre typhoïde. Pour* eux, *pour leur science si faible ce n'est qu'un mot.*[1]

B. Le rapport de Claude Bernard (30 janvier 1860)

En février Pasteur se félicita de son obtention du prix de physiologie expérimentale attribué par la fondation Montyon pour l'année 1859. Le rapport de C. Bernard fut publié dans les *Comptes rendus hebdomadaires des séances de l'Académie des sciences,* celui de la séance du 30 janvier 1860. Donnons quelques éléments du jugement de la commission qui comprenait Flourens, Milne-Edwards, Rayer et A. Serres, outre C. Bernard comme rapporteur. Il a été publié par Louis Pasteur Vallery-Radot.

Le rapport s'interroge d'abord sur la nature de la fermentation en admettant l'action productrice d'agents spéciaux, les ferments, émanant de la matière organique, soit vivante, soit morte : *Sans entrer dans la définition générale du mot* fermentation, *ce qui offrirait ici de sérieuses difficultés, nous rappellerons seulement qu'on a reconnu depuis longtemps que, dans l'organisation animale ou végétale, il peut se manifester des substances chimiques nouvelles qui sont produites par l'action sur d'autres matières de certains agents spéciaux, auxquels on donne le nom de* ferments. *Or, quelle que soit l'opinion que l'on ait sur la question de savoir si le ferment est une substance organisée ou seulement organique, il n'en reste pas moins ce fait que le ferment provient toujours d'un être qui vit ou a vécu.*[2]

Les membres de la commission furent prêts à admettre que les trois ferments étudiés par Pasteur représentaient des corps organisés : *A l'exemple de M. Cagniard de Latour*[3]*, M. Pasteur considère la levure de bière comme un corps organisé ; il regarde les modifications qu'elle subit pendant la fermentation alcoolique, comme étant de nature essentiellement vitale, et il montre que les phénomènes chimiques de la fermentation sont liés à une régénération physiologique continuelle de la levure* [...] *M. Pasteur montre en effet que les globules de levure de bière se développent, se multiplient, et que le sucre fermente quand on sème des globules de levure en quantité pour ainsi dire impondérable* [...]

---

[1] Ib., T. II, p. 65

[2] *Oeuvres de Pasteur*, T. II, p. 625

[3] En 1835, Cagniard de Latour avait adressé une lettre à l'Académie où il exprimait l'idée que les globules de la levure de bière étaient des substances vivantes qui appartenaient au règne végétal et pouvaient se reproduire. L'Institut en fit part dans ses *Comptes rendus de l'Institut.* (voir à ce sujet mon livre *Pasteur et la philosophie*, L'Harmattan, Paris, 2004, p. 51-57)

La fermentation lactique est une fermentation du sucre, dans laquelle le produit principal est l'acide lactique qui apparaît souvent dans les liquides organiques, même dans les animaux supérieurs. Avant M. Pasteur, le ferment lactique était considéré généralement comme une matière organique en voie d'altération, mais non comme une matière organisée. Or M. Pasteur a découvert et indiqué les caractères d'une levure lactique spéciale, beaucoup plus petite que la levure de bière. Pendant la fermentation lactique, cette levure bourgeonne et se multiplie en se comportant, dans ses phénomènes de reproduction, d'une manière analogue à la levure de bière.[1]

De même, le rapport admet que Pasteur a reconnu la formation, dans la fermentation tartrique, d'une levure spéciale à l'acide tartrique droit, qui se développe en présentant les caractères d'un végétal mycodermique. La commission conclut en résumant les vues de Pasteur qui *regarde les phénomènes chimiques des fermentations comme étant toujours corrélatifs de phénomènes vitaux d'organisation et de développement qui se passent en même temps dans les ferments organisés qui ont la propriété de les provoquer.*[2]

C. Les débuts de la médecine antiseptique : Jules Lemaire (1814-1873)

Ce médecin parisien, ex-pharmacien des Hôpitaux civils de Paris, publia en juin 1860 un opuscule vantant les vertus désinfectantes du coaltar saponiné (goudron de houille émulsionné par la saponine). Le titre en est assez significatif : *Du coaltar saponiné, désinfectant énergique, arrêtant les fermentations. De ses applications à l'hygiène, à la thérapeutique, à l'histoire naturelle.* Il y raconte qu'en septembre 1859, suite à des expériences à partir du mois précédent sur des malades où il trouva que ce médicament n'était pas un moyen ordinaire, il avait envoyé deux notes à l'Académie impériale de médecine, en son nom et en celui d'un pharmacien de Bayonne qui avait trouvé le procédé de préparation du coaltar en émulsion. De ce produit *je fis pressentir les avantages que la chirurgie pourrait en obtenir*[3]. Il y décrit ensuite ses expériences thérapeutiques avec l'émulsion de coaltar saponiné et celles de confrères qui firent des essais à son invitation et à celui du pharmacien.

Le 25 juin 1860, il lut à l'Académie des sciences un résumé de son opuscule terminé. Dans celui-ci on trouve notamment des observations de Blache, médecin en chef de l'hôpital des enfants, et quatre de Velpeau, un des maîtres de Lemaire, extraites de son rapport sur les désinfectants, qui n'estima pas le coaltar saponiné un topique préférable à d'autres. Y figurent aussi des observations du vétérinaire Henri Bouley (1814-1885), professeur à l'école

---

[1] Ib., T. II, p. 625-626
[2] Ib., T. II, p. 627
[3] Lemaire Jules, *Du coaltar saponiné...*, Paris, Baillière, 1860, p. 4

vétérinaire d'Alfort, qui le juge très favorablement. Il deviendra un ami de Pasteur et se convertira à la théorie des germes comme causes des maladies contagieuses en 1877.

Lemaire lut en octobre 1862 à l'Académie des sciences un nouveau mémoire : *Considérations sur le rôle des infusoires et des matières albuminoïdes dans la fermentation, la germination et la fécondation.*

En novembre 1863, il fit paraître chez Baillière un traité sur l'acide phénique et son usage thérapeutique au titre explicite : *De l'Acide phénique, de son action sur les végétaux, les animaux, les ferments, les venins, les virus, les miasmes et de ses applications à l'industrie, à l'hygiène, aux sciences anatomiques et à la thérapeutique.* Il le dédia à Flourens, alors secrétaire perpétuel de l'Académie des sciences, qui avait participé au Muséum à ses expériences sur les chiens. Ce livre, épuisé rapidement, fut réédité à la fin de l'année 1865, révisé et augmenté de trois cents pages consacrées aux essais de l'acide phénique sur diverses maladies classées par ordre alphabétique.

Les ouvrages de Lemaire nous paraissent assez conséquents. Dagognet a jugé son traité sur l'acide phénique important, parce que Lemaire y défend, parmi les premiers et avant Lister et Pasteur, l'acide phénique, sous forme d'eau phéniquée (solution à 5%), comme germicide, efficace dans la gangrène et pour assécher les plaies.[1] Pasteur n'eut, cependant, aucune relation avec lui, ne le citant ni dans ses œuvres ni dans sa correspondance. Nous les résumons simplement ici en relevant ce qui a rapport avec Pasteur et ses travaux. On pourra ainsi juger de l'état d'esprit et des idées de certains médecins praticiens entre 1860 et 1865 et évaluer leur apport personnel pour le progrès de la médecine.

a/ Du coaltar saponiné (juin 1860)

Retenons que Lemaire démontre très bien l'action antiseptique du coaltar saponiné en émulsion. Il arrêtait la formation du pus qui consiste pour lui en une sécrétion de l'organisme suivie d'une intervention de l'air et de la fermentation. Il montre que cet antiseptique annihile les mauvaises odeurs en empêchant la fermentation putride et la décomposition des matières organiques. Par contre, il semble croire, à tort, que tous les pus sont semblables et le fruit d'une même fermentation, bien que le traitement d'une blennorragie ait échoué. Il conçoit le pus comme constitué de globules analogues à ceux de la levure de bière et se développant comme eux. Il adopte l'idée d'autres micrographes qu'ils sont des êtres organisés, étayée aujourd'hui, remarque-t-il, par les travaux de Pasteur.

Il prédit que le coaltar saponiné pourrait se révéler très utile en chirurgie en arrêtant ou prévenant la fermentation et la production du pus à l'extérieur mais aussi à l'intérieur. Il attribue parfaitement l'arrêt des fermentations par

---

[1] Dagognet F., *Pasteur sans la légende* ; coll. Les empêcheurs de penser en rond, Paris, Synthélabo, 1994, p. 317-318

le coaltar saponiné à sa toxicité énergique sur les végétaux et animaux inférieurs, et son action favorable sur les tissus à la désinfection et à l'arrêt de la fermentation purulente. Il adopte la théorie de germes vivants comme causes de la fermentation alcoolique et putride, et se réfère aux expériences de Pasteur. Il croit que beaucoup de maladies, comme la peste, la typhoïde, la variole, le choléra, la fièvre puerpérale, ont pour cause primitive un ferment. Pour lui, ce qu'on appelle des miasmes ce sont des ferments.

Il conclut de manière prémonitoire : *Puisque les ferments paraissent être les infusoires et les végétaux microscopiques qui existent en abondance dans l'air atmosphérique, et que le Coaltar saponiné les détruit, que les médecins n'oublient pas cette précieuse propriété. Peut-être qu'elle leur permettra de faire des découvertes importantes et de rendre de grands services à l'humanité.*[1]

Il a donc très bien perçu, dès 1860, le grand avenir qu'auront les substances antiseptiques ou les futurs antibiotiques, et il admit des ferments comme causes primitives et vivantes de beaucoup de maladies infectieuses. Davaine (1812-1882) ne fut donc pas le premier à transférer la théorie pasteurienne des ferments vivants à la pathologie et à la thérapeutique, comme l'a déclaré Pasteur[2] et plusieurs historiens, par exemple Raichvarg[3]. Cependant, Lemaire n'a jamais observé de ferment responsable d'une pathologie, alors que Davaine reconnut en 1863 la bactéridie du charbon, corpuscule filiforme qu'il avait observé en 1850 avec son maître Rayer dans le sang d'animaux atteints par le charbon comme le ferment vivant cause de cette maladie. Rayer, en 1850, avait transmis la maladie en inoculant du sang de la rate d'un mouton mort à un mouton sain sans corréler cette transmission à la présence de ses bâtonnets qu'il avait trouvés dépourvus de mouvements spontanés.

Rullière est, à ma connaissance, le seul historien de la médecine, hormis Dagognet, qui cite Lemaire, mais simplement pour avoir montré en 1860 la propriété désinfectante de l'acide phénique, et il date son décès en 1866 au lieu de 1873.[4] René Vallery-Radot fait, à propos de Lister et des querelles de

---

[1] Lemaire, *op. cit.* p. 92

[2] Dans sa communication faite avec la collaboration de Joubert et de Chamberland du 29 avril 1878 Pasteur déclara : *Lorsque, à la suite de mes premières Communications sur les fermentations, en 1857-1858, on put admettre que les ferments proprement dits sont des êtres vivants, que des germes d'organismes microscopiques abondent à la surface de tous les objets, dans l'atmosphère et dans les eaux, que l'hypothèse d'une génération spontanée est présentement chimérique, que les vins, la bière, le vinaigre, le sang, l'urine et tous les liquides de l'économie n'éprouvent aucune de leurs altérations communes au contact de l'air pur, la médecine et la chirurgie jetèrent les yeux sur ces clartés nouvelles. Un médecin français, le docteur Davaine, fit la première application heureuse de ces principes à la médecine, en 1863.* (*Oeuvres de Pasteur*, T. VI, p. 112)

[3] Raichvarg D., « Histoire du concept de microbe » in *Histoire de la biologie*, sous la direction d'A. Giordan, 2 tomes, Lavoisier, Paris, 1987, T. I, p. 162-165

[4] Rullière R. *Abrégé d'histoire de la médecine*, Masson, Paris, 1981, p. 181

priorité concernant le pansement à l'acide phénique, une simple allusion à Lemaire et à son concurrent Déclat.[1]

Résumons maintenant le principal livre de Lemaire dont la première édition date de décembre 1863, et notons-en ce qui paraît nouveau.

b/ De l'acide phénique... (1re édition, décembre 1863)

Lemaire avait adopté dès 1860 l'idée des ferments comme êtres organisés et vivants. Ici, il réussit à le démontrer par des expériences convaincantes, par une autre voie que celle de Pasteur. Il juge, dans son historique de la notion de ferments et de la grande discussion sur leur nature, que Pasteur a fait entrer celle-ci dans une voie nouvelle le 6 février 1860. Il cite son mémoire du 7 mai intitulé *De l'origine des ferments. Nouvelles expériences relatives aux générations dites spontanées.* Il fournit des arguments contre l'hétérogénie. Il conteste cependant l'assertion de Pasteur que chaque corps produit par les fermentations n'est dû qu'à un seul ferment, un ferment spécial.

Il juge que les virus sont des ferments et donc, comme eux, des êtres vivants qui reproduisent, comme les graines, l'espèce qui leur a donné naissance. Il adopte la pathologie dite animée des anciens médecins ou savants, qu'il croit issue de Kircher (1602-1680). Il adhère à l'idée de Liebig que les miasmes sont des ferments. Il l'avait soutenu dès 1860, mais considérait, à la différence du chimiste, qu'ils étaient vivants, comme les ferments. S'il insiste surtout sur le rôle des germes il évoque le rôle du terrain en comparant l'individu humain au terrain variable où poussent les plantes.

La seconde partie est nouvelle puisqu'elle est consacrée presque exclusivement à l'acide phénique. Cependant, beaucoup de ses propriétés recoupent celles désinfectante, antiseptique, et d'arrêter la fermentation putride, du coaltar saponiné. Il juge que sa théorie nouvelle de la formation du pus, combinant sécrétion et fermentation, n'a pas encore été adoptée.

Il remarque que l'usage interne d'eaux putrides produit les mêmes effets que l'absorption par les voies respiratoires des miasmes qu'elles dégagent. De même, les émanations de certaines maladies contagieuses provoquent les mêmes effets par voie respiratoire que par inoculation. Il décèle judicieusement l'importance de ces observations qui éclairent, selon lui, la nature et le mode de reproduction et de propagation des maladies épidémiques et contagieuses.

Il préconise aussi l'usage de l'acide phénique par voie orale, peut-être parce que les Anglais l'avaient déjà testé ainsi. Il recommande pour ces essais de le diluer dans une grande quantité d'eau.

---

[1] *Cette priorité, Lister n'avait jamais songé à la revendiquer. Mais on rappela que Jules Lemaire, dès 1860, disaient les uns, un peu plus tard, disaient les autres, avait proposé d'employer des solutions faibles d'acide phénique dans les pansements ; que le docteur Déclat, en 1861, prescrivait l'acide phénique dans la maison de santé des frères Saint-Jean de Dieu ; que Maisonneuve, Demarquay, d'autres encore s'en servaient également.* (Vallery-Radot René, *La vie de Pasteur*, 7e édition, Paris, Hachette, 1901, p. 346)

Il consacre son dernier chapitre à l'application thérapeutique des dérivés du goudron de houille, et surtout à celle de l'acide phénique qu'il prédit vaste à cause de ses multiples qualités. Il reconnaît ne s'en être pas encore occupé avec tout le soin qu'elle mérite, l'étude en étant difficile, mais revendique son usage thérapeutique avant les Anglais. Il décrit l'usage externe puis interne qu'il en a fait.

Notons qu'il dit n'avoir pas fait d'essais sur le virus rabique, mais la période d'incubation représente pour lui un commencement de démonstration que ce virus contient des germes d'êtres vivants. Il croit que l'acide phénique sera supérieur au fer rouge du fait qu'il anéantit les propriétés des venins et des ferments, et arrête la circulation des capillaires.

D. Dans l'entourage de l'empereur Napoléon III ; nouvelle expression du rapport entre les fermentations et les maladies contagieuses (février 1862) ; l'élection à l'Académie des sciences (décembre 1862)

Le 10 août 1860, Pasteur assista à une réunion des membres du conseil de la Société des Amis des Sciences, société de secours mutuels pour les familles des savants défunts, fondée par le chimiste Thenard (1777-1857) devenu baron. Il s'y trouvait le maréchal Vaillant, président de la société, le colonel Favé (1812-1894), aide de camp de l'Empereur, le Dr Henri Conneau (1803-1877), le premier médecin de celui-ci, et Michel Chasles (1793-1880), alors président de l'Académie des sciences. Le maréchal Vaillant (1790-1872) était ministre de la maison de l'Empereur et membre de l'Académie des sciences. Pasteur entra ainsi dans l'entourage proche de Napoléon III, notamment dans le milieu militaire, outre que son médecin de famille, Godélier, appartenait à l'armée. Il avait approuvé le coup d'État du prince-président, devenu empereur, du 2 décembre 1851. À la mort de Dumas en 1884 Pasteur deviendra président de cette société de secours.

En mai 1861 il dut garder le lit pendant quinze jours, retenu par *une forte grippe qui a commencé par les oreillons que j'avais eu de Cécile, car il paraît que cela se communique.*[1] Il signala à son père qu'à Paris il y avait quantité de maladies, que la grippe régnait partout et touchait toutes les familles. Biot, qui entrait dans sa quatre-vingt-huitième année, allait mieux après avoir été très grippé.

Le colonel Favé lui rendit visite par surprise à son laboratoire de l'École normale. Il lui raconta qu'à Vichy il avait fortuitement parlé à l'Empereur de son travail sur les générations dites spontanées. Pasteur lui écrivit quelques semaines plus tard, le 27 février 1862. Dans cette lettre il fait nettement le lien entre les fermentations et les maladies contagieuses : *Vous savez, Monsieur, que ces recherches* (sur les générations spontanées) *n'ont été qu'une digression obligée parmi celles que je poursuis depuis plusieurs années sur*

---

[1] Pasteur, *Corr.* T. II, p. 86

les mystérieux phénomènes de fermentation, phénomènes si voisins de ceux de la vie, plus voisins peut-être encore de ceux de la mort et des maladies, surtout des maladies contagieuses.[1] Cette idée n'était pas nouvelle. Nous avons vu que Pasteur rapporte lui-même que Liebig l'avait adoptée, même si celui-ci donnait un sens différent aux ferments et ne les concevait pas comme des êtres organisés et vivants. Lemaire était même allé plus loin puisqu'il avait trouvé que les maladies contagieuses étaient dues à des ferments vivants.

Pasteur écrivait au colonel Favé pour qu'il attire l'attention de Napoléon III sur ses travaux dans le désir secret d'acquérir les moyens de les développer avec plus de commodités et de fruit, en faisant agrandir son laboratoire. Depuis sa prise de fonctions à l'École normale en octobre 1857 il n'avait pas cessé de quémander aux différents ministres des locaux et des subsides pour monter et faire fonctionner son laboratoire qu'il installa primitivement dans un grenier. Son petit laboratoire ne suffisait plus à ses vastes projets d'études. Il joignit à sa lettre un exemplaire relié, destiné à l'Empereur, de son mémoire sur les générations spontanées, des exemplaires de deux de ses derniers travaux, et une notice sur l'ensemble de ses travaux accompagnée d'une note de Biot, en vue de sa candidature à l'Académie des sciences.

En avril 1862, il écrivit au ministre de l'Instruction publique Rouland pour expliquer la merveilleuse circulation qui se produit dans les trois règnes de la nature, pour manifester qu'il a *démontré que l'atmosphère au sein de laquelle nous vivons charrie sans cesse les germes de ces êtres microscopiques, toujours prêts à se multiplier au sein de la matière morte, afin d'y accomplir le rôle de destruction qui est corrélatif de leur propre vie.*[2] Il invoque Dieu comme créateur des lois organiques, et la vie comme pouvoir de résistance à cette action destructrice : *Et si Dieu n'avait pas fait que les lois organiques qui président aux mutations des tissus et des liquides du corps des animaux missent obstacle à leur propagation, tout au moins dans les conditions de vie normale et de santé, nous serions exposés à chaque instant à être envahis par eux. Mais dès que le souffle de la vie s'est éteint, il n'est aucune partie de l'organisme végétal ou animal qui ne devienne propre à leur servir d'aliments.*[3]

Il tenta de convaincre le ministre du grand potentiel de ses études par leur rapport avec les maladies notamment contagieuses : *Vous pressentez dès lors, Monsieur le Ministre, combien est vaste et utile à parcourir le champ de ces études, qui offrent tant de rapports avec diverses maladies des animaux et des plantes, et qui sont certainement un premier pas dans la voie si désirable de recherches sérieuses sur les maladies putrides et contagieuses.*[4] Après avoir évoqué sa découverte d'un animalcule infusoire anaérobie il explicite le but

---

[1] Ib., T. II, p. 98-99
[2] Ib., T. II, p. 102
[3] Ib., T. II, p. 102-103
[4] Ib., T. II, p. 103

de toutes ses recherches : *C'est la poursuite, à l'aide d'une expérimentation rigoureuse, du rôle physiologique, immense selon moi, des infiniment petits dans l'économie générale de la nature.*[1] Il allègue l'intérêt manifesté par Napoléon III pour ses recherches et le vœu que l'Empereur a exprimé à son correspondant, vœu auquel il veut répondre par des efforts incessants justifiant les libéralités ministérielles. Il fit aussi appel à Nisard pour une demande d'agrandissement de son laboratoire auprès du ministre, qui l'entérina.

En décembre 1862 il fut reçu à l'Académie des sciences en remplacement de Sénarmont, mort assez brusquement d'une maladie de foie chronique, dans la section de minéralogie dont il vilipendait pourtant auparavant les membres.

Grâce à cette nomination il fut invité en mars 1863 à la réception des Tuileries où il fut présenté par J.-B. Dumas à l'Empereur, qui lui parla de l'intérêt de ses travaux. Pasteur raconta ensuite au colonel Favé que *M. Dumas ayant fait allusion à l'utilité de mieux connaître l'air atmosphérique, j'ai assuré l'Empereur que toute mon ambition était de pouvoir arriver à la connaissance des causes des maladies putrides et contagieuses. L'Empereur a approuvé la direction de mes études et a ajouté qu'il croyait bien que des animalcules pouvaient jouer un rôle dans le développement de ces maladies. Il a parlé de la malaria de la campagne romaine et a cité à ce sujet des faits singuliers qu'il a observés.*[2]

Il décida de s'occuper, durant ses vacances et la période des vendanges à Arbois, des altérations, ou maladies, des vins. Un traité de commerce avait suscité une demande d'amélioration des vins en France. On jugeait qu'il avait des recettes pour tous les maux des vins parce qu'il avait travaillé sur les fermentations. Il sollicita du nouveau ministre de l'Instruction publique, Duruy (1811-1894), des ressources financières destinées à des collaborateurs, anciens élèves de l'École normale, qui l'aideraient à Arbois dans ses recherches. Le ministre lui accorda une allocation de 2500 francs pour les trois jeunes diplômés, dont Duclaux (1840-1904), qui l'assistèrent à Arbois. L'été suivant il sollicitera une nouvelle allocation, cette fois au ministre de l'Agriculture et du Commerce, et Duclaux sera à nouveau de la partie.

En novembre ou décembre 1863 naquit sa quatrième et dernière fille Camille qui survivra moins de deux ans.

E. La référence de Pasteur à John Pringle (1707-1782)

a/ Les maladies putrides

Dans la séance de l'Académie des sciences du 29 juin 1863 Pasteur communiqua ses recherches sur la putréfaction. Il parle pour la première fois du médecin anglais John Pringle à l'occasion de ses études sur les maladies dites putrides : *L'intérêt et l'utilité qu'offrirait une étude exacte de la*

---

[1] Ib., T. II, p. 105-106

[2] Ib., T. II, p. 121 ; repris dans les *Œuvres*, T. VII, p. 9

putréfaction n'ont jamais été méconnus. Depuis longtemps on a espéré en déduire des conséquences pratiques pour la connaissance des maladies, particulièrement de celles que les anciens médecins appelaient maladies putrides. *Telle est la pensée qui guidait le célèbre médecin anglais Pringle, lorsqu'il se livrait, au milieu du siècle dernier, à des expériences sur les matières septiques et antiseptiques, afin d'éclairer les observations qu'il avait faites sur les maladies des armées.*[1]

Notons que L. Coze (1819-1896) et V.-T. Feltz (1835-1893) citent ce texte au début de leur introduction de leurs *Recherches expérimentales sur la présence des infusoires et l'état du sang dans les maladies infectieuses* publié en 1866. Ils poursuivent par ce commentaire : *Telle a été aussi notre pensée en nous engageant dans un genre de recherches si délicates ; l'étude pathogénique des maladies septiques est toute à refaire au point de vue de l'hypothèse des fermentations et des ferments.*[2] Et plus loin au cours de leur historique très intéressant de l'état présent de la science : *La fermentation et les ferments se révèlent à nous d'une manière positive par les magnifiques travaux de M. Pasteur (1859-1863) ; le ferment est un organisme vivant, végétal ou animal, suivant le genre de fermentation, se reproduisant avec une fécondité prodigieuse. La fermentation putride est déterminée par des infusoires vibrioniens : les uns comme les bactéries ; commençant leur travail fermentatif en s'emparant de l'oxygène ; les autres, comme les vibrions, continuant l'acte de décomposition à l'abri de ce gaz, qui les tue, comme l'ont démontré MM. Pasteur et Balard.*[3]

Les expériences de Pasteur sur les fermentations, poursuivent-ils, l'ont amené à étudier la putréfaction et son expérimentation lui a permis de montrer l'action déterminante des ferments organisés du genre vibrion. La fermentation butyrique lui parut un phénomène exactement du même ordre que la putréfaction proprement dite. Celle-ci ne nécessite pas de contact avec l'air, mais est plus complète en sa présence. Il juge son origine et sa nature différentes de celles de la gangrène.

Implicitement, Pasteur fait allusion à l'ouvrage du médecin anglais Pringle *Observations on the diseases of the army in camp and garnison* qu'il citera dans les notes manuscrites de sa première leçon de physique et de chimie appliquées aux beaux-arts du 15 février 1864. Il fut en effet nommé, par arrêté du 18 novembre 1863, professeur de géologie, physique et chimie élémentaire appliquées aux beaux-arts. Il occupa cette chaire nouvelle de l'École des

---

[1] *Oeuvres de Pasteur*, T. II, p. 175

[2] Coze L. et Feltz V-T., *Recherches expérimentales sur la présence des infusoires et l'état du sang dans les maladies infectieuses*, Strasbourg, Silbermann, 1866, p. 3

[3] Ib., p. 6

Beaux-Arts jusqu'au 1er novembre 1866. Louis Pasteur Vallery-Radot a publié des extraits des notes que Pasteur a rédigées pour ses leçons.[1]

b/ L'importance de la ventilation

Dans sa première leçon Pasteur raconta qu'assistant peu avant à la première leçon d'archéologie à la Bibliothèque Impériale il constata que la salle du palais nouvellement restaurée n'avait aucun moyen de ventilation. Il en suspecta le danger potentiel relativement aux trois cents personnes qui s'y trouvaient. Car *on sait bien aujourd'hui qu'il suffit de rassembler beaucoup d'individus dans un même lieu pour y développer le typhus.*[2] Il s'en est convaincu grâce à Pringle : *Les annales de la médecine ont enregistré des exemples terribles de l'infection par l'air par l'accumulation d'individus dans des enceintes fermées, dépourvues de ventilation. Pringle, médecin et chirurgien en chef des armées d'Angleterre et qui a laissé un précieux ouvrage sur les maladies des armées, des camps, des garnisons, raconte que souvent l'accumulation des prisonniers a produit des fièvres pestilentielles. Au moment même où il rédigeait cet ouvrage il arriva un fait de ce genre.*[3]

Il donne alors une citation non littérale de l'ouvrage de Pringle, peut-être le premier livre d'un médecin qu'il ait lu.[4] Pringle y relate une épidémie survenue en mai 1750, transmise par des prisonniers confinés dans des pièces étroites et jugés dans une cour d'assises où s'entassèrent juges, avocats et public dont plusieurs dizaines moururent. Pringle attribua l'infection à l'air vicié par les prisonniers infectés de la maladie des prisons et à leur malpropreté. Il supposa que des vapeurs putrides ont corrompu l'air, et que la putréfaction s'accrut par l'air chaud et renfermé de la salle, et par la transpiration d'un grand nombre de personnes présentes.

Pasteur cite aussi un récit où la mortalité de trois mille enfants a brusquement chuté après usage de ventilateurs. De même, la mortalité fut moitié moindre dans un hôpital de fortune installé dans des abattoirs que dans les hôpitaux ordinaires, parce que l'air y pénétrant facilement y était mieux renouvelé. Il se réfère au bel ouvrage sur l'hygiène des hôpitaux d'Armand Husson (1809-1874), directeur de l'Assistance publique, paru en 1862[5], et à celui du général Arthur Morin (1795-1880) *Études sur la ventilation*, publié en 1861 puis en 1863, qui se réfère lui-même à un excellent ouvrage sur la théorie et la pratique de la ventilation de John Reid (1808 ?-1849), médecin

---

[1] D. Wrotnowska a aussi donné un résumé de son enseignement dans son article *Lettre inédite de Pasteur professeur à l'École des Beaux-Arts*, Paris, 1855

[2] *Oeuvres de Pasteur*, T. VII, p. 230

[3] Id.

[4] On sait qu'il l'a lu car dans son manuscrit 18002, qu'il rédigea du 1er janvier 1876 au 19 septembre 1880, il écrit pour son projet d'ouvrage qu'il veut intituler : « Etudes sur les maladies contagieuses et transmissibles » : *relire Pringle et les autres auteurs du XVIIIe siècle qui ont écrit sur les maladies putrides et la putréfaction...*

[5] *Études sur les hôpitaux considérés sous le rapport de leur construction, de la distribution de leurs bâtiments, de l'ameublement, de l'hygiène*, Paris, Dupont, 1862

chimiste d'Édimbourg. Morin fut directeur du Conservatoire des Arts et Métiers et appartenait à l'Académie des sciences.

Il est possible que Godélier informât Pasteur de ces ouvrages, notamment de celui de Pringle, médecin de l'armée comme lui. Disons quelques mots ici du médecin anglais Pringle.

c/ John Pringle (1707-1782)

Nous avons déjà eu l'occasion d'en parler dans notre étude sur les maladies du philosophe écossais David Hume (1711-1776) car Pringle en fut l'ami et le reçut en consultation.[1] Le médecin militaire Desgenettes a donné un beau récit de sa vie en 1824 dans les tomes biographiques du *Dictionnaire des sciences médicales* alors que le monumental *Dictionnaire encyclopédique des sciences médicales* (1864-1889) de Dechambre n'en dit que quelques mots.[2]

John Pringle, fils d'un professeur de médecine d'Édimbourg, fut reçu docteur en médecine à Leyde en 1730, après avoir été l'élève de Boerhaave. Il se rendit alors à Édimbourg pour pratiquer la médecine. Il y fut nommé professeur d'éthique et de pneumatique (métaphysique), car il connaissait très bien les belles lettres grecques et latines. Attiré par la philosophie expérimentale il recommandait le *Novum organum* de F. Bacon à ses élèves.

Il devint en 1742 médecin ordinaire de l'armée puis médecin en chef des hôpitaux. En 1744, il démissionna de son poste professoral, étant promu médecin-général des forces armées britanniques qu'il suivit jusqu'en 1749 dans les Flandres, les États germaniques, puis en Angleterre et en Écosse. Cette proximité avec les armées lui donna le moyen d'étudier les maladies qui y sévissaient. On lui reconnut le grand bienfait d'avoir obtenu par une convention entre le comte de Stair, son protecteur, et le maréchal duc de Noailles, la neutralité des hôpitaux militaires et leur respect par les combattants des différentes nations. Il observa que la dysenterie était semblable partout, à la différence de l'opinion de Sydenham, et contagieuse, ce qui lui permit de prendre des mesures collectives préventives.

Il revint à Londres en 1749. L'année suivante, il fit paraître quelques observations sur les fièvres d'hôpital et des prisons sous forme d'une lettre à Mead (1673-1754), médecin du roi d'Angleterre George II, publiées à la hâte à l'occasion de la maladie de prison survenue à ce moment-là à la cour d'assises de Londres.[3] Il y fait le récit détaillé de cette fièvre des prisons de 1750, que Pasteur a résumée.

---

[1] Pinet Patrice, *Les philosophes, la maladie et la médecine d'Épicure à David Hume*, Paris, L'Harmattan, 2021, p. 267-302

[2] On voit que ce dictionnaire, bien que paru dans les dernières décennies du siècle, correspond à l'ère pré-pastorienne. Les noms de Pasteur ou de Villemin, par exemple, n'y font l'objet d'aucun article.

[3] *Observations on the nature and cure of hospital and jayl fever, in a letter to Dr Mead,* Londres, 1750, réédité en 1755

De juin à novembre 1750 Pringle lut trois mémoires sur les substances septiques et antiseptiques à la *Royal Society* de Londres, à laquelle il appartenait depuis 1745, qui furent imprimées dans les *Philosophical Transactions* en 1751. D'avril 1751 à février 1752 il lut quatre autres mémoires sur le même sujet qu'il préféra imprimer en même temps que les trois premières avec des notes supplémentaires dans ses *Experiences upon septic and antiseptic substances, with remarks relating to their use in theory of medecine*, qui furent joints à la première édition de ses *Observations on the diseases of the army*. En 1753, une seconde édition parut avec quelques additions.[1] La traduction française, faite sur cette édition par P.-H. Larcher (1726-1812), parut en 1755. Une seconde édition française, revue, corrigée et augmentée à partir de la sixième édition anglaise (1768), la dernière du vivant de l'auteur, parut en 1771, puis en 1793. Pasteur possédait celle de 1793. On y trouve un avertissement du traducteur et une préface de Pringle postérieure à 1762. Pour ses mémoires sur les substances septiques et antiseptiques Pringle reçut la médaille du chevalier Copley en novembre 1752, comme Pasteur en 1874.

Pringle devint, à l'accession au trône de George III en 1761, médecin de la maison de la reine et, deux ans plus tard, médecin extraordinaire puis ordinaire du roi, et finalement premier médecin. Le roi le fit chevalier-baronnet comme l'était son père. Pringle conseilla l'inoculation à la famille impériale autrichienne, François II et Marie-Thérèse, après les désastres de la variole et l'opposition à l'inoculation de Van Swieten (1700-1772), le médecin de Marie-Thérèse. Il correspondit avec Haller (1708-1777), qui lui dédia le premier volume de sa *Bibliothèque de médecine pratique*. Il fut élu président de la *Royal Society* en 1772, fonction dont il démissionna en 1778. Il l'était quand Hume le consulta pour sa dernière maladie. Il revint à Londres en septembre 1781 et mourut des suites d'une paralysie en janvier 1782.

Pasteur cite l'ouvrage principal de Pringle sans donner de référence précise. Il l'a donc vraisemblablement lu, au moins ce qui concerne les substances septiques et antiseptiques, en français puisqu'il ne connaissait pas l'anglais. Il possédait la troisième édition française de 1793, traduite à partir de la sixième édition anglaise remaniée (1768) et non modifiée ensuite. Une nouvelle édition française sortit en 1855 au moment de ses recherches sur la putréfaction. Nous résumerons donc, dans une première annexe, les principales idées et les expériences de Pringle, principalement celles sur les substances septiques et antiseptiques.

---

[1] Le titre en est : *Observations on the diseases of the army in camp and garnison, in three parts, with an appendix containing some papers of experiments, read ad several meetings of the Royal society.*

F. La conférence de Pasteur à la Sorbonne (7 avril 1864)

Le 7 avril 1864 Pasteur fit à la Sorbonne une conférence sur les générations spontanées qui eut certainement un impact important sur le public. Elle était la deuxième d'un cycle de conférences publiques, créé par l'astronome Le Verrier (1811-1877) à la demande du ministère de l'Instruction publique Duruy, que devaient donner les professeurs d'Université. Une foule considérable y assista, aussi bien le monde littéraire comme George Sand et Alexandre Dumas père (1802-1870), que le monde politique comme Duruy ou la princesse Mathilde, cousine de Napoléon III. Les Godélier s'y trouvèrent aussi.[1] Pasteur organisa cette conférence en une mise en scène spectaculaire destinée à frapper les esprits et à écraser ses adversaires, les partisans de la génération spontanée : Pouchet, Frémy, etc.

Cependant, c'est dans cette conférence que Pasteur montre l'enjeu philosophique et idéologique[2] de la querelle des générations spontanées, en l'assimilant au conflit immémorial entre matérialistes athées et spiritualistes croyants. Revendiquant constamment l'indépendance de la science vis-à-vis de la philosophie il opte, pour sa part, contre le matérialisme et l'athéisme.[3] Son cœur et les résultats de ses expériences sont en harmonie pour les rejeter, bien qu'il ne prétende pas résoudre le dilemme. D'un point de vue scientifique, et à partir des données purement expérimentales, cette position n'était aucunement nécessaire. Elle est un choix philosophique qui n'engage que lui. Chacun pouvait choisir une autre option philosophique ou rester agnostique sur l'origine des êtres vivants.

Pour rappeler *la puérilité des motifs allégués autrefois en faveur de la doctrine* des générations spontanées il donne plusieurs phrases, non textuelles, du *célèbre médecin alchimiste Van Helmont* (1577-1644) dont la plus fameuse et souvent moquée : *Si l'on comprime une chemise sale dans l'orifice d'un vaisseau contenant des grains de froment, le ferment sorti de la chemise sale,*

---

[1] Mme Godélier en rend compte le 16 avril 1864 à son père le Dr Fée qui apparemment croyait à la génération spontanée : *J'ai oublié de te parler d'une belle leçon de M. Pasteur que nous avons entendu avec un très vif intérêt. Charles* [le Dr Godélier] *te parlerait mieux que moi du sujet qu'il a traité : la génération spontanée. Je sais que tu n'es pas de son avis, mais dans tous les cas tu aurais rendu justice, en ennemi généreux, au talent d'exposition du professeur, et ses belles expériences auraient peut-être modifié tes idées. Cette leçon fort applaudie a eu du retentissement. M. Pasteur grandit tous les jours dans l'opinion du monde savant.* (*op. cit.* p. 81)

[2] J'entends simplement par idéologiques les philosophies qui s'érigent en doctrines dogmatiques, comme on en trouve en politique ou en religion, domaines incertains où règnent les croyances ou les opinions.

[3] *De bien grands problèmes s'agitent aujourd'hui et tiennent tous les esprits en éveil : unité ou multiplicité des races humaines ; création de l'homme depuis quelques mille ans ou quelques mille siècles ; fixité des espèces, ou transformation lente et progressive des espèces les unes dans les autres, la matière réputée éternelle, en dehors d'elle le néant ; l'idée de Dieu inutile : voilà quelques-unes des questions livrées de nos jours aux disputes des hommes.* (*Oeuvres de Pasteur*, T. II, p. 328)

modifié par l'odeur du grain, donne lieu à la transmutation du froment en souris après vingt et un jours environ.[1] Louis Pasteur Vallery-Radot en donne la citation textuelle dans la traduction du XVIIe siècle de J. Le Conte.[2] Pasteur en déduit que Van Helmont fut un mauvais expérimentateur, sous-entendu comme Pouchet ou Frémy aujourd'hui.[3] Qu'importe alors la pérennité de l'idée des générations spontanées à travers les siècles, qu'elle vienne de philosophes ou de savants expérimentateurs déficients : *que nous importe la durée de cette croyance à travers les âges ? que nous importent les noms de ceux qui l'ont défendue de leur parole ou de leurs écrits, qu'ils s'appellent Épicure, Aristote ou Van Helmont.*[4]

Après avoir exposé les idées de Buffon (1707-1788) il apostrophe ses auditeurs : *vous ne sortirez pas d'ici sans être convaincus que la génération spontanée des êtres microscopiques est une chimère à l'égal de la génération spontanée des vers de terre et des champignons de Buffon, à l'égal de la génération spontanée des scorpions et des souris de Van Helmont.*[5] Après Buffon il cite un long fragment de *La Mer* de Michelet (1798-1874) qui fait sortir la vie et la chaîne des êtres vivants d'une goutte d'eau. Assez de poésie, ou de philosophie, s'exclame Pasteur : *Mais, messieurs, dans un pareil sujet, assez de poésie comme cela, assez de fantaisie et de solutions instinctives ; il est temps que la science, la vraie méthode, reprenne ses droits et les exerce. Il n'y a ici ni religion, ni philosophie, ni athéisme, ni matérialisme, ni spiritualisme qui tienne.*[6]

Il soulève la question, sans l'exprimer explicitement, de la qualité et de la justesse interprétative des expériences, car il ne suffit pas pour lui d'expérimenter comme le veut la philosophie moderne des sciences. Même le médecin Harvey (1578-1657), ni poète comme Michelet, ni philosophe-savant comme Buffon, mais un vrai savant, dont personne ne niera qu'il fût un grand expérimentateur, a pu croire à une idée préconçue : *la philosophie des sciences est plus avant que cela dans nos mœurs, dans nos habitudes de penser, et des deux côtés personne ne veut croire qu'à l'expérience. En voulez-vous la preuve ? L'éminent historien que je citais tout à l'heure s'exprime ainsi : « La mort fait la vie. » Harvey lui-même n'osa pas démentir cette croyance antique. En disant : « Tout vient de l'œuf », il ajouta : « ou des éléments dissous de la vie précédente. » Puis M. Michelet continue ainsi : « C'est*

---

[1] Ib., T. II, p. 329

[2] *Si on comprime une chemise sale en la bouche d'un vaisseau, où il y ait du froment : dans une vingtaine de jours ou environ, le ferment sorti de la chemise est altéré par l'odeur des grains, transmue le bled revêtu de son écorce en souris* […] (Id.)

[3] […] *et notez bien que l'expérience dont je vais parler, Van Helmont affirme l'avoir faite : ce sera dans cette leçon la première preuve qu'il est aisé de faire des expériences, mais très malaisé d'en faire d'irréprochables.* (Id.)

[4] Ib., T. II, p. 330

[5] Ib., T. II, p. 331

[6] Ib., T. II, p. 334

justement la théorie qui vient de renaître avec tant d'éclat par les expériences de M. Pouchet. » [1]

Il constatait que la philosophie des sciences, expérimentale, faisait déjà partie du sens commun. Il admire ironiquement que l'historien Michelet proclame sa pensée enchaînée aux résultats de l'expérience, et que même un romancier de son époque invoque l'expérience comme guide, mais conclut qu'*il ne faut pas croire à l'intelligence de la science chez tous ceux qui en empruntent le langage.*

Il exposa et refit ensuite l'expérience de Pouchet prétendant réactualiser la doctrine des générations spontanées et démontrer que l'air atmosphérique n'est pas le véhicule des germes. Il expliqua son erreur puis fit l'obscurité dans la salle pour montrer que l'air peut porter mille petits corps dont certains peuvent provoquer de redoutables maladies : *L'air de cette salle est tout rempli de ces petits brins de poussière, de ces mille petits riens, qu'il ne faut pas dédaigner toutefois, car ils portent quelquefois avec eux la maladie ou la mort : le typhus, le choléra, la fièvre jaune et tant d'autres fléaux.*[2] Ces poussières flottent dans l'air ou tombent sur tous les objets qui nous entourent et nos vêtements. Il démontre ensuite comment Pouchet a introduit des poussières aériennes en manipulant la cuve à mercure dans ses expériences. En aspirant l'air dans un tube de verre et en retenant ses poussières par une bourre de coton puis en les examinant au microscope il mit en évidence que l'air contenait, outre beaucoup de choses amorphes, des corpuscules organisés analogues à des graines de moisissure, et qui sont les germes des êtres microscopiques qui peuvent s'ensemencer.

Il montre une expérience où un flacon contenant de la matière organique bouillie, dont le long col a été étiré et recourbé à la lampe d'émailleur, restera complètement inaltéré alors que sans cet effilement du col il contiendrait des animalcules, des petits infusoires ou des flocons de moisissures. Les poussières de l'air sont tombées sur le col ou à son ouverture sans atteindre le liquide qui reste limpide. La primitive création ne s'est pas reproduite car l'expérimentateur a éloigné, en retenant les germes qui flottent dans l'air, *la seule chose qu'il n'ait pas été donné à l'homme de produire* [...], *la vie, car la vie c'est le germe et le germe c'est la vie.*[3] Il veut saisir par ces démonstrations ses auditeurs et affirme catégoriquement : *Jamais la doctrine de la génération spontanée ne se relèvera du coup mortel que cette simple expérience lui porte.*[4] Il se montrera ailleurs plus subtil quand il dira ne pas croire la génération impossible et simplement être certain qu'aucune expérience jusqu'ici ne la prouve.

---

[1] Ib., T. II, p. 334-335
[2] Ib., T. II, p. 338
[3] Ib., T. II, p. 142
[4] Id.

On peut même aller plus loin en considérant le problème des générations spontanées comme un faux problème.[1] Car tout dépend du sens qu'on donne au concept « vie ». Exister, n'est-ce pas vivre ? Donc, tout être vit. On conçoit l'être vivant comme voué à la mort. Mais vie et mort s'appliquent aussi aux particules, aux atomes et aux galaxies. Ils apparaissent et disparaissent aussi. Leur existence est limitée à la durée de leur vie. Ce qui n'implique pas pour autant que la matière, ou Dieu existent. D'un autre côté, doit-on s'abstenir de toute référence métaphysique ?

Pasteur raconte ensuite ses expériences réalisées en septembre 1860 démontrant les différences d'altération des liquides de ses ballons en fonction des lieux et de l'altitude de leur exposition. Il termine sa conférence par ses expériences de mars 1863 qui révèlent que le sang ou les urines, liquides jugés les plus altérables, issus d'animaux vivants et exposés à de l'air privé de ses germes, ne s'altèrent pas, même non chauffés. Il ne s'y développe aucune espèce de putréfaction.

Il conclut en assurant encore que la génération spontanée des êtres microscopiques sans germes, sans parents semblables à eux, est une chimère. Il espère pouvoir exposer un autre jour, en présence d'une aussi brillante assemblée, les résultats révélant le rôle immense, merveilleux et émouvant de ces êtres microscopiques.

Les journaux ne manquèrent pas de commenter cette conférence, par exemple, Arthur Mangin dans *La Patrie*[2] du 9 avril.

G. Gilbert Déclat (1827-1896)

En 1982, Denise Wrotnowska (1905-2000), conservatrice du musée Pasteur, dans un article sur les relations de Pasteur avec Déclat, a fourni quelques éléments biographiques sur celui-ci et publié quelques-unes de ses lettres à Pasteur, tirées de la collection des manuscrits de Pasteur à la Bibliothèque Nationale. Elle a reproduit ces documents presque sans commentaire.[3]

Déclat fit ses études médicales à Paris et pratiqua chez les frères St-Jean de Dieu. Il fut élève de Sédillot, qui le soutiendra, plus tard, dans ses démêlés avec l'Académie des sciences et celle de médecine. Selon Wrotnowska, il fit dès 1856 des recherches sur les antiseptiques en publiant *Guérison des névralgies par un médicament nouveau : le valérianate d'ammoniaque*. En 1858, il publia *Hygiène des enfants nouveau-nés*. Ensuite, il se consacra surtout aux applications médicales de l'acide phénique, qu'il associera ensuite à d'autres antiseptiques.

---

[1] Nous avons étudié cette question dans notre *Pasteur et la philosophie* (2004).

[2] *La Patrie*, journal quotidien, politique, commercial et littéraire, parut de 1841 à 1937.

[3] Wrotnowska Denise, « Lettres inédites de Gilbert Déclat à Louis Pasteur », *Histoire des sciences médicales*, 1982, *16* : 115-123

En octobre 1865 Déclat publiera la première édition de ses *Nouvelles applications de l'acide phénique en médecine et en chirurgie aux affections occasionnées par les microphytes, les microzoaires, les virus, les ferments, etc.* en adjoignant au titre, comme exemples de ces affections, la gangrène, des cancroïdes, les maladies graves de la peau, les fièvres typhoïdes, le choléra, et la rage.

a/ La conférence de Déclat et sa première rencontre avec Pasteur (26 décembre 1864)

En 1890 paraîtra une troisième et dernière édition de son ouvrage sur l'acide phénique. C'est surtout dans l'avant-propos de celle-ci, intitulée *Un livre utile. Manuel de médecine antiseptique, applications de l'acide phénique et de ses composés*, qu'il décrit ses rapports avec Pasteur. Il en reproduit plusieurs lettres, non citées par Wrotnowska.

Déclat raconte qu'avant de découvrir les recherches de Pasteur il avait eu l'idée suivante : « *Que les ferments naissent en nous de nous-mêmes ou qu'ils viennent du dehors, qu'ils s'engendrent eux-mêmes ou qu'ils aient des ancêtres, le fait important est incontestable, c'est qu'ils sont en nous et qu'ils y causent la maladie.* » *Telle fut ma première formule.*[1] Cet énoncé n'implique pas, à l'instar de Liebig ou de C. Bernard, qu'il considérait ces ferments comme vivants, question à laquelle répondait positivement Lemaire dès 1860. Déclat s'en persuada, selon lui, sous l'influence des idées de Pasteur envers lequel il reconnaît sa dette : *Les luttes de Pasteur et de Pouchet à propos de la génération spontanée m'ouvrirent les yeux.* [suit ici sa formule précédente] *Quant à leur provenance* [des ferments], *c'est un point sur lequel Pasteur et ses expériences eurent profondément confirmé mes inductions, fondées sur l'axiome* ex nihilo nihil. *Sur la foi de ces expériences, qui sont la gloire de notre siècle et le salut des générations à venir, j'entrai résolument dans la carrière. C'est aux travaux de Pasteur que je dois le peu que j'ai fait et le peu que je suis, puisqu'ils m'ont donné l'impulsion première.*[2] Il reconnaîtra toujours sa dette et son admiration envers Pasteur.

À vrai dire son axiome « rien ne vient de rien » ne contredit pas la génération spontanée telle que leurs partisans l'entendaient et dont Pasteur n'affirmait d'ailleurs pas l'impossibilité. Mais puisqu'aucune expérience ne la prouvait selon Pasteur, on pouvait décalquer cette présence nécessaire d'un ferment dans toute fermentation à certaines pathologies, notamment contagieuses, comme Pasteur le pressentait.

En avril 1864 Déclat avait fait une conférence dans le cadre des conférences du mercredi du quotidien *La Patrie* en présence d'Alexandre Dumas. Il fit une autre conférence rue de la Paix, le 26 décembre 1864, sur les

---

[1] *Manuel de médecine antiseptique, applications de l'acide phénique et de ses composés*, Paris, Doin, 1890, p. 2

[2] Id.

microphytes et les microzoaires et y rencontra Pasteur : *En 1864, cédant aux sollicitations de quelques amis que mes convictions avaient entraînés, je fis une conférence à la rue de la Paix, intitulée :* « Des Êtres infiniment petits et de leur rôle dans le monde ». *Cette conférence a paru dans le Grand Journal d'Albéric Second*[1] *; le texte en est à peu près authentique : Alexandre Dumas* [le fils] *m'avait fait répéter ce que j'y avais dit, et l'avait écrit presque sous ma dictée. Je lui donnais le fond, et il improvisait la forme.*[2]

Lors de cette conférence de décembre 1864 il fit connaissance avec Pasteur qui vint le voir : *La conférence finie, M. Pasteur, que je ne connaissais encore que de nom, vint à moi et, après les compliments d'usage, me fit ses critiques. Mes inductions avaient troublé l'expérimentateur. « Les arguments par lesquels vous avez soutenu mes théories, me dit-il, sont fort ingénieux, mais manquent de rigueur. L'analogie n'est pas une preuve. »* [3] René Vallery-Radot cite ce passage sans donner de référence et l'inscrit dans son chapitre des années 1873-1877 alors que la conférence et cette rencontre avec Pasteur datent de 1864.[4] Selon Déclat il s'ensuivit un débat méthodologique entre eux, que nous trouvons très intéressant.[5]

Ils divergeaient en ce que Pasteur cherchait à identifier le germe par l'observation et à prouver son action morbide par l'expérimentation, tandis que Déclat postulait simplement l'existence des germes morbides grâce à l'effet thérapeutique d'un antidote, en l'occurrence, l'acide phénique. Si les méthodes divergeaient, l'expérimentation en laboratoire probante et l'expérience thérapeutique plus empirique convergeaient vers une théorie ou

---

[1] *Le Grand journal*, un hebdomadaire du dimanche, est paru du 14 février 1864 au 25 novembre 1866. Albéric Second (1817-1887) en était le rédacteur en chef.

[2] Id.

[3] Ib., p. 2-3

[4] Vallery-Radot René, *op. cit.* p. 323

[5] *Je lui répondis que j'étais loin de confondre l'induction et la déduction ; que je savais que l'induction et l'observation seraient toujours séparées par la différence qu'il y a entre le réel et le potentiel, mais que je croyais également que les raisonnements qui s'appuient sur la constance des lois naturelles peuvent, dans bien des occasions, avoir plus de valeur que des expériences sujettes à mille causes d'erreur et de variation ; qu'enfin, les expériences même n'ont de valeur pratique que celle que leur donne l'induction : d'une série de faits observés on conclut à une loi qui présuppose la constance des faits dans des conditions données, c'est-à-dire la constance des lois naturelles ; que, dès lors, nos divergences étaient plus apparentes que réelles, et le désaccord moins grand qu'il ne paraissait entre l'expérimentation et l'induction.*
Cependant, ce débat s'est renouvelé plusieurs fois sans que les opinions des partis aient pu se modifier. D'une part, je ne pouvais songer à l'expérimentation pour elle-même. Je n'avais ni les moyens, ni peut-être les aptitudes nécessaires : j'étais d'ailleurs forcé par état de me limiter au champ de la thérapeutique. Or, dans ce domaine, les faits de guérison et les découvertes successives des microbes pathogènes spécifiques venaient chaque jour vérifier mes inductions et m'enjoindre la persévérance. D'autre part, M. Pasteur de jour en jour établissait plus solidement son renom sur des expériences de plus en plus précises, rigoureuses et démonstratives. (Déclat Gilbert, *Un livre utile - Manuel de médecine antiseptique, applications de l'acide phénique et de ses composés*, Paris, Doin, 1890, p. 3)

doctrine commune, comme le remarque subtilement Déclat qui, en octobre 1865, fit hommage à Pasteur de la première édition de son ouvrage sur l'acide phénique : *Il y avait eu cependant quelques rapprochements momentanés, comme des trêves dues aux succès de la médication anti-fermentative, dont j'avais eu plusieurs fois l'occasion de soumettre les preuves à M. Pasteur. En 1865, je lui avais fait hommage de mon premier travail, dont le présent livre est comme une troisième édition accrue par vingt ans d'expérience. M. Pasteur m'écrivait le 10 décembre de la même année :* Plusieurs de vos guérisons m'ont vivement intéressé, et il est évident (pour la plupart) que c'est l'agent que vous avez employé qui a guéri vos malades. *Or, cet agent, M. Pasteur savait que je l'employais, qu'au moins je l'expérimentais, à titre* d'antiseptique. *Il se rendait à l'évidence des effets, et c'est tout ce que je pouvais demander. Il était bon qu'un pareil esprit ne se départît pas un moment de la rigueur qui fait le fond même de sa méthode.*[1]

Wrotnowska ne parle pas du tout des conférences de Déclat en 1864. Et Louis Pasteur Vallery-Radot, dans la correspondance de son grand-père, ne cite aucune lettre de Pasteur à Déclat avant septembre 1871. Grimoult a bien relevé quelques relations de Pasteur avec Déclat, mais il ne les fait commencer qu'aux environs de 1871, en même temps que celles avec Lister.[2]

Cependant, pendant toute cette année 1865, était survenue une polémique violente avec Lemaire sur des questions de priorité.

b/ Querelles de priorité entre Lemaire et Déclat (janvier – décembre 1865)

Nous n'entrerons pas dans les détails de cette polémique très désagréable et déplorable qui n'honore pas la science ni les chercheurs. Elle se poursuivra jusqu'après la mort de Lemaire en 1873, culminant dans la seconde édition (1874) de son ouvrage sur l'acide phénique. Il y détaille cette querelle en des propos interminables dans le premier chapitre intitulé « Historique de la médication parasiticide ». Nous exposerons simplement quelques faits historiques tirés de leurs récits respectifs et nous nous attacherons aux seuls aspects positifs de leurs travaux.

À la mi-décembre 1864 Déclat avait adressé à l'Académie des sciences un mémoire de seize pages sur l'emploi de l'acide phénique en médecine et en chirurgie. L'Académie des sciences présenta dans sa séance du 2 janvier 1865 et imprima dans ses *Comptes rendus* les conclusions de Déclat résumant son mémoire.[3] Une semaine plus tard, dès le 9 janvier 1865, l'Académie des sciences lut un extrait d'une lettre que Lemaire lui avait adressée où celui-ci réclame sa priorité sur l'emploi de l'acide phénique en comparant

---

[1] Ib., p. 4-5

[2] Grimoult, *op. cit.* p. 174

[3] *Comptes rendus hebdomadaires des séances de l'Académie des sciences*, Tome 60e, janvier – juin 1865, Paris, Gauthier-Villars, Paris, 1865, p. 22

chronologiquement ses travaux à ceux de Déclat.[1] Selon Lemaire, Déclat n'avait commencé à publier ses recherches que le 2 janvier 1865 alors que ses premières publications sur le coaltar saponiné dataient du 6 septembre 1859 et sur l'acide phénique du 4 mars 1861. Il estime que le mémoire de Déclat ne contient rien qu'il n'ait publié avant lui si ce n'est une application à un engorgement de langue. Cependant, il rapporte que Déclat dit avoir appliqué l'acide phénique pour la première fois le 30 novembre 1860, par erreur car il s'agit du 30 novembre 1861. Le 16 janvier, le Compte-rendu de l'Académie cite une lettre de Déclat recensant les nouvelles applications thérapeutiques qu'il a initiées avec l'acide phénique.

En octobre 1865 Déclat publia son ouvrage sur l'acide phénique et l'offrit à Pasteur, qui le lut, car le sujet devait l'intéresser, et l'a commenté dans sa lettre à Déclat de décembre 1865. Nous l'étudierons donc ici.

Un ou deux mois après le livre de Déclat Lemaire publiera un nouvel ouvrage sur l'acide phénique. Il y polémique alors de façon virulente sur la propriété de ses recherches, surtout avec Déclat, dans un appendice historique étendu intitulé *Documents essentiels à consulter dans l'intérêt de l'histoire de l'Acide phénique*. Il y déclare que Déclat ne s'en est tenu dans son premier mémoire qu'à rapporter douze cas d'applications thérapeutiques de l'acide phénique à six pathologies : gangrène, diphtérie, catarrhe de la vessie, phlegmons, cancer et cancroïde, et dartres.

c/ Les **Nouvelles applications de l'acide phénique en médecine et en chirurgie aux affections occasionnées par les microphytes, les microzoaires, les virus, les ferments, etc.** *de Gilbert Déclat (octobre 1865)*

Dans son avant-propos Déclat revient sur la polémique engagée par Lemaire. Il croit être le premier à avoir employé l'acide phénique au lieu du coaltar saponiné et du phénol Boboeuf (ou Bobeuf) dans un cas de gangrène générale le 30 novembre 1861. Il arguera constamment de ce fait en invoquant, pour l'attester, la présence des médecins Gros et Maisonneuve qui soignaient avec lui le malade. Il énumère ensuite tous les symptômes ou les maladies pour lesquels il aurait usé le premier de ce produit, en particulier de manière interne et régulière. On y remarque notamment les fièvres typhoïdes, les affections contagieuses, les scrofulides malignes, tuberculeuses et ulcérées, l'angine couenneuse (diphtérie), et des cancroïdes.

On apprend que son mémoire de décembre 1864, à la sollicitation de Flourens qui en décela la valeur thérapeutique, concourut au prix Montyon. Déclat se félicite d'apporter une pierre à l'édifice d'une nouvelle doctrine et au moins de contribuer à introduire en médecine et en chirurgie l'usage quotidien de l'acide phénique qu'il croit destiné aux applications thérapeutiques les plus nombreuses par son action puissante.

---

[1] Ib., p. 56-58

Il commence son texte proprement dit en revendiquant la précocité de sa nouvelle idée thérapeutique et d'être le premier, ou l'un des premiers, à l'avoir mise en pratique, même s'il en voulut publier les résultats plus tard afin d'apporter des conclusions définitives. Pour l'Académie, et en vue du prix, il a devancé son souhait de publication, car on parlait déjà beaucoup des applications thérapeutiques de l'acide phénique.

Il raconte d'abord son cas de gangrène touchant plusieurs parties corporelles d'une personne tombée de cheval avec fracture vertébrale dorsale et paraplégie. Il eut l'idée d'employer l'acide phénique pur sur les plaies gangréneuses, ce que personne n'aurait fait avant lui. L'effet fut spectaculaire et dès lors, se félicite-t-il, l'usage de pansements à l'acide phénique devint courant en ville et même à l'hôpital, notamment par Maisonneuve dans son service de l'Hôtel-Dieu.

Il nous apprend que les pansements à l'alcool camphré dans les plaies chirurgicales et traumatiques étaient d'usage immémorial au Portugal comme il l'avait observé l'année précédente dans ce pays. Il croit que l'alcool, le camphre et l'acide phénique agissent comme parasiticides et contrepoisons, empêchant par exemple l'infection purulente ou la pourriture d'hôpital. Il l'explique par les travaux de Pasteur : *Les beaux travaux de M. Pasteur donnent bien l'explication de ces phénomènes inattendus. Partout où il y a altération d'un liquide ou d'une substance organique, cette altération est occasionnée par l'action physiologique d'êtres vivants dont les germes pullulent dans l'air comme des parcelles de limon abondent dans l'eau bourbeuse de la Gironde, par exemple. Partout donc où l'on pratique une solution de continuité, l'air pénètre, et avec l'air des germes qui peuvent se développer jusque dans l'intérieur des vaisseaux où les entraîne la circulation. De là parfois les angioleucites, les phlébites, les érésipèles, la gangrène, etc.*[1] En chirurgie il donne la préférence aux caustiques, jugeant le bistouri trop souvent mortel.

Il passe à l'emploi qu'on pourrait faire de l'acide phénique relativement aux accouchements. Il suspecte qu'il pourrait empêcher la contagion de la fièvre puerpérale. Il assure que *le plus grand nombre des médecins admet aujourd'hui que la péritonite puerpérale est un empoisonnement par la pénétration des germes désorganisateurs, germes contagieux comme tous les autres ferments.*[2] Un visiteur, un médecin ou une sage-femme, peuvent donc propager la maladie, comme cela arrive dans la petite vérole ou la scarlatine. Une simple mesure d'hygiène pourrait préserver les femmes de cette maladie. Il s'en est convaincu à la lecture d'un mémoire de Grisar, dont il rapporte des

---

[1] Déclat Gilbert, *Nouvelles applications de l'acide phénique en médecine et en chirurgie*, Paris, Delahaye, octobre 1865, p. 27-28
[2] Ib., p. 32

statistiques de 1842-1843. Il croit surtout à la contagion de la maladie, mais n'en exclut pas complètement la spontanéité.[1]

Il relate ensuite des cas d'effet bénéfique de l'acide phénique dans les brûlures, dans l'infiltration urinaire de tissus, puis rapporte l'efficacité ou au moins l'innocuité des injections d'eau phéniquée dans la vessie. Il cite le cas d'un ancien professeur de physiologie de soixante-quatre ans atteint d'un catarrhe vésical avec urines purulentes. Celui-ci ne prit l'acide phénique que par voie interne avec une amélioration progressive qui se maintint au bout de vingt-deux jours de traitement. Cependant, Déclat remarque qu'il ne faudrait pas trop compter sur son action interne dont le maximum se produit en quelques jours, et conseille de l'interrompre au bout de huit à quinze jours pour le reprendre ensuite. Il le contre-indique dans les complications d'une affection aiguë, par exemple, dans la cystite consécutive.

Il traite ensuite des affections dites cancéreuses pour lesquelles il revendique la primeur d'avoir employé l'acide phénique, et la guérison en sept mois d'un cancer de la langue ressenti depuis quatre ans par un fumeur de pipe. Il cite les rapports successifs que celui-ci fit de l'évolution de sa maladie et de l'aspect de sa langue dans un journal d'observations qu'il lui demanda de tenir. Il juge cette découverte, qui semble s'écarter de l'antisepsie, très importante, parce qu'elle concerne des affections réputées incurables. À propos des affections anatomiques de la langue il croit que les ulcérations épithéliales dépendent de l'introduction dans les tissus de ferments spéciaux. La présence de ces êtres vivants expliquerait la contagion par contact, l'échec des opérations seules, ainsi que la possibilité de guérison par l'action de cautérisation et de destruction des tissus malades et par celle, externe et interne, d'un parasiticide puissant tel que l'acide phénique, la quinine, le mercure ou l'iode.

Il décrit ensuite deux cas de lupus très ancien en voie de guérison. Dans le second il parle de tubercules envahissant le nez en entier que l'acide phénique fit disparaître. Notons qu'à propos d'un cas d'eczéma chronique du périnée il évoque une diathèse tuberculeuse familiale. Il cite plusieurs cas de guérison d'eczéma, de psoriasis avec des lotions d'acide phénique au millième ou avec la glycérine phéniquée.

Il traita ensuite un cancer du sein évolué pour lequel il donna pour la première fois, en mars 1862, l'acide phénique brut à l'intérieur. Il n'arrêta pas son évolution, mais il constata que, par le traitement, l'odeur infecte des selles disparut, ce qui l'incita à employer l'acide phénique dans la typhoïde. Il l'utilisa dans six cas de celle-ci jusqu'à la dose quotidienne de 75 centigrammes. Il déclare une apparence de bons résultats, mais sans aucune précision sinon l'absence d'effet nuisible. Il expose alors sa conception des

---

[1] *Car, s'il est vrai que la péritonite puerpérale se déclare quelquefois spontanément, il est aussi à peu près démontré aujourd'hui que c'est presque toujours le médecin qui la propage et qui la perpétue.* (Ib., p. 33)

maladies contagieuses, citant aussi le vétérinaire Bouley qui attribuait chaque maladie spécifique à une cause spécifique.[1] Il accuse les excréments d'être vecteurs des contagions internes.

Il passe à l'une d'entre elles, le choléra, qu'il croit quelquefois contagieux. Il évoque à ce propos Pacini (1812-1883), le découvreur alors méconnu du vibrion cholérique (en 1854) qui, selon lui, accorde le premier rang à l'acide phénique dans le traitement du choléra. Il cite deux de ses correspondants médecins, dont un ami, le Pr Mousset, qui vécurent l'épidémie cholérique à Java en 1864. Ce dernier parle des immortels travaux de Pasteur, pour avoir éclairé les phénomènes de vie et de mort. Déclat cite aussi un long extrait de l'*Histoire naturelle des végétaux parasites* de C. Robin, et les travaux d'auteurs anglais dont William Budd (1811-1880). Budd venait de faire paraître un article dans le *British medical journal* sur la prévention du choléra, que Pasteur fera traduire avec plusieurs autres articles de Budd datant de 1863 à 1865. On peut les trouver dans la maison familiale d'Arbois inclus dans deux ou trois dizaines de registres de traductions commandées par Pasteur. René Dubos a vu en Budd *le plus grand épidémiologiste du XIXe siècle*[2].

Déclat conclut que le choléra est produit par des infusoires et donne plusieurs conseils assez pertinents pour empêcher leur développement : respirer des vapeurs de parasiticides, notamment l'acide phénique ou son mélange avec du goudron, et recevoir toutes les déjections des malades dans des bassins contenant une substance phéniquée ou un mélange de charbon et de sulfate de fer. Il recommande aussi lors d'une attaque cholérique d'avaler tout de suite une cuillérée à soupe d'alcool camphré. Il juge les vapeurs de chlore trop destructives. Il n'illustre malheureusement ses hypothèses d'aucun cas clinique personnel.

Il étudie ensuite l'action de l'acide phénique dans les affections pseudo-membraneuses. Il déclare avoir précédemment guéri en 1863 un nourrisson de deux ans d'une scarlatine avec angine diphtéritique, à fausses membranes, sans recours à la trachéotomie. Il ne semble donc pas séparer la scarlatine de l'angine diphtérique que Bretonneau avait distinguées dès 1826. Il guérit aussi une Espagnole de neuf ans d'une angine à fausses membranes avec de l'acide phénique dissous dans partie égale d'alcool. En août, à Dublin, il guérit un couple atteint, selon lui, de diphtérie. Il admet que ces faits ne sont pas rigoureusement concluants, mais que l'usage de l'acide phénique n'empêche pas celui des autres moyens et préserve certainement de la contagion.

---

[1] *j'ai la conviction que toutes les maladies contagieuses au contact ou à distance, sont le produit d'un empoisonnement communiqué par un être végétal ou animal, introduit partiellement ou d'une manière générale dans l'organisme humain, et que ces maladies sont l'effet d'une action analogue à celle de la putréfaction, de la fermentation, etc.* (Ib., p. 116)

[2] Dubos René, *Louis Pasteur Franc-tireur de la science* (1950), tr. de l'anglais par E. Dussauze, La Découverte, Paris, 1995, p. 336

Il essaya ensuite son produit miracle dans les ulcérations du col de l'utérus avec une guérison relativement rapide. Il cite aussi un médecin napolitain qui lui adressa trois observations de cancroïdes du col de l'utérus guéris grâce à sa méthode. Il croit que ce ne furent que des ulcérations syphilitiques ou simples parce que les cancroïdes ne guérissent que par un traitement très long.

Il relate ensuite deux cas d'ozène où l'acide phénique joua un rôle bénéfique dont il assure qu'il a une grande action dans toutes les affections des muqueuses, les hypersécrétions bronchiques et surtout dans les affections purulentes.

Il poursuit par les empoisonnements provoqués par des insectes. Il l'explique par les ferments, que transporte par exemple une mouche, des corps en décomposition à une plaie et qui peuvent, bien que rarement, se mêler au sang. Ceci arrive, dit-il, dans la pustule maligne (charbon). On sait que le musicien Scriabine (1872-1915) mourut à 43 ans de septicémie, provoquée par une piqûre à la lèvre supérieure d'une mouche charbonneuse qui provoqua une sorte de furoncle. Malgré deux interventions chirurgicales par des médecins moscovites il mourut dans d'atroces souffrances.

Déclat termine son étude des pathologies et de leur traitement par la rage qui *est une maladie contagieuse déterminée chez l'homme par l'introduction dans l'économie d'un virus spécial ; ce virus se produit spontanément chez le chien, le loup, le chacal et le renard. Une fois produit, il peut se transmettre à d'autres espèces animales, à l'homme en particulier. Ici comme dans toutes les affections à virus, le mal est probablement produit par l'introduction d'un être vivant qui se multiplie, et qui, inoculé, pourrait se perpétuer comme la petite vérole ou le vaccin.*[1] Il croit donc encore alors à la spontanéité des maladies contagieuses. Il souligne qu'une fois déclarée la rage est toujours mortelle. Il estime que l'acide phénique peut détruire le virus, mieux que le fer rouge, parce qu'on peut le donner aussi à l'intérieur.

Il recommande d'ailleurs, dans beaucoup de situations à risques de maladies, d'avoir dans sa poche un petit flacon rempli d'acide phénique liquide. À bon escient puisque cette pratique s'est généralisée sauf qu'on a substitué aujourd'hui à l'acide phénique d'autres antiseptiques tels le Dakin[2], la chlorhexidine, qui n'est que bactéricide comme l'alcool, l'hexamidine, bactériostatique, et surtout les dérivés iodés comme la bétadine (povidone iodée), ou la biseptine, qui sont à la fois bactéricides et virucides. Il cite deux cas où l'acide phénique, utilisé rapidement par voies externe et interne après morsure de chiens enragés, préserva d'une rage potentielle bien qu'incertaine.

Il analyse ensuite l'action de l'acide phénique et ses effets secondaires. Ayant reconnu son action interne peu rapide et peu durable il recherche le

---

[1] Déclat, *op. cit.* p. 180

[2] Cette solution d'hypochlorite de sodium, bactéricide à large spectre, a été inventée par le chimiste anglais H.D. Dakin (1880-1952) en mars 1915 à Paris, et eut des résultats spectaculaires sur les blessés de la Grande Guerre.

moyen de faire pénétrer d'une manière durable dans l'économie un sel phéniqué inoffensif qui aiderait l'élimination de chaque ferment spécifique.

Il conclut par un résumé de ses observations et des propriétés qu'il a reconnues à l'acide phénique. Pour notre part nous trouvons que ses démonstrations sont assez empiriques, moins rigoureuses et démonstratives que celles de Lemaire. Il a obtenu des résultats intéressants, mais ne relate que quelques cas de guérison en négligeant l'évolution des autres cas traités. Ses idées et théories médicales sont perspicaces et dans la lignée pasteurienne. Il conçoit beaucoup de maladies, reconnues infectieuses plus tard, comme contagieuses et dues à des ferments. Nous remarquons néanmoins qu'il n'exclut pas entièrement leur spontanéité interne.

Nous avons vu que, selon lui, Pasteur, en réponse à l'envoi de son livre, lui écrivit le 10 décembre 1865 : *Plusieurs de vos guérisons m'ont vivement intéressé, et il est évident (pour la plupart) que c'est l'agent que vous avez employé qui a guéri vos malades.*[1]

On trouve cette édition de 1865 dans la bibliothèque de Pasteur à Arbois, dont de nombreux passages sont soulignés en rouge. Sous la page de titre Pasteur a écrit un *N. B : tous les passages soulignés en rouge l'ont été par Déclat comme preuve de ses droits de priorité, nota bene* qu'il a signé et daté, semble-t-il, du 17 avril 1874.

H. La mort de Jean-Joseph Pasteur et de Camille (juin – septembre 1865)

En avril 1865 Pasteur fut inquiet d'une indisposition de son père car ses deux dernières attaques avaient été précédées d'une indisposition semblable, probablement signe d'un problème cardio-vasculaire. Ce pressentiment s'avéra juste puisqu'il mourra le 15 juin, à tout de même 74 ans, après une nouvelle attaque dont il ne put se relever.

À son retour d'Arbois le 2 juillet il apprit que Camille, sa dernière fille âgée de vingt mois était atteinte d'une maladie très grave et extraordinaire à cet âge. Il l'annonça le lendemain à Fée, étourdi de douleur.

À son ami jurassien de collège Jules Marcou (1824-1898), géologue marié à une Américaine et installé aux États-Unis, mais qui séjournait régulièrement en France, il donna aussi des nouvelles de Camille le 29 juillet : *Notre cher enfant est toujours dans le même état et sans espoir hélas ! de guérison. Car il n'y aurait qu'une opération qui pourrait la débarrasser de cette tumeur, et, après avoir résolu de la faire, l'avis d'un nouveau médecin plus expérimenté l'a fait suspendre. Nous comptons quelquefois aussi sur quelque miracle de la nature.*[2] Il lui en redonna un mois plus tard, le 1er septembre, en indiquant le

---

[1] Déclat G., *Un livre utile - Manuel de médecine antiseptique, applications de l'acide phénique et de ses composés*, Paris, Doin, 1890, 1890, p. 4-5

[2] Pasteur, *Corr.* T. II, p. 202

chirurgien clinicien qui la suivait : *L'état de notre pauvre enfant est toujours désespéré. M. Velpeau a constaté par une ponction exploratrice que c'était une tumeur dure contre laquelle la science est absolument impuissante. Nous essayons de notre mieux de prolonger la vie de la chère petite.*[1]

Camille ne survécut pas longtemps puisqu'elle mourut le 11 septembre avant l'âge de deux ans. Pasteur en avertit J.-B. Dumas le jour même : *Ma pauvre enfant est morte ce matin, conservant toujours une telle lucidité d'esprit que lorsque ses petites mains sont devenues froides elle n'a cessé de me demander de les placer dans les miennes, ce qu'elle n'avait jamais eu coutume de faire durant sa longue maladie ; et jusqu'à son dernier souffle elle a parlé avec l'intelligence la plus présente à tous ceux qui l'entouraient.*[2]

Pasteur ne dit pas quel médecin soigna Camille initialement et qui envisagea une intervention chirurgicale. La famille consulta ensuite Velpeau, que Pasteur dit plus expérimenté. En effet, il fut le chirurgien français le plus populaire et peut-être le plus célèbre, et cumulait, en 1865, cinquante ans de pratique clinique et chirurgicale. De plus, disciple de Bretonneau, il était contagionniste, ce qui a pu jouer un certain rôle dans le choix de Pasteur, qui avait l'idée de ferments responsables des maladies contagieuses. Pasteur était aussi devenu son confrère à l'Académie des sciences.

Disons donc quelques mots du chirurgien Velpeau et de l'influence de Bretonneau sur lui.

a/ Alfred Velpeau (1795-1867)

Velpeau, originaire d'Indre-et-Loire, vint à Tours à vingt-ans étudier la médecine. Il y fut premier élève de Bretonneau pendant quatre ans, de 1816 à 1820. Il fut son principal apôtre avec Trousseau. Bretonneau l'appelait « le Saint-Jean de mes disciples ». Maurice Genty en écrivit une courte biographie en 1931, et Émile Aron a raconté sa vie dans son ouvrage sur Bretonneau.[3]

En avril 1820 Velpeau se rendit à Paris, où sa carrière sera fulgurante. Il fut chargé d'un cours d'anatomie et, en même temps, élève logé à l'hôpital Saint-Louis. Il fut déçu de la pratique parisienne, défendant celle de son maître. Dès septembre il lui écrivit : *je veux bien que l'on me pende s'ils sont capables de montrer à guérir les malades ! La moitié de ceux qui croupissent dans les hôpitaux de Paris guériraient s'ils étaient à Tours.*[4]

En mai 1823 il soutint sa thèse, rédigée en douze heures, sous la présidence de Laennec en exposant les idées de Bretonneau sur les fièvres intermittentes, les altérations du sang et les compressions. Au premier concours d'agrégation de médecine créé cette année-là il fut nommé agrégé avec, entre autres, Gabriel Andral et Cruveilhier. Déjà orienté vers la chirurgie, il réussit le

---

[1] Ib., T. II, p. 202-203
[2] Ib., T. II, p. 207
[3] Aron E., *op. cit.* p. 145-151
[4] Ib., p. 148

concours de prosecteur (préparateur spécialisé dans les travaux pratiques d'anatomie et de dissection). Dès 1825 il publia son grand *Traité d'anatomie chirurgicale* et, en 1828, fut nommé chirurgien des hôpitaux.

Il continua à défendre les conceptions de Bretonneau, auquel il reprocha, comme Trousseau ensuite, de ne pas publier ses découvertes. Il défendit notamment la compression dans les inflammations, préconisée par Bretonneau, qui avait décrit en 1815, dans sa thèse, la technique de pansement du chirurgien militaire prussien Theden (1714-1797).[1] Aron estime que la célèbre « bande Velpeau » devrait s'appeler « bande Bretonneau ». Velpeau reprit les recherches de son maître vingt ans plus tard. Il déclara que *toute plaie est une porte ouverte à la mort*. Dans son mémoire sur *l'emploi du bandage compressif dans plusieurs inflammations des membres* il recommanda dans les états phlébitiques et variqueux des membres inférieurs de serrer ceux-ci avec une bande, pratique salutaire toujours prescrite aujourd'hui.

Velpeau ambitionna de dépasser les chirurgiens Antoine Dubois, Boyer, P.-J. Roux et Dupuytren, et d'obtenir une chaire de faculté. À la mort d'Alexis Boyer (1757-1833) en 1833 il concourut à la chaire de Clinique chirurgicale et la remporta. Il était l'année précédente devenu membre de l'Académie de médecine et, en 1843, il entra à l'Institut, succédant à D.-J. Larrey.

Il exerça pendant trente-quatre ans à la Charité. Ses cours de clinique externe eurent une grande popularité et la plus grande fréquentation, tant par les étudiants et les médecins que par des hommes du monde et des lettres. Il prônait l'union de la chirurgie et de la médecine, jugeant qu'un chirurgien pour être bon devait être bon médecin. Auteur prolixe, ses traités d'anatomie chirurgicale, de l'art des accouchements, et des maladies mammaires bénéficièrent de traductions et de rééditions.

Après la mort de Camille, Pasteur ne reparla plus de lui, qui ne put rien tenter pour sa fille sinon une ponction qui révéla une tumeur dure et certainement incurable même par la chirurgie. Sans doute Velpeau jugea-t-il l'intervention chirurgicale trop dangereuse et risquant de tuer immédiatement l'enfant. Cela aurait été certainement néfaste psychologiquement pour les parents et la source d'un remords douloureux. Trois ans plus tard Velpeau succombera d'une pneumonie à 73 ans encore à la tâche dans son service de la Charité.

b/ Bretonneau et le choléra (1832)

Velpeau défendit-il les thèses contagionnistes de Bretonneau ? Lors de l'épidémie de choléra arrivée à Paris en mars 1832 il fut un des rares médecins français à soutenir sa contagiosité. Il le déclara publiquement en juillet 1832, mais il apparaît que ce fut Bretonneau qui l'en convainquit en lui écrivant peu

---

[1] Sa thèse soutenue le 7 janvier 1805 à Paris portait ce titre : *De l'utilité de la compression et en particulier de l'efficacité du bandage de Théden dans les inflammations idiopathiques de la peau.*

après l'explosion du choléra à Paris : *Comment un homme de votre sens se laisse-t-il imposer l'opinion de ces doctes à courtes vues, qui ont pris à tâche de stratifier les cholériques dans tous les hôpitaux de la capitale avec les autres malades, et qui ont si impertinemment recommandé tant de niaises précautions ? Vous doutez encore de la contagion de la peste de l'Inde ! Mon ami, ne voyez-vous pas que c'est un fait immense. L'Asie, l'Afrique, l'Europe l'attestent, et le nom de choléra asiatique n'est-il pas la preuve que, bon gré, mal gré, ils reconnaissent que cette maladie a été transportée, importée ? À peine Paris en a-t-il reçu le germe que cette maladie exotique a été répandue, multipliée, cultivée, et chacun y a mis la main ; la vanité parisienne s'en est mêlée ; vous voyez le résultat. À Londres, l'opinion de la contagion est populaire :* the typhus fever, the mumps [oreillons] are contagious… *Je sais Trousseau malade, je crains pour vous ; je suis inquiet de mes enfants, de mes amis, plus que je ne puis le dire.*[1]

Pourquoi Bretonneau était-il si inquiet ? Parce que son « fils adoptif » était alors à Paris. En 1801, à vingt-trois ans, il s'était marié à Paris avec une femme de quarante-cinq ans qui avait une propriété à Chenonceaux où ils s'installèrent. À son âge sa femme pouvait difficilement avoir un enfant. Il eut, d'après les on-dit et une ressemblance physique remarquable, un fils adultérin né en 1814. On visa bientôt pour lui la place de médecin-chef de l'hôpital de Tours. Ceci le força à passer sa thèse et deux mois plus tard, en mars 1815, il fut nommé à ce poste en même temps qu'un confrère déjà âgé, chacun assurant un semestre en alternance. En 1819, le médecin d'âge avancé démissionna et un ami de Bretonneau, Luc-Olivier Leclerc, le remplaça comme second médecin-chef. Bretonneau devint très intime avec le couple Leclerc et leur fils Frédéric. Les époux rompirent en 1822 à cause des infidélités du mari, et Bretonneau devint très proche de Mme Leclerc et de Frédéric. En 1828, celui-ci fut admis externe dans le service de Bretonneau de l'Hospice général, puis alla poursuivre ses études à Paris jusqu'à sa thèse réussie en 1835. Quand le choléra éclata dans la capitale en mars 1832 il s'y trouvait. Bretonneau, très inquiet, conjura Velpeau de lui faire quitter Paris, par n'importe quel moyen. Il était même prêt à aller le chercher.

Quand sa femme mourut en 1836 à 80 ans il prit un appartement, rue du Chardonnet à Tours, dans une maison où Mme Leclerc en occupa un autre, et Frédéric un troisième quand il revint de Paris. Il espérait que Frédéric lui succède comme médecin-chef de l'hôpital, mais celui-ci partit pour le Texas en 1837 et n'en revint qu'au tout début de l'année 1839. Ne comptant plus guère sur lui pour lui succéder il patronna un ancien élève, très bon interne des Hôpitaux de Paris. Aussi prit-il sa retraite en février 1838, au grand dam des habitants et de l'administration. Son élève fut nommé médecin-chef, mais

---

[1] Aron E., *op. cit.* p. 241

démissionna dix jours plus tard, et le poste fut finalement attribué à Frédéric le 15 janvier 1839.

Bretonneau garda toute son affection paternelle pour celui-ci. Quand, en 1845, il déménagea dans une autre maison rue Buffon Mme Leclerc y occupa le second appartement, et Frédéric habita avec sa femme et ses deux enfants trois maisons plus loin dans la même rue. À sa mort en 1862 Frédéric retournera finir sa vie au Texas.

Auparavant Bretonneau se remaria à soixante-dix-huit ans, en octobre 1856, avec une jeune fille de dix-neuf ans, Sophie Marceau (1837-1918), qui lui servait de secrétaire à Paris. Velpeau refusa d'être son témoin au mariage, au contraire de Trousseau qui le revendiqua. Les ragots allèrent bon train, mais le mariage fut heureux. Sophie accoucha même d'un fils en avril 1860, qui deviendra le vicomte Justinien Clary (1860-1933) et grand sportif. Aron crut possible la paternité de Bretonneau, malgré ses quatre-vingt-un ans. Ceci paraît douteux car ce fils porta le même prénom que le futur second mari de sa femme. De plus, Mérimée raconta en 1860 que Sophie avait fui et que Bretonneau lui pardonna.[1]

Bretonneau mourut à Passy en février 1862 à presque 84 ans. Trousseau organisa les funérailles à Tours. Y participèrent activement Bouillaud, Velpeau qui fit un long et beau discours, et Trousseau qui parla le dernier en exposant avec rigueur la doctrine révolutionnaire des maladies spécifiques. Par testament Bretonneau avait fait de sa seconde femme sa légataire universelle. Celle-ci eut une destinée aussi pittoresque que son second mari.[2]

c/ Les recherches de Pasteur sur le choléra (octobre-novembre 1865)

En septembre 1865 le choléra venu d'Égypte arriva à Paris en passant par Marseille et Toulon. Une commission fut désignée comprenant C. Bernard, Pasteur et Sainte-Claire Deville.

Pasteur, trente ans après Bretonneau, admettait-il la contagion du choléra ? Le 19 octobre il ne sembla pas s'en effrayer et paraît indécis sur le danger que couraient les enfants de Marcou résidant alors à Paris : *Il est certain que le choléra sévit assez sérieusement à Paris quoiqu'on en dise. Chacun est plus ou moins sous l'influence de l'épidémie et moi-même en ce moment je suis contraint de me médicamenter quelque peu. Si tes enfants étaient à Paris depuis un mois ils feraient bien d'y rester, mais ils ne sont pas acclimatés par ce premier séjour.*[3] Marcou craignait sans doute le choléra car son père en était

---

[1] Delétang Jean-Noël, *Prosper Mérimée, le patrimoine en Touraine*, La Geste, La Crèche, 2022, p. 93

[2] Sophie Marceau, devenue Bretonneau, eut une longue lésion avec le vicomte J.-N. Clary (1816-1896), petit-fils du riche commerçant marseillais qui donna en mariage sa fille Julie à Joseph Bonaparte et sa fille Désirée à Bernadotte, deux futurs rois. Il fut élu député du Loir-et-Cher en 1849. Sophie en eut deux enfants et se maria avec lui en 1883, un an après la mort de la première vicomtesse. (Aron E., *op. cit.* p. 286)

[3] Pasteur, *Corr.* T. II, p. 210

mort en 1854 et, depuis octobre, le choléra faisait deux cents victimes par jour à Paris. Il en fit six milles en tout et disparut courant décembre.

Les observations et les expériences faites par la commission ne furent jamais publiées à cause, sans doute, de leur échec. Mais la BnF possède un manuscrit, appartenant au fonds des papiers de Pasteur intitulé « Commission du choléra ».[1]

Les trois savants cherchèrent d'abord le microbe dans l'air en allant sous les combles de l'hôpital Lariboisière au-dessus d'une salle de cholériques dont ils firent passer et condenser par un ventilateur l'air dans un tube. Ils recueillirent ensuite l'air directement dans la salle des cholériques sans y trouver d'agent qui put être responsable du choléra. Ils le recherchèrent aussi dans le sang. C. Bernard, cinq à dix ans auparavant, exprimait beaucoup d'ironie envers l'hypothèse animalculaire de la maladie.[2] Je crois qu'il visait surtout, dans cette réflexion de son *Cahier de notes* (1850-1860), l'hypothèse animalculaire et la vertu parasiticide du camphre que défendait Raspail.

5. De la fête impériale au laboratoire impérial (novembre 1865 – mai 1866)

A. L'invitation de l'Empereur à une « série » au château de Compiègne (novembre – décembre 1865)

À partir du 29 novembre 1865, pour une semaine, Pasteur participa à une des fameuses séries d'invités du couple impérial au palais de Compiègne. À la demande de F.-R.-L. Corvisart (1824-1882), neveu du médecin de Napoléon 1er, Jean Corvisart (1755-1821), il fut réuni dans un appartement à deux chambres avec le physiologiste F.-A. Longet (1811-1871)[3]. Après le dîner, lors du café dans un salon, il discuta avec l'impératrice Eugénie qui engagea la conversation sur le choléra, puis ils parlèrent des infiniment petits, des maladies épidémiques, des expériences sur les animaux, des infusoires et des maladies des vins. Il parla ensuite longuement avec Napoléon III, surtout sur les vins et ses altérations qu'il promit de lui montrer *de visu* au microscope. Il vit Jules Sandeau (1811-1883) le premier amant de G. Sand, et parla avec Viollet-le-Duc, qu'il trouva très aimable.

Il fit envoyer par sa femme deux dessins de Lackerbauer, l'un représentant du sang de cholérique, l'autre des poussières des salles de cholériques. On

---

[1] Il s'agit du manuscrit NAF 17952.

[2] *Il y a beaucoup de gens qui ne pensent pas qu'il soit nécessaire de prouver le point de départ. Ils font une hypothèse absurde et ils partent de là. Ces hommes sont la plaie des sciences (idéologues). Exemple : le choléra est un animalcule qui entre dans le sang, or il faut tuer l'animalcule, et donner le camphre, etc.* (Bernard C., *Cahier de notes* 1850-1860, Gallimard, 1965, p. 144)

[3] Longet avait notamment publié en 1841 *Recherches sur les fonctions des muscles et des nerfs du larynx.*

mesure ici que Pasteur recherchait, avec C. Bernard, la cause du choléra dans le sang des cholériques, ou dans l'air qu'ils respiraient, fausses pistes car le vibrion séjournait essentiellement dans les intestins.

Le 3 décembre, il remit la lettre qu'il destinait à Napoléon III avec les feuilles de son ouvrage sur les maladies des vins. Celui-ci sortira en septembre de l'année suivante avec, dans l'Avertissement, cette lettre, que l'Empereur lui autorisa de publier. Il trouva Napoléon III *un type extraordinaire*.

B. La mort de Cécile, fille aînée des Pasteur (23 mai 1866)

En février 1866, Pasteur partit une seconde année à Alais pour tenter de sauver la sériciculture, avec deux anciens élèves comme collaborateurs. Il s'installa dans une maison campagnarde au Pont-Gisquet, à 1500 mètres d'Alais.

En avril, il rejoignit à Chambéry sa femme et sa fille Cécile tombée malade. Il en informa le 16 avril ses assistants restés au Pont-Gisquet : *Ma pauvre enfant est bien abattue, bien somnolente, mais encore pleine de vie. Elle m'a bien reconnu et m'a parlé, je crois, de vous et des vers à soie. C'est une espèce de méningite qu'elle a eue. Ce qui est inquiétant, c'est que les remèdes les plus énergiques, sangsues, sinapismes, vésicatoires, appliqués hier à la hâte ne l'ont pas aujourd'hui fait sortir de sa torpeur. C'est le médecin qui trouve cela mais j'espère qu'il faut un peu de temps pour ce mieux et ces résorptions.*[1]

Il retourna à Alais et, le 28 avril, il donna à J.-B. Dumas des nouvelles de sa fille, tout en l'informant de l'état de ses expériences sur les vers à soie : *J'ai reçu votre lettre d'hier au retour d'un voyage fort pénible que je viens de faire à Chambéry, où se trouvent ma femme et mes deux filles, et où l'aînée qui a douze ans et demi a été subitement très gravement malade d'une fièvre muqueuse et cérébrale. Appelé auprès d'elle par le médecin en toute hâte au moment du plus grand danger je suis resté près de quinze jours à Chambéry dans les plus vives angoisses. Heureusement nous en avons été quitte* [sic] *pour une grande frayeur et j'ai pu rentrer à Alais au moment où s'établissait un petit commencement de convalescence de ma chère enfant.*[2]

Le 21 mai, il répondit de manière désespérée à des nouvelles alarmantes de Cécile communiquées par sa femme. Elle était à l'agonie et mourra deux jours plus tard après cinquante jours en tout de maladie. Les soins du Dr Flesschutt, dont on ignore la nature, n'empêchèrent pas la maladie de rechuter, ce qui est connu pour la typhoïde. Il croyait sans doute à sa contagion puisqu'il demanda à toute la famille de quitter la maison.[3] Le 13 juin, Pasteur écrivit à Duruy, dont la fille était amie de Cécile, pour lui faire part de son décès : *Ma chère enfant venait avec sa mère passer auprès de moi, à Alais, les vacances*

---

[1] Pasteur, *Corr.* T. II, p. 251

[2] Ib., T. II, p. 252

[3] Desquand, *op. cit.* p. 127

de Pâques, lorsque dans une halte de quelques jours, à Chambéry, elle fut prise d'une fièvre typhoïde qui l'a emportée après deux mois de la plus pénible maladie durant laquelle je n'ai pu l'assister que quelques jours, retenu que j'étais ici par mon travail et plein d'espoir trompeur sur l'heureuse issue de ce mal affreux.[1]

Pasteur avait donc appris le diagnostic de fièvre typhoïde, qui avait déjà tué son autre fille Jeanne et sa belle-sœur Célie. Le médecin de Chambéry avait cru à tort à une méningite, et Pasteur n'a pas reconnu les symptômes de cette fièvre malgré ces antécédents familiaux sept ans auparavant.

Qu'apprit-on de plus sur la typhoïde et son traitement entre 1859 et 1866 ? Presque rien. Il faudra attendre la publication en 1873 par l'anglais William Budd (1811-1880) de son ouvrage *Typhoid fever ; its nature, mode of spreading and prevention* (La fièvre typhoïde, sa nature, son mode d'expansion et sa prophylaxie) pour qu'un pas capital soit franchi puisqu'il put démontrer sa transmission par les excréments et le rôle de l'eau comme véhicule principal. Charles Murchison (1830-1879) l'a montré aussi, mais avec beaucoup moins de pertinence théorique. On pouvait dès lors, grâce à des mesures d'hygiène plus rigoureuses, en évitant le contact avec des excréments et de l'eau souillée, prévenir au mieux la maladie.

Le bacille de la typhoïde ne sera reconnu qu'en 1879 par le bactériologiste allemand K.J. Eberth (1835-1926), qui publiera sa découverte en 1880, et sera cultivé en 1881 par son compatriote bactériologiste Gaffky (1850-1918).

C. Les maladies des vers à soie

Dans une lettre du 27 juin 1866 à J.-B. Dumas Pasteur évoque la phtisie. Ses recherches sur la maladie des vers à soie (la pébrine) lui ont fait constater les liens de celle-ci avec les corpuscules qu'il avait observés dans les papillons sortis de l'éclosion des vers à soie, et toxiques au plus haut degré. Il croit alors que plusieurs maladies des vers à soie, dont celle des morts-flats, ne sont que des formes de la maladie dite actuelle, qui n'est alors pour lui qu'une forme dérivée et accidentelle de la maladie ancienne, la pébrine. En effet, en injectant sur une feuille ordinaire de mûrier dont se nourrissent les vers quelques gouttelettes d'eau rendue trouble par les matières intérieures du corps d'un ver ou d'un papillon malade on tuait en trois ou quatre jours 100% des vers de la maladie des morts-flats. Il en conclut que pour éviter la maladie actuelle il faut simplement faire de la graine avec des papillons non corpusculeux quand bien même ceux-ci proviendraient de vers issus de parents des plus corpusculeux. Il suffirait donc de trier les papillons non corpusculeux des corpusculeux. Il n'y aura plus alors qu'une maladie acquise accidentellement comme peut l'être, suppose-t-il, la phtisie : *Et dès lors plus de maladie actuelle, plus d'autres maladies peut-être, que celles qui surviendront accidentellement –*

[1] Pasteur, *Corr.* T. II, p. 258

comme la pleurésie accidentelle est inhérente à l'espèce humaine et, mal soignée, conduit à la phtisie pulmonaire alors même que les parents n'étaient nullement tuberculeux.[1] Il semble donc contester ici le caractère héréditaire (congénital) de la phtisie, et admettre sa possibilité de survenir accidentellement de l'extérieur sans reconnaître aucunement une contamination parasitaire.

Durant sa quatrième campagne de 1867, Pasteur s'aperçut en mai que la flacherie ou maladie des morts-flats touchait en réalité les vers à soie, indépendamment de la pébrine. Il douta du caractère épidémique, miasmatique de celle-ci[2], se moquant des tentatives de Béchamp, d'Estor et de Balbiani de vaporiser l'atmosphère des vers par du créosote.[3] Il nia aussi sa nature parasitaire, la croyant constitutionnelle aux vers.[4] Il ne l'admit contagieuse qu'en août 1868, avant sa cinquième campagne.

D. Un laboratoire impérial

En mars 1867 Sainte-Beuve avait défendu Renan et la libre pensée au Sénat. Quelques élèves de l'École normale l'en glorifièrent et on exigea leur renvoi. Par contrecoup, la direction administrative, dont Pasteur, fut licenciée et replacée par le ministre.

Le 5 septembre 1867, Pasteur, affecté à un autre poste à l'École normale, écrivit à Napoléon III pour le prier de lui donner les moyens matériels de poursuivre des recherches en vue d'éclairer les causes des maladies putrides et contagieuses. Il souhaiterait la création à l'École normale d'un laboratoire de chimie physiologique largement doté et qui ne mette pas en danger sa santé : *Mes recherches sur les fermentations et sur le rôle des organismes microscopiques ont ouvert à la chimie physiologique des voies nouvelles dont les industries agricoles et les études médicales commencent à recueillir les fruits. Mais le champ qui reste à parcourir est immense.* [...] *Qu'il s'agisse de rechercher par une étude scientifique patiente de la putréfaction, quelques principes capables de nous guider dans la découverte des causes des maladies putrides ou contagieuses, je voudrais trouver dans les dépendances d'un laboratoire assez spacieux un emplacement où l'installation des expériences*

---

[1] Ib., T. II, p. 265-266

[2] Il veut *demander au ministre un crédit qui me permette d'acheter quelques chambrées que je ferai grainer moi-même. Je les prendrai à Alais même par exemple,* en plein pays d'infection, *afin de mieux montrer l'exagération des idées au sujet d'une épidémie, des miasmes, de l'impossibilité de faire grainer ici et là etc.* (Ib., T. II, p. 321)

[3] *Peut-on confondre l'action d'un liquide antiseptique placé dans un vase, à même les substances, et celle de sa vapeur répandue en quantité infiniment petite dans l'air atmosphérique.* (Ib., T. II, p. 324)

[4] *Si vous saviez combien il est erroné de dire que cette maladie n'est pas constitutionnelle et seulement parasitaire. Son caractère essentiel est précisément dans son caractère constitutionnel.* [...] *Et quel audacieux mensonge que les corpuscules sont à l'extérieur des œufs et des vers ! Enfin je crois que ces gens-là deviennent fous.* (Ib., T. II, p. 324-325)

pût avoir lieu commodément et sans danger pour la santé. Comment se livrer à des recherches sur la gangrène, sur des virus, à des expériences d'inoculation, sans un local propre à recevoir des animaux morts ou vivants ? [...] *Le temps est venu d'affranchir les sciences expérimentales des misères qui les entravent.* [...] *En chimie animale, j'essaierai de devenir le disciple de notre grand physiologiste, Claude Bernard, que la maladie arrête maintenant au milieu de ses triomphes.*[1] On soupçonnait en effet C. Bernard d'être tombé malade en raison de la vétusté de son laboratoire.

Le même jour, Pasteur proposa à Duruy, plutôt que de prendre les deux chaires de chimie organique qu'il lui offrait à la Sorbonne[2] et à l'École normale, son projet beaucoup plus détaillé de laboratoire, qui justifiait en même temps la conservation de son appartement dans l'École. Le lendemain, Napoléon III manifesta à Duruy son désir de répondre favorablement à son vœu. Quelques jours plus tard, Duruy, se félicitant de ce projet pour son plan de développement des hautes études scientifiques, s'informa auprès du maréchal Vaillant, ministre de la maison de l'Empereur et des beaux-arts, si la situation des fonds octroyés aux bâtiments civils permettait de satisfaire ce projet que les travaux de Pasteur justifiaient si amplement.

Après quelques contretemps la construction du laboratoire commença en juillet 1868.

[1] Ib., T. II, p. 345-346

[2] Il accepta néanmoins celle-ci, tout en se faisant suppléer par Wurtz pour sa cinquième campagne à Alès vouée à l'étude des maladies des vers à soie.

CHAPITRE IV : Pasteur, de l'accident vasculaire cérébral (19 octobre 1868) à l'élection à l'Académie de médecine (25 mars 1873)

1. L'attaque cérébrale

Le 19 octobre 1868, à seulement quarante-cinq ans, Pasteur fut saisi d'une attaque qui le laissa en partie paralysé du côté gauche. René Vallery-Radot (1853-1933), futur gendre de Pasteur, n'ayant pas assisté à ce drame, a raconté, dans son best-seller *Vie de Pasteur* (1900), le déroulement des faits d'après les informations tirées de Pasteur lui-même et de sa famille.

Ce lundi 19 octobre, Pasteur ne se sentit pas très bien. Il ressentit, après le déjeuner, un froid glacial et un fourmillement dans toute la partie gauche du corps. Il dut interrompre son travail et s'étendre sur son lit. Malgré cet état il voulut se rendre à la séance de 14 heures 30 de l'Académie des sciences pour présenter un travail de vérification expérimentale de l'italien Salimbeni en faveur de sa méthode de restauration de la sériciculture.

Mme Pasteur, quelque peu inquiète, l'accompagna au bas de l'escalier du vestibule de l'Institut. Elle rencontra Balard et le pria de ramener son mari après la séance jusqu'à l'entrée de l'École normale. Ils revinrent à pied accompagnés d'Henri Sainte-Claire Deville (1818-1881), docteur en médecine et surtout chimiste, élu à l'Académie des sciences en 1861 et collègue de Pasteur à l'École normale. Pasteur dîna peu et se coucha tôt, à vingt et une heures. À peine couché il sentit le malaise de l'après-midi l'envahir et ne put plus parler. Retrouvant sa voix il appela Mme Pasteur qui fit venir en toute hâte leur ami Godélier, professeur au Val-de-Grâce. Peu à peu il se trouva paralysé de tout le côté gauche.

Le lendemain matin, le médecin Noël Gueneau de Mussy, venant faire les visites réglementaires des élèves de l'École normale, se rendit à son chevet. Avec Godélier ils décidèrent de faire venir Gabriel Andral. Ils allèrent le chercher à l'Académie de médecine à quinze heures, à la séance du mardi.

Donnons quelques renseignements sur Gueneau de Mussy, et reprenons et prolongeons les parcours de Godélier et d'Andral jusqu'à leur intervention auprès de Pasteur.

A. Noël Gueneau de Mussy (1813-1885)

Noël Gueneau de Mussy naquit à Paris en novembre 1813, la même année que Godélier. Il eut un oncle chef de service à l'Hôtel-Dieu et un cousin médecin, Henri Gueneau de Mussy (1814-1892), fils du précédent, qui suivit la famille d'Orléans dans son exil en 1848. En 1832 il entra comme stagiaire chez Dupuytren (1777-1835) et fut reçu premier au concours de l'internat de 1835. Il fut l'externe, l'interne et le chef de clinique de Chomel qui le décida à s'orienter vers la médecine. Il fut reçu docteur en 1839, nommé médecin des hôpitaux en 1842 et agrégé en 1847. Il exerça dans les hôpitaux Saint-Antoine, la Pitié et surtout à l'Hôtel-Dieu où il pratiqua dix-sept ans, jusqu'en 1878, ayant atteint la limite d'âge. Citons, parmi ses très nombreux travaux, ceux qui peuvent nous intéresser ici.

Une de ses deux thèses d'agrégation, de 1844, s'intitule *Des causes de la fièvre hectique et de son traitement.* En 1860, on publia ses *Leçons cliniques sur les causes et le traitement de la tuberculisation pulmonaire faites à l'Hôtel-Dieu* professées l'année précédente. En 1864 il fit paraître *De l'influence réciproque de l'asthme et de la tuberculisation pulmonaire.* L'Académie de médecine le reçut en 1867 dans la section de thérapeutique. Le 3 mars 1868, donc peu avant l'accident vasculaire cérébral de Pasteur, il lut à l'Académie de médecine ses *Considérations sur l'inoculabilité et la contagion de la tuberculose*, commentaires aux expériences de Villemin qui prétendait avoir démontré ces deux caractères de la tuberculose dans son ouvrage qui venait de paraître. Il fut privé d'investiture et dispensa, dès lors, des cours libres.

Par la suite, de 1874 à 1885, il publiera quatre volumes de sa *Clinique médicale* et, datées de 1877, ses *Recherches historiques et critiques sur l'étiologie et la prophylaxie de la fièvre typhoïde* qu'il présenta à l'Académie de médecine en novembre 1776 en présence de Pasteur.

Il fut attaché trente ans à l'École normale. C'est dans ce cadre qu'il côtoya longtemps Pasteur et qu'il le vit le lendemain de son accident vasculaire cérébral. Il avait alors cinquante-quatre ans. Pasteur ne se réfère qu'à son ouvrage de 1876-1877 sur la typhoïde.

B. Charles-Pierre Godélier (1813-1877) et Gabriel Andral (1797-1876)

Nous avons vu que Godélier avait été médecin en chef de l'hôpital militaire de Strasbourg où Pasteur engagea avec lui une amitié qui perdura durant leur vie parisienne, Godélier ayant été nommé Professeur au Val-de-Grâce en 1852. Il était toujours en fonction en 1868 et avait cinquante-cinq ans.

Rappelons que Gabriel Andral, reçu docteur en 1821, eut successivement les chaires d'hygiène (1828), de pathologie interne (1830), puis de pathologie générale (1839) où il succéda à Broussais. Il fut admis à l'Académie de médecine en 1833 et à celle des sciences en 1843. Il critiqua Broussais et un peu Laennec. Dans les années 1850 il arrêta son activité scientifique, voulant se consacrer presque entièrement à soigner sa femme malade. Quand elle mourut à Chateauvieux, dans le Loir-et-Cher, où P. Royer-Collard, son beau-père, avait un domaine, il soigna les indigents des environs.[1] Quand il consulta Pasteur il avait soixante-dix ans et donc une grande expérience clinique.

---

[1] Astruc Pierre, *Gabriel Andral*, Les Biographies Médicales, Paris, Baillière, 1935, p. 207

C. Le traitement et les séquelles de l'accident vasculaire cérébral

Selon René Vallery-Radot, qui a rédigé une belle biographie de Pasteur, mais qui ne fut ni médecin ni scientifique, Andral fut déconcerté par cette attaque si différente de celles qu'il avait vues. Elle ne présentait pourtant rien d'extraordinaire sinon par ses prodromes et le délai de plusieurs heures entre ceux-ci et l'attaque proprement dite qui entraîna une aphasie temporaire et une hémiplégie partiellement régressive. Andral prescrivit seize sangsues derrière les oreilles.[1]

Les sangsues, animaux qui comme leur nom l'indique sucent le sang, furent déjà préconisées par un médecin et poète grec, Nicandre de Colophon (? – 135) en 150 av. J.-C., dans son ouvrage versifié l'*Alexipharmaque*. Elles furent à l'apogée de leur succès avec Broussais (1772-1838). Rullière rapporte qu'en France on importa 41 500 000 sangsues durant l'année 1833 pour répondre à la demande des médecins qui adoptèrent ses doctrines.[2]

Pour R. Vallery-Radot appliquer les sangsues à Pasteur fut une *idée de salut*. Le sang coula abondamment. Godélier, qui notait toutes les heures l'évolution des symptômes, enregistra le soir même : *Parole plus nette, langue dégagée, quelques mouvements dans les membres paralysés, intelligence parfaite.*[3] Laissons parler R. Vallery-Radot qui a transcrit les notes de Godélier :

Mais ce même mardi, à dix heures du soir, le bulletin porte ces mots : « Se plaint de son bras paralysé. Il pèse comme du plomb. Si je pouvais le couper ! disait Pasteur avec un gémissement. » Vers deux heures, Mme Pasteur crut que tout espoir s'évanouissait. « Froid intense, agitation anxieuse, traits abaissés, yeux languissants », lit-on encore sur ces notes rapides et comme haletantes. Le sommeil qui suivit parut être le sommeil de la mort.

Au petit jour, Pasteur sortit de ce profond assoupissement. « Intelligence toujours absolument intacte, écrivait M. Godélier le mercredi 21 octobre à midi et demi. La lésion cérébrale quelle qu'elle soit, continuait-il, ne s'est pas aggravée. Il y a un temps d'arrêt manifeste ». Ces mots « Intelligence active » revenaient deux heures plus tard, suivis de cette observation saisissante : « Causerait très volontiers de science. » [4]

Les amis et les savants se succédèrent dans la chambre de Pasteur à l'École normale. R. Vallery-Radot cite une lettre intime de Mme Cribier, cousine par alliance de Pasteur car fille de Mme Danicourt, une tante de Marie qui vivait à Saint-Pryvé Saint-Mesmin près d'Orléans. Les Laurent s'y étaient installés en 1855. Mme Cribier décrit très bien l'ambiance qui régnait autour de Pasteur sept jours après l'accident et l'étonnement des médecins face à son caractère

---

[1] Quelques auteurs parlent, apparemment par erreur, de seulement trois sangsues.
[2] Rullière, *op. cit.* p. 165
[3] Vallery-Radot René, *op. cit.* p. 227
[4] Ib., p. 227-228

peu classique.[1] Gernez, un des collaborateurs de Pasteur qui fit toutes les campagnes des études sur les maladies des vers à soie, a témoigné de la préservation de toute sa lucidité pendant cette semaine où il ne le quitta presque pas. Pasteur lui dicta une note qu'il amena le lendemain à J.-B. Dumas qui en fut ébahi. Elle parut dans le compte rendu de l'Académie des sciences du 26 octobre, une semaine après son attaque. Pasteur y indiquait une méthode pour détecter précocement les graines disposées à la flacherie.

Napoléon III, humainement, engagea Duruy le 15 novembre à reprendre les travaux de construction de son laboratoire interrompus devant le pronostic sombre, ou même fatal, de l'accident. On lui rapporta que cela avait vivement affecté Pasteur parce que cela supposait son non-rétablissement. Depuis leur première entrevue à la fête des Tuileries en 1863 et surtout depuis son invitation à Compiègne en 1865 Pasteur vantait le règne de l'Empereur et la gloire de la France. Il faisait tout pour le développement économique du pays par ses recherches sur l'altération des vins, la production du vinaigre, la restauration du commerce de soie. Un respect mutuel et amical s'était donc noué. Il sera à nouveau invité à une série de Compiègne l'automne suivant.

À la demande de son mari Mme Pasteur écrivit le 11 novembre au maire de Saint-Hippolyte-du-Fort dans le Gard, Jeanjean, car il envisageait déjà d'y retourner. Elle était optimiste : *J'ai la satisfaction de vous dire que sa santé générale est bonne. La paralysie du bras gauche est toujours complète, celle de la jambe a déja cédé pour plusieurs de ses mouvements.*[2] Le 27 novembre elle adressa une lettre à l'Impératrice pour donner des nouvelles de son époux au couple impérial : *Sa santé générale est excellente et sans la paralysie, qui d'ailleurs tend à disparaître un peu plus chaque jour, il pourrait reprendre ses occupations. Il a aujourd'hui pleine confiance en sa guérison et il est*

---

[1] *26 octobre 1868... Les nouvelles sont assez bonnes ce matin. Le malade a pu dormir quelques heures cette nuit, ce qui ne lui était pas encore arrivé. Il avait été toute la journée d'hier dans une telle agitation que M. Godélier n'était pas sans inquiétude ; il a fait faire le silence le plus complet dans l'appartement, on n'avait la permission de parler que dans le cabinet qui est la pièce la plus éloignée et la plus sourde à cause de ses doubles portes matelassées. Cette pièce ne désemplit pas du matin au soir. Tout le Paris savant vient s'informer avec anxiété de l'état du malade ; des amis intimes le veillent tour à tour ; Dumas, le grand chimiste, insistait hier de la manière la plus affectueuse pour remplir le même soin. Chaque matin, l'Empereur et l'Impératrice envoient un laquais prendre des nouvelles que M. Godélier lui remet sous pli cacheté. Enfin aucune preuve de sympathie ne fait défaut à la pauvre Marie et j'espère un peu que le malheur ne sera pas aussi complet qu'on a pu le craindre tout d'abord. L'intelligence me semble si intacte que, le repos et la jeunesse aidant, il pourra peut-être se remettre au travail avec ménagement. Cette attaque est accompagnée de symptômes qui occupent en ce moment toute l'Académie de Médecine. La paralysie agit toujours brusquement, tandis que chez M. Pasteur elle a eu lieu par petites attaques successives, vingt ou trente peut-être, et n'a été complète qu'au bout de vingt-quatre heures, ce qui a dérouté complètement les médecins qui l'entouraient et a retardé l'emploi d'un traitement actif. Ce fait est, parait-il, observé pour la première fois et déroute toute la Faculté.* (Ib., p. 228-229)

[2] Pasteur, *Corr.* T. II, p. 406-407

heureux de penser qu'il pourra encore travailler à être utile à son pays, car mon pauvre mari a la passion de la gloire scientifique de la France.[1]

Pasteur quitta son lit pour la première fois le 30 novembre, soit presque un mois et demi après son attaque. Il put passer une heure au fauteuil. On lui lut des biographies héroïques, notamment celle d'Edward Jenner (1749-1823), le promoteur de la vaccination, qu'il trouva trop succincte.

Au mois de décembre Godélier rendit compte des progrès physiques de Pasteur : *État général des plus satisfaisants. Moral excellent ; les progrès faits chaque jour dans le retour d'action des muscles paralysés inspirent au malade une entière confiance. Il organise les plans de sa future campagne séricicole, reçoit sans trop de fatigue beaucoup de visites, cause avec animation et gaîté, dicte souvent des lettres.*[2] À la fin du mois il put faire quelques pas sans appui. Il insista pour partir faire sa cinquième campagne dans le Gard, ce que d'aucuns trouvaient imprudent ou insensé. La volonté, le désir d'achever son travail furent plus forts que tous les conseils.

Après trois mois de maladie, le 18 janvier 1869, il se rendit, allongé dans un coupé, à Alès, puis à Saint-Hippolyte-du-Fort. Il avait prévenu le 9 décembre le maire du bourg qu'il espérait y venir malgré le progrès fort lent de son état.[3] Le 10 janvier, il l'informait qu'il commençait à faire quelques pas dans son appartement.

La rémission incomplète de l'accident vasculaire cérébral se confirma et il n'y eut plus d'aggravation.

D. L'interprétation médicale de la symptomatologie

René Vallery-Radot rapporte le diagnostic d'hémorragie cérébrale, qu'aurait fait Godélier, ce qui est fort possible si Pasteur avait de l'hypertension artérielle ou un anévrysme, ce qu'on peut soupçonner devant les céphalées dont il s'était plaint auparavant. Cependant, lors de ses campagnes dans le Gard, il se plaignit essentiellement de fatigue, par exemple en avril 1867 : *la fatigue excessive de mes occupations que j'ai multipliées peut-être outre mesure cette année par le désir que j'ai d'en finir avec cette épineuse question* (celle des maladies des vers à soie).[4] En mars de l'année suivante il se jugea *incapable de recommencer le travail si fatigant de l'an passé.*[5] Et en septembre de cette année 1868, un mois avant son accident, il

---

[1] Ib, T. II, p. 407

[2] Vallery-Radot René, *op. cit.* p. 234

[3] *Ma santé générale est excellente ; le côté gauche est toujours paralysé, mais aucune partie ne l'est entièrement et chaque jour les forces reviennent dans les mouvements. Je me lève pendant quelques heures depuis une huitaine, enfin je compte sur une guérison sous votre beau ciel du Midi.* (Pasteur, *Corr.* T. II, p. 410) À Duclaux, deux jours plus tard, il précise : *Ma santé est toujours bonne. Je me lève, ou plutôt, on me lève depuis une dizaine de jours. Les progrès sont lents mais évidents.* (Ib., T. II, p. 412

[4] Ib., T. II, p. 316

[5] Ib., T. II, p. 365

crut indispensable de consacrer à ces études une nouvelle année *malgré la fatigue excessive que j'en éprouve.* Ses années d'étude sur les maladies des vers à soie furent donc très éprouvantes.

Une pathologie cérébrale d'origine vasculaire représente l'origine quasi certaine de son attaque compte tenu de l'évolution et de sa survie vingt-sept années après l'accident. On chiffre aujourd'hui à environ 80% les accidents de type ischémique et à 20% ceux de nature hémorragique.[1]

Il peut s'agir de la rupture d'un anévrysme artériel, bien que l'attaque eût été sans doute plus aiguë. L'accident semble ici avoir été de constitution progressive, par étapes, ce qui a déconcerté les médecins. Bien que moins probable cette évolution pourrait faire penser à une dissection artérielle partielle et progressive. Quoi qu'il en soit, s'il y eut hémorragie, l'application de sangsues, ou même une saignée, étaient sans doute indiquées et *a priori* bienfaisantes, d'autant s'il existait une hypertension artérielle.

Cependant, si les sangsues parurent immédiatement soulager Pasteur, une phase d'aggravation, quelques heures plus tard, fit craindre le pire, et il crut mourir. Il ressentit un froid glacial, s'agita anxieusement, ses traits s'affaissèrent, ses yeux devinrent languissants et il s'endormit d'un sommeil très lourd. Ces symptômes résultèrent peut-être de la perte de sang provoquée par le traitement aux sangsues, ce qui n'ôte pas nécessairement son bénéfice immédiat et global.

Nous avons vu que les accidents vasculaires cérébraux par ischémie sont quatre fois plus fréquents que les hémorragies cérébrales, aujourd'hui du moins où les conditions de vie ne sont pas tout à fait identiques qu'à l'époque de Pasteur (nourriture plus riche, surpoids et obésité, graisses saturées ou de mauvaise qualité, etc.), du fait de plaques d'athéromes sur les artères, ou artériosclérose. On peut soupçonner ce diagnostic chez Pasteur avec, peut-être, un processus saccadé de décollements thrombotiques de morceaux de plaque, étant donné l'évolution en phases alternantes et irrégulières de ses symptômes.

Ces embolies, sources possibles d'infarctus cérébral, ont principalement pour origine l'athérosclérose des grosses artères extra-crâniennes, des carotides ou de la crosse de l'aorte. 20 % des embolies sont d'origine cardiaque, par exemple par des troubles du rythme du cœur.[2] Nous avons vu que Pasteur avait eu en 1854 quelques symptômes d'allure cardiaque. Ils semblent plus d'une nature neurotonique et dus au surmenage, car il n'en fut plus question durant les quinze années suivantes. 20 % des cas d'infarctus cérébraux proviennent d'occlusions de petits vaisseaux perforants. Il s'agit alors de petits infarctus cérébraux lacunaires, apanage surtout des personnes âgées, ce qui n'est pas le cas ici.

---

[1] Haslett C., Chilvers E.R., Hunter J.A.A., Boon N.A., *Médecine Interne, Principes et Pratique, de Davidson*, tr. de la 18e éd. anglaise (1999), Paris, Maloine, 2000, p. 975

[2] Ib., p. 976

Dans l'éventualité d'une embolie cérébrale on peut imaginer que la saignée par les sangsues a été favorable en réduisant l'hypertension propice au détachement, ou au contraire délétère en réduisant la perfusion sanguine du cerveau, les anticoagulants ou les thrombolytiques facilitant cette perfusion n'existant pas encore.

Parmi les accidents focaux aigus persistants on estime actuellement que 85% résultent d'un infarctus cérébral et 15% d'une hémorragie intracérébrale sans possibilité de les distinguer cliniquement. Quand, au début, il existe des céphalées et des vomissements, ce qui ne fut pas le cas chez Pasteur, on présage fortement d'une hémorragie. Beaucoup de déficits persistants se constituent en quelques minutes, la majorité en moins de six heures, et environ 10% en plus de six heures.[1] Ce dernier type évolutif atteste de la progression de la lésion vasculaire ayant entraîné l'accident. La symptomatologie évolutive initiale de Pasteur entre dans ce cadre car elle dura trente-six heures.

Dans son cas il s'agit donc le plus probablement d'un infarctus cérébral dû à la migration d'un embole. La régression de sa symptomatologie témoigne de la suppléance des circulations secondaires, ou de l'effet d'autres mécanismes compensatoires. D'un point de vue physiopathologique l'occlusion d'une artère cérébrale peut entraîner la perfusion de son territoire par l'ouverture d'anastomoses provenant d'autres territoires. En outre, la réduction de la pression de perfusion provoque des changements homéostatiques destinés à maintenir l'oxygénation du cerveau. Pasteur a certainement bénéficié, grâce à sa relative jeunesse, de ces mécanismes protecteurs de l'organisme et en particulier du cerveau. Nous verrons qu'ils seront beaucoup moins performants durant les dernières années de sa vie.

2. Cinquième et dernière campagne dans le Gard contre les maladies des vers à soie (janvier 1869 – juin 1869)

A. Une chute malencontreuse

Du fait de son infirmité Pasteur réclama cette fois à Duruy quatre assistants, ceux déjà choisis parmi ses anciens élèves et maintenant professeurs : Gernez, Duclaux, Raulin, qui ne viendra qu'en mars, et Maillot, préparateur à l'École normale. Tous furent très assidus dans leur aide. Malheureusement, durant sa première semaine dans le Gard, Pasteur, en glissant sur un noyau de pruneau, fit une chute sur son côté paralysé, laquelle le fatigua et entraîna de vives douleurs. Il s'en remit en trois semaines, mais se désolait que cet accident retardât sa convalescence qui s'annonçait déjà longue. Le moindre travail, même de quelques instants, l'accablait. Il conserva cependant, sauf quelques jours après sa chute, son appétit et son sommeil, et garda bon espoir en ces forces réparatrices.

[1] Ib., p. 975 et 980

Trois jours après ces nouvelles données à son ami et collègue Sainte-Claire Deville, qui l'avait beaucoup soutenu lors de sa maladie, il répondit à J.-B. Dumas qui s'enquérait de sa santé : *Aujourd'hui, les suites de cet accident* [sa chute] *ont tout à fait disparu et je me retrouve comme il y a trois semaines. Le progrès dans les mouvements du bras et de la jambe paraît recommencer, mais avec une lenteur excessive. Je vais ces jours-ci recourir à l'électricité sur le conseil du docteur Godélier, à l'aide d'une instruction qu'il a bien voulu m'envoyer et d'un petit appareil construit par Ruhmkorff. Quant à ma tête, elle est toujours bien faible.*[1] Il lui détaille son emploi du temps de la journée et les repos qu'il doit prendre, forcé par sa femme et sa fille.

B. Une expérience d'électrothérapie (février - mars 1869)

Pasteur essaya l'électrothérapie avec l'appareil et son instruction que lui envoya Godélier. Après cette tentative il en fit un bilan détaillé dans une lettre qu'il lui adressa, non datée mais qu'on peut estimer à coup sûr de mars ou au plus tard d'avril 1869. Il commença par lui dire combien de fois il avait regretté ses bons soins après son départ, car depuis son arrivée il ne disposait pour tout médecin que d'*un vieux bonhomme de l'ancien temps*. Ses conseils d'une bonne hygiène et d'abandon à la nature constituaient pour lui une ordonnance qui le tranquillisait fort alors qu'ici le moindre petit accident l'effrayait et son faible cerveau en grossissait toutes les conséquences. Il lui parla ensuite des conséquences de sa chute :

Jugez de ce que j'ai dû éprouver après ma chute qui a été vraiment assez grave. Pendant quinze jours j'ai beaucoup souffert dans le bras et le pied. Je ne pouvais plus marcher et une douleur dans les muscles du bras surtout de l'épaule m'enlevait tout sommeil. Enfin depuis quinze jours je vais sensiblement mieux. J'ai dans le pied quelques mouvements de plus qu'au moment de mon départ. Les extenseurs ramènent un peu le devant du pied de bas en haut et la marche en devient un peu plus aisée sur la route, je puis marcher sans trop me fatiguer pendant un quart d'heure au bras de ma femme. Le bras aussi commence à faire de nouveaux progrès ; ils avaient été arrêtés nets par ma chute. J'éloigne un peu le coude et l'avant-bras de mon corps. Vous savez qu'à Paris cela n'existait pas. Je ne serre avec la main pas plus fort qu'à Paris.[2]

Il lui rendit compte ensuite de son essai d'électrothérapie qu'il lui avait conseillé : *Parlons de l'électricité. Je m'en suis servi pendant dix jours mais j'attends pour la reprendre. Voici pourquoi : d'abord mon bras gauche ressent les mêmes influences que mon bras droit. Deux des doigts ont particulièrement réagi ; c'est l'index et le petit doigt ; les deux du milieu n'ont jamais fait de mouvement ; quelle que soit la place des tampons l'index se*

[1] Pasteur, *Corr.* T. II, p. 425-426)
[2] Ib., T. II, p. 428

levait comme une touche de piano, le pouce aussi faisait quelques mouvements. Or, je me suis aperçu que la faible action naturelle des extenseurs de l'index et du petit doigt avait été supprimée à la suite de la faradisation tandis que les deux doigts du milieu font de notables progrès. Au contraire l'index et le petit doigt refusent absolument maintenant de se soulever. Ainsi deux doigts n'ont pas réagi du tout sous l'influence de l'électricité et je suis réellement très content d'eux, tandis que les deux doigts qui en ont le plus ressenti l'influence ont même perdu le très peu de mouvement qu'ils avaient de bas en haut. Que pensez-vous de ces faits ? ils me paraissent de nature à faire suspendre le traitement par l'électricité. Ces faits sont d'ailleurs aussi nets que je vous les décris. Du reste ce traitement ne m'occasionnait aucune douleur ni surexcitation quelconque, excepté peut-être pour les muscles du bras, mais je crois que ceux-ci se ressentaient encore de ma chute quand je les ai électrisés.[1]

Il termine le bulletin de sa santé en lui décrivant enfin l'état de sa tête : *Pour ce qui est de ma tête, depuis quelques jours il me semble qu'elle se dégage un peu, toutefois je me fatigue toujours avec une facilité extrême. Un travail de tête d'une heure par jour est plus que suffisant pour que je sois averti qu'il faut m'arrêter. Cette nuit dernière a été ma meilleure depuis mon arrivée. En deux fois j'ai dormi huit heures ; aussi je n'use pas du bromure de potassium. Presque toujours depuis quinze jours j'ai dormi 6 ou 7 heures en deux ou trois fois. Mon appétit supprimé par ma chute est revenu aussi ce qu'il était à Paris.*[2]

Dans une lettre du 21 mars il attribue son accident vasculaire cérébral à son excès de travail pendant cinq ans.[3] Le 30 avril, il écrivit à J.-B. Dumas que ses progrès étaient d'une lenteur désespérante, et que de sa main gauche il ne pouvait pas encore tenir un œuf à la coque. Le 27 juillet il jugea probable que la paralysie de son côté gauche serait définitive.

C. Une rencontre avec Déclat (juillet 1869)

En 1869, Déclat rencontra à nouveau Pasteur à Clermont-Ferrand chez Duclaux à l'occasion d'une épizootie : *En 1869 – bien avant que M. Pasteur eût pensé à appliquer ses découvertes à la thérapeutique*[4] *– j'appris qu'une*

---

[1] Ib., T. II, p. 428-429

[2] Ib., T. II, p. 429

[3] *J'ai été frappé le 19 octobre dernier d'une congestion cérébrale et la paralysie qui en a été la conséquence est loin d'avoir disparu. C'est là que m'a conduit le travail immodéré auquel je me suis livré dans ces cinq dernières années pour découvrir un moyen préventif de la maladie qui décime les vers à soie.* (Ib., T. II, p. 435)

[4] Ici Déclat veut justifier ses prétentions à la priorité de certaines découvertes. Il l'avait déjà fait avec Lemaire. Pour montrer qu'il a précédé Pasteur dans son application de la théorie nouvelle des ferments de celui-ci à la thérapeutique il cite une lettre de Pasteur du 8 octobre 1873 en en soulignant un passage pour le prouver : *Cher Monsieur, Au retour d'un petit voyage dans nos montagnes, je trouve ici la lettre et la note que vous avez eu l'obligeance de m'adresser. En*

épidémie de mal de montagne *régnait dans le Cantal. J'avais demandé à M. Lefèvre de Sainte-Marie, directeur de l'Agriculture, l'autorisation d'expérimenter à mes frais ma médication sur les maladies infectieuses des animaux. Il m'indiqua le lieu de l'épidémie, et j'y allai après le passage d'une commission qui avait surtout constaté que la fille était muette. Avec le seul membre sérieux de cette commission, M. Baillet, avec M. Marrette, vétérinaire de la commune, et M. le Dr Bonnet, je parcourus les lieux atteints par la contagion. Je guéris des animaux abandonnés par les bouviers, je m'assurai de la valeur du remède et de la méthode des injections sous-cutanées. J'appris à ce moment que M. Pasteur, souffrant, était allé se reposer à Clermont, et qu'il travaillait là dans le laboratoire de M. Duclaux. Je me rendis près de lui vers le 10 juillet 1869 ; je lui fis part de mes succès devant M. Duclaux, qui, dans son cours à la Sorbonne, en 1880, semble avoir perdu la mémoire, je ne dis pas de mon nom, que je lui laisse le droit d'oublier, mais d'expériences qui appartiennent à la science et qu'il aurait dû relater, puisqu'il en avait été le premier informé. M. Pasteur ne me mesura pas les encouragements.*[1] Il revient alors, dans son ouvrage de 1890, à son débat méthodologique avec Pasteur en défendant l'induction qui lui fit combattre, à partir de la théorie bactérienne de Davaine de la maladie du charbon, cette épizootie de 1869.[2] Duclaux, dans son ouvrage sur Pasteur, ne cite qu'une fois Déclat.[3] Pourtant, dès 1871 et en 1872, celui-ci lira à l'Académie des sciences deux notes sur la maladie du charbon qu'il publiera à part : 1. *Note sur les affections*

---

vous remerciant cordialement, je souhaite bonne chance et continuation de succès à votre traitement. Combien je voudrais avoir la santé et les connaissances spéciales nécessaires pour me jeter à corps perdu dans l'étude expérimentale de quelqu'une de nos maladies contagieuses. [souligné par l'auteur] (*Manuel de médecine antiseptique, applications de l'acide phénique et de ses composés*, Paris, Doin, 1890, p. 6) Cette lettre a été reprise par Louis Pasteur Vallery-Radot, qu'il a extraite de l'ouvrage de Déclat car il a gardé ce qu'a pointé celui-ci. Cependant, nous avons vu que Pasteur avait déjà fait faire des essais thérapeutiques sur l'homme avec les alcaloïdes du quinquina, et qu'il avait trouvé des méthodes pour empêcher les maladies des vers à soie.

[1] Ib., p. 6-7

[2] *Le 30 avril 1876, il soutenait contre M. Frémy, à l'Académie des Sciences, que la maladie charbonneuse était bien due au microbe du charbon et non à des ptomaïnes, ni aux matières diverses dont il peut être accompagné quand on injecte à un sujet d'expérience une goutte de sang charbonneux. Je ne pouvais vraiment accuser l'induction qui m'avait engagé à combattre dans le charbon la bactérie de Rayer et Davenne* [Davaine], *car c'était bien un être vivant et non un virus que j'avais attaqué au moyen de l'acide phénique dans l'épizootie de 1869. M. Pasteur me donnait raison contre lui-même et contre ses défiances. Je dois dire dès l'abord que M. Pasteur avait à me reprocher autre chose qu'une confiance exagérée dans l'analogie et l'induction. J'étais ardent, convaincu ; je soutenais avec enthousiasme des idées nouvelles et des idées qui, malheureusement pour moi, acheminaient la médecine vers des théories et des pratiques nouvelles.* (Ib., p. 7)

[3] *Il avait applaudi en 1871 aux tentatives heureuses de pansements antiseptiques faites par le Dr Déclat ; il ne connaissait pas encore, mais il ne tarda pas à connaître et à admirer l'œuvre de chirurgie antiseptique de Lister, qui a ouvert une ère nouvelle.* (Duclaux E., *Pasteur, histoire d'un esprit*, Sceaux, 1896, p. 241)

charbonneuses de l'homme (pustules malignes) lue à l'Académie des sciences (séance du 2 octobre 1871) par le Dr Déclat – Rapport adressé à M. le directeur de l'Agriculture par M. Rouillard. 2. *De la Curation du charbon, de la cocotte et des principales maladies qui sévissent sur les bœufs, les moutons, les chevaux et les cochons... à l'aide de la nouvelle médication phéniquée.* (En 1872 deux éditions parurent de ce second opuscule, dans lesquelles figure un extrait de son *Traité de l'acide phénique* (p. 349-532 puis 349-552))

3. Une convalescence laborieuse en Italie autrichienne (décembre 1869 – juin 1870)

Pasteur apprit en octobre par le maréchal Vaillant que l'Empereur souhaitait qu'il soumette à une grande expérience pratique sa méthode de sélection des semences saines de vers à soie. Il mit à sa disposition pour cela une villa en Italie, pays où son procédé avait été très bien accueilli à la différence du Gard où les polémiques le minaient. L'endroit choisi pour cette large expérimentation à laquelle contribuèrent beaucoup d'Italiens et ses collaborateurs habituels fut la Villa Vicentina, à quelques kilomètres de Trieste, qui avait été léguée cette année-là par la comtesse de Camerata au prince impérial.

Installé dans une dépendance de la villa avec sa famille au début du mois de décembre il prévint le maréchal Vaillant de ses conditions de travail et de sa santé : *Je suis déjà beaucoup plus satisfait de ma santé que je ne l'étais à Paris. Je puis travailler à mon ouvrage pendant plusieurs heures par jour sans trop de fatigue. Le reste du temps est donné à la promenade et à la lecture.*[1] En effet, depuis l'année précédente il préparait son ouvrage sur les maladies des vers à soie qu'il voulait dédicacer à l'Impératrice qui, très intéressée, l'avait poussé à ses recherches sur ce sujet. Le calme de la villa lui fournissait de meilleures conditions pour la poursuite de celles-ci et l'avancée de son livre. Il contrastait avec la vie parisienne trépidante et les multiples polémiques qu'il subissait dans les Cévennes, comme il l'indiqua à J.-B. Dumas à la fin de l'année.[2]

Il s'était très attaché au couple impérial et à leur règne du fait de leur soutien durant sa maladie et, le 19 janvier 1870, six mois avant la déclaration de guerre franco-prussienne désastreuse pour la France, il fit au maréchal Vaillant sa profession de foi envers la dynastie napoléonienne. Il lui confia que son père l'avait élevé dans l'admiration de Napoléon 1er et dans la haine

[1] Pasteur, *Corr.* T. II, p. 459

[2] *J'avais évidemment le plus grand besoin de repos d'esprit, d'éloignement de la vie scientifique militante et trop souvent fiévreuse de Paris, surtout pour un organisme comme le mien. J'en ai la preuve dans cette circonstance que depuis mon arrivée ici j'ai plus fait pour ma rédaction que pendant plusieurs mois à Paris. Ce n'est donc pas à proprement parler le travail qui m'est contraire, pourvu qu'il soit modéré, mais bien les contradictions sans fondements et que j'ai toujours le tort de vouloir réduire au silence, chose souvent impossible.* (Ib., T. II, p. 460)

des Bourbons. Le premier empereur était plus qu'un homme pour son père qui, conscrit de 1811, avait été sous-officier d'un régiment de ligne et décoré à Arcis-sur-Aube. Pasteur craignait pour la vie de Napoléon III, se souvenant qu'Henri IV avait été tué par le fanatique Ravaillac, et jugeait que *le fanatisme républicain est bien aussi lâche que le fanatisme religieux*[1].

Le 16 mars, il confia à Sainte-Claire Deville l'état variable de son moral et le bénéfice qu'il tirait de ses promenades à pied et en voiture à chevaux.[2] Six jours plus tard, il annonça à Godélier avoir terminé son ouvrage, plus long que prévu, sur les maladies des vers à soie, avoir corrigé deux fois les épreuves de six cents pages, et être rassuré de n'être pas mort avant son achèvement. Il éprouvait un soulagement d'avoir passé ce cap car plusieurs mois de pluies, de tempêtes avec quatre tremblements de terre et un mois de gelée l'avaient extrêmement affaibli et avaient beaucoup accru la fatigue de son travail, au point d'en être très désespéré quinze jours auparavant. Il établit à nouveau un bilan de sa santé, sur les plans intellectuel et physique. Il distinguait nettement son état de santé actuel de celui antérieur, du fait d'une évolution très positive bien qu'imparfaite.[3] Il voulait lui faire expliquer le fait remarquable du bénéfice instantané sur sa tête embrouillée de ses promenades en voiture à chevaux.[4]

---

[1] Ib., T. II, p. 463

[2] *Comment vais-je ? Je vis, voilà tout ce que je puis dire. Ai-je l'espoir de guérir ? Oui et non. Quand ma tête est libre, j'oublie tout le passé et je forme des projets.* [...] *Mais que ma tête devienne embarrassée, pesante, je me désespère et je ne songe plus qu'à aller mourir dans quelque coin ignoré. Tel était mon état à la suite de ces froids prolongés et de toutes les variations atmosphériques plus intenses ici que partout ailleurs. Mais depuis huit jours je me sens beaucoup mieux, c'est-à-dire que ma tête est redevenue plus libre. J'ai fait dans cet intervalle plusieurs promenades à pied d'une heure et plus. Tous les jours aussi j'ai fait une course en voiture. C'est pour moi le meilleur moment de la journée. L'embarras de mon cerveau disparaît dès l'instant où je tiens les guides de nos petits chevaux avec lesquels il ne nous est arrivé encore aucun accident.* (Ib., T. II, p. 464)

[3] *Quel est au juste mon état ? J'ai beaucoup plus rarement que naguère la tête embarrassée. Je puis m'appliquer un peu plus longtemps au même sujet, lecture, écriture ou méditation. Mes nuits sont meilleures et surtout, pendant mes insomnies, je n'éprouve aucune de ces inquiétudes maladives si fréquentes avant et depuis ma terrible épreuve. Mon esprit est aussi calme que pendant le jour. Je me lèverais volontiers pour lire, pour aller et venir. Je voudrais pouvoir vous rendre cette différence dans les deux états dont je parle parce que c'est un trait du mal et du retour à la santé. Ma jambe va de mieux en mieux ; je sens qu'elle prend de la force et plus de liberté dans les mouvements. Il en est de même de mon bras, du moins dans une certaine mesure, mais ma main laisse* beaucoup, beaucoup *à désirer. Elle ne m'est pour ainsi dire d'aucun usage ; pourtant, elle aussi, il me semble, fait des progrès.* (Ib., T. II, p. 467-468)

[4] *Je suppose que j'aie la tête extrêmement embarrassée depuis plusieurs heures, à croire – car c'est l'idée qui me vient toujours alors – que je vais avoir une nouvelle congestion ; je monte en voiture et je fouette mes deux petits chevaux ; instantanément je puis dire, je me sens soulagé. Expliquez-moi cela ? Est-ce le mouvement que la voiture imprime à mon cerveau ? Est-ce l'obligation de veiller à la bonne tenue de mes quadrupèdes qui sont fringants et vifs à vous faire casser le cou. Je ne sais. Toujours est-il que je me trouve fort bien de mes promenades en voiture.* (Ib, T. II, p. 468)

En mai pourtant il se dit incapable de faire quoi que ce soit avec son corps. Il devint à nouveau pessimiste, et ce fut Marie qui transmit le 13 mai, en post-scriptum, des nouvelles de sa santé à Sainte-Claire Deville, en suggérant une certaine cure thermale qu'on leur a vantée et en le pressant de prendre l'avis d'Auguste Nélaton (1807-1873).[1] Celui-ci était membre de l'Académie de médecine et de l'Académie des sciences, et le chirurgien personnel de Napoléon III depuis 1867.

À défaut de la cure envisagée Pasteur se soumit à un traitement hydrothérapique empirique dont il informa Godélier le 17 juin : *Je me suis livré depuis un mois et sur les instances réitérées d'un de nos voisins de campagne, grand partisan de l'eau froide, à un petit traitement hydrothérapique tous les matins, je me frotte le corps et particulièrement le côté gauche, avec une flanelle en forme de gant trempée dans l'eau que l'on vient de tirer d'un puits. Ensuite je me couche pendant un quart d'heure, durée habituelle de la petite réaction que j'éprouve. Je me trouve fort bien de cette pratique, à la seule condition de ne pas me donner, ce qui est facile, un saisissement trop brusque et trop vif par une ablution trop abondante.*[2]

Le recours à Nélaton et le projet de cure thermale en Allemagne n'eurent en effet pas de suite. On avait demandé l'avis d'Andral comme Marie le notifie à Sainte-Claire Deville dans le post-scriptum de leur lettre du 18 juin.[3] Nous voyons que Gabriel Andral représentait pour eux la référence médicale ultime, et avait toute leur confiance, peut-être du fait de son intervention ayant semblé bénéfique lors de l'hémiplégie de Pasteur.

Ils envisagèrent de rentrer à Paris à la fin du mois de juin, mais Sainte-Claire Deville les avertit que la variole y sévissait et leur fit peur. Ils décidèrent de prolonger leur séjour, et de voyager lentement en passant par Strasbourg, où il pourrait voir Fée. Ils voulaient aussi vacciner leur fille Marie-Louise avant leur retour. Leur fils Jean-Baptiste, vacciné deux ans plus tôt, n'en avait pas besoin. Ils se revaccinèrent aussi, mais leur vaccin ne prit pas, malgré la beauté de l'enfant et de ses pustules, d'où l'on avait prélevé le vaccin. Ils projetèrent de s'informer à Strasbourg sur l'utilité d'une nouvelle vaccination.

---

[1] *Aujourd'hui votre pauvre ami est en effet bien fatigué ; malheureusement depuis le commencement du printemps il a eu ainsi de nombreuses insomnies qui l'accablent et puis, maintenant que son ouvrage est terminé, il est toujours comme une âme en peine, tourmenté de projets d'études nouvelles et brisé par l'impuissance de les mettre à exécution. Peut-être retournerons-nous en France plus tôt que nous ne l'avions pensé. Il faut que nous songions enfin à suivre un régime quelconque. Il me paraît impossible que certaines eaux ne soient pas salutaires. Il faut absolument que nous cherchions à aider le progrès dans le bras et dans la main ; on le voit bien, ce progrès ne demanderait qu'un peu de secours pour marcher à beaucoup plus grands pas. Demandez donc, je vous prie, à M. Nélaton si les eaux de Niderbroon que M. Gauthier-Villars* [l'éditeur du livre de Pasteur] *a été prendre l'an dernier, et dont il nous avait vanté l'efficacité dans les paralysies, sont réellement bonnes pour la situation de mon mari.* (Ib., T. II, p. 481)

[2] Ib., T. II, p. 483

[3] *D'après l'avis de M. Andral, nous ne nous arrêterons pas en Allemagne.* (Ib., T. II, p. 485)

Sur le chemin du retour ils passèrent le 8 juillet par Vienne, où ils se renseignèrent sur la situation de l'épidémie à Paris, étant inquiets pour Zizi (Marie-Louise), puis par Munich, Stuttgart, et Strasbourg où ils restèrent quelques jours à l'hôtel et rendirent visite plusieurs fois à Fée. La veille de leur départ pour Paris Pasteur demanda à Godélier de rechercher un bon vaccin, surtout pour Zizi, sauf à juger qu'ils n'en avaient pas besoin du fait de la non-action du vaccin. Il le pria de venir les voir dès sa sortie du Val-de-Grâce. Ils arrivèrent à Paris le lendemain 15 juillet, jour de déclaration de guerre de la France à l'Allemagne, et se rendirent eux-mêmes chez Godélier.

4. De la guerre franco-allemande à l'élection à l'Académie de médecine (juillet 1870 – mars 1873)

A. La guerre franco-allemande et le désir de retraite de Pasteur

Le lendemain de la capitulation de Napoléon III à Sedan le 4 septembre 1870 Pasteur quitta Paris pour Arbois. Il exprima ce jour-là sa douleur, ses désillusions, son dégoût des nouvelles, au maréchal Vaillant et à Jules Raulin, son ancien préparateur. Le 11 septembre, il proposa à celui-ci de l'accompagner à Saintes pour s'occuper des eaux-de-vie. Son fils, Jean-Baptiste, engagé volontaire à moins de dix-huit ans, avait attrapé la typhoïde pendant sa formation au Val-de-Grâce.[1] Six jours plus tard il était en voie de guérison malgré une rechute.[2]

Pasteur confia à Raulin sa haine des Prussiens et son désir d'une lutte à outrance, alors que le maintien de la paix l'avait réjoui en 1867.[3] Son fils, pressé de servir, se rendit à Lyon chez les Loir. Pasteur demanda au Général commandant à Lyon de l'affecter au front et non à l'infirmerie d'un hôpital car il craignait une rechute de sa typhoïde. Les causes infectieuses lui faisaient davantage peur que les canons.[4] De fait, les micro-organismes se sont souvent

---

[1] *J.-B. a bien mal débuté comme soldat. Pendant les dix à quinze jours qu'il a passés au Val-de-Grâce pour apprendre son métier, il a pris une fièvre typhoïde dans les salles de blessés et de fiévreux où il passait ses jours et ses nuits. Il va mieux et a pu venir ici avec un congé de convalescence, mais il traîne, n'a pas d'appétit, est très maigre et a besoin de beaucoup de ménagements.* (Ib., T. II, p. 490-491)

[2] *J.-B. va mieux. Il a de l'appétit et commence à pouvoir le satisfaire sans mauvaises conséquences. Son voyage à Paris avait entraîné une rechute qui heureusement a disparu.* (Ib., T. II, p. 492)

[3] *Je voudrais que la France résistât jusqu'à son dernier homme, jusqu'à son dernier rempart ! Je voudrais la guerre prolongée jusqu'au cœur de l'hiver afin que les éléments venant à notre aide tous ces vandales périssent de froid, de misère et de maladies. Chacun de mes travaux jusqu'à mon dernier jour portera pour épigraphe :* Haine à la Prusse. Vengeance. Vengeance. (Id.)

[4] *Le motif de ce changement est que mon fils a contracté une fièvre typhoïde dans une des salles du Val-de-Grâce, peu de temps après son engagement volontaire et qu'il a une extrême répugnance à reprendre un service d'hôpital, se croyant prédisposé aux fièvres pernicieuses, tant par le fait de cette maladie dont il relève que par cette douloureuse circonstance que deux*

montrés plus mortels que les guerres, comme en témoignent les nombreuses épidémies qui les ont accompagnées ou suivies, tels le typhus des guerres napoléoniennes ou la grippe espagnole de 1918. Jean-Baptiste fut envoyé se battre avec l'armée de l'Est sous le commandement de Bourbaki.

En octobre, Pasteur renonça à quitter Arbois et à se rendre à Clermont-Ferrand où se trouvait Duclaux, parce que les Prussiens menaçaient d'arriver. Lui et sa femme songèrent à se réfugier en Suisse. Ils se mirent en route en novembre, laissant leur fille Marie-Louise dans un village du Doubs. Le 3 décembre ils étaient revenus à Arbois. Les temps humides des deux semaines précédentes avaient affaibli Pasteur au plus haut point. Il profita ensuite du temps sec et de l'air froid et vif, les jugeant d'*excellents toniques pour les systèmes nerveux affaiblis et impressionnables*, pour répondre à Raulin au sujet de sa retraite.

Il lui décrivit sa maladie comme une épée de Damoclès pour lui et pour sa femme, du fait de sa particularité : *Rien de plus sensé que ce que vous me mandez au sujet de mon désir de prendre ma retraite dès que cela me sera possible. Mais vous ne tenez pas compte d'une circonstance qu'il m'est, hélas ! bien impossible d'omettre dans mes projets. Je veux parler des rechutes qui sont le propre ou un des caractères habituels de ma maladie. Cet ennemi intérieur toujours prêt à me frapper m'oblige, indépendamment peut-être d'autres considérations plus secondaires, de songer que si j'étais enlevé à ma famille avant que ma retraite fût liquidée, ma femme n'aurait droit à aucune pension. Voilà une raison majeure pour prendre ma retraite au plus tôt.*[1] Après trente ans de service et ses infirmités il avait droit légalement à sa retraite ce mois-ci, mais craignait que son congé italien, régulier mais sans traitement, la fasse retarder d'un an.

B. La rivalité scientifique entre la France et l'Allemagne

Depuis plusieurs années Pasteur déplorait le retard pris par la France dans les sciences et l'attribuait aux manques de moyens matériels et financiers accordés aux savants par les gouvernements français. Cependant, la valeur de ses travaux précurseurs avait été reconnue par les savants étrangers, notamment dans les États allemands. Ainsi, en 1868, sans avoir encore fait d'études sur les maladies humaines la faculté de médecine de l'université de Bonn lui décerna d'office le titre de Docteur en médecine. Cette distinction internationale avait été sa plus grande satisfaction, écrira-t-il au doyen de la faculté de Bonn, Maurice Neumann, car elle représentait à ses yeux *la légitimation d'une pensée intime, dont je sentais la vérité s'affermir de plus*

---

de ces sœurs sont mortes de la fièvre typhoïde. (Ib., T. IV, p. 394) ; voir aussi Desquand, *op. cit.* p. 164-165

[1] Pasteur, *Corr.* T. II, p. 499

en plus, que mes recherches ont ouvert aux études médicales des horizons nouveaux.[1]

Le 4 décembre 1870, les Allemands avaient pris Orléans près de laquelle vivait une partie de la belle-famille de Pasteur qui, dans une lettre à Mme Cribier, traite les Allemands d'infâmes brigands, de barbares et de tristes scélérats. Dans la nuit du 8 au 9 janvier 1871 l'armée prussienne bombarda le Jardin des Plantes, devenu Muséum d'histoire naturelle. Ceci révolta son directeur, Chevreul, qui protesta le jour même dans une déclaration à la séance de l'Académie des sciences, et Pasteur, outré, qui renvoya le 18 janvier au doyen de la faculté de médecine de Bonn son diplôme de docteur en médecine accompagné d'une lettre rédigée à Arbois justifiant son geste. Neumann la lui retourna le 1er mars en exprimant tout son mépris et en notifiant la volonté de la Faculté de garantir ses actes contre la souillure. Cette correspondance fut éditée en une brochure de vingt pages au profit de la Ligue d'Alsace-Lorraine.

Le lendemain Pasteur signala à Raulin qu'à Arbois *la petite vérole fait des ravages épouvantables, surtout dans certains quartiers de la ville.* La vaccination était donc loin de couvrir toute la population.

Raulin poursuivait des recherches sur les maladies des vers à soie au Pont-Gisquet. Pasteur lui fournit dans sa lettre ses réflexions sur la pébrine et surtout sur la flacherie. Selon lui, celle-ci diffère de la première en ce qu'elle dépend beaucoup d'autres conditions que des germes eux-mêmes, excepté leur quantité : par exemple, la température des vers et des feuilles dont ils se nourrissent. Une circonstance lui paraît importante : la vigueur des vers. Il aimerait que Raulin opère sur des lots de vers disposés à la flacherie par hérédité (ce qui veut dire pour lui congénitalement). Concernant les germes on doit considérer deux facteurs : leur origine et leur quantité. Il voit une différence extrême entre les germes des corpuscules de la pébrine, dont la présence est déterminante, et les germes des vibrions de la flacherie qui existent partout. Selon lui, les vers ont dans leur vie normale la faculté d'empêcher les germes de vibrions (de la flacherie) de se développer. La flacherie se déclare si certaines conditions extérieures ou intérieures de digestion permettent aux germes de se développer. Il existe une résistance vitale des vers, qui luttent contre les germes, plus ou moins efficacement selon la quantité de ceux-ci. Pasteur préconise donc de chercher à réduire le plus possible le nombre des germes soit, par exemple, en lavant les œufs ou en chlorant les feuilles soit, surtout, en donnant une grande vigueur aux vers ou, mieux, en sélectionnant pour faire de la graine les vers très vigoureux à la montée.

Mettant bien ici en évidence le rôle du terrain, acquis par action sur des facteurs extérieurs, ou congénital, par sélection des vers les plus vigoureux et les plus résistants, il conclut en transformant la définition de Bichat (1771-1802) de la vie. La vie est résistance contre la mort mais, plus exactement,

[1] Ib., T. II, p. 504

résistance contre la mort provoquée par d'autres formes de vies : *Bichat disait : La vie est l'ensemble des forces qui résistent à la mort. Je dirais : que la vie chez le ver est l'ensemble des forces qui résistent au développement des germes propres à faire fermenter la feuille.*[1] Pasteur souligne cette dernière phrase. Il conçoit donc ici une lutte pour la vie, même s'il ne s'agit pas ici d'un combat direct d'un organisme contre un autre.

Les Pasteur, n'ayant pas de nouvelles de leur fils qui combattait dans l'armée de Bourbaki, et devant l'approche des Prussiens, partirent d'Arbois à sa recherche le 24 janvier puis, l'ayant retrouvé, se rendirent avec lui à Genève. Du 6 février au 15 avril ils séjournèrent à Lyon chez leur beau-frère Adrien-Joseph Loir, professeur de chimie en cette ville. Le 16 février Pasteur rendit visite à C. Bernard qui demeurait alors dans son village natal de Saint Julien dans le Beaujolais.

De mai à juillet 1871 il se réfugia à Clermont-Ferrand et fit des recherches avec Duclaux, professeur de chimie en cette ville. Ils travaillèrent ensemble sur la fabrication de la bière et sur l'éducation des vers à soie. Pasteur profita, outre du laboratoire de chimie de Duclaux, de celui de la faculté de médecine à l'Hôtel-Dieu. Ils produisirent une bière personnelle qu'ils nommèrent « bière de la Revanche ». Vers le 8 juillet Pasteur partit huit jours à Châtel-Guyon pour une cure qu'on lui avait recommandée. Il se dit plus préoccupé de revenir à Clermont voir ses essais que de sa cure ou d'un autre soin. En août il revint à Paris par Orléans.

C. Le voyage à Londres (septembre 1871)

a/ la chirurgie antiseptique de Lister

En septembre, il se trouva quelques jours à Londres pour des expériences sur son procédé de la bière, accompagné de Jean-Baptiste qui l'aidait physiquement. Il eut un dérangement d'entrailles qu'il attribua au nouveau climat et au changement de régime. Il fut guéri radicalement par un remède anglais consistant en un verre de cognac étendu d'eau glacée pris trois fois dans la journée.

Il donne quelques détails de son séjour à Londres dans une lettre à Déclat de septembre. Il y a rencontré le physicien John Tyndall (1820-1893), avec lequel il discuta de la dissymétrie moléculaire. Il n'y a pas rencontré Lister, mais Tyndall l'informa des recherches du chirurgien sur l'antisepsie chirurgicale : *Tout récemment encore, pendant un court séjour que je viens de faire à Londres, j'ai eu sur ce sujet une conversation très attachante avec le grand physicien anglais Tyndall. À ce propos, savez-vous qu'un célèbre chirurgien anglais, Lister, d'Édimbourg, a établi toute une pratique nouvelle reposant sur mes travaux et qu'il est imité présentement (n'est-ce pas également ce qu'a imité M. Guérin* [Alphonse] *?) par les médecins et chirurgiens de Londres*

---

[1] Ib., T. II, p. 511

avec les plus grands succès ? C'est de Tyndall que je tiens tout ceci.[1] Déclat défendait aussi l'usage de l'acide phénique dans le traitement des plaies, outre dans beaucoup de maladies.

b/ Joseph Lister (1827-1912)

Lister naquit à Upton en Essex le 5 avril 1827, et eut une éducation d'après les principes éthiques des quakers. Disséquant enfant des poissons et des petits animaux sa vocation de chirurgien fut précoce. À dix-sept ans il engagea des études universitaires à l'*University College* de Londres auquel s'attachait un hôpital moderne. Il obtint son *Bachelar of Art* en 1847. Il commença ensuite ses études médicales. Lors de sa formation de chirurgien il découvrit avec effroi, lors des visites des salles d'hôpital, la suppuration, l'érysipèle et la gangrène qui suivaient les opérations malgré l'adresse des chirurgiens. En 1852, il acquit son diplôme de *Bachelor of medicine* et intégra le *Royal College of Surgeons* de Londres.

L'année suivante il partit pour une formation complémentaire à Édimbourg où il découvrit une chirurgie beaucoup plus avancée qu'à Londres, ce qui l'incita à s'y installer, d'autant qu'il épousera, en 1856, la fille aînée du chirurgien qu'il assistait, James Syme. En novembre 1855 il commença à donner des leçons sur les principes et la pratique de la chirurgie. Après son mariage il visita pendant trois mois les écoles médicales du continent sans se rendre en France. Il fut nommé professeur de chirurgie à Glasgow en janvier 1860. Outre son poste de chirurgien à l'hôpital sa clientèle privée devint considérable.

À partir de 1866 Lister inaugura sa nouvelle carrière de chirurgien non orthodoxe en commençant ses recherches sur l'antisepsie. Une lettre à son père de cette année contient une référence à son usage de l'acide carbolique (ou phénique) pour guérir les plaies et les ulcères. Ses recherches pour améliorer son système antiseptique avança à grands pas malgré l'antagonisme qu'elles suscitèrent. En 1867 il commença à publier ses recherches. Il fit paraître cette année-là dans *The Lancet* d'abord un article sur une nouvelle méthode de traiter les fractures complexes et les abcès avec des observations sur les conditions de la suppuration, puis un autre sur l'emploi de l'acide carbolique. La même année il publia un article dans le *British Medical Journal* intitulé *Antiseptic principle in the practice of surgery*, repris aussi dans *The Lancet* pour lequel il fournit aussi des *Illustrations of the Antiseptic system of treatment in surgery*. Après une attaque paralysante qui toucha son beau-père en 1869 il démissionna de sa chaire et obtint un professorat à Édimbourg.

À l'université de la capitale écossaise il prononça un discours d'ouverture le 8 novembre 1869 à l'énoncé très pasteurien *On the causation of putrefaction*

[1] Ib., T. II, p. 550-551 ; Déclat cite cette lettre avec la date fausse du 3 septembre, due à une probable erreur d'impression (Déclat, *Un livre utile - Manuel de médecine antiseptique, applications de l'acide phénique et de ses composés*, Paris, Doin, 1890, p. 15-16)

and fermentation. À Édimbourg sa clientèle s'accrut encore et il devint le leader des chirurgiens d'Écosse. Sa charge académique était cependant moins lourde et il put consacrer ses soirées à des recherches privées dirigées de plus en plus vers les bactéries et les ferments. En 1873 il publia puis fit tirer à part un article dans le *Quaterly Journal of Microscopical Science* intitulé *Natural history of bacteria and the germ theory of fermentative changes, A further contribution to the.* Peu après, en février 1874, il adressa sa première lettre à Pasteur avec lequel il entretiendra une amitié pérenne.

D. La médecine antiseptique de Déclat (1870-1872)

Déclat lut le 10 avril 1871 à l'Académie des sciences un mémoire au titre explicite : *Expériences sur l'application à la peste bovine de la nouvelle méthode de traitement applicable à toutes les maladies endémiques, contagieuses et infectieuses, notamment au charbon et à la pustule maligne ou sang de rate, à la dysenterie, à la fièvre typhoïde, à la fièvre intermittente et probablement à la fièvre jaune et au choléra.* Il voulait exposer à l'Académie un résumé de son système pathologique et thérapeutique, après le bienveillant accueil dont elle l'avait honoré au début de ses travaux. Il y déposa le même jour un pli cacheté contenant le complément de traitement qu'il avait utilisé contre le typhus animal et dont il attendait les résultats.

Les *Comptes rendus* donnèrent un extrait de sa lecture, avec Boussingault, Pasteur et Bouley comme commissaires. Notons que Déclat y rappelait que le typhus animal ne se contractait pas deux fois, et indique que pour être sûr que les animaux avaient été guéris par sa méthode il les avait fait inoculer ensuite avec des déjections, des sécrétions et du sang d'animaux très malades ou morts de la maladie. Une vache guérie se portait parfaitement bien six jours après une telle inoculation.

Déclat avait envoyé à Pasteur les épreuves d'un de ses ouvrages. Celui-ci, dans la lettre qu'il lui adressa en septembre 1871 peu après son voyage à Londres, s'y félicite de l'intérêt qu'il y manifestait pour ses travaux sur la dissymétrie moléculaire et sur leur avenir : *Je vous renvoie votre épreuve. Revoyez seulement dans la note une phrase un peu défectueuse. Tout le reste est excellent, d'une appréciation très fine sans en excepter la très judicieuse hypothèse de la fin. Je suis très heureux de voir un médecin donner une attention intelligente à mes travaux sur la dissymétrie moléculaire qui sont d'un immense avenir, comme vous le pressentez d'ailleurs, sous le rapport de la vie et de ses mystères, les plus éloignés comme les plus prochains.*[1]

Wrotnowska croit qu'il s'agit de sa *Note sur les affections charbonneuses de l'homme* que Déclat lut à l'Académie des sciences le 2 octobre 1871 et fit tirer à part. Or, on ne trouve pas de référence, dans ce texte très court, à Pasteur et à ces travaux.

---

[1] Pasteur, *Corr.* T. II, p. 550)

Déclat raconta l'année suivante que lors de cette lecture il entendit Wurtz, doyen de l'École de médecine, crier « c'est de la blague », ce qui lui fit percevoir alors une malveillance à son égard de la part des médecins officiels, et développa son hostilité et sa méfiance envers eux. Dans cette communication il annonçait la guérison sans aucun échec de cinquante-sept humains, dont sept par lui, atteints du charbon et traités selon sa méthode. Les *Comptes rendus* de l'Académie des sciences en publièrent le début, sans rapporter les détails des observations à la différence de son premier mémoire.[1] Examinons cette note.

a/* Note sur les affections charbonneuses de l'homme (pustules malignes) *(2 octobre 1871)

Il débute cette note de quelques pages en vantant ses succès thérapeutiques avec l'acide phénique : *Dans la note que j'ai eu l'honneur de lire devant l'Académie des sciences de Paris, comptes rendus du 10 avril 1871, et qui avait pour objet la curation et la préservation du typhus des bêtes à cornes, j'annonçais que la médication qui avait déjà produit les résultats remarquables communiqués à l'Académie, avait été appliquée avec non moins de succès au traitement des affections charbonneuses de l'homme et des animaux, et qu'elle le serait, probablement, au traitement du choléra, de la fièvre jaune, etc.*[2] Il raconte qu'au début du siège (des Prussiens en 1870), alors qu'il pratiquait des expériences sur la fièvre aphteuse des bêtes à cornes, plusieurs hommes attachés à l'abattoir furent atteints d'affections charbonneuses. Les deux premiers touchés, soignés selon les méthodes ordinaires par un médecin du voisinage puis par les chefs de service de l'hôpital Necker, succombèrent. Il traita les malades suivants par sa méthode antiseptique à l'acide phénique que le directeur de l'abattoir de Grenelle, Rouillard, appliqua aussi. Ils ne perdirent aucun malade.

Une directrice d'un parc de moutons, rue de Sèvres, fit appel en septembre 1870 à Rouillard, puis à lui-même, après le décès rapide d'un de ses employés. Ils n'eurent encore à déplorer aucun décès dû au charbon. Déclat fait un résumé sommaire des divers cas. Il cautérisa le bouton, la pustule maligne, d'une main du premier, lui pratiqua une injection sous-cutanée d'une solution phéniquée à 2%, et lui en prescrit une à boire à 0,5% puis une seconde à 2%. Le malade prit de lui-même le premier jour un litre, soit cinq grammes, sans intolérance, dose que Déclat n'avait encore jamais prescrite parce qu'il jugeait dangereuse dans l'état ordinaire une dose supérieure à deux grammes prise en une fois. Ce malade guérit en une semaine. Déclat en guérit un autre par cautérisation à l'acide phénique pur, pansements à l'eau phéniquée et un

---

[1] *Comptes rendus hebdomadaires des séances de l'Académie des sciences*, Tome 73e, juillet-décembre 1871, Paris, Gauthier-Villars, Paris, 1871, p. 836-837

[2] *Notes sur les affections charbonneuses de l'homme (pustules malignes), lue à l'Académie des sciences (séance du 2 octobre 1871), par le Dr Déclat. – Rapport adressé à M. le directeur de l'Agriculture par M. Rouillard*, Toinon, Saint-Germain, p. 1

gramme quotidien de sirop phéniqué. Dans un autre parc tenu par la même directrice il guérit deux autres malades du sang de rate, l'un aussi par injection car il avait quinze boutons, et l'autre porteur d'une seule pustule.

Dans un autre établissement surveillé par Rouillard il soigna encore un garçon boucher d'une pustule au bas de la jambe avec traînée rouge remontant vers le genou. Il le guérit en huit jours avec des injections et des boissons phéniquées. Il examina au microscope le fluide purulent. Il y observa de *nombreux globules purulents, et de petits corps filiformes qui m'ont paru être des microzoaires dont je n'ai pas déterminé l'espèce.* Il se dispense de toute remarque sur cette observation, avouant son défaut de compétence. Il ignorait peut-être alors la découverte et la démonstration de la bactéridie comme cause du charbon par Davaine, qu'il ne cite pas. En 1872, il les comparera aux bâtonnets observés par Delafond et aux bactéries immobiles de Davaine.

Il remarqua aussi que les pustules des hommes, qu'ils soient en contact avec des moutons ou bien avec des bœufs, offraient les mêmes caractères. Il en conclut à leur nature identique, charbonneuse, bien que l'affection ait différents effets selon les espèces animales, ce qui expliquait que le même traitement les guérissait toutes chez l'homme. Il rapporte qu'il en est différemment chez le mouton. Il se réfère en effet à ses essais en Auvergne (à l'époque où il avait rencontré Pasteur chez Duclaux en juillet 1869) où les injections sous-cutanées d'acide phénique guérissaient miraculeusement les bœufs alors qu'elles tuaient les moutons atteints du charbon presque aussi vite que les saignées.

En comparaison de ses succès il cite le cas d'un boucher soigné à partir du 10 septembre par les méthodes ordinaires et qui mourut le 16 pris par la gangrène. Il cite aussi le cas d'un homme présentant quatre boutons, vu par des vétérinaires dont Bouley, et qui, admis à Necker chez Félix Guyon, mourut une huitaine de jours après le début de la maladie. Il en conclut que *la médecine officielle n'est pas heureuse, en fait de traitement d'affections charbonneuses.*

Comme témoignage de sa réussite il communiqua à l'Académie le rapport adressé par Rouillard le 11 novembre 1870 au ministère de l'Agriculture et que le directeur général de l'agriculture a bien voulu lui transmettre. Rouillard y cite les deux échecs initiaux de garçons bouchers atteints du charbon traités par les méthodes ordinaires, sept cas sérieux guéris en peu de temps par Déclat, et déclare avoir traité lui-même avec succès par cautérisation cinquante garçons bouchers avec de l'acide phénique pur et une préparation phéniquée laissés par Déclat. Il conclut que *le docteur Déclat a donc rendu d'éminents services à l'abattoir de Grenelle, en guérissant un grand nombre de garçons bouchers qui ont été atteints d'affections charbonneuses plus ou moins sérieusement.* Selon Déclat, le directeur de l'agriculture, Lefèvre de Sainte-Marie, lui adressa une lettre extrêmement bienveillante de félicitations. Il se dit donc persuadé que l'Académie, après lecture de sa note, ne lui contestera pas la priorité d'avoir réalisé une des espérances annoncées dans sa lecture du 10 avril 1871.

b/ De la Curation du charbon, de la cocotte et des principales maladies qui sévissent sur les bœufs, les moutons, les chevaux et les cochons ... à l'aide de la nouvelle médication à l'acide phénique *(1872)* [1]

En 1872, Déclat fit paraître deux éditions de cet ouvrage, la première avec quelques articles en moins, qui est en fait un long extrait d'une seconde édition à venir de son *Traité de l'acide phénique*, de ce fait paginées de la page 349 à 552 comme dans cette édition, qui ne paraîtra qu'en 1874 comme quatrième édition puisque sont comptées ces deux éditions de 1872.

Déclat a fait précéder la seconde édition d'un avertissement de sept pages, paginé en chiffres romain, daté du 25 septembre 1872.

Il commence par dire que de toutes les maladies dont il a étudié la curation la plus importante est le charbon. Il la juge une des maladies dont la curation est la plus certaine, même dans les cas les plus graves, si la médication nouvelle est administrée à temps. Il insiste être arrivé à découvrir cette méthode, qu'il emploie déjà depuis assez longtemps, en l'ayant conçue d'abord en vue du traitement du choléra, pour laquelle il est quasi certain d'obtenir les mêmes résultats que contre le charbon. Il croit que l'incurabilité des cancers provient de la très grande difficulté, voire l'impossibilité, de faire arriver dans leur tissu les médicaments parasiticides susceptibles de détruire les germes ou ferments producteurs des cancers. Il résolut, *en conséquence, d'introduire dans les productions cancéreuses les substances curatives, à l'aide d'injections sous-cutanées, mode d'administration qui doit opérer une véritable et heureuse révolution dans la thérapeutique.*[2]

Il assure que dans les maladies fermentatives à marche très rapide, presque foudroyante, comme le choléra, *il est impossible, alors, en administrant les médicaments par la voie ordinaire, d'agir avec la promptitude et l'énergie nécessaires pour combattre avec succès la maladie. Il est donc nécessaire, dans ces cas, d'avoir recours à la méthode sous-cutanée, qui non seulement fait pénétrer promptement les substances curatives dans le sang, mais qui, de plus, ne les soumettant pas à l'action de l'estomac, leur conserve toute leur énergie.*[3] S'imposant une grande prudence pour l'homme il chercha une sécurité complète en traitant d'abord des animaux. Il assure cependant qu'en partant le 1er juillet 1869 en Auvergne (où il alla voir Pasteur) pour traiter le mal des montagnes ou charbon il était presque certain du succès de ses expérimentations. Outre ses succès obtenus précédemment *la nouvelle médication était fondée sur un ensemble de faits et une suite de déductions*

---

[1] *De la Curation du charbon, de la cocotte et des principales maladies qui sévissent sur les bœufs, les moutons, les chevaux et les cochons par la méthode phéniquée*, 2e édition, Paris, Lemerre, 1872

[2] Ib., p. VI

[3] Id.

logiques qui étaient pour moi presque équivalentes à une démonstration expérimentale.[1]

Il avait envoyé successivement, le 31 mai 1869 et le 29 août 1870, deux paquets cachetés à l'Académie des sciences prédisant les guérisons qu'il obtiendrait dans le charbon et le choléra, qui seront ouverts à la séance du 13 octobre 1873 à sa demande. Mais, du fait d'une énergie supérieure du ferment, ou parasite, ou plus probablement en raison du terrain plus favorable au ferment, il fallait trouver, ce qu'il réussit, un moyen plus énergique que l'acide phénique, même injecté en sous-cutané. Il n'a pas livré ce moyen, prétend-il, devant l'hostilité des médecins officiels.[2] C'est ici qu'il parle de la réaction ironique de Wurtz à sa lecture du 2 octobre 1871. Dans une note il met en balance la valeur scientifique de Wurtz, qu'il ne nie pas, avec la valeur morale d'un médecin praticien comme lui.[3] Il ne révèle pas ici le nom de la nouvelle substance antiseptique, plus efficace que l'acide phénique, qu'il aurait découverte et qu'il révélera plus tard être le phénate d'ammoniaque. Il revendique d'être le premier à avoir pratiqué les injections sous-cutanées d'acide phénique. Il recommande un pharmacien parisien pour se procurer l'acide phénique pur ou d'autres produits à l'acide phénique.

Cet ouvrage s'adressant aux agronomes et aux vétérinaires il a extrait du livre volumineux qui paraîtra, selon lui, dans quelques semaines (en fait en 1874), ce qui concerne les maladies animales épidémiques et la maladie du charbon humaine. Il donne en fin d'ouvrage la table alphabétique de toutes les matières étudiées dans son traité à venir et la table analytique de sa brochure formée d'un extrait de quand même deux cent quatre pages.

Déclat a peut-être fait lire à Pasteur une partie de ce texte car il y parle, dans une note, de ses travaux sur la dissymétrie moléculaire, peut-être cette note à laquelle Pasteur fait référence dans sa lettre accompagnant le renvoi de son épreuve.[4] Nous pensons qu'il s'agit plus probablement d'une épreuve du

---

[1] Ib., p. VII

[2] *Mes confrères – la partie officielle d'entre eux tout au moins – nourrissent contre moi des sentiments de malveillance dont ils ne manquent aucune occasion de donner des preuves. Livrés à des esprits ainsi disposés l'expérimentation d'une méthode nouvelle, c'est s'exposer ou à compromettre la méthode ou à compromettre mes droits. Je ne veux ni l'un ni l'autre.* (Ib., p. VIII)

[3] *Nous n'avons pas la prétention de comparer, au point de vue scientifique, nos découvertes à celles de M. Würtz, dont l'inqualifiable prévention ne nous empêche pas de reconnaître le mérite. Mais, au point de vue humanitaire, nous ne sachons pas que les découvertes du courtois académicien aient encore sauvé la vie à personne, tandis que nous avons la certitude que les nôtres l'ont déjà sauvée à beaucoup de monde.* (Ib., p. IX)

[4] *Nos lecteurs connaissent assez, désormais, notre profonde estime pour les travaux de M. Pasteur, pour savoir que la règle absolue que nous posons ne saurait en rien porter atteinte à ses admirables recherches sur la dyssymétrie* [sic] *moléculaire. Mais, pas plus aux yeux de M. Pasteur qu'aux nôtres, l'acide tartrique qui dévie à droite n'est le même que celui qui dévie à gauche. Que cela soit bien entendu une fois pour toutes, et entendu pour les médecins*

premier chapitre de la deuxième édition de son *Traité de l'acide phénique* (1874) où Déclat fait son historique de la médication parasiticide, encensant sur quatre pages les travaux et les découvertes de Pasteur sur la dissymétrie moléculaire dont il perçoit les possibles conséquences physiologiques et thérapeutiques.[1] Nous le verrons plus loin.

Si les conceptions et la thérapeutique de Déclat étaient intéressantes, la méthode préventive, par la vaccination, dont Pasteur démontra l'efficacité incontestable précisément contre le charbon par l'expérience très médiatique de Pouilly-le-Fort en 1881, sera beaucoup plus importante et riche d'avenir, en empêchant préventivement la survenue de la maladie chez les animaux et l'homme sur des millions d'individus, comme on le voit aussi aujourd'hui pour la Covid-19. On peut cependant reconnaître que Déclat fut un précurseur de l'ère des antiseptiques et des antibiotiques.

Il apparaît que Lemaire et Déclat ont devancé Lister dans l'application de la méthode antiseptique. Lister a-t-il connu l'analyse parue en novembre 1861 dans *The Lancet* des articles de Lemaire ? Ceci est probable bien que lui-même n'ait publié son premier article dans cette revue qu'en 1863. D'ailleurs, il existe d'autres Britanniques qui l'ont devancé et dont les essais ont peut-être précédé ceux de Lemaire et de Déclat. Lister n'a jamais revendiqué une quelconque priorité et situa lui-même ses premières recherches sur l'antisepsie en 1865.

E. La demande de retraite de Pasteur comme enseignant et administrateur (septembre 1871 – septembre 1872)

En septembre 1871 Pasteur demanda au ministre de l'Instruction publique sa mise à la retraite. Il invoque les séquelles de son hémiplégie et ses droits.[2] Il fait valoir ses trente années de service universitaire et ses infirmités. Il joignit à sa lettre un certificat médical établissant l'incompatibilité de son état avec les fonctions de l'enseignement. Il reconnaît cependant qu'il n'était point invalide dans toute l'acception du terme car il pourrait assumer des fonctions administratives et surtout la direction d'un laboratoire. Il exprima son désir de conserver celle de son laboratoire, avec une indemnité correspondant à son salaire de directeur, et son logement. Cette démarche n'eut aucun succès, ce qu'il craignait parce qu'il avait pris une année de congé sans solde.

---

romantiques, qui, d'ailleurs, se doutent peu des observations de M. Pasteur et encore moins de leur importance médicale. (Ib., p. 484)

[1] Déclat G., *Traité de l'acide phénique appliqué à la médecine*, 4e édition, Paris, Lemerre, 1874, p. 7-10

[2] *Peu de temps après que je fus nommé Professeur de Chimie à la Faculté des sciences de Paris, j'ai été frappé, au mois d'octobre 1868, à l'âge de 45 ans, d'une attaque d'hémiplégie qui a altéré sans retour ma santé. Ne voulant pas conserver un emploi que je ne puis remplir et que, malgré les promesses des médecins, je n'ai pas l'espoir de pouvoir remplir ultérieurement, je viens prier Votre Excellence de m'admettre à la retraite, à laquelle j'ai des droits acquis, aux termes mêmes de la loi.* (Pasteur, *Corr.* T. II, p. 551)

En décembre il eut le plaisir d'annoncer à J.-B. Dumas qu'il avait remporté le prix fondé en 1868 par le gouvernement autrichien pour la découverte d'un remède curatif ou préventif de la pébrine.

En octobre 1872 il relança sa demande de mise à la retraite. Pour cela il demanda à son ami Godélier de lui *donner par écrit en bonne et due forme un certificat constatant que mon attaque d'hémiplégie d'il y a quatre ans (19 octobre 1868) a dû être provoquée par un excès de travail, notamment par celui auquel je me suis livré pendant plusieurs années sur la maladie des vers à soie et antérieurement sur les maladies des vins et sur le vinaigre.*[1]

Godélier rapporta dans son certificat ses titres de docteur en médecine de la faculté de Paris et de médecin en chef du Val de Grâce, et indiqua que Pasteur *a été atteint, le 19 oct. 1968, d'hémiplégie gauche complète, par suite d'une hémorragie cérébrale, que cette lésion a été préparée et déterminée par les travaux excessifs auxquels M. Pasteur se livrait depuis plusieurs années sur la maladie des vers à soie et, antérieurement, sur les maladies des vins et sur le vinaigre ; et que cette cause est d'autant plus évidente que, pendant le cours de ses recherches scientifiques assidues, M. Pasteur avait éprouvé plusieurs fois une extrême fatigue nerveuse et des congestions cérébrales de diverse intensité.*[2]

Pasteur demanda un autre certificat à Andral qui le lui envoya de Chateauvieux ainsi rédigé : *Je soussigné, membre de l'Institut, etc., etc. certifie que M. Pasteur (Louis), membre de l'Institut a été atteint il y a quatre ans d'une hémorragie cérébrale pour laquelle je lui ai donné des conseils, et qui a été suivie d'une paralysie du côté gauche. Je crois pouvoir affirmer que les grands travaux auxquels M. Pasteur s'est livré sans relâche, et dans lesquels il a plus consulté son zèle pour la science que ses forces, ont contribué pour beaucoup au développement de la maladie qui l'a frappé. Il est peu vraisemblable que sa santé se remette assez complètement pour qu'il puisse reprendre son enseignement et se soumettre aux fatigues d'esprit et de corps nécessaires pour poursuivre ses grandes découvertes. Consulté sur ce point, je lui interdirais à coup sûr tout travail un peu assidu.*[3]

Nous voyons la concordance de diagnostic des deux médecins. Ils croient tous deux à une hémorragie cérébrale comme cause de l'hémiplégie. Cette cause nous paraît incertaine car nous avons vu qu'il peut s'agir d'une ischémie cérébrale.

Muni de ces deux certificats Pasteur écrivit au nouveau ministre de l'Instruction publique, Jules Simon (1814-1896), un ancien professeur de philosophie de l'école de Cousin, radié de ses fonctions comme républicain lors du coup d'État du futur Napoléon III le 2 décembre 1851, pour qu'il transmette une lettre rédigée à l'intention du nouveau président de la

---

[1] Ib., T. II, p. 564
[2] Ib., T. II, p. 566
[3] Id.

République A. Thiers. Dans cette lettre à Thiers il relatait son *attaque d'hémiplégie qui a compromis sans retour ma santé. Mes facultés n'ont point été atteintes, mais si elles me permettent de me consacrer encore, dans une certaine mesure, au progrès de la Science, l'affaiblissement physique qui résulte de la paralysie persistante, la fatigue prompte du cerveau par une application soutenue me condamnent à l'impossibilité de reprendre mes fonctions dans l'enseignement.*[1]

Andral écrivit aussi à Thiers pour appuyer sa demande de retraite. Pasteur sollicita J.-B. Dumas de faire de même. Celui-ci rédigea une belle lettre dont les Pasteur lurent la minute avec une vive émotion.

Cette demande n'eut pas de suite parce que, explique Pasteur le 25 juillet 1874 dans une troisième requête au nouveau ministre de l'Instruction publique, des circonstances suspendirent la décision favorable de Jules Simon. Pasteur continua donc à se faire suppléer dans son cours à la Sorbonne.

F. L'élection à l'Académie de médecine (mars 1873)

Le 25 mars 1873 Pasteur fut élu à l'Académie de médecine dans la section des associés libres, par 41 voix sur 79 votants. Thiers, président de la République, l'en félicitera, lui exprimant aussi ses vœux de bonne santé. Pasteur y fit sa première intervention, lors de la séance du 22 avril, à la sollicitation de Bouillaud (1796-1881) qui désirait, avec l'Académie, qu'il intervienne sur le sujet de la putréfaction et de la fermentation. Bouillaud jugeait la question une des plus importantes depuis vingt ans et dont la discussion ferait date. Il prétend l'avoir déjà soulevée en 1826 à propos de la typhoïde qu'il dit avoir attribuée à la fermentation.[2] Pasteur ne s'attendait pas à prendre la parole. Aussi, ne veut-il prononcer que quelques mots pour répondre à la bienveillante interpellation de Bouillaud.

Il dit s'accorder avec un rapport de Davaine sur un mémoire du Dr Onimus. Il assure que les ferments lactique et butyrique sont des ferments organisés, des êtres vivants, anaérobies. Il soutient que les organismes inférieurs, les plus semblables en apparence, peuvent être très différents, les uns dangereux, les autres inoffensifs. L'homme en est pour ainsi dire infecté, car chacun sait, selon Pasteur, que tout le canal intestinal et la bouche en sont remplis.

---

[1] Ib., T. II, p. 565

[2] *La question qu'on discute aujourd'hui est une des plus importantes qui ait été mise à l'ordre du jour depuis vingt ans. Quel que soit le résultat de la discussion, elle fera époque dans les annales de l'Académie. J'avais déjà soulevé cette question en 1826 à l'occasion de la fièvre typhoïde que j'attribuais à la fermentation. Nous avons aujourd'hui le bonheur de posséder parmi nous le seul homme qui ait étudié à fond les phénomènes si obscurs de la putréfaction. J'ai bien l'intention de prendre la parole sur ce sujet, mais je ne le ferai pas avant que M. Pasteur ait communiqué à l'Académie le résultat de ses recherches, de ses travaux, et soit venu donner à la question l'appui de sa parole et de son autorité.* (*Œuvres de Pasteur*, T. VI, p. 3)

Pasteur fit ainsi connaissance avec le monde médical académique. Morange a repéré un texte de ses *Études sur la bière* (1876) qui révèle l'idée qu'il s'en fait trois ans après l'avoir fréquenté. Pasteur croit que la pratique médicale assidue et accréditée socialement les porte à adopter des théories sans examiner suffisamment les faits : *Malheureusement les médecins se plaisent volontiers dans les généralisations anticipées. Beaucoup d'entre eux sont des hommes d'une rare distinction naturelle ou acquise, doués d'une intelligence vive, d'une parole élégante et facile ; mais plus ils sont éminents, plus l'art les absorbe et moins ils ont de loisirs pour le travail d'investigation. Poussés, néanmoins, par la passion du savoir, propres aux esprits d'élite, et qu'entretiennent les relations de la haute société de plus en plus curieuse des choses de la science, ils s'emparent avidement des théories faciles, spécieuses, d'autant plus générales et appropriées aux explications vagues qu'elles sont mal établies par les faits.*[1] Nous ignorons, cependant, quels médecins et quelles théories il visait.

[1] Morange, *op. cit.* p. 205 ; Dubos avait déjà en partie cité ce texte (*op. cit.* p. 89)

CHAPITRE V : De la thérapeutique antiseptique à la recherche des causes des maladies contagieuses (janvier 1873 – décembre 1877)

1. Pasteur et Casimir Davaine (1812-1882)

A. La vie de Davaine jusque 1873

Jean Théodoridès (1926-1999), médecin parasitologue, a consacré un ouvrage entier à ce médecin, du fait de ses études nombreuses sur les parasites et de son importance pour la future bactériologie, sur le conseil dès 1955 de Jean Rostand. Celui-ci, dans son ouvrage *Hommes de vérité* (1968), avait déjà consacré un chapitre à Davaine. Il a donc, tout naturellement, fait la préface de la monographie de Théodoridès sur Davaine intitulée *Un grand médecin et biologiste Casimir-Joseph Davaine (1812-1882).*

a/ Davaine médecin praticien

Davaine naquit à Saint-Amand-les-Eaux, près de Valenciennes, le 19 mars 1812. Il commença ses études à la fin de l'année 1830 et à partir de 1835 il fut externe à l'hôpital de la Charité dans le service de Rayer. Il aurait rencontré, en 1836 selon Théodoridès, C. Bernard, dont il devint l'ami puis le médecin. En 1837 il passa sa thèse sur l'hématocèle sous la présidence de Velpeau, et l'année suivante il ouvrit son cabinet dans le neuvième arrondissement de Paris, changeant trois fois d'adresse par la suite. En 1845 il eut un fils d'une jeune Anglaise de vingt-trois ans avec lequel il se maria en 1869.

En novembre 1849 il fut élu membre titulaire de la Société de biologie, fondée en mai 1848, dont Rayer fut le président perpétuel et C. Bernard et Charles Robin (1821-1885) les vice-présidents. Il en deviendra vice-président en 1866. Entre 1850 et 1870 il publiera la plupart des résultats de ses recherches dans les *Comptes rendus* et les *Mémoires* de cette société. Admis en 1868 à l'Académie de médecine dans la section de thérapeutique il publiera alors ses travaux dans le *Bulletin* de l'Académie. Tout en exerçant la médecine pratique pendant plus de quarante ans, de 1839 à 1882, il consacra une partie de son temps à ses recherches expérimentales dans un laboratoire de fortune situé aussi dans le neuvième arrondissement, dans l'hôtel privé de son ami Adolphe d'Eichthal (1805-1895). Il poursuivit aussi des recherches dans le laboratoire de Rayer à la Charité. C'est là qu'ils décrivirent en 1850 les corpuscules filiformes du charbon que Davaine nommera bactéridies.

Hormis Rayer, ses maîtres avec lesquels il eut le plus de relations furent, d'après Théodoridès, Velpeau et Chomel. Grâce à Rayer, médecin ordinaire de Napoléon III, il fut nommé médecin par quartier de l'Empereur de 1852 à 1860, ce qui voulait dire qu'il devait assurer une permanence aux Tuileries et un service de visite d'un quartier de ville pour les personnes attachées à la Maison Impériale. Il consulta Napoléon III. Il soigna des membres des familles d'Eichthal et Rothschild, et Marie Duplessis (1824-1847), la célèbre

« Dame aux Camélias » d'Alexandre Dumas fils (1824-1895). Il consulta celle-ci cent-soixante-dix-sept fois de mai 1846 jusqu'à sa mort de phtisie en février 1847.

Il soigna, outre son maître Rayer, son ami C. Bernard. Pasteur en témoigne dans son *Examen critique d'un écrit posthume de Claude Bernard sur la fermentation* (1879).[1] Il y rapporte que Davaine, lors d'une discussion sur la septicémie à l'Académie de médecine en 1873, raconta avoir séjourné pendant les vacances de l'été 1866 dans la maison de campagne de C. Bernard à Saint-Julien, parti là-bas pour se soigner.

b/ Les idées médicales de Davaine

Nous nous intéresserons ici seulement aux idées et à l'œuvre de Davaine en rapport avec la médecine humaine pasteurienne, sachant que ses travaux en parasitologie et en médecine vétérinaire furent très vastes et importants, comme l'a très bien décrit Théodoridès dans sa monographie.

Pasteur n'a débuté ses recherches expérimentales sur le charbon qu'en 1877. Mais il a commencé à prendre connaissance des travaux sur cette maladie vers 1870. Dans sa bibliothèque d'Arbois j'ai trouvé quelques ouvrages sur le charbon dont le *Traité pratique de la pustule maligne et de l'œdème malin ou des deux formes du charbon externe* de Justin Bourgeois (1806-1892) publié en 1861. Bourgeois était médecin en chef de l'hôpital d'Étampes et médecin des épidémies de l'arrondissement de la ville. On trouve aussi de Louis Brébant (1827-1886), datant de 1870, *Le Charbon ou Fermentation bactéridienne chez l'homme : physiologie pathologique et thérapeutique rationnelle*. De Davaine je n'ai trouvé qu'une brochure de 1870 *Études sur la genèse et la propagation du charbon*. Nous étudierons donc les idées générales et pathologiques de Davaine jusque 1870 en annexe, car Pasteur n'a probablement pas lu ses ouvrages antérieurs.

B. Les travaux scientifiques de Davaine

Dans sa préface à l'ouvrage de Théodoridès J. Rostand prétend que *le grand titre de gloire, pour Davaine et qui suffirait à illustrer sa mémoire, est d'avoir, pour la première fois ,démontré par l'expérience le rôle d'un micro-organisme dans la détermination d'une maladie infectieuse.*[2] *Davaine est bien*

---

[1] *La santé de Bernard fut très éprouvée pendant l'année 1866. Les médecins avec lesquels il était en communication habituelle, les Drs Rayer et Davaine, avaient perdu tout espoir de le guérir. Bernard, qui comptait peu sur la médecine, mais beaucoup sur la nature, l'hygiène et les soins que pourrait lui suggérer un examen attentif et quotidien des symptômes de son mal, se réfugia courageusement à cette même maison de campagne de Saint-Julien d'où sont datées les* Notes sur la fermentation, *dont je vais faire un examen critique.* (*Oeuvres de Pasteur*, T. II, p. 486)

[2] Théodoridès Jean, *Un grand médecin et biologiste Casimir-Joseph Davaine (1812-1882)*, 1968, p. 9

plus qu'un précurseur de la bactériologie médicale : il en est le véritable fondateur.[1]

Ceci est oublier l'œuvre de prédécesseurs qui avaient déjà observé des micro-organismes, êtres vivants invisibles à l'œil nu mais visibles au microscope, en les rendant responsables de certaines maladies contagieuses.

a/ Agostino Bassi (1773-1856)

Outre l'acare de la gale reconnu depuis longtemps Agostino Bassi, élève de Spallanzani, avait décrit, avant Pasteur, plusieurs micro-organismes responsables de quelques maladies des vers à soie. Dès 1950, René Dubos vit en Bassi *l'initiateur de la science des maladies infectieuses* qui avait déduit de son étude du *mal del segno* (ou muscardine), une maladie des vers à soie, *la vision de l'ère bactériologique qui devait révolutionner la médecine vingt ans après sa mort.*[2]

Pour Penso, c'est en effet à l'italien *Agostino Bassi (1773-1856) que revient le mérite d'avoir isolé le premier agent pathogène et d'avoir inauguré ainsi l'ère de l'étiologie microbienne des maladies infectieuses.*[3] Penso a décrit les étapes des recherches qu'il effectua de 1807 à 1832 et l'évolution de ses conceptions vers la non-spontanéité de la muscardine. Bassi démontra qu'elle était une maladie parasitaire du ver à soie non spontanée et contagieuse. Grâce à un microscope complexe mais commun il mit en évidence que le parasite était un champignon cryptogame disséminant ses graines dans l'air. Crivelli confirma en 1835 la découverte de Bassi et décrivit de façon approfondie le champignon parasite qu'il appela *Botrytis bassiana* en hommage à Bassi. Cette démonstration précède donc celle de Davaine pour le charbon.

Dès 1844 Bassi était convaincu que toutes les contagions et les maladies épidémiques étaient dues à des êtres organisés, parasites, végétaux ou animaux. Il cite la variole, les pétéchies, la peste orientale, la syphilis, et la plupart des maladies cutanées. Il admet aussi que quelques plaies profondes et la gangrène sont causées et entretenues par des êtres parasites, dont certains invisibles même aux meilleurs microscopes.[4] L'épidémie de choléra de 1846 l'amena à soutenir en 1849 qu'il était provoqué par un parasite plus petit que celui de la muscardine. En 1853, il induisait de la découverte des trois parasites responsables de la muscardine, de la gale et de la teigne, que toutes les contagions étaient produites par des parasites.

---

[1] Id.

[2] Dubos R., *op. cit.* p. 238-239

[3] Penso G., *La conquête du monde invisible, parasites et microbes à travers les siècles*, tr. de M.M. Rampa, Première éd. fr. révisée et augmentée, Paris, R. Dacosta, 1981, p. 278

[4] Ib., p. 281

En conséquence, Penso est dithyrambique sur l'apport historique des recherches de Bassi.[1] Il faut, selon lui, le considérer *comme une des plus grandes figures de l'histoire des sciences biologiques et de la médecine, et le fondateur d'une ère nouvelle.*[2] Dans son chapitre historique très intéressant sur « La microbiologie avant Davaine » Théodoridès a reconnu aussi que Bassi *est une figure relativement peu connue mais très importante dans l'histoire de la médecine. C'est à lui en effet que revient le mérite d'avoir isolé pour la première fois un micro-organisme responsable d'une maladie contagieuse : la muscardine du ver à soie* [...][3] Il retrace son parcours et son aboutissement à sa théorie générale parasitaire des contagions.

Penso reconnaît aussi la contribution fondamentale des travaux de Davaine, avec ceux de l'allemand Obermeier (1843-1873) et du norvégien G.H.A. Hansen (1841-1912), à la théorie des contagions animées. Il rapporte sa principale découverte expérimentale.[4]

b/ Les liens entre les recherches de Davaine et celles de Pasteur

Dans sa préface J. Rostand commente le rapport historique existant entre les travaux de Davaine et de Pasteur : *Dès 1850, alors qu'il collaborait avec son maître Rayer, il aperçoit dans le sang d'un mouton atteint du charbon « de petits corps filiformes, ayant environ le double en longueur d'un globule sanguin ». C'étaient les bactéridies charbonneuses, responsables de la maladie. À ce moment, la bactériologie est encore à naître : ni Davaine, ni Rayer ne comprennent l'importance capitale de leur observation ; mais Davaine ne laissera pas d'y réfléchir longuement, et il en saura tirer les conséquences dès après que Pasteur, en 1861, aura publié le fameux mémoire sur la fermentation butyrique. L'analogie entre les « corps filiformes » et les ferments organisés dont l'activité vient d'être mise en lumière par Pasteur, s'impose fortement à l'esprit du médecin Davaine : il ne doutera plus, désormais, que la maladie charbonneuse ne soit produite par les éléments étrangers qu'il a aperçus, une dizaine d'années auparavant, dans le sang d'une bête malade ; et, en faveur de cette hypothèse, fort audacieuse pour l'époque, il va rassembler une série de faits expérimentaux qui, tant par leur*

---

[1] *Grâce à elles, Agostino Bassi donne une base expérimentale à la théorie de la contagion vivante, révolutionne la pathologie des maladies infectieuses, fournissant le premier exemple de la maladie due à un agent infectant bien déterminé et provoquant pour la première fois, expérimentalement, une maladie par inoculation de son agent étiologique. Enfin, il détermine expérimentalement l'épidémiologie d'une maladie infectieuse et sa prophylaxie active.* (Ib., p. 280)

[2] Id.

[3] Théodoridès, *op. cit.* p. 58

[4] Davaine, *dans une longue série de travaux sur le charbon publiés entre 1863 et 1870, établissait que « les petits corps filiformes » de Rayer qu'il avait nommés « bactéridies » étaient vraiment les agents étiologiques du charbon, et il en faisait la démonstration en inoculant à des animaux de laboratoire une solution de sang parasité et dilué à un millionième (1868) provoquant ainsi le charbon.* (Ib., p. 283)

valeur propre que par leur enchaînement logique, constituent une véritable démonstration du rôle pathogène de la bactéridie.

Après ces travaux de Davaine, qui s'échelonnent entre 1863 et 1870, il ne sera plus décemment possible de contester la relation de causalité entre le développement de l'infection charbonneuse et la présence de la bactéridie dans le milieu sanguin.[1]

Rostand souligne que jamais Pasteur n'a nié l'importance des travaux de Davaine.[2] Théodoridès a fait une étude assez exhaustive des recherches sur la maladie du charbon avant Davaine, de Davaine lui-même, et des auteurs ultérieurs dont Koch et Pasteur, à laquelle nous renvoyons.[3] Dans le chapitre suivant il étudie les jugements de ceux-ci et des pastoriens sur l'œuvre de Davaine.[4]

Pasteur possédait dans sa bibliothèque la brochure de Davaine de 1870 *Études sur la genèse et la propagation du charbon.* Il s'agit d'un mémoire de dix-huit pages publié dans le *Bulletin de l'Académie impériale de médecine* qui fait suite à un autre mémoire de Davaine publié peu avant dans le même bulletin. Rendons donc compte de celui-ci avant celui-là.

c/ Étude sur la contagion du charbon chez les animaux domestiques *(Bulletin de l'Académie impériale de médecine, séance du 1er mars 1870, T. XXX, p. 215-235)*

Davaine avertit que lorsque cette maladie, qui cause de grands dommages à l'agriculture, règne chez les animaux elle représente un véritable danger pour l'homme. Il recense les points alors définitivement acquis par les travaux antérieurs. La maladie charbonneuse peut se transmettre entre animaux sans contact immédiat, ce qu'on a expliqué par l'existence d'un *virus volatil*, contagieux mais toujours dans un rayon assez limité. Aussi, écarter suffisamment loin les troupeaux atteints par le charbon suffit ordinairement à en préserver les autres. Les cas, qu'on dirait spontanés par défaut de trouver leur filiation, sont trop peu nombreux pour provoquer de grands ravages. Pour

---

[1] Théodoridès, *op. cit.* p. 9

[2] *Si d'ailleurs – comme le rappelle très pertinemment M. Jean Théodoridès – certains pasteuriens ont eu quelque fois tendance à diminuer un peu le rôle historique de Davaine, le grand Pasteur, lui, n'a jamais manqué une occasion de rendre hommage à son modeste prédécesseur et a tenu à rappeler, en maintes circonstances, que sur bien des points, il n'avait été que le continuateur du médecin français. De l'un envers l'autre, la dette des deux chercheurs est manifeste : sans les découvertes de Pasteur sur les ferments, il est probable que Davaine ne se fût jamais attaché à l'étude de la bactéridie charbonneuse ; en revanche, il est indubitable que les travaux de Davaine ont frayé la voie à l'œuvre proprement bactériologique de Pasteur, qui n'étant pas médecin, hésitait à s'engager dans le domaine de la pathologie et à appliquer à l'étude des maladies les enseignements tirés de la connaissance des ferments.* (Id.)

[3] Théodoridès, *op. cit.* p. 66-123

[4] Ib., p. 124

Davaine, la contagion joue donc le rôle essentiel bien qu'il ne soit pas catégorique sur l'inexistence de la génération dite spontanée.

Il énumère ensuite les différentes circonstances qui paraissent en faveur ou contre la contagion. Pour celle de l'animal à l'homme il souligne le rôle des mouches dont il ne doute plus, sachant que ses expériences de 1868 ont montré, qu'il suffit de la millionième partie d'une goutte, ou même moins, de sang infecté pour transmettre la maladie. Il récuse un virus volatil qui s'élèverait des corps des animaux infectés, au profit du rôle contagieux très actif des mouches. Nous avons vu le cas du musicien Scriabine qui décéda du charbon provoqué par une piqûre de mouche.

D'après des recherches faites en 1864 Davaine attribue les pourritures, non à une simple décomposition chimique, mais à des infusoires et surtout à des champignons dont le mycélium constituerait le virus fixe et les spores le virus volatil. Il cite le *Penicillium glaucum* comme déterminant la pourriture des fruits.

d/* Études sur la genèse et la propagation du charbon *(Bulletin de l'Académie impériale de médecine, T. XXXV, séance du 17 mai 1870, p. 471-498)

Dans cette lecture Davaine déclare que la maladie charbonneuse, quant à ses causes et ses conditions déterminantes, est aujourd'hui regardée comme un problème insoluble. Comme preuve de cela il cite le rapport d'une *commission composée de savants distingués et d'hommes compétents qui ont été chargés par le ministre de l'Agriculture d'aller étudier en Auvergne une enzootie charbonneuse qui dévaste une partie de cette contrée.*[1] Il s'oppose à ce rapport intitulé *Du mal de montagne*, publié l'année précédente, et qui avait laissé de côté ce problème qu'il jugeait prématuré dans l'état de la science générale. Il argue que sa solution seule peut fournir les moyens de s'opposer à la propagation de la maladie.

Il rapporte que la plupart des observateurs admettent la contagion mais soulignent que celle-ci n'explique pas certains cas. Il fait valoir que par ses expériences et des inductions tirées de l'analogie il a pu montrer que la contagion se propage principalement par les mouches. Il déplore qu'on ait soulevé de nombreuses objections à cette hypothèse du fait de cas inexpliqués par la contagion. Il veut chercher l'origine de ces *cas prétendus spontanés*.

Il veut réfuter les opinions concernant les causes de la maladie, inconciliables avec les siennes. Il récuse l'hypothèse de la constitution médicale, c'est-à-dire les conditions atmosphériques, et l'opportunité de l'émigration mal entendue des troupeaux. Il affirme, citant ses expériences, que le charbon se développe lorsque la semence est portée dans l'économie en inoculant les animaux avec une ou deux gouttes de sang charbonneux. On peut donc croire

---

[1] *Bulletin de l'Académie impériale de médecine*, 34e année, Paris, Baillière, T. XXXV, séance du 17 mai 1870, p. 472

que la température atmosphérique ne joue un rôle qu'en multipliant les agents qui le propagent. Il récuse aussi la cause principalement invoquée du charbon, le régime, car très différent, et même contradictoire, selon les auteurs.

Il réfute ensuite, assez ironiquement, une objection que lui a faite le vétérinaire Gabriel Colin (1825-1896) dans la séance du 15 mars, qui ferait croire que la maladie charbonneuse provient, non d'une cause extérieure, mais d'un état particulier de l'économie. Il lui assène que par un examen très scrupuleux *on aperçoit une foule de faits qui contredisent formellement votre manière de voir.*[1] Colin croyait que le charbon frappait ordinairement les animaux gras et trop bien nourris, par exemple les plus beaux moutons de la Beauce. Davaine accuse Colin de défendre de vieilles théories (celle de la responsabilité de la pléthore et de l'efficacité de la saignée) : *Mais ce fait s'explique sans invoquer une cause intérieure, celle que vous pensez. Cette cause est visible et palpable, et ce sont les fâcheuses théories médicales de vos devanciers, dont vous n'aimez pas à vous départir, qui sont responsables de tous ces maux.*[2]

Il récuse aussi l'objection que la quantité de sang transmettant la maladie aux petits animaux est insuffisante pour la transmettre aux grands. En effet, à la différence d'un poison, un virus, tel que celui du charbon, *se développe au point inoculé, s'y multiplie et envahit de proche en proche tout l'organisme.*[3]

Il rappelle ensuite une objection de Bouley que si l'on admet le développement spontané du charbon dans un animal pourquoi ne l'admettrait-on pas chez un grand nombre d'animaux. Bien que cette question ne fût pas l'objet de sa première communication (du 1er mars 1870), qui ne portait que sur les conditions de la propagation du charbon, il veut montrer dès aujourd'hui que *sans avoir recours à la doctrine surannée de l'hétérogénie, la contagion suffit à expliquer la transmission indéfinie des affections charbonneuses.*[4] Il se demande ce qu'est aujourd'hui le domaine de la théorie de la génération spontanée défendue par plusieurs savants éminents. Un être de forme définie et à mode de propagation palpable se trouve dans la série des animaux et des végétaux. Il ne naît point au hasard mais se reproduit de lui-même dans des conditions déterminées, tels les filaments qu'il a constamment trouvés dans le charbon et qu'il a nommés « bactéridies ». Donc, à moins de nous reporter dix ans en arrière, dit-il, nous ne pouvons admettre qu'ils soient le produit d'une génération spontanée. Il refuse d'admettre qu'ils puissent être le produit et non la cause de la maladie, parce que, s'il peut comprendre que les bactéridies ou leurs germes se multiplient et détruisent l'animal, il ne peut saisir leur apparition fatale, à point nommé, dans la pustule maligne et les différents organes, hypothèse bien autrement insoluble.

---

[1] Ib., p. 481
[2] Ib., p. 483-484
[3] Ib., p. 488
[4] Ib., p. 490

Il explique la réapparition soudaine de foyers épidémiques ou de cas isolés par la conservation du virus grâce, par exemple, à la dessiccation des matières qui le renferment. Ces matières ne contiennent pas un virus volatil, mais un virus recélé dans les parcelles de sang desséché. Une telle parcelle d'un dixième de milligramme, conservée même vingt-deux mois et déposée sur une plaie, tue un cobaye, alors qu'exposée à l'humidité elle peut perdre sa virulence au bout de quatre à cinq mois. Il invoque la vie latente des bactéridies.

Il invite les académiciens à prendre en compte ses arguments pour que le charbon apparaisse une maladie aussi simple que la gale ou la teigne et de plus en plus rare par l'hygiène. Suit une discussion. À Chauffard (1823-1879), qui invoque le remarquable mémoire de Béchamp, il répond que la base du mémoire n'est encore selon lui qu'une simple hypothèse et que rien ne prouve la transformation élémentaire des granulations en bactéridies. Selon Chauffard, Béchamp aurait apporté des preuves tendant à infirmer la théorie parasitaire de Davaine.[1] On pourrait rétorquer que des preuves qui simplement tendent à quelque chose ne sont pas des preuves sans répliques comme dirait Pasteur. Colin faisant état d'observations démontrant, selon lui, l'origine spontanée du charbon, Davaine juge, chacun défendant ses faits propres, que ces allégations vagues doivent être étayées par des faits précis et observés très exactement. L'observation intéressante de Colin, de troupeaux atteints bien que restés plusieurs mois loin de tout foyer charbonneux, sera résolue plus tard par Pasteur, qui mettra en évidence le rôle des cadavres charbonneux enterrés combiné avec celui des vers.

En dix ans, de 1860 à 1870, Davaine est passé du scepticisme envers la théorie animalculaire ou parasitaire des maladies contagieuses à son admission dans le cas du charbon et à l'affirmation du rôle de bactéridies vivantes comme sa cause principale. Il affiche maintenant son opposition au caractère spontané de cette maladie. Cependant, Villemin avait affirmé la théorie parasitaire et non spontanée des maladies contagieuses dès 1868.

[1] Pourtant dans la séance du 21 avril 1868 de l'Académie de médecine, à l'occasion de deux observations de pustule maligne par Broca à la Pitié, une discussion s'engagea sur la spontanéité de la pustule maligne et sur son rapport avec le charbon des animaux. Gosselin rappela qu'il avait admis la possibilité de sa spontanéité. Cloquet, par contre, n'y croyait pas, de même que Raynal. Depaul s'étonna que Gosselin se soit laissé aller à soutenir une opinion aussi contestable que la spontanéité de la pustule maligne, et regarde cette croyance comme une hérésie chirurgicale. Chauffard déclara impossible que la pustule maligne soit spontanée puisque les recherches récentes de Davaine l'ont rangée parmi les maladies parasitaires et que le parasitisme exclut forcément la spontanéité. Tout le monde croit à la contagion, sauf Gosselin qui en doute dans certains cas.

2. La chirurgie et la médecine aseptiques et antiseptiques

A. Si Pasteur avait été chirurgien ; l'invention de l'asepsie

Au cours de la séance de l'Académie des sciences du 5 janvier 1874 Pasteur fit observer, à l'occasion d'une note de Léon Gosselin (1815-1887), professeur de clinique chirurgicale, et d'Albert Robin sur les dangers de l'urine ammoniacale, qu'il serait très utile de rechercher si la qualité ammoniacale de l'urine n'était pas liée à l'existence d'un ferment organisé, ou de bactéridies, *ferments dont les germes seraient apportés de l'extérieur par le canal de l'urèthre, ou par le sang qui aurait pu lui-même prendre ce germe dans quelque partie du corps, par exemple, par une blessure quelconque ou communication avec le canal intestinal ; enfin ce germe, organisé vivant, peut être apporté souvent par une sonde ou un instrument chirurgical. Que l'opération de la lithotritie soit faite et que, peu de jours après, l'urine devienne ammoniacale, je suis porté à croire qu'il faut en attribuer la cause exclusive aux sondages ou à l'instrument qui a pénétré dans la vessie.*[1]

Pasteur poursuit ces vues très pertinentes et toujours actuelles par l'indication célèbre d'une nouvelle pratique chirurgicale très prometteuse, l'asepsie : *Si j'avais l'honneur d'être chirurgien, jamais je n'introduirais dans le corps de l'homme un instrument quelconque sans l'avoir fait passer dans l'eau bouillante et mieux encore dans la flamme tout aussitôt avant l'opération, et refroidi rapidement.*[2]

Cette nouvelle vision médicale et cette procédure révolutionnaire pour la chirurgie qui s'en déduit nous paraissent plus intéressantes que l'antisepsie, car elles constituent une méthode préventive et un procédé hygiénique qui visent à prévenir les maladies plutôt qu'à les guérir, conformément au dicton bien connu mais peu souvent respecté.

Bien sûr Pasteur connaît aussi la médecine antiseptique, depuis au moins l'ouvrage de Déclat sur l'acide phénique d'octobre 1865. Il suggère d'ailleurs ici que, dans les cas qu'il a indiqués d'introduction d'un germe dans la vessie et d'urine ammoniacale, l'injection d'eau phéniquée serait très efficace. On sait que Déclat se vantait d'être le premier à l'avoir pratiquée.

Ces *Observations* de Pasteur suscitèrent un débat à l'Académie de médecine le 20 janvier. Pasteur reconnaît évident que l'urine peut devenir ammoniacale spontanément et sans cathétérisme. Il soupçonne cependant l'action de germes d'un ferment, le canal de l'urètre étant un immense tunnel relativement à ces êtres infiniment petits qui y peuvent circuler facilement. Il suppose aussi que l'acidité ordinaire de l'urine peut nuire au développement

---

[1] *Oeuvres de Pasteur*, T. VI, p. 71

[2] Id.

des germes de fermentation et que, dans les cas pathologiques où l'urine devient neutre ou alcaline, ils se développeraient avec la plus grande facilité.

Il est remarquable que Bouillaud prît conscience, lors de ce débat, de la révolution médicale induite par les idées de Pasteur sur le rôle des ferments et de la valeur potentielle de l'asepsie.[1]

Pasteur souligna que l'urine ne devenait jamais ammoniacale dans un air très pur et qu'entre 25 et 30 degrés il l'avait conservée sans altération pendant des années.

B. Premier échange épistolaire avec Lister (février 1874) ; l'essor de la thérapeutique antiseptique (1874 – 1876)

Pasteur commença à devenir célèbre dans les Îles britanniques et à y acquérir une reconnaissance scientifique. Plusieurs médecins et chirurgiens prirent contact avec lui.

D'abord, en juin 1873, il reçut un ouvrage du médecin anglais C.H. Blackley sur la « fièvre de foin ».[2] Plus que d'une fièvre il s'agit du rhume de foin ou coryza spasmodique déjà décrit en 1862 par le médecin allemand Phoebus (1804-1880).[3] Pasteur en fit faire par Godélier une traduction résumée car il ignorait l'anglais.

Le 10 février 1874, Lister lui écrivit une lettre en français accompagnée d'un de ses travaux scientifiques ayant trait à la fermentation lactique : *Voulez-vous me permettre de vous offrir une brochure que je vous envoie par le même courrier et qui rend compte de quelques recherches sur un sujet que vous avez entouré de tant de lumière : la théorie des germes et de la fermentation. J'aime à croire que vous pourrez lire avec quelque intérêt ce que j'ai écrit sur un organisme que vous avez le premier étudié dans votre* Mémoire sur la fermentation appelée lactique. *J'ignore si les annales de la chirurgie britannique ont jamais passé sous vos yeux. Dans le cas où vous les auriez lues, vous avez dû y trouver, de temps à autre, des nouvelles du système antiseptique que, depuis ces neuf dernières années, je tâche d'amener à la perfection.*

---

[1] *M. Pasteur a indiqué en outre dans quels cas les ferments pouvaient s'introduire dans la vessie ; il a ajouté que, pour lui, s'il avait l'honneur d'être chirurgien, il ne sonderait jamais un malade sans avoir préalablement passé sa sonde par la flamme. C'est un fait très grave que semblent justifier les accidents et la mort qui surviennent quelquefois à la suite du cathétérisme chez des individus qui ne présentent aucune lésion des reins ou de la vessie. Je me suis demandé si dans ces cas la mort ne pouvait pas être mise sur le compte de ces ferments, plus actifs qu'on ne croit, et s'il n'a pas suffi de quelques parcelles infinitésimales de je ne sais quel poison pour déterminer ces accidents effroyables...* (Ib., T. VI, p. 73)

[2] *Experimental researches on the causes and treatment of catarrhus aestivus (hay fever or hay asthma).*

[3] Le titre de son ouvrage est *Der Typische Frühsommer-Kattarh oder das sogenannte Heu-Asthma* (Le catarrhe typique du début de l'été ou de ce qu'on nomme asthme du foin).

Permettez-moi de saisir cette occasion de vous adresser mes plus cordiaux remerciements pour m'avoir par vos brillantes recherches démontré la vérité de la théorie des germes de putréfaction et m'avoir ainsi donné le seul principe qui pût mener à bonne fin le système antiseptique.[1]

Il reconnaît déjà Pasteur comme bienfaiteur de l'humanité pour avoir suscité la nouvelle chirurgie basée sur le système des germes. Il l'invite à se rendre à Édimbourg pour voir la transformation produite dans son hôpital : *Si jamais vous veniez à Edimbourg, ce serait, je crois, une vraie récompense pour vous que de voir à notre hôpital dans quelle large mesure le genre humain a profité de vos travaux. Ai-je besoin d'ajouter quelle grande satisfaction j'éprouverais à vous montrer ici ce dont la chirurgie vous est redevable ?*[2]

Quelle est cette brochure envoyée à Pasteur ? Jusqu'en 1874 il n'avait publié que deux articles sur la fermentation et la putréfaction. Le premier est sa leçon d'ouverture à l'Université d'Édimbourg du 8 novembre 1869, parue dans le *British Medical Journal* sous le titre *On the causation of putrefaction and fermentation.* Le second, probablement celui adressé à Pasteur, s'intitule *Natural history of bacteria and the germ theory of fermentative changes, A further contribution to the.* Il fut édité dans le *Quaterly Journal of Microscopical Science* en 1873.

Dix-sept jours plus tard Pasteur lui répondit après avoir fait traduire sa brochure par Godélier. Il avoua méconnaître sa méthode antiseptique sinon par celui-ci et par Tyndall : *J'avais bien entendu parler de votre système antiseptique par cet ami même, dont je parle, qui est médecin en chef au Val-de-Grâce, et des grands succès de votre pratique chirurgicale par Tyndall, mais j'avoue à ma honte que j'étais et que je suis encore très peu édifié sur vos travaux, tout en ayant depuis longtemps le vif désir de les connaître.*[3]

Après analyse de sa brochure par Godélier Pasteur tint du prodige la double activité de Lister : ses recherches, dont il loue la précision des manipulations et la compréhension parfaite de la méthode expérimentale, et son activité de chirurgien en chef dans un grand hôpital. Il souhaite, à l'instigation de J.-B. Dumas, alors secrétaire perpétuel de l'Académie des sciences, que Lister communique à l'Académie une notice un peu détaillée sur son système antiseptique et ses pratiques, estimant que les chirurgiens français les connaissent mal : *J'ai eu l'occasion de placer la conversation avec divers chirurgiens de grand talent sur vos méthodes ; ils les connaissent sans doute et quelques-uns même les appliquent, mais je crois qu'ils n'ont qu'une connaissance incomplète à ce sujet et vous rendriez service à la chirurgie française et à vos amis en cédant au désir de M. Dumas.*[4]

---

[1] Pasteur, *Corr.* T. II, p. 577

[2] Id.

[3] Ib., T. II, p. 578

[4] Ib., T. II, p. 578-579

Il lui adressa quelques observations critiques. Il émit des doutes sur ses conclusions et lui suggéra une expérimentation encore plus rigoureuse par l'usage des semences les plus pures. Il se justifie d'écourter sa lettre par le fait qu'écrire le fatiguait promptement. Il évoque son accident et sa semi-guérison qui a restreint sa capacité de travail et d'écriture : *Ma tête ne peut supporter, à un moment donné, qu'une dose limitée d'effort et de travail. L'inclination de la tête surtout pendant que j'écris m'est très pénible.*[1] Il souhaite que Lister lui envoie quelques exemplaires séparés de ses principaux travaux scientifiques.

En novembre 1874, il recevra l'annonce, par le président de la *Royal Society* de Londres, que le conseil de cette société prestigieuse lui avait décerné la médaille Copley pour ses travaux sur la fermentation et sur la pébrine.

C. Une reconnaissance nationale au prix d'une santé amputée

En mars 1874 un projet de loi fut déposé à l'Assemblée nationale visant à lui décerner une récompense nationale. Le 12 juillet Paul Bert présenta son rapport sur ce projet de loi à l'Assemblée qui le ratifia le 18 juillet à une très grande majorité, 532 voix contre 24. Il réclama alors, encore une fois, auprès du nouveau ministre de l'Instruction publique, une mise à la retraite par scrupule de partager avec un suppléant, sans rien faire, les émoluments de sa chaire de professeur à la faculté des sciences, sous réserve des mêmes conditions qu'il avait requises en 1871.

Écrivant à J.-B. Dumas le 3 août il se dit charmé d'apprendre que la santé de Mme Dumas se raffermit car *nul plus que moi aujourd'hui ne compatit aux maux d'autrui et n'apprécie ce que vaut la santé*[2]. Pourtant à Nisard, son ami directeur de l'École normale pendant qu'il en était l'administrateur, qui lui recommandait d'appliquer toutes ses forces à vivre après sa réussite à l'Assemblée, il avoua qu'il était trop tard, qu'il ne sait pas et n'a jamais su vivre. Il sentait bien que savoir vivre était une science, mais désespérait de la connaître jamais. Il le redit à la même occasion à Duclaux, arguant être trop âgé pour revenir sur ses habitudes et qu'il mourra dans l'impénitence bien qu'il prenne de temps à autre de bonnes résolutions.

Il répondit également à son ami d'enfance Marcou, qui passa une grande partie de sa vie aux États-Unis, le remerciant de ses fréquentes visites lors de son attaque et lui confiant que sa maladie conservait des traces ineffaçables, la plus cruelle pour un chimiste étant le faible service que lui rendaient son bras et sa main gauches. Cela l'obligeait à recourir constamment à un aide pour les moindres manipulations. Il se réjouit de la bonne santé de son ami et s'exclame avec regret : *Ah ! si tu savais combien j'apprécie maintenant ce*

---

[1] Ib., T. II, p. 580
[2] Ib., T. II, p. 587

précieux bien de la santé auquel je songeais si peu quand je le possédais et que j'ai gaspillé avec tant d'irréflexion. Je suis convaincu qu'en m'astreignant, comme c'est l'usage, au seul repos des vacances, j'aurais évité cette hémiplégie et pu consacrer encore quinze et vingt ans à de grands travaux.[1]

D. Le système pathologique et thérapeutique de Gilbert Déclat (1827-1896)

a/ Les travaux de Déclat et ses rapports avec Pasteur en 1873 et 1874

En 1873, Déclat publia plusieurs petits opuscules sur la guérison de diverses maladies au moyen de l'acide phénique : 1. *Nouvelle méthode de traitement des fièvres intermittentes au moyen d'injections sous-cutanées d'acide phénique.* 2. *Du Choléra. Nouvelle méthode et deux nouveaux moyens de traiter la cholérine et le choléra.* 3. *Traitement des plaies au moyen de l'acide phénique et des résultats que la nouvelle méthode a donnés pendant le siège de Paris.* 4. *De la Curation de quelques-unes des maladies les plus fréquentes ou les plus graves de l'espèce humaine au moyen de l'acide phénique : coqueluche, croup, fièvre typhoïde, péritonite puerpérale, scarlatine, variole, etc.*

En 1874, une nouvelle édition de son ouvrage sur l'acide phénique de 1865, double en volume et comprenant plus de mille pages, parut sous le titre *Traité de l'acide phénique*. Une troisième édition remaniée paraîtra en 1890. Entre temps, en 1882, il publia un volume sur l'usage de l'acide phénique en dermatologie sous le titre *Traitement antiseptique des maladies de la peau (cancroïdes, catarrhes, syphilis, etc.) au moyen de l'acide phénique et de ses composés*. Il y fait un éloge abondant des travaux de Pasteur.

Comme nous l'avons vu c'est surtout dans l'édition de 1890 de son traité général sur l'acide phénique qu'il décrit ses relations avec Pasteur dont il cite plusieurs lettres.[2] Dans l'avant-propos de cette édition Déclat, alors âgé de 73 ans, déclare qu'au moment de terminer sa longue carrière il a voulu résumer en un livre pratique les résultats de ses recherches et des études auxquelles il se félicite d'avoir consacré sa vie. Il souligne d'abord qu'en 1843[3] Raspail (1794-1878) avait soutenu que toutes les maladies résultaient de l'action d'êtres vivants, idée à laquelle lui-même prêta d'abord assez peu d'attention.[4]

---

[1] Ib., T. II, p. 589

[2] Patrice Debré, dans sa biographie *Louis Pasteur*, l'a déjà signalé.

[3] En mars 1843 Raspail avait publié son *Histoire naturelle de la santé et de la maladie chez les végétaux et chez les animaux en général et en particulier chez l'homme.*

[4] *Raspail avait dit en 1843 que toutes nos maladies étaient dues à l'action d'êtres vivants sur nos organes ; il avait dans une intuition de génie, vu clairement le rôle des microbes, des ptomaïnes, des leucomaïnes. J'ai souvent eu l'occasion de dire que si Raspail avait fondé sa thérapeutique sur l'emploi d'un médicament plus assimilable et plus maniable, que si le camphre eut été aussi soluble et aussi diffusible dans le sang qu'il est puissant contre certains microbes, ce grand homme aurait laissé peu à faire à ses successeurs. Mais je confesse que*

Pour Raspail, le camphre était une panacée. Il avait donc le pouvoir de détruire ces causes morbides, donc avoir une action qu'on appellera plus tard « antiseptique ».

Déclat raconte qu'en 1873 il adressa à Pasteur son introduction à la seconde édition qui paraîtra l'année suivante : *Plus tard, en 1873, je lui soumis les épreuves de l'introduction que je voulais placer en tête du* Traité de l'Acide Phénique, *dont j'allais publier une nouvelle édition. Il voulut bien me faire quelques remarques et m'indiquer quelques corrections. Mais, à l'endroit de la théorie générale, il m'écrivait le 25 novembre 1873.*[1] Il cite alors cette lettre de Pasteur reproduite aussi par Louis Pasteur Vallery-Radot : *Je ne sais si vous êtes complètement dans le vrai, mais vous y êtes certainement pour une grande part. Je n'ai jamais été plus frappé de la vérité du principe que je soutiens et que vous soutenez vous-même à d'autres points de vue, que dans le travail qui m'occupe depuis trois ans et dont je viens de donner lundi dernier un résumé à l'Académie des Sciences. C'est incroyable de netteté, de précision, maintenant que c'est terminé ; car ces résultats si simples, si clairs, m'ont fait passer de bien mauvaises nuits avant de se présenter à moi aussi bien démontrés qu'ils le sont aujourd'hui, etc.*[2]

Nous verrons plus tard les relations que Déclat et Pasteur ont poursuivies jusqu'en 1880 et qui sont restées cordiales malgré l'écart méthodologique qui les séparait et l'aigreur que Déclat exprimera dans ses revendications de priorité relativement à Lister. Auparavant, examinons l'introduction de sa seconde édition puisque nous savons que Pasteur l'a lue. Nous mettrons ainsi en évidence l'éventuelle influence mutuelle sur leurs pratiques et leurs théories respectives.

b/ L'introduction de la seconde édition du Traité de l'acide phénique *(1874) de Déclat, adressée à Pasteur en octobre ou novembre 1873*

En exergue de sa nouvelle édition Déclat cite une phrase de J.-B. Dumas prononcée à la séance de l'Académie des sciences du 7 avril 1873 et rapportée le 9 avril par le journal *L'Institut* : *De l'Acide phénique.- Toutes les maladies contagieuses pourraient être sans danger si l'on voulait adopter l'emploi de cet agent antiseptique, dans tous les cas où l'on peut craindre leur influence.*[3]

Dans l'avant-propos qui précède l'introduction il prétend que *l'application de l'acide phénique n'est pas simplement l'application d'un médicament ; c'est l'application d'une méthode thérapeutique, qui éclaire d'un jour nouveau toute la médecine.*[4]

---

j'avais eu le tort de n'être point assez frappé de cette affirmation géniale. (*Manuel de médecine antiseptique, applications de l'acide phénique et de ses composés*, Paris, Doin, 1890, p. 1-2)

[1] Ib., p. 5

[2] Id.

[3] Déclat G., *Traité de l'acide phénique appliqué à la médecine*, 4e édition, Paris, Lemerre, 1874

[4] Ib., p. g

L'introduction de quarante-huit pages se réfère d'emblée à Pasteur et à une certaine doctrine médicale : *je me suis efforcé de rendre intelligible aux personnes étrangères à l'étude des sciences une doctrine médicale, plusieurs fois soutenue déjà et abandonnée faute de preuves, mais que les admirables travaux d'un de nos savants les plus éminents, M. Pasteur, ainsi que l'action physiologique et curative de l'acide phénique, viennent de rajeunir et d'établir sur des bases désormais inébranlables.*[1] Il glose tout d'abord sur la discrimination souvent erronée des faits et des doctrines, en prenant l'exemple des faits et des différentes théories sur la conservation des vins, dont celle de Pasteur qui démontre et explique les faits autrement et plus justement que ces prédécesseurs. Pour sa part, il veut faire une théorie, non clairement démontrée, reposant néanmoins sur des observations assez nombreuses, assez variées et assez précises, qui défie les esprits positifs, sous-entendu ceux qui ne s'attachent qu'aux faits.

Il l'expose ensuite : *La théorie nouvelle ou renouvelée est bien simple, d'ailleurs, – et peut-être est-ce là son principal tort, - quand on la compare aux théories innombrables, obscures ou bizarres, dont l'histoire de la médecine est encombrée. Elle consiste dans cette généralisation, que toutes les maladies contagieuses et toutes celles qui sont dites* spontanées*, ce qui comprend toutes les maladies* médicales*, sont dues à l'action d'êtres organisés infiniment petits, végétaux ou animaux, qui pénètrent dans les tissus de l'homme, ou se fixent à la surface de son enveloppe cutanée, et y accomplissent, en tout ou en partie leur évolution.*[2] Il n'admet donc plus, mais après Villemin en 1868 qu'il ne cite pas, la génération spontanée des maladies. Il prétend que cette théorie conduit à la méthode curative la plus efficace, presque la seule efficace. Rappelant les travaux de Pasteur sur les fermentations il juge que presque tout le monde aujourd'hui admet que les germes sont étrangers aux cellules normales et proviennent du dehors.

Il invoque ensuite avec éloge les expériences de J.-B. Dumas, celles réfutant la théorie des fermentations de Liebig et celles testant l'action d'un grand nombre de substances sur les ferments. Le chimiste les classa en trois groupes, favorables, neutres, ou nuisibles aux ferments. Les dernières détruisent, outre les ferments, la vie des organismes inférieurs, en quoi Déclat détecte une preuve que les ferments sont des organismes vivants. Il y voit un fait capital au point de vue de la médecine et de la thérapeutique, sur lequel il dit appeler depuis dix ans l'attention des médecins et des savants, point de vue dont Dumas a été frappé par les effets du borax. Il veut aborder ensuite cette *grande question qui doit opérer une révolution fondamentale dans la médecine.*

Il veut répéter, avant de le démontrer, que *toutes ces maladies proprement dites, maladies internes, contagieuses ou spontanées, ne sont pas moins*

---

[1] Ib., p. I

[2] Ib., p. V

parasitaires que celles dont le parasitisme est démontré par l'observation directe.[1] Le contage des maladies contagieuses a toutes les propriétés d'un ferment vivant. Nécessairement, car une quantité impondérable de ferment virulent peut infecter l'univers comme dans les maladies contagieuses. Ceci s'explique par le caractère essentiel d'un ferment ou d'un virus, comme de tout être organisé : croître et multiplier. La contagion n'est qu'une multiplication.

Il explique ensuite la marche des maladies par la doctrine parasitaire qui s'impose d'elle-même en s'accordant avec les faits. Il rend compte ainsi de l'incubation puis de la marche aiguë ou chronique des maladies. Il note que les Anciens avaient déjà remarqué la régularité de leurs trois phases : accroissement, état et déclin, à la différence des lésions purement physiques comme les brûlures, les plaies et les contusions. Il les fait correspondre aux trois périodes de l'évolution des parasites : accroissement, développement complet et mort. D'un autre côté, reconnaît-il, cette régularité des maladies n'est ni absolue ni constante, parce que leur évolution dépend de multiples facteurs parmi lesquels il cite la quantité et la vigueur des parasites, la force de réaction générale de l'individu atteint et la résistance spéciale des tissus affectés. Il s'en prend plusieurs fois à la médecine officielle, prétendument scientifique, notamment au traité classique des professeurs Roche et Sanson[2], qui ne contient, selon lui, qu'élucubrations, divagations apocalyptiques et conceptions délirantes, notamment sur les fièvres intermittentes et le charbon. On comprend qu'il ne pouvait guère se faire aimer de tels professeurs ou académiciens.

En ce qui concerne le caractère étrange des maladies ou des fièvres rémittentes ou intermittentes il l'explique par l'action intermittente d'êtres vivants. Il assure que *la doctrine parasitaire éclaire toutes ces questions d'un jour nouveau, ou plutôt elle y fait succéder le jour aux ténèbres, car les ténèbres seules y ont régné jusqu'à ce moment.*[3]

Il aborde ensuite les idiosyncrasies individuelles, à peu près synonymes de tempéraments, qui peuvent aller jusqu'à l'inaptitude à être affecté par les germes morbides comme on le voit dans les grandes épidémies. Pour

---

[1] Ib., p. XIII

[2] Selon Beaugrand l'ouvrage qui contribua le plus à la réputation de L.-C. Roche (1790-1875) fut celui composé avec le chirurgien Sanson *Nouveaux éléments de pathologie médico-chirurgicale* (1825-1828), qui connut quatre éditions et fut pendant plus de vingt ans le manuel obligé de tous les étudiants et la source où plusieurs générations de médecins puisèrent leur instruction. Admettant d'abord les principes de Broussais il se déclara ensuite hautement pour Bretonneau et proclama la spécificité de la diphtérie. Il fut titulaire et secrétaire annuel de l'Académie de médecine. (*Dictionnaire encyclopédique des sciences médicales*, 3e série, T. 5, 1877, p. 95-97) ; Sanson L.-J. (1790-1842) fut élève de Dupuytren. Il devint agrégé en 1830 et professeur de clinique chirurgicale en 1836. (Ib, T. 6, 1877, p. 689-690)

[3] Déclat G., *Traité de l'acide phénique appliqué à la médecine*, 4e édition, Paris, Lemerre, 1874, p. XXV

l'expliquer, ce que les doctrines de l'école sont impuissantes, il invoque une prédilection différente des parasites selon les individus, comme les animaux en ont pour les aliments, et l'âge des individus. Il récuse les différences de température climatique en privilégiant celle des terrains parce que la doctrine des ferments montre que certains germes poussent de préférence sur certains d'entre eux. Il prend l'exemple des champignons. Il invoque l'hypothèse de Bouley que le charbon doit son origine première à une influence tellurienne, c'est-à-dire du terrain. Il veut sortir de la réserve du professeur qui, dans une conférence de septembre 1872, disait ignorer la cause d'où le charbon procédait. Pour Déclat, des parasites causent cette maladie comme ils le font de quelques autres maladies endémiques, sinon de toutes, et des contagions. Les médecins l'ont admis inconsciemment sous le nom de maladies miasmatiques, dues à des miasmes. Or, après les travaux de M. Pasteur, le pas entre les miasmes et la doctrine des ferments comme corps organisés vivants, ne pouvait manquer d'être franchi. Donc, *le jour où l'on pourra détruire ces parasites ou les empêcher de naître, on fera disparaître les endémies.*[1] Les génies ou les constitutions épidémiques des doctrines de l'école ne sont autres que des ferments. Il attaque encore la médecine officielle.[2] Il explique de la même façon les maladies appelées sporadiques, par l'apparition de parasites microscopiques.

Paraît plus déroutant pour la théorie le fait des maladies qu'on attrape qu'une seule fois, à de rares exceptions près, notamment la foule de maladies contagieuses. Il fait l'hypothèse, par analogie avec les cultures alternantes, de la destruction d'une substance de l'organisme nutritive pour le parasite et que l'organisme ne peut renouveler. Ce sera l'explication initiale de Pasteur de l'immunité.

Il en vient à la localisation des maladies. Il l'explique par le terrain favorable qu'offrent chacun des tissus ou des organes aux maladies et aux parasites, contrairement aux agents physiques et chimiques. Comment expliquer alors, se demande-t-il, la dispersion irrégulière ou les formes régulières des lésions cutanées ? Il reprend l'exemple des champignons des champignonnières, qui confirme les découvertes modernes de dermatoses dues à des microphytes et la doctrine parasitaire.

Il rend compte aussi du concept de « dégénérescence » de la vieille médecine, non pas celle des tissus naturels, d'un tissu normal en un tissu anormal, mais celle des maladies qui se transforment en des maladies

---

[1] Ib., p. XXXII

[2] *Ces faits, ces preuves, qui témoignent d'une manière si éclatante en faveur de la nouvelle doctrine, crèvent les yeux, et la médecine officielle, qui poursuit si souvent avec ardeur des recherches de quintessences que les yeux du corps ni ceux de l'esprit ne sauraient voir ni comprendre, la médecine officielle ne voit pas ces preuves, bien plus absurde dans son aveuglement que l'astrologue qui se laisse choir au fond d'un puits !* (Ib., p. XXXV)

différentes par la succession, la substitution d'un ferment, d'un parasite par un autre, celui-ci pouvant aussi se développer aux dépens du premier.

En conclusion de cette introduction, il annonce la polémique acerbe qu'il mènera au long de son ouvrage tout en s'imposant de ne pas sortir des régions sereines de la science. Il s'étonne que la doctrine parasitaire n'ait pas encore pris rang dans la science, ni avoir été sérieusement discutée alors qu'elle offre tous les caractères de la réalité. Cependant, il voit que la médecine vit en ce moment un tournant et annonce la victoire proche de cette nouvelle doctrine.[1] Il énonce puis répond aux deux arguments des adversaires de celle-ci. Il contredit le second, qui fait appel à des circonstances données particulières faisant naître des microphytes, des microzoaires et des ferments à partir de cellules normales des matières organiques mortes ou vivantes. Il invoque Pasteur et les corps organisés issus de l'air, dont Frémy et ses acolytes niaient la nécessité tout en ayant refusé le défi de Pasteur de fournir une expérience sans réplique.

Par son ouvrage il veut démontrer que la doctrine parasitaire arme la médecine de moyens plus puissants, que la théorie en indiquait de nouveaux et a été confirmée, à son tour, par les résultats. Ne pouvant soustraire l'air atmosphérique dont ont besoin les végétaux et les animaux pour vivre, à la différence de la méthode empirique de conservation des aliments d'Appert (1749-1841) rationalisée par Pasteur, il faut *trouver une substance qui détruisît la vie des parasites sans porter atteinte à celle des êtres dont les parasites détruisent la substance*[2]. Il juge que les remèdes les plus puissants avant son application de l'acide phénique sont des substances antifermentescibles, parasiticides à très petites doses tels le fer, le mercure, l'arsenic, l'iode, le soufre, le sulfate de quinine, etc. Il revendique d'avoir le premier initié, à tort selon nous, la thérapeutique parasiticide par l'acide phénique. Son premier chapitre en sera une longue justification. Il recommande aussi une combinaison de l'acide phénique avec de l'ammoniaque, le phénate d'ammoniaque, dont il a fait l'objet d'une note académique le 29 septembre 1873.

Il remarque cependant que l'action de l'acide phénique n'est pas la même sur tous les parasites et les ferments. Elle est faible sur le tænia contrairement à son effet sur les oxyures, et moins efficace contre le ferment syphilitique que contre celui du charbon, de la fièvre typhoïde et de la fièvre intermittente. Il prédit que d'autres parasiticides apparaitront, curatifs pour certains ferments ou d'autres nouveaux. Il croit que même les névralgies peuvent avoir pour origine des ferments et que le valérianate d'ammoniaque, qu'il prétend avoir aussi utilisé le premier en thérapeutique, doit sa vertu contre elles à une action

---

[1] *D'ailleurs, si je ne m'abuse, nous touchons à un moment où le parasitisme s'imposera à l'attention des médecins, où l'on sera forcé de le discuter sérieusement, et du moment où on le discutera sérieusement, sa cause sera gagnée ; on le discute un peu déjà* […] (Ib., p. XLI)

[2] Ib., p. XLV

antifermentative spéciale. Il se défend de faire de l'acide phénique une panacée, mais le considère comme l'agent curatif actuel le plus puissant dont l'action confirme de manière éclatante la doctrine parasitaire qui est *presque complètement démontrée rationnellement par toutes les analogies et par les admirables expériences de M. Pasteur.*[1]

c/ Quelques références de Déclat dans cette seconde édition, à Pasteur, à Lister et à d'autres chirurgiens

À la suite de son introduction Déclat consacre son premier chapitre de cent-treize pages à son « Historique de la médication parasiticide ». Nous avons vu que trois pages sont dithyrambiques sur les travaux de dissymétrie moléculaire de Pasteur, qui les a probablement lues et corrigées.

Le troisième et dernier chapitre traite des « Applications thérapeutiques spéciales de l'acide phénique », divisé en cinq sections. La première est dédiée aux « maladies dont le parasitisme est démontré » et la seconde aux « maladies dont le parasitisme est très probable ou en partie démontré ».

Celle-ci comprend trois sous-sections : « Maladies évidemment contagieuses, infectieuses ou non, endémiques ou endémo-épidémiques » parmi lesquelles on trouve le charbon, le croup, la péripneumonie épizootique, le typhus des bêtes à cornes ou peste bovine. La seconde sous-section, celle des « Maladies évidemment contagieuses, virulentes » renferme, outre la morve et le farcin, la rage, la syphilis, la vaccine et la variole. La troisième sous-section comporte les « Maladies infectieuses ou miasmatiques, à contagion encore douteuse, sporadiques, endémiques ou endémo-épidémiques ». Y figurent le choléra, la dysenterie, les fièvres intermittentes, la fièvre jaune, la fièvre puerpérale, l'infection purulente, la typhoïde, la peste, les piqûres et l'infection putride anatomique, la pourriture d'hôpital, mais aussi la pellagre et le scorbut.

La quatrième section est consacrée aux « Maladies dont le parasitisme est une complication ». Son seizième article porte sur la gangrène. Déclat y cite un mémoire de Pasteur de juin 1863 où celui-ci déclare n'avoir trouvé dans les putréfactions qu'un vibrion. Il prédit que la gangrène a pour cause un parasite spécial.[2] Il en appelle à Pasteur pour le démontrer.[3]

---

[1] Ib., p. XLVII-XLVIII

[2] *Si la gangrène humide est une fermentation, une putréfaction, c'est évidemment une fermentation spéciale ; l'odeur seule,* sui generis, *qu'elle répand suffit pour le prouver.* [...] *Il y a donc là un champ de recherches nouvelles qui conduiront probablement, quand elles seront entreprises par des observateurs sagaces et persévérants, à la découverte de quelque parasite spécial, peut-être même étranger au genre vibrion, le seul dont M. Pasteur ait trouvé les espèces dans les putréfactions.* (Ib., p. 850)

[3] *Pendant que nous corrigions les épreuves de cet article, M. Pasteur faisait à l'Académie des sciences (voir les* Comptes rendus *de la séance du 7 octobre 1872) une communication du plus grand intérêt qui justifiait l'interprétation que nous donnons ici de ses opinions, justification qu'il nous confirmait par une lettre qu'il nous faisait l'honneur de nous adresser en réponse à la communication que nous lui avions faite de notre article. Dans cette même communication,*

Son vingt-neuvième article concerne les plaies. Déclat y consacre une centaine de pages, qui reprend en gros son ouvrage publié en 1873 *Traitement des plaies au moyen de l'acide phénique et des résultats que la nouvelle méthode a donnés pendant le siège de Paris*. Il dénonce d'abord l'esprit lamentable de coterie et de mauvaises passions de la gent médicale, ce qui ne pouvait le faire aimer de beaucoup de ses confrères et a certainement contribué à l'ostraciser.[1] Il fait l'historique de la thérapeutique des plaies. Il attribue à J.-B. Demeaux (1815-1886), élève de Velpeau, l'heureuse révolution introduite dans ce domaine en appliquant en 1859 le coaltar à la désinfection des plaies. Il approuve Pasteur, citant un de ses propos extrait du *Journal d'agriculture pratique* du 18 juillet 1872, de s'intéresser aux questions de priorité historique parce qu'elles concernent la moralité publique qui doit juger en connaissance de cause les véritables auteurs des progrès scientifiques et industriels.

Le seul mérite du point de vue médico-chirurgical qu'il concède à Lemaire est d'avoir expérimenté avec quelque intelligence, sur proposition du pharmacien Le Beuf, une émulsion composée de coaltar que celui-ci avait fabriquée. Il se positionne et se formule comme le premier à avoir appliqué l'acide phénique, ce qui n'est pas rigoureusement exact, même s'il fut l'un des premiers à l'avoir utilisé. Il admet toutefois que son application de l'acide phénique a été inspirée, sans contredit, par le progrès dû à Demeaux et par les expériences chimico-physiologiques de Lemaire.

Déclat examine en les critiquant les conceptions des plaies, des procédés post-opératoires et des pansements de Jules Guérin, Léon Le Fort, Lister, et d'Alphonse Guérin (pansement ouaté). Il cite une lettre de Péan (1830-1898) qui lui déclare avoir utilisé l'acide phénique bien avant Lister et lui reconnaît la supériorité dans ses travaux. Faisant l'éloge de Pasteur il croit *a priori* que les complications des plaies sont dues aux germes ou ferments aériens, mais juge plus opportun et plus radical leur destruction que l'usage de moyens conçus pour empêcher leur dépôt sur les plaies, à la seule condition de ne pas

---

il annonce des expériences qui lui font pressentir des applications importantes à la physiologie et à la médecine pratique. Tous les amis du progrès doivent désirer ardemment que les nouvelles expériences de l'illustre savant voient le jour le plus prochainement possible. (Ib., p. 859)

[1] *En tout temps l'article consacré aux plaies serait un des plus importants de l'histoire de la médication phéniquée, car c'est contre ces lésions que la méthode nouvelle a répandu et est surtout appelée à répandre ses plus grands bienfaits ; mais après la guerre désastreuse que nous avons subie, cet article acquiert plus d'importance encore, parce que nous aurons à y démontrer que les circonstances les plus pressantes, les plus navrantes, que l'amour de l'humanité, les malheurs de la patrie, rien, en un mot, ne peut triompher des préjugés, de l'esprit de coterie et, pour tout dire, des mauvaises passions qui animent et gouvernent la profession médicale, plus encore que toutes les autres. Nous en avons déjà donné une première et déplorable preuve à l'article fièvre typhoïde ; nous en fournirons une autre, qui ne sera pas moins lamentable.* (Ib., p. 893)

nuire à l'organisme humain. Il s'attribue la priorité de la méthode de Lister, ce qu'il fera toujours.

Il raconte que sa méthode de médication phéniquée pour les blessés de 1870 a été repoussée par Nélaton comme elle l'avait été par H. Larrey dans les services de typhoïques.

On ne sait si Pasteur a lu en entier cette seconde édition du *Traité de l'acide phénique*. En tout cas, une fois publiée, il la présenta à l'Académie des sciences lors de la séance du 30 novembre 1874 présidée par Frémy.[1] Selon Déclat il y aurait admis sa priorité dans l'usage de l'acide phénique.[2] Déclat avait souligné en rouge les passages de la première édition (1865) de son traité, offerte à Pasteur, pour le prouver, ce qu'a notifié celui-ci dans son *Nota Bene* en tête du livre. Il avait éclairé Pasteur sur cette question de priorité de façon si démonstrative, raconte-t-il, que celui-ci lui avait écrit le 2 avril 1874 : *Je vous remercie de votre lettre et de votre envoi. Dans la lettre que j'ai reçue du Dr Lister, à la date du 10 février dernier, il s'exprime ainsi : ...* du système antiseptique que, depuis ces neuf dernières années, je tâche d'amener à la perfection. *Vous avez donc, en effet, d'après la date citée page 69 de votre opuscule, la priorité, ce que j'ignorais.*[3]
Quel est cet opuscule ? Il semble que ce soit son ouvrage sur les plaies publié en 1873 car on y trouve à la page 69 sa revendication de priorité contre Lister.[4]

Déclat reconnaît en 1890 que *Pasteur avait beaucoup fait pour la médecine phéniquée. Il avait présenté mon livre aux Académies. Il avait rendu témoignage à des guérisons de fièvres intermittentes que j'avais obtenues par l'acide phénique dans sa famille même.*[5] Nous allons voir de quel parent il s'agit.

---

[1] *Comptes rendus hebdomadaires des séances de l'Académie des sciences*, Tome 79e, juillet-décembre 1874, Paris, Gauthier-Villars, Paris, 1874, p. 1343

[2] *On ne doit pas oublier, dit à ce propos M. Pasteur, que M. Déclat a été le premier à préconiser l'emploi de ce précieux agent, et c'est là une innovation thérapeutique dont on devra toujours lui être reconnaissant.* (Déclat G., *Un livre utile - Manuel de médecine antiseptique, applications de l'acide phénique et de ses composés*, Paris, Doin, 1890, p. 8)

[3] Ib., p. 14

[4] *Mais il est vrai que M. Lister ne se contente pas d'arrêter les germes, il veut, en outre, tuer ceux qui auraient réussi à envahir la plaie ; en quoi M. Lister nous paraît avoir raison. Mais en quoi il n'aurait pas raison, ce serait de s'attribuer, ce qu'il ne fait pas, à ma connaissance, la priorité de cette idée et de son application ; il serait arrivé, pour cela, quelques années trop tard, car, lorsque, au milieu de décembre 1864, je fis part à l'Académie des sciences d'un grand nombre d'applications médicales et chirurgicales de l'acide phénique, et notamment d'une plaie gangréneuse, M. Lister n'avait alors ni publié, ni appliqué, ni probablement songé à appliquer l'acide phénique au traitement des plaies, encore moins de l'appliquer dans le but de détruire les germes découverts par M. Pasteur* [...] (Déclat, *Traitement des plaies au moyen de l'acide phénique et des résultats que la nouvelle méthode a donnés pendant le siège de Paris*, Lemerre, Paris, 1873, p. 69-70)

[5] Déclat G., *Un livre utile - Manuel de médecine antiseptique, applications de l'acide phénique et de ses composés*, Paris, Doin, 1890, p. 8-9

3. La retraite du Dr Godélier ; Villemin successeur de Godélier comme médecin traitant de Pasteur (1875)

A. La première lettre de Pasteur à Villemin

En 1874, à soixante-dix ans, Godélier avait atteint l'âge réglementaire de la retraite. Pasteur l'annonça à Marcou dans sa lettre d'août 1874 en l'informant que le médecin avait pris la résolution de voyager pendant deux ans avec sa famille pour tenter de guérir sa fille ainée Cécile. Godélier devait mourir trois ans plus tard. Le 24 décembre 1876, Pasteur adressera sa dernière lettre à son médecin et ami, installé alors à La Rochelle où vivait son fils Paul, en se réjouissant des bonnes nouvelles de la santé de sa famille, notamment de sa fille Cécile.

En avril 1875 Pasteur écrivit à C. Bernard pour lui suggérer une expérience physiologique de destruction du sucre corporel grâce à une fermentation accélérée par la chaleur, provoquée en plongeant une partie corporelle dans du gaz carbonique. Il avait l'idée préconçue que cela détruirait partiellement le sucre du sang et permettrait ainsi de diminuer sa présence dans l'urine des diabétiques. Il lui dit dans sa lettre qu'il avait demandé à Andral à quel médecin ami de l'expérimentation il pourrait s'adresser pour suivre ces vues dans un hôpital. Il le convia à voir une de ses expériences. Finalement, il ne lui envoya pas sa lettre car il eut l'occasion de lui causer directement. Il l'envoya par contre au Dr Villemin pour lui expliquer son projet d'expérience et se dispenser de la peine de la recopier. Ce n'est ni Andral ni Godélier, mais C. Bernard, qui l'orienta vers ce médecin militaire, professeur au Val-de-Grâce, connu comme médecin expérimentateur par ses recherches sur la tuberculose.

Le 3 mai, Pasteur adressa sa première lettre à Villemin : *Encouragé par mon maître et ami M. Cl. Bernard je m'adresse à vous pour savoir si vous auriez noté quelques effets des bains de gaz acide carbonique sur la disparition du sucre dans les cas de diabète. J'ai sur ce sujet quelques vues préconçues au sujet desquelles j'aimerais à connaître la réponse de faits précis et d'observations bien suivies.* […] *Dans sa pensée vous êtes de tous les médecins le mieux placé pour me renseigner sur ce que je désire savoir.*[1]

B. Jean-Antoine Villemin (1827-1892)

a/ Le parcours médical de Villemin jusqu'en 1868

Villemin, fils de modestes cultivateurs, naquit le 25 janvier 1827 à Prey, petit village des Vosges, à cinq kilomètres de Bruyères. Orphelin de père avant dix ans il fit, grâce à un oncle paternel, ses études secondaires au collège de ce bourg. Le docteur J.-B. Mougeot (1776-1858) lui procura quelque argent en lui confiant les dessins des plantes de ses herbiers.

[1] Pasteur, *Corr.* T. II, p. 601

En juillet 1848 Villemin fut désigné par la conscription au 14e de ligne. Conseillé par le colonel de son régiment il s'orienta vers les études médicales. À cette fin il passa au 37e de ligne à Strasbourg où il rencontra Fée qui l'employa en botanique comme dessinateur. Son oncle s'engagea à subvenir à ses besoins pendant tout son cursus universitaire. Il fut admis à l'hôpital militaire d'instruction de Strasbourg le 17 novembre 1849. Fée y enseignait la botanique.

Villemin arriva donc à Strasbourg quelques mois avant Pasteur et fit toutes ses études médicales quand Pasteur y enseigna la chimie. Il a donc peut-être suivi quelques-uns de ses cours à la faculté de pharmacie, ou bien en a-t-il entendu parler par l'intermédiaire de Fée ou de Godélier, tous deux professeurs à la faculté de médecine. En février 1853 Pasteur écrivait à Godélier, nommé au Val-de-Grâce, que des expériences étaient faites alors avec beaucoup de complaisance par divers médecins de Strasbourg avec son succédané de sulfate de quinine, en lui demandant de l'essayer aussi dans son service. Peut-être Villemin a-t-il vu ou entendu parler de ces essais à Strasbourg puisque le 22 août 1853 il soutint sa thèse sur *Les collections purulentes du rein* !

Villemin rejoignit Godélier comme stagiaire à Paris puisqu'il fut admis médecin aide-major à l'École impériale du Val-de-Grâce le 14 novembre 1853 dont il sortit lauréat l'année suivante. Entre 1854 et 1858 il servit aux onzième et septième régiments d'artillerie montée.

En 1860, il enseigna la physiologie à l'École de Strasbourg. Il illustra de planches le *Précis d'histologie humaine* du professeur agrégé de la faculté de Strasbourg C.-B. Morel (1823-1884), dont une seconde édition refondue et augmentée parut en 1864 sous le titre nouveau *Traité élémentaire d'histologie humaine normale et pathologique*. Il publia en 1861 une étude *Le Tubercule au point de vue de son siège, de son évolution et de sa nature*. Il échoua à l'agrégation de Strasbourg avec une thèse intitulée *Le Rôle de la lésion organique dans les maladies*. Il s'orienta alors vers les concours militaires et fut reçu professeur agrégé au Val-de-Grâce le 30 novembre 1863.

En mars 1865, il commença ses recherches expérimentales sur la tuberculose et les communiqua à l'Académie de médecine en décembre 1865, octobre 1866 et août 1868. Les deux premières communications avaient pour titre *Cause et Nature de la tuberculose ; son inoculation de l'homme au lapin*. L'Académie de médecine désigna une commission comprenant P. Louis, Grisolle, H. Bouley et G. Colin, son rapporteur. À la suite de ce rapport publié en 1867 un débat fameux s'ouvrit à l'Académie de médecine sur les notions de spécificité, de virulence, de contagion, et d'hérédité. La joute fut surtout oratoire et y participèrent notamment Chauffard, Pidoux, Jules Guérin, N. Gueneau de Mussy, Bouley, Colin et Bouillaud. Il fallut attendre 1874 pour que Villemin fût admis à l'Académie de médecine, un an après Pasteur.

Pasteur eut connaissance des résultats expérimentaux présentés à l'Académie de médecine par Villemin car, dans des *Remarques à propos de la note de M. Chauveau sur la nature du virus-vaccin* lues à l'Académie des sciences en février 1868, il fait référence à la démonstration par Villemin de l'inoculation réussie des tubercules : *Les expériences de M. le Dr Chauveau donneront lieu à une foule de recherches nouvelles. Par exemple, il est à souhaiter que M. le Dr Villemin, à qui l'on doit l'importante découverte de l'inoculation de la matière des tubercules de la phtisie pulmonaire, reproduise avec cette matière des essais semblables à ceux que vient d'instituer M. le Dr Chauveau sur les principes composant le vaccin.*[1]

Il a été informé de la découverte de Villemin soit par Godélier, qui enseignait au Val-de-Grâce avec Villemin, soit par N. Gueneau de Mussy. Dès juin 1865 Villemin avait informé son maître Godélier avoir réussi à produire des lésions tuberculeuses chez un lapin auquel il avait inoculé le 6 mars 1865 deux petits fragments de tubercule et un peu de liquide puriforme d'une caverne pulmonaire. Godélier l'encouragea à poursuivre ses recherches et, le 5 décembre 1865, Villemin présenta à l'Académie de médecine son premier mémoire sur *La cause et la nature de la tuberculose*. Il y exposa un second mémoire le 30 octobre 1866.[2]

D'un autre côté, N. Gueneau de Mussy, médecin de l'École normale, lut à l'Académie de médecine le 3 mars 1868 ses *Considérations sur l'inoculabilité et la contagion de la tuberculose*. Pasteur a probablement eu connaissance de ce mémoire. Cette année-là Villemin publiait son livre majeur.

b/ Les Études sur la tuberculose ; preuves rationnelles et expérimentales de sa spécificité et de son inoculabilité *(1868)*

L'introduction de l'ouvrage date du 30 septembre 1867. Sa partie la plus importante du point de vue théorique réside dans la dix-septième et dernière étude intitulée « corollaires ». Il avoue qu'une de ses joies les plus vives a été de découvrir que la tuberculose devait *se placer parmi les maladies virulentes, à côté de la morve-farcin, sa plus proche voisine dans le cadre nosologique.*[3] Son étude suivie du mal lui en avait inspiré le soupçon depuis longtemps. L'inoculabilité de la tuberculose est pour lui un fait incontestable. Pour faire apparaître la phtisie comme la plus meurtrière des affections il énonce quelques chiffres statistiques. Elle enlève le dixième de la population des jeunes de vingt à vingt-cinq ans, provoque la moitié des décès entre quinze et trente ans. 160 000 individus en meurent annuellement et chaque jour elle en tue en France 440. Le choléra n'est rien à côté d'elle. De plus aucun traitement

---

[1] *Œuvres de Pasteur*, T. VI, p. 469

[2] Rieux J., *J.-A. Villemin (1827-1892)*, Masson et Cie, Paris, 1927, p. 12

[3] Villemin J.-A., *Études sur la tuberculose ; preuves rationnelles et expérimentales de sa spécificité et de son inoculabilité*, Paris, Baillière et fils, 1868, p. 598

n'est efficace. Cependant, il croit que l'on peut beaucoup atténuer ses ravages grâce aux idées qu'il s'en est fait.

Il explique que tout phénomène morbide n'est que la mise en activité de la réaction physiologique des tissus et des organes, et que pour donner naissance à une réaction vitale, qu'elle soit normale ou morbide, il faut de toute nécessité l'intervention d'un agent provocateur, d'un déterminant quelconque. Il assure que *quand nous constatons dans l'économie des substances aussi particulièrement spéciales que les virus, nous avons tort de croire que c'est l'organisme qui les a fabriquées. Non, mille fois non. Les tissus de l'homme ne peuvent pas plus faire des virus qu'ils ne peuvent faire des venins.*[1] Les virus sont analogues à des parasites et se multiplient : *quand on introduit d'un organisme dans un autre une goutte de sérosité vaccinale, une goutte de pus varioleux ou chancreux, un fragment de matière tuberculeuse, etc., on reproduit dans le sujet inoculé une multitude de lésions, disséminées dans toute l'économie, et analogues à celle qui a fourni la matière inoculable, ce qui prouve que la substance virulente s'est centuplée dans l'organisme. Oui, cela est incontestable.*[2] Prenant les exemples des trichines, de l'acarus de la gale, des bactéridies du charbon il affirme que dans tous ces cas *notre organisme ne joue d'autre rôle que celui d'un milieu. Les virus, comme les parasites, se multiplient eux-mêmes et par eux-mêmes, nous ne leur fournissons que les moyens de vivre et de se reproduire, jamais nous ne les créons.*[3] Il reconnaît ne pas être le premier à comparer les virus aux parasites.

Il veut distinguer le virus de la substance qui le recèle. Par exemple, le virus varioleux est contenu dans le pus de la pustule, mais celui-ci n'est pas le virus mais son effet sur l'organisme, comme le sont l'induration chancreuse ou la granulation tuberculeuse. Nous sommes très fondés, par nos opérations intellectuelles, d'assimiler les virus à des parasites même si cela reste à l'état d'hypothèse tant qu'ils ne rentrent pas dans notre champ de vision du fait de la limite de nos instruments actuels. On a fait rentrer depuis peu la gale, jadis attribuée au virus psorique, dans les affections parasitaires et Davaine, rapporte-t-il, vient de le faire pour le charbon. Il fait appel aussi aux travaux de Pasteur : *Comme les parasites, les virus introduits dans un organisme s'y multiplient d'une façon extraordinaire, cette particularité a été comparée avec raison à une* fermentation, *et de ce rapprochement est né le nom de maladies* zymotiques, *donné aux affections virulentes ; or, les admirables travaux de M. Pasteur ont précisément démontré que les transformations, les dédoublements, les réductions, etc., qui se passent dans les fermentations, sont*

[1] Ib., p. 600-601
[2] Ib., p. 601
[3] Ib., p. 602

le résultat d'organismes parasitiques, différents selon les milieux fermentescibles. Sans qu'ils s'en doutent, les observateurs qui ont les premiers comparé les virus aux ferments les ont assimilés aux parasites.[1]

Il souligne que les virus, comme les parasites, ne s'adaptent qu'à des milieux très précis, et donc seulement à certaines espèces et même aux individus plus ou moins aptes à les recevoir. Il conteste l'argument de certains qui, constatant ces différences de réceptivité des maladies virulentes, placent toute la maladie dans les qualités individuelles des sujets atteints et combattent leur contagiosité. Il argue que ces différences sont aussi vraies pour les parasites ordinaires tels que les poux ou les entozoaires. On a bien décrit, dit-il, une constitution psorique, sous-entendu, qui donne une réceptivité de certains sujets à la gale. La réceptivité dépend aussi de l'âge comme le montrent la tuberculose et la typhoïde qui sévissent surtout entre quinze et trente-cinq ans. Il croit même, à tort, que les maladies parasitaires et virulentes sont rares à un âge avancé.

Il aborde ensuite une des questions les plus importantes, pour lui, de la pathogénie des maladies virulentes, celle de leur contagion ou de leur spontanéité. Il en souligne la grande importance pour la tuberculose à la capacité si meurtrière. La contagion de certaines maladies spécifiques n'étant pas toujours aussi manifeste on leur prête la spontanéité. Il argue que des invasions d'insectes comme la mouche, de vers ou de parasites divers, apparaissent brusquement comme spontanément. Or, assure-t-il, les travaux modernes ont montré qu'un germe préexistant était toujours nécessaire. Aujourd'hui, presque plus personne n'admet la spontanéité des maladies parasitaires.

Si la spontanéité exclut d'une manière absolue la création d'une substance virulente quelconque il en distingue les matières septiques pouvant résulter d'un produit morbide que la vie a abandonné comme une collection purulente, la sanie d'un ulcère ou d'une caverne. Il nie la génération par le chien du virus rabique et l'absence de transmission. Il explique le typhus en concevant des marais atmosphériques à l'image des marais aquatiques, parce que pouvant aussi servir de milieu à des miasmes d'une certaine nature tel le virus spécifique du typhus. Cette idée est d'ailleurs déjà admise par beaucoup, selon lui, pour la fièvre jaune et le choléra.

Il discute ensuite, une fois admise la seule apparition des virus dans le milieu extérieur, si celle-ci est spontanée ou non. Il rappelle l'argument des non-contagionnistes qu'il a bien fallu que le virus apparaisse au moins une fois spontanément. Il ne fait que déplacer le problème en invoquant des maladies apparues soudainement dans un pays ou un continent vierges d'elles auparavant. Il cite la syphilis, importée d'Amérique, la variole apportée par les Sarrasins, la rougeole, la scarlatine, la typhoïde et la phtisie amenées en

[1] Ib., p. 604

Amérique par les Européens. Un contage a donc été nécessaire à leur apparition.

Il rappelle les conditions les plus propices à l'éclosion des maladies zymotiques dont la tuberculose : l'agglomération et le confinement, qui favorisent la transmission des germes des malades aux individus sains. Il repousse l'argument que si la phtisie était contagieuse tout le monde en succomberait alors qu'un grand nombre d'individus sont en contact journalier avec des tuberculeux sans la contracter. - On connaît l'exemple célèbre de G. Sand ayant côtoyé pendant neuf ans Chopin atteint de phtisie sans la moindre conséquence. - Villemin fait valoir que cela se passe ainsi pour toutes les affections contagieuses et qu'à ce compte la première peste aurait anéanti l'espèce humaine.

Il explique que dans les lieux où les maladies se propagent de manière endémique, touchant un grand nombre de lieux à la fois comme dans une grande ville, de même que dans les hôpitaux, la source du contage et la filiation étiologique, se saisissent difficilement. Alors que, dans les petites localités, les traces d'un premier cas importé se suivent facilement de famille en famille. Aussi, est-il remarquable que les praticiens de la campagne croient beaucoup plus fermement à la contagion de la phtisie que ceux des grandes villes et surtout ceux de la capitale qui font poids dans la science. Il suspecte qu'il en est de même pour la fièvre typhoïde. Il retrouve ainsi ce que Bretonneau et Bergeret avaient déjà discerné. Il remarque que toutes les circonstances extérieures qui rendent le contage plus ou moins énergique sont difficiles à connaître et que l'intensité de la matière virulente paraît parfois dépendre de l'atmosphère qui l'environne.

Villemin termine son livre par la prophylaxie de la tuberculose. Il faut pour la prévenir tenir compte de deux ordres de faits : l'accumulation et la condensation du ferment morbide, et l'aptitude du milieu organique. Pour celui-ci il en appelle à l'hygiène au moins pour certaines affections. Par exemple, on connaît, selon lui, pendant le choléra, l'influence bénéfique d'un régime bien ordonné et les conséquences funestes de l'intempérance et des privations. Certaines circonstances favorisent aussi la production de la tuberculose. Mais il assure encore que *ce ne sont là que des causes accessoires, incapables d'entraîner des maladies spécifiques sans les causes essentielles, spéciales et déterminantes.*[1] Il estime donc que *nous ne devons rien négliger pour augmenter la résistance du milieu organique, mais aussi tous nos efforts doivent se tourner contre les germes destructeurs, devant lesquels les organisations les mieux trempées, les plus résistantes, fléchissent quand même.*[2]

Longtemps on ne crut pas à la spécificité et à l'inoculabilité de la tuberculose. Outre Pidoux, Feltz qui, avec Coze, avait fait de brillantes

---

[1] Ib., p. 626

[2] Id.

expériences sur les maladies infectieuses, se montre d'accord avec un médecin de Strasbourg Edmond Metzquer qui publia en 1874 une *Étude clinique de la phthisie galopante. Preuves expérimentales de la non-spécificité et de la non-inoculabilité des phthisies*. Feltz en a rédigé une préface. Il y écrit : *Il y a quelques années, vous faisiez un très bon travail sur la non-spécificité de la phthisie.* [...] *Sur ce terrain, vous étiez en contradiction avec M. Villemin et en conformité d'idées avec moi.* Il poursuit en assurant à l'auteur être toujours en accord avec lui et qu'il n'a changé son opinion que sur un point : *De mon côté, je n'ai cessé de chercher à résoudre l'important problème de l'inoculabilité du tubercule, et, comme vous, je suis arrivé à des conclusions absolument contraires à la spécificité et à la virulence du tubercule.*[1]

Nous voyons que le livre de Villemin est un ouvrage majeur pour la théorie microbienne. Beaucoup d'idées justes y figurent, et on s'étonne que Pasteur n'en fasse pas écho, d'autant que Villemin fut son médecin traitant à partir de 1875 ou 1876. À ma connaissance, il ne cite jamais son livre dans ses œuvres ou dans ses manuscrits. Il ne semble s'attacher qu'à sa preuve expérimentale, objective, de la contagiosité de la tuberculose.[2]

Grimoult insiste par deux fois sur la primauté de la vérification expérimentale, comme seul critère de la vérité : *Ses contradicteurs* [de Pasteur] *oublient qu'il est plus important de démontrer par des preuves bien établies, que d'apporter une idée qui demeure douteuse, fût-elle plus proche de la vérité. Le mérite s'avère donc plus grand, en histoire des sciences, pour celui qui prouve, que pour celui qui trouve.*[3] Ceci nous paraît discutable. Si nous n'adhérons pas au critère contraire de Popper pour dire qu'une théorie n'est scientifique que par sa réfutabilité, nous soutenons qu'un choix théorique peut faire adopter un comportement et une conduite dans la vie plus perspicace et plus appropriée, par exemple pour prévenir les maladies, les accidents, les guerres, ou éviter les catastrophes écologiques. Comme exemple, citons la théorie de Fracastor, très rationnelle, qui a été méconnue pendant trois siècles. En l'adoptant on pouvait certainement enrayer de nombreuses épidémies. Pourquoi n'en serait-il pas de même d'autres idées et théories physiques encore inconnues, ou même métaphysiques ?

---

[1] Metzquer E., *Étude clinique de la phthisie galopante. Preuves expérimentales de la non-spécificité et de la non-inoculabilité des phthisies*, Paris, Delahaye, 1874, p. 1-2

[2] Lagrange soutient que *l'œuvre de Villemin n'a jamais prouvé que la tuberculose est contagieuse*, car une maladie peut être inoculable sans être contagieuse, tel le paludisme. L'inoculabilité d'une maladie ne prouve, selon lui, que ses propriétés pathogènes. (Lagrange, *op. cit.* p. 39)

[3] Grimoult, *op. cit.* p. 201 ; voir aussi p. 280 : *la démarche de prouver se révèle souvent plus longue, difficile, et digne d'éloge que le fait de trouver.*

C. Les avantages de la campagne pour la santé

Après cinq mois passés à Arbois Pasteur donna de ses nouvelles à Godélier, regrettant la perte de ses soins mais appréciant la vie provinciale : *Malgré notre vif regret de ne pas vous avoir auprès de nous et d'avoir perdu vos bons soins médicaux je vous félicite de votre détermination et j'envie votre sort. Pendant les cinq mois que nous avons passés à Arbois j'ai mieux compris et apprécié le calme réconfortant de la province et combien pour tous, pour notre Louise comme pour moi, la santé gagne à l'éloignement prolongé de ce Paris endiablé de fièvre et d'agitation.*[1] Rentré à Paris il confirma à Gayon, un de ses anciens élèves et préparateurs à l'École normale, le handicap pour sa santé que constituait Paris : *Vous savez combien l'écriture me fatigue et de plus en plus, à Paris surtout. A la campagne cela va mieux. Ici je suis beaucoup plus surexcité, ma main s'en ressent et me refuse tout service, ou à peu près.*[2] Il fit écrire sa lettre par sa femme. Occupé depuis plusieurs mois à la rédaction de son livre sur la bière il se dit bien loin pour le moment de l'étude du pus, tout en y songeant un peu. Il félicite Gayon de penser à la reprendre.

D. Villemin, médecin traitant de Pasteur (1876 – 1892)

Une lettre de Pasteur du 5 novembre 1876 nous apprend que Villemin était devenu son médecin traitant. Pasteur le manda auprès du sculpteur jurassien J.-J. Perraud (1819-1876) qui se mourrait. Le sculpteur venait de réaliser son buste. Devenu aphasique et paralytique il mourut quelques jours plus tard.

Villemin restera le médecin de Pasteur pendant quinze ans, sans pouvoir le suivre jusqu'au bout puisqu'il mourra en 1892, trois ans avant son patient, pourtant plus âgé de cinq ans.

4. L'essor de la chirurgie et de la médecine antiseptiques (1875 - 1877)

A. Les premiers débats médicaux avec Pasteur à l'Académie de médecine

Le 16 février 1875 Pasteur fit part à l'Académie de médecine que Gosselin avait présenté la veille à l'Académie des sciences un travail d'Albert Bergeron (un élève d'Albert Robin) très original et devant intéresser au premier chef l'Académie de médecine. Bergeron avait ouvert dix-huit abcès chauds ou froids et avait trouvé que les abcès des malades de moins de 22 ans ne contenaient aucun organisme microscopique tandis que ceux des malades de 22 à 60 ans en renfermaient sans qu'il y ait communication avec l'air extérieur. Pasteur réclama la nomination d'une commission pour vérifier les faits. Ceux-

[1] Pasteur, *Corr.* T. II, p. 608
[2] Ib., T. II, p. 609

ci intéressaient évidemment la question des générations spontanées. Il mit en garde ses auditeurs sur la difficulté des expériences dans ce domaine et sur la légèreté des études faites sur les infiniment petits depuis plusieurs années. Il donne des exemples, citant notamment Onimus, Béchamp, Turpin, Donné, Trécul et Frémy.

Le médecin Gustave Richelot, rédacteur en chef de la revue *L'Union médicale*, donna un compte rendu de cette séance dans le numéro du 18 février. D'après lui, Pasteur y a déclaré que *dans l'état actuel de la science, la question de l'hétérogénie ne peut être résolue d'une manière définitive : qu'on ne peut, dans l'espèce, ni affirmer ni nier positivement une expérience négative* […][1] Nous ne trouvons pas cette assertion dans la communication de Pasteur, mais nous trouvons qu'il avait exprimé cette idée antérieurement.[2] Richelot ne croit pas à la génération spontanée d'un homme ou d'une huître, mais juge *a priori* très probable celle d'une minime cellule vivante. Pasteur a commenté en marge de la revue cette opinion. Pour lui, le journaliste se trompe parce que le mystère de la vie ne réside pas chez l'être adulte mais dans le germe, dans la cellule embryonnaire.

B. Les attaques du Dr Charlton Bastian (1837-1915) et la contre-attaque du physicien Tyndall

En février 1876 Tyndall écrivit à Pasteur pour lui faire part qu'un jeune médecin contestait ses conclusions sur l'origine de la vie, autrement dit plaidait pour la possibilité que la vie soit issue de la matière dite inerte, non organique, question on ne peut plus philosophique. Pour Pasteur cette question était de nature philosophique et non scientifique. Pour lui, la philosophie se réduisait à un choix sentimental et non rationnel. Sa philosophie était celle du cœur, comme chez Pascal, et la vie pouvait précéder la matière. Il ne niait pas l'existence possible de générations spontanées, mais démontrait qu'aucune expérience n'était probante pour l'affirmer. Des germes pénétraient dans les milieux à l'insu des expérimentateurs.

Jugeait-il que la question de l'origine de la vie, parce que philosophique, était insoluble ? Il serait alors plus positiviste qu'il ne voulait le croire et plus que C. Bernard. En tout cas il refusait tous deux le positivisme d'Auguste Comte bien qu'ils furent forcés de reconnaître que certaines questions philosophiques, d'ordre métaphysique ou théologique, étaient insolubles. Nous renvoyons au développement de cette problématique dans deux de nos ouvrages.[3]

Le débat sur les générations spontanées et sur l'origine des germes et de la vie avait un retentissement sur les médecins et la conception de la maladie

---

[1] *Œuvres de Pasteur*, T. VI, p. 25

[2] Ib., T. VI, p. 16 ; *L'Union médicale*, T. XIX, n°20, janvier-juin 1875, p. 241

[3] Pinet P., *Pasteur et la philosophie*, Paris, L'Harmattan, 2004 ; *Les philosophes, la maladie et la médecine d'Épicure à David Hume*, Paris, L'Harmattan, 2021, p. 15-23

comme le rapporte Tyndall : *Pendant ces dernières années, un certain nombre d'ouvrages portant les titres de :* Les commencements de la vie ; l'évolution *ou* l'origine de la vie, *etc., ont été publiés en Angleterre par un jeune médecin, le Dr Bastian. Le même auteur a aussi publié un nombre considérable d'articles dans divers revues et journaux. La manière très circonstanciée avec laquelle il décrit ses expériences et le ton d'assurance avec lequel il avance ses conclusions ont produit une impression immense sur le public anglais comme sur le public américain. Ce qu'il y a de plus grave, au point de vue pratique, c'est l'influence que ces écrits ont exercée sur le monde médical. Il a attaqué vos travaux avec une grande vivacité et, bien qu'il n'ait produit qu'une légère impression sur ceux qui les connaissent à fond, il en a produit une très grande, et j'ajouterai très fâcheuse sur les autres.*[1]

Tyndall s'efforça de défendre Pasteur. Le 13 janvier 1876 il fit une communication à la *Royal Society* de Londres répondant aux expériences de Bastian. Il expérimenta à nouveau : *La confusion et l'incertitude ont fini par devenir telles, qu'il y a six mois j'ai pensé que ce serait rendre service à la science, en même temps que justice à vous-même, que de soumettre la question à une nouvelle investigation. Mettant à exécution une idée que j'avais eue il y a six ans et dont les détails sont indiqués dans l'article du* British Medical Journal *que j'ai eu le plaisir de vous envoyer, j'ai parcouru une grande partie du terrain sur lequel s'était établi le Dr Bastian, et réfuté, je crois, beaucoup des erreurs qui avaient égaré le public.*[2]

Il croit avoir réussi à modifier l'opinion générale des médecins et du public : *Le changement qui s'était opéré dès lors dans le ton des journaux de médecine de l'Angleterre est tout à fait digne de remarque, et j'incline à penser que la confiance générale du public dans l'exactitude des expériences du Dr Bastian a été considérablement ébranlée. En reprenant ces recherches, j'ai eu l'occasion de rafraîchir ma mémoire sur vos travaux ; ils ont ravivé en moi toute l'admiration que j'en avais éprouvée à ma première lecture.*[3] Il assure Pasteur qu'il va poursuivre ses recherches afin de lever tous les doutes sur l'exactitude de ses conclusions.

Il est persuadé que la médecine a pris un tournant et que Pasteur est le principal responsable de cette révolution, de ce changement de paradigme : *Pour la première fois, dans l'histoire de la science, nous avons le droit de nourrir l'espérance sûre et certaine que, relativement aux maladies épidémiques, la médecine sera bientôt délivrée de l'empirisme et placée sur des bases scientifiques réelles ; quand ce grand jour viendra, l'humanité, dans mon opinion, saura reconnaître que c'est à vous que sera due la plus large part de sa gratitude.*[4]

---

[1] Pasteur, *Corr.* T. II, p. 630-631
[2] Ib., T. II, p. 631
[3] Id.
[4] Ib., T. II, p. 631-632

Pasteur répondit à Tyndall le 8 février en se félicitant de la concordance de leurs conclusions. Il improvise un discours virtuel que tiendrait le partisan de la génération spontanée. Il refuse de placer le *primum movens* de la vie dans des particules amorphes aériennes car il lui semble évident qu'il faut le localiser dans ce qui est vivant, plutôt que dans ce qui n'a rien des caractères apparents de la vie. À l'inverse de Bastian il juge nécessaire de localiser cette force dans les corpuscules organisés qui ressemblent parfaitement aux spores des mucédinées ou aux kystes des infusoires, plutôt que dans d'autres particules amorphes de l'air. Il conclut par une formule qu'il affirme inattaquable : *dans l'état actuel de la science, l'hypothèse de la génération spontanée est une chimère.*

C. La chirurgie antiseptique

a/ Joseph Lister et Félix Guyon (1831-1920)

En juin 1876, Lister envoya à Pasteur deux brochures, l'une portant sur la théorie des germes et l'autre consistant en un petit pamphlet sur les bienfaits de la chirurgie exécutée rigoureusement d'après les principes de la théorie pasteurienne des germes.

Pasteur lui répondit trois jours plus tard en estimant que sa méthode chirurgicale antiseptique est bien plus négligée en France qu'à l'étranger, mais commence à être pratiquée et appréciée à sa valeur. Il l'informe qu'il a lui-même assisté à une intervention chirurgicale pratiquée selon cette procédure : *Dans le courant de la semaine dernière, j'ai moi-même assisté à une opération de l'extraction d'une tumeur cancéreuse du sein droit par le Dr Guyon à l'hôpital Necker. La guérison a été d'une promptitude merveilleuse. M. le Dr Guyon est très satisfait des résultats qu'il obtient en suivant vos prescriptions. Le grand ennui de la méthode est dans l'engourdissement que procure à la main de l'opérateur le contact de l'acide phénique.*[1] Félix Guyon était professeur à la faculté de médecine, chirurgien des hôpitaux, et grand spécialiste en urologie. Il semble donc s'être mis à pratiquer en chirurgie la méthode antiseptique préconisée par Déclat.

Pasteur suggère à Lister d'expérimenter un autre antiseptique, l'acide borique que, contrairement à l'acide phénique, on utilise toujours aujourd'hui comme antiseptique dans les infections oculaires bénignes : *À ce propos je prends la liberté de vous dire que dans un travail en cours d'exécution, avec la collaboration de M. Joubert, sous-directeur de mon laboratoire, nous obtenons des effets antiseptiques remarquables de l'emploi de l'acide borique, en solution dans l'eau. L'acide phénique, par exemple, ne s'oppose pas au développement du ferment ammoniacal de l'urine, tandis que l'acide borique l'empêche complètement à des doses très faibles. Je serais extrêmement heureux que vous prissiez la peine d'expérimenter ce nouvel antiseptique en*

[1] Ib., T. II, p. 640

lotion et en pulvérisation. S'il a la valeur que je lui attribue, personne mieux que vous n'est capable de le reconnaître. Vous savez que l'acidité de ce produit est des plus faibles, nullement irritante, que les plaies et la vessie pourront le supporter facilement. Vous verrez si son association avec de très faibles proportions d'acide phénique serait préférable à l'emploi de la solution pure.[1] Il semble donc avoir été influencé par J.-B. Dumas qui avait souligné l'action antiseptique forte de l'acide borique, et prendre un certain recul vis-à-vis de l'acide phénique.

Reparti à Arbois il regretta de ne pouvoir s'instruire des maladies des voies urinaires à l'hôpital Necker, où il se rendait dans le service de Guyon. Il communiqua à J.-B. Dumas son projet de se préparer, par l'étude approfondie des urines ammoniacales, de l'urémie, etc., à la connaissance de quelque maladie contagieuse plus élevée et plus difficile.

b/ Le pansement ouaté d'Alphonse Guérin (1817-1895)

Dans la séance de l'Académie de médecine du 4 juillet 1876 Pasteur présenta une de ses expériences qu'il croyait pouvoir expliquer un des avantages que présentait, selon lui, le pansement ouaté d'Alphonse Guérin. Jules Guérin critiqua, dans la séance suivante du 11 juillet, les conséquences qu'il avait déduites de son expérience. Dans la séance suivante du 18 juillet Pasteur fit l'éloge des pansements antiseptiques de Lister et d'Alphonse Guérin, notant que Jules Guérin lui-même avait été guidé par ses idées pour imaginer son mode de pansement.[2] Il entérine la vérité de ses dires et juge controuvées les assertions de Jules Guérin. Il croit que l'oxygène de l'air est bénéfique à la cicatrisation des plaies, mais que ses poussières et celles de la surface des objets sont à redouter. Autrement dit, l'air a deux propriétés contraires pour la cicatrisation des plaies.

Il est curieux que Pasteur déclare ne rien connaître des pansements chirurgicaux des plaies, alors qu'il avait probablement l'ouvrage de Déclat de 1873 sur le traitement des plaies et présenté la seconde édition de son *Traité de l'acide phénique* en 1874 qui l'inclut.

---

[1] Ib., T. II, p. 640-641

[2] *Je n'ai aucune autorité pour traiter une question de chirurgie pratique avec M. J. Guérin. Je ne sais rien au sujet des différents modes de pansement, mais je suis fort intéressé à connaître ce qu'il y a de fondé dans les idées qui ont servi de guide au docteur Lister (d'Édimbourg), à M. Alph. Guérin et à M. J. Guérin lui-même, lorsqu'ils ont imaginé leurs divers modes de pansement qui tous ont plus ou moins pour but d'empêcher la naissance et le développement d'organismes microscopiques à la surface des plaies. Je reviendrai plus tard, je l'espère, sur les beaux travaux du docteur Lister, les succès qu'il obtient de sa méthode, ainsi que tous ceux qui l'appliquent rigoureusement.* (*Œuvres de Pasteur*, T. VI, p. 100)

D. La médecine antiseptique de Déclat

a/ Guérison de fièvres intermittentes

À Paris, en juin 1876, Pasteur adressa à Déclat un jeune homme qu'il connaissait tout particulièrement, qui souffrait depuis l'automne 1875 de fièvres intermittentes, dont les accès devenaient très inquiétants et survenaient tous les trois jours. Le sulfate de quinine était inefficace. Il déclara au jeune homme qu'il pourrait peut-être essayer des injections sous-cutanées d'acide phénique. Il avait rencontré Déclat et celui-ci prétendait guérir facilement par ces injections toutes les fièvres intermittentes. Le malade alla trouver Déclat qui lui fit, du 20 juin au 2 juillet, onze injections dans l'abdomen de 100 gouttes, soit d'acide phénique à 2,5%, soit de phénate d'ammoniaque au même titre. Le malade eut un dernier accès de fièvre le 6 juillet. Malgré la discrétion sur l'identité du malade l'ouvrage de Desquand, qui a relaté la vie quotidienne des Pasteur à travers celle de Mme Pasteur, permet de découvrir qu'il s'agit de Fernand Boutroux, frère de Jeanne, qui avait épousé deux ans auparavant à Orléans Jean-Baptiste, le fils des Pasteur. Louise Cribier était la marraine de Jeanne qui a connu probablement Jean-Baptiste par son intermédiaire. Les Boutroux avaient des propriétés en Sologne, notamment le château de Ners, près de Cerdon-du-Loiret où se trouve le tombeau de Jean-Baptiste.[1]

Fernand, guéri, avait un ami étudiant en médecine qui, au cours d'une partie de chasse ensemble en Sologne, soigna un couple de manœuvres souffrant de fièvre intermittente avec accès quotidien tous les midis depuis six semaines pour le mari et depuis quelques jours pour la femme. L'étudiant injecta au mari deux doses de 50 gouttes d'acide phénique et à sa femme deux doses de 100 gouttes, qui les guérit complètement.

Le 20 octobre 1876, d'Arbois, Pasteur félicita Déclat de son succès, particulièrement frappé de la guérison de Fernand, qu'il lui avait adressé et dont il s'était informé maintes fois pendant ses vacances. Il connaissait aussi les tentatives réussies sur les deux Solognots.

Il connaissait les démêlés de Déclat avec l'Académie de médecine du fait de ses critiques acerbes envers la médecine officielle et de ses méthodes thérapeutiques peu orthodoxes en ce qu'elles se calquaient sur la doctrine nouvelle des germes parasitaires à l'origine de maladies multiples. Il lui promit de faire part de ses résultats à l'Académie une fois convaincu : *Soyez persuadé que je m'efforcerai de multiplier les occasions de faits du même ordre et que je n'hésiterai pas, quand je serai bien convaincu, de dire la vérité dans nos académies, quelque péril qu'il y ait à vous mettre en avant, par les raisons mêmes que vous m'énumérez longuement dans votre lettre.*[2] Les ouvrages et les propos de Déclat, trop polémiques, heurtaient nécessairement

---

[1] Desquand, *op. cit.* p. 171-175

[2] Pasteur, *Corr.* T. II, p. 648

ses confrères. Pasteur lui recommanda sagement de faire fi des conflits de personnes.[1]

Comme promis, il communiqua à l'Académie de médecine le fait de guérison de fièvres intermittentes, grâce aux injections d'acide phénique par Déclat dont il avait été témoin. À l'occasion et à la suite de la présentation par Noël Gueneau de Mussy, à la séance du 28 novembre 1876, de son ouvrage *Recherches historiques et critiques sur l'étiologie et la prophylaxie de la fièvre typhoïde*, daté à l'impression de 1877, il signala ce cas de guérison en racontant son histoire ainsi que celle des deux Solognots.[2] Prudent, à la différence de Déclat, il ne prétendait apporter qu'un fait, sans aucune visée de révolutionner la médecine, ce qui aurait été prématuré car il ne disposait encore que de très peu de faits thérapeutiques positifs en faveur de la théorie infectieuse par des germes vivants.[3] D'ailleurs, en 1878, Pasteur exprimera encore son désaccord méthodologique avec Déclat, refusant les spéculations, et ne se fiant qu'à la vue objective des germes infectieux et de leur action.[4] On voit par là que Pasteur adopte une philosophie strictement sensualiste de la connaissance.

Malgré ce différend, Déclat se félicitera en 1890 du soutien initial de Pasteur et de sa reconnaissance de la valeur de ses travaux, en citant les lettres qu'il lui a adressées les 20 octobre 1876 et 15 février 1877. Pasteur lui a rendu hommage dans ses *Études sur la bière* (1876).[5] Déclat lui reprochera de l'avoir trahi à propos du prix Boudet attribué en 1880 à Lister.

---

[1] *Mais la vérité est au-dessus des personnes. Laissez-la donc agir elle-même, faire son chemin, et amendez-vous le plus possible dans la discussion, afin de ne pas retarder le moment où elle pourra être proclamée par vos confrères eux-mêmes. Quel est celui d'entre eux un peu autorisé qui prendra la parole en votre faveur si vous les blessez tous successivement dans leur amour-propre ? Nous causerons de tout cela à l'occasion.* (Ib., T. II, p. 648-649)

[2] *Bulletin de l'Académie de médecine*, 40e année, 2e série, Tome V, séance du 28 novembre 1876, Paris, Masson, p. 1112-1113

[3] *Je m'empresse d'ajouter que ma seule prétention est de communiquer à l'Académie et de soumettre à son appréciation des faits dont le hasard m'a rendu témoin. Je ne me fais aucunement juge d'une doctrine, encore moins d'une pratique médicale ; mais j'ai pensé que l'Académie de médecine serait la première à me blâmer de ne pas avoir porté à sa connaissance des faits qui sont de nature à intéresser l'art médical.* (*Oeuvres de Pasteur*, T. VII, p. 43)

[4] *En 1878, alors que nous avions eu l'un et l'autre le temps de réfléchir, je soumettais à M. Pasteur les épreuves d'un article destiné à paraître dans mon journal,* la Médecine des Ferments, *sous le titre de :* la Doctrine fermentative ; la Médication fermenticide du Charbon. *Tout naturellement, je revenais à ma thèse, la seule que je crois vraie, croyance qui explique ma persistance, la thèse de l'origine ou de la complication microbienne de toutes les maladies dites pathologiques. M. Pasteur écrivait en marge de ces épreuves : « Je repousse les spéculations. Nous avons des manières de raisonner tout à fait différentes. Vous voulez qu'il y ait des parasites partout par des raisonnements* a priori *; moi, je ne veux croire aux parasites que quand je les ai vus et vus dans leurs actions pathogéniques. Nous ne pouvons pas nous entendre. »* (Déclat G., *Nouvelles applications de l'acide phénique en médecine et en chirurgie*, Paris, Delahaye, octobre 1865, p. 3-4)

[5] *Le Dr Déclat a fondé toute une médecine des maladies infectieuses sur l'emploi d'un des meilleurs antiseptiques connus, l'acide phénique, d'après cette présomption, que l'auteur dit*

b/ Une note de Déclat sur le traitement de la typhoïde (20 novembre 1876)

Dans le manuscrit 18002 de la BnF Pasteur indique qu'il a *écrit sous la dictée du Dr Declat à son laboratoire le 18 novembre 76* des renseignements sur la fièvre intermittente puis sur la typhoïde.

À la séance de l'Académie des sciences du 20 novembre 1876, mais non à l'Académie de médecine, Déclat présenta une note intitulée *Nouvelles observations sur la curation de la fièvre typhoïde par la médication parasiticide phéniquée (acide phénique et phénate d'ammoniaque, en boissons et en injections sous-cutanées à hautes doses).* Examinons là !

Il remarque d'abord que l'Académie connaît le rang important qu'occupe la fièvre typhoïde parmi les causes de la mortalité générale. Aussi, s'excuse-t-il de l'entretenir encore d'un sujet sur lequel il a pris plusieurs fois la liberté d'appeler son attention. Il prétend que la nouvelle méthode parasiticide ne consiste pas à guérir quelque pourcentage en plus de malades que celles appliquées par la généralité des praticiens, mais à guérir le plus grand nombre de typhoïques. Il s'appuie sur l'extrême importance selon lui de ses résultats obtenus depuis dix ans. Aussi, engage-t-il vivement ses confrères à appliquer sa méthode, ce qui ne doit nullement les empêcher d'employer les médicaments qu'ils préfèrent.

Il expose ensuite deux faits scientifiques qui ont motivé sa méthode de traitement : *la fermentation typhoïque est une fermentation analogue à la fermentation alcoolique, elle élève la température* ; les globules du sang probablement meurent à une température supérieure à 42 degrés, et le sang s'épaissit et circule difficilement dans les capillaires à partir de 40 degrés. Le traitement a donc trois indications : *1° Empêcher l'élévation de la température autant que possible en tuant ou du moins en empêchant l'évolution du ferment typhoïque qui produit la chaleur ; 2° Empêcher la température de s'élever à 42 degrés en soustrayant mécaniquement la chaleur ; 3° Introduire dans le sang un agent, non nuisible, qui, en le liquéfiant momentanément, facilite la circulation dans les capillaires d'une part, et d'autre part le contact de l'antiferment avec le ferment dans le sang lui-même.*[1]

Il prétend que la première indication sera remplie par l'introduction de l'antiferment, l'acide phénique, en boissons et en injections sous-cutanées, la seconde par les lavements et les bains froids, la troisième par le phénate d'ammoniaque. Il indique ensuite sa procédure selon la température du

---

lui avoir été suggérée également par mes études sur les fermentations, savoir : que les maladies qui se transmettent sont le produit, chacune, d'un ferment spécial, et que la Thérapeutique médicale ou chirurgicale doit s'efforcer d'empêcher la pénétration des ferments venus de l'extérieur dans les liquides de l'économie ou, s'ils y ont pénétré, de trouver des antiferments *pour les y détruire, sans toutefois altérer la vitalité des éléments histologiques des liquides ou des tissus.* (Ib., p. 12 ; Pasteur, *Études sur la bière*, Paris, Gauthier-Villars, 1876, p. 44)

[1] *Comptes rendus hebdomadaires des séances de l'Académie des sciences*, Tome 83e, juillet-décembre 1876, Paris, Gauthier-Villars, Paris, 1876, p. 950

malade, jusqu'à 39°5, de 40 à 41 degrés, et au-dessus de 41 degrés. Il conclut que par cette méthode la convalescence est courte et la période aiguë de fermentation dure seize jours au lieu de vingt et un jours.

L'Académie signala qu'elle renvoyait la note à la section de Médecine et Chirurgie. On ne sait si Pasteur était présent à cette séance, mais Déclat lui envoya probablement sa note. Il semble l'en remercier le 15 février 1877 en lui recommandant de publier avec ses confrères une sélection de cas de guérison sans taire leurs échecs éventuels.[1]

5. Des maladies animales aux maladies humaines (1877)

A. De la typhoïde

Huit jours plus tard, à sa séance du 28 novembre 1876, l'Académie de médecine indiqua avoir reçu la note de Déclat *Sur les applications de l'acide phénique à la guérison de la fièvre typhoïde.*

Au cours de cette séance où Pasteur était présent Noël Gueneau de Mussy offrit et présenta à l'Académie de médecine son ouvrage *Recherches historiques et critiques sur l'étiologie et la prophylaxie de la fièvre typhoïde*, daté à l'impression de 1877.

Treize jours plus tard, à la séance du 11 décembre 1876 de l'Académie des sciences, Pasteur présenta cet ouvrage. Les *Comptes rendus hebdomadaires des séances de l'Académie des sciences* n'indiquent pas qu'il en ait fait alors un commentaire, mais il traitera du problème de la contagion de la typhoïde dans la séance de l'Académie des sciences du 15 janvier 1877.

Le sujet devait toucher Pasteur particulièrement puisque deux de ses filles étaient mortes de la typhoïde, l'unique frère de sa femme en était décédé également en 1844 à 23 ans.[2] Des nièces en mourront aussi, dont Élisabeth Loir, sœur d'Adrien, à 7 ans, en 1860.

L'ouvrage de N. Gueneau de Mussy entraîna un énorme débat à l'Académie de médecine, pendant de nombreuses séances de l'année 1877 et même au-delà, sur la nature des maladies spécifiques, de la contagion, etc. De ce fait, il nous paraît important d'en résumer la teneur, d'autant plus que Pasteur l'a certainement lu. En effet, à la page 34 du manuscrit 18002 il retranscrit littéralement, à propos de la non-récidive d'une maladie, une phrase

---

[1] *Je vous remercie beaucoup de votre communication. Tout cela me paraît probant et je voudrais avoir le droit d'en parler à l'Académie, et que vous-même surtout fussiez en mesure de le faire d'une manière efficace. En ce qui me concerne j'ai fait tout ce que je pouvais et ce que je devais. L'insistance vous nuirait plutôt, mais ceux de vos confrères qui ont assisté à l'observation qui vous est personnelle devraient, à mon avis, multiplier les cas de guérison bien choisis, en faire un ensemble et publier leurs résultats, sans omettre les insuccès, s'ils en rencontraient.* (Pasteur, *Corr.* T. III, p. 15)

[2] Vallery-Radot René, *Madame Pasteur*, Flammarion, Paris, 1941, p. 32 ; Desquand, *op. cit.* p. 45-48

de Chomel en indiquant la page où Gueneau de Mussy l'a reproduite : *Il n'est qu'un petit nombre de maladies qui n'attaquent qu'une seule fois le même individu, et, parmi ces maladies, il n'en est aucune qui ne soit évidemment contagieuse.* Pasteur la commente en remarquant que *Louis* [Pierre] *affirme la première de ces opinions*.

D'autre part, dans sa correspondance léguée à la BnF par L.-P. Vallery-Radot on trouve une lettre, unique, que Budd lui a adressée en français dès septembre 1865. Budd y affirme que les maladies contagieuses ne sont pas spontanées et sont liées à la vie, et que le choléra est transmis par la selle. Il lui envoie aussi cinq brochures sur ce sujet et lui dit qu'il va publier un livre à ce propos l'année suivante.

a/ Les* Recherches historiques et critiques sur l'étiologie et la prophylaxie de la fièvre typhoïde *de Noël Gueneau de Mussy (1876 - 1877)

Noël Gueneau de Mussy dédie son livre à son ami écossais A.P. Stewart (1813-1883) pour avoir prouvé scientifiquement, avec toute la rigueur de la méthode scientifique moderne, que le typhus et la typhoïde étaient deux maladies essentiellement différentes. Presque personne, alors, ne les distinguait. Trente-six ans auparavant ils avaient étudié ensemble à Paris la typhoïde chez Chomel.[1] Stewart avait alors démontré, dans l'article de 1840 que nous avons cité d'une revue médicale écossaise, la différence des deux maladies par la distinction de leurs symptômes et des lésions anatomiques observées aux autopsies. Nous avons vu que Gehrard et Pennock avaient établi cette différenciation dès 1836, mais Gueneau de Mussy juge que son ami attachera son nom à l'histoire de la typhoïde. Il dédie aussi son pamphlet aux médecins anglais, en remerciement de leur gracieuse hospitalité, sa meilleure et principale partie, dit-il, étant empruntée à leurs travaux. Il a donc dû faire un voyage en Grande-Bretagne où résidait alors son cousin qu'il a sans doute vu à cette occasion.

Dans son avant-propos du 20 octobre 1876 Gueneau de Mussy constate que la fièvre typhoïde sévissait avec une violence inhabituelle. En note il dira que depuis quarante-quatre ans qu'il fréquente les hôpitaux il ne l'a jamais vue aussi violente à Paris. Il estime dévoilés le secret de son origine, le foyer où prend naissance le plus souvent son *germe producteur*, et démontré que les matières des vidanges constituent son principal véhicule. Il se plaint qu'à Paris on verse le liquide des vidanges très incomplètement désinfecté dans les égouts, à l'opposé des mesures sanitaires prises en Grande-Bretagne et en Belgique. Les égouts déversent alors leurs miasmes putrides. Il croit que les *contagiums*, comme ceux du choléra et de la typhoïde, sont principalement véhiculés par les déjections des malades. Il lui apparaît que la typhoïde préfère prendre ses victimes chez les plus jeunes, les plus forts et les plus sains. Il

[1] Celui-ci publia en 1834 le premier tome de ses *Leçons de clinique médicale faites à l'Hôtel-Dieu de Paris*, qui porte sur la fièvre typhoïde.

supplie ses confrères français de contrôler par l'expérimentation une doctrine qui, selon Budd, n'a aucun inconvénient.

Le premier chapitre de son ouvrage a pour titre « Importance des connaissances étiologiques ». Il vante d'abord l'hygiène, le choix du milieu et des aliments comme préventif et modificateur des innéités morbides sources des maladies chroniques. Il faut déterminer les causes premières des maladies car les traitements n'ont qu'une efficacité restreinte et souvent trompeuse. Il cite les médecins de l'école française pour avoir les premiers décrit la symptomatologie et admis la contagiosité de la typhoïde : Bretonneau, M.-A. Petit, E.-R.-A. Serres, Gendron, Piedvache, Louis, Chomel et Montault. Les écoles américaine et anglaise, après Lombard de Genève en 1836, ont, elles, démontré la différence entre le typhus des camps et la typhoïde. Il cite Gerhard, Shattuck, Barlow et Stewart. Il se réfère à Murchison qui a constaté que les fièvres intermittentes avaient disparu grâce à l'hygiène, ce qui devrait être aussi possible pour la typhoïde.

Dans le second chapitre il conçoit le problème étiologique comme comprenant deux termes : l'agent spécifique actif, et les conditions de réceptivité de l'organisme favorisant son action. Certaines de celles-ci sont externes, et d'autres internes et individuelles.

Il affirme l'existence et même le caractère vivant du germe de la typhoïde : *il présente même le caractère essentiel, fondamental d'un agent vivant ; il paraît engendrer, se multiplier dans l'organisme ; s'il en est ainsi, il vit.*[1] Pour lui, les Anglais, surtout Murchison et Budd, ont le mieux contribué à déterminer le milieu où se trouve le germe. Il juge le *Traité des fièvres* (1862) de Murchison *un des plus beaux monuments de la médecine contemporaine.* Budd, rapporte-t-il, dont les premières observations précèdent celles de Murchison, ayant exprimé ses premières idées en 1856 dans le *Lancet*, a davantage cherché la nature du principe de la typhoïde. Budd soutient qu'il ne serait pas le produit d'un miasme engendré par des matières organiques en putréfaction, mais l'effet d'un contage spécial ayant pour véhicule les excréments des typhoïdiques.

Dans son troisième chapitre Gueneau de Mussy expose ses recherches historiques. Il se réfère successivement à Galien, Huxham (1694-1768), Pringle et P. Frank (1745-1821). Ce dernier énonça explicitement que la matière putride était davantage le véhicule, la compagne du principe contagieux, que ce principe lui-même, idée similaire à celle de Budd.

Gueneau de Mussy examine ensuite, dans son quatrième chapitre, la doctrine de Murchison. Il remarque sa dissidence profonde avec Budd sur la nature et l'origine première du poison typhoïdique, mais leur proximité sur le plan pratique des conseils prophylactiques. Il résume vingt-trois observations de Murchison d'épidémies de typhoïde, et rapporte que sa doctrine est presque

---

[1] Gueneau de Mussy N., *Recherches historiques et critiques sur l'étiologie et la prophylaxie de la fièvre typhoïde*, Paris, Delahaye, 1877, p. 4

universellement adoptée en Angleterre. Cependant, il souligne l'opposition de l'école d'Édimbourg, et l'interprétation différente de Budd des faits.

Il sélectionne dans le chapitre suivant douze nouvelles observations, postérieures à l'ouvrage (1857) de Murchison, pouvant éclairer l'étiologie de la typhoïde. Il conclut que des trente-cinq observations on peut tirer le fait capital que les épidémies typhoïdes proviennent des émanations de matières putrides surtout, sinon exclusivement, des excrémentielles. Ce point démontré, il se demande après Frank si, comme le croit Murchison, cette matière putréfiée constitue le germe morbide lui-même, ou si, comme le pense Frank, elle ne forme que l'enveloppe du germe morbide, ne constituant pour lui qu'un milieu favorable. Dans ce cas le germe serait une production spécifique, définie, uniforme, constante dans sa nature et ses effets. Il pose alors la question si le poison de la typhoïde peut se développer spontanément, sans germe spécifique, sans autres facteurs que ce milieu, ou s'il est le produit d'un poison semblable à lui se multipliant dans l'organisme humain et donnant une symptomatologie fébrile spécifique, comme les autres principes contagieux tel celui de la variole. On trouve tous les éléments de cette discussion, dit-il, dans l'admirable livre de Budd.

Avant d'aborder cette question il veut aborder celles de la contagion et du rapport de la typhoïde avec ce groupe des maladies dont les lois pathogéniques et pathologiques sont mieux connues que celles de la plupart des autres maladies. Selon lui, presque tout le monde aujourd'hui la croit transmissible d'un sujet malade à un sujet sain, très vraisemblablement par les selles comme pour le choléra. Il note que la question de la contagiosité de la fièvre typhoïde a subi les mêmes phases que pour celui-ci. En 1832, on accusait les contagionnistes de prétention à la singularité. En 1849, trois médecins des hôpitaux (dont lui-même), sur les dix-huit réunis pour s'aviser des mesures à prendre lors de l'invasion du choléra, soutenaient sa contagion. Il croit qu'aujourd'hui, trois se refuseraient à l'admettre.

L'évolution des esprits fut semblable pour la fièvre typhoïde. Dès 1828 Leuret attribuait une épidémie de typhoïde à Nancy à la contagion. Gueneau de Mussy cite aussi l'épidémie de typhoïde à l'École militaire de La Flèche observée en 1826 par Bretonneau, qui lut en 1829 à l'Académie de médecine son mémoire pour montrer que la dothiénentérie était contagieuse. Il mentionne encore Gendron, médecin de Château-du-Loir (Sarthe), dont l'enquête en 1834 sur la transmission successive des cas d'une épidémie de typhoïde lui fit conclure que la maladie était des plus contagieuses, exemple qui fit l'admiration de Budd. Il argue aussi de plusieurs observations du rapport récent (1876) sur les épidémies de l'année 1873, présenté à l'Académie de médecine par E.-J. Woillez (1811-1882).

Il note la difficulté de concilier ces cas de contagion évidente d'un individu à un autre des cas où la typhoïde survient à partir des émanations des vidanges ou du mélange de celles-ci avec les eaux potables (transmission sans contact direct). Du fait de la dualité de ces données Murchison refusait la contagion alors que Budd cherchait à la résoudre en tentant de saisir le lien entre ces faits. Gueneau de Mussy trouve que Budd les concilie d'une manière satisfaisante pour l'esprit. Il relate ensuite cinq observations faites par Budd de 1839 à 1864 tendant à prouver la contagion.

Dans son sixième chapitre il examine les objections, remarquables selon lui, de Murchison contre la contagiosité de la typhoïde, et ses arguments en faveur de sa doctrine pythogénésique. Il veut procéder ensuite à l'exposé de la doctrine de la contagiosité exclusive de Budd, puis discuter d'une doctrine mixte conciliant les deux précédentes.

Pour sa part il argue que la facilité et la manière dont se transmettent les maladies contagieuses ne sont pas identiques. La transmission par les selles lui semble moins facile que par la peau ou la voie respiratoire. Il faut parfois des conditions spéciales comme pour la syphilis. Pour Murchison, le poison de la typhoïde n'est pas spécifique et, comme pour le choléra, est engendré lors de la décomposition des selles hors du corps.

Gueneau de Mussy souligne le fait attesté universellement qu'une première attaque de fièvre typhoïde met généralement à l'abri d'une seconde, caractère commun à toutes les affections spécifiques et contagieuses. Il assure que les récidives sont beaucoup plus rares que celles de la variole et de la rougeole, comme l'a déjà constaté Bretonneau et affirmé explicitement Chomel. Il avance en faveur de la contagion l'argument, outre celui de l'immunité, des conditions de réceptivité beaucoup plus déterminées et spéciales que dans le cas de simples poisons, observant que le nombre de ceux échappant à une maladie contagieuse est beaucoup plus grand.

Il réfute ou conteste un à un, avec Budd, les arguments de Murchison dont la gloire réside d'avoir démontré et vulgarisé les rapports pathogéniques qui existent entre les émanations des fosses d'aisance et la typhoïde.

Dans son septième chapitre il expose de manière critique la doctrine, dont Budd est le plus fervent partisan, qui considère la contagion comme l'origine unique de la fièvre typhoïde. Budd affirme sa contagiosité évidente et sa spécificité, parce qu'elle a les trois caractères des maladies contagieuses : une période d'incubation, l'immunité ultérieure et le fait d'épargner beaucoup de personnes.

Dans son huitième chapitre Gueneau de Mussy s'interroge, avec Budd, sur la source et les véhicules du *contagium*. Avec justesse tous deux trouvent la première dans les glandes lymphatiques intestinales et les secondes dans les déjections intestinales, notamment diarrhéiques. Les germes sont transmis par les vidanges et les égouts non toujours hermétiques, et par des canaux non toujours repérables. Le fait qu'ils infectent le sol a fait croire au caractère miasmatique de la typhoïde. Gueneau de Mussy cite plusieurs observations de Budd où intervient cette transmission, puis celle par l'air, celle par les vêtements, le linge et les soignants, et celle par les boissons. Il croit avec lui que l'air constitue le principal véhicule de la contagion comme pour beaucoup de maladies contagieuses. En fait, nous savons aujourd'hui que la contamination indirecte par l'eau et les aliments est la plus fréquente, avec comme vecteurs possibles les mouches.

L'auteur consacre son neuvième chapitre à la durée de la contagiosité, qu'il juge un des points les plus obscurs. Budd a vu justement qu'elle commence dès les premières diarrhées, mais peut se poursuivre pendant la convalescence si on ne prenait plus de précautions.

Sur la puissance du principe contagieux, objet d'étude du chapitre suivant, Gueneau de Mussy voit bien que, comme pour toutes les épidémies contagieuses, plus il sera abondant plus il fera de victimes jusqu'à ce qu'il ne rencontre plus que des organismes réfractaires à son action. Il s'interroge s'il a toute son activité en sortant de l'intestin, s'il peut varier et se renforcer dans sa constitution intime ou sous l'influence du milieu qui l'enveloppe. Il se limite à donner un extrait très détaillé de Budd parce que celui-ci a déjà très bien posé et discuté cette question dans un chapitre de son livre. Pour Budd, les spéculations en Allemagne du chimiste et hygiéniste Pettenkofer (1808-1901) sont plus fantaisistes que solides, et à peine compréhensibles. Selon lui *dans la fièvre typhoïde, comme dans la variole, l'agent contagieux, contenu dans une excrétion spécifique est le produit de la reproduction d'un agent de son espèce dans un organisme contagionné, et il portera dans un autre organisme cette propriété reproductrice dont il est le fruit.*[1] Il explique que certaines conditions extérieures peuvent mettre en liberté des essaims de germes contenus dans la matière jaune des lésions intestinales caractéristiques de la typhoïde, sans changer eux-mêmes de propriétés. Il explique de la même façon la propagation du choléra.

Le onzième chapitre est consacré à la nature et aux caractères intimes du *contagium*, avec un exposé critique des recherches du docteur Klein. Gueneau de Mussy juge que les virus ont avec les ferments des analogies incontestables, déjà entrevues par Rhazes (850-932) et Sydenham (1624-1689), ce que les travaux modernes tendent à confirmer. Dans une note il s'oppose à Chauffard qui affirme le caractère essentiellement liquide des virus, sans éléments figurés.

Il cite longuement des extraits d'une analyse des recherches du Dr Klein publiée dans le numéro du 25 mars 1876 du *British medical journal.* Il y est écrit que *l'observation tend à démontrer que la contagion de la fièvre entérique (ou typhoïde) est due à un agent organisé et vivant, qui, quand il est transporté d'un organisme malade à un organisme sain, reproduit, dans ce dernier, la maladie du premier ; elle établit encore que le principal, sinon l'unique véhicule du poison, est la matière des déjections alvines fournies par l'intestin des malades.*[2] Ceci expliquerait la période d'incubation. Klein croit

---

[1] Ib., p. 76

[2] Ib., p. 82-83

avoir reconnu au microscope cet agent qu'il a vu se diviser et qui serait un champignon. Gueneau de Mussy discute de cette idée et se demande si les autres maladies réputées contagieuses n'auraient pas pour agents de production et de transmission des organismes analogues.

Le douzième chapitre concerne la question si l'agent, même admis comme transmissible par contagion, ne peut pas se former *de novo* par protogenèse pathologique, opinion qu'il dit très répandue en France. Il cite à nouveau longuement Budd qui, selon lui, l'a traitée de manière magistrale. Budd exclut toute production extérieure au vivant d'un poison contagieux.

Dans le chapitre suivant Gueneau de Mussy expose puis critique les arguments de Budd. Bien qu'on ne puisse souvent trouver la source de la contagion celui-ci récuse le développement spontané des maladies contagieuses comme l'histoire de la variole, ou d'autres maladies, le démontre. À l'argument selon lequel toute maladie contagieuse a bien dû naître spontanément chez le tout premier malade atteint il répond qu'il s'applique à tous les types organiques qui ont paru successivement sur la terre. On ignore tout autant leur formation, mais on sait qu'une fois créés ils se propagent de la même manière, par voie de génération. Pasteur répondra de la même façon en invoquant le mystère de la vie contenu dans les germes reproducteurs. Budd conclut par dix propositions très pertinentes, où il nie entièrement la nature spontanée de la typhoïde et de toutes les fièvres contagieuses.

Gueneau de Mussy rapporte que la grande majorité des médecins anglais ont adopté la doctrine de Murchison, tandis que celle de Budd n'a que quelques partisans ardents. Puis il examine les dix conclusions de celui-ci. Il incline vers son opinion qu'il juge très probable, mais veut une certitude scientifique. Il croit qu'il a un peu forcé les conséquences légitimes du raisonnement par analogie et par induction. Il conteste surtout la théorie de Klein, et celle des adversaires de Budd.

Dans les conclusions très courtes qui forment son quatorzième chapitre il fait place au seul doute de l'unicité d'origine de la typhoïde par rigueur scientifique. La multiplication de son agent spécifique en dehors de l'organisme humain ne prouverait pas, selon lui, sa protogénie ou génération spontanée, dont il a déjà esquissé l'historique dans ses *Considérations historiques et philosophiques sur le protogénie* publié dans la *France médicale* (1875). Il allègue que la question de la génération spontanée s'est de plus en plus rétrécie au fur et à mesure des progrès de la science, et *combien les expériences de Spallanzani, Pasteur, Tyndall, ont réduit à néant tous les arguments et toutes les expériences qu'on avait fait valoir en faveur de cette doctrine.*[1]

Par rigueur scientifique tout à fait louable il expose, dans son quinzième chapitre, les causes prédisposantes ou occasionnelles, qui semblent favoriser

[1] Ib., p. 102

de manière auxiliaire l'évolution de la maladie. Il étudie successivement le rôle du climat, du sexe, de l'âge, des saisons, de l'humidité et de la température, des professions, des fatigues et des exercices immodérés, de l'acclimatement, et de l'antagonisme d'autres maladies.

Dans tous ces facteurs auxiliaires retenons ici que, selon Murchison, la typhoïde touche trois fois sur quatre des personnes de moins de vingt-cinq ans et est beaucoup plus fréquente à cet âge que le typhus. Il croit que le changement de quartier dans une même ville peut prédisposer à la maladie. Nous l'avons raconté pour le musicien Franz Schubert (1797-1828).[1] Gueneau de Mussy remarque aussi que certaines personnes, de manière primitive, congéniale [sic], par idiosyncrasie, demeurent réfractaires à la typhoïde, comme certains le sont de la variole.

Dans les seizième et dix-septième chapitres il résume et reprend certaines conclusions, en reproduisant les mesures prophylactiques préconisées par Budd et que lui-même a adoptées à Paris. Depuis plusieurs années la diminution de la typhoïde coïncide avec l'aménagement des vidanges et le service des eaux provoqués par l'association médicale. Pour désinfecter les selles à chaque émission on trouve, parmi les antiseptiques préconisés par Budd, le chlorure de chaux et l'acide phénique. Il juge le perchlorure de fer très efficace. Gueneau de Mussy préconise l'acide phénique pour désinfecter les fosses d'aisance à cause de son odeur qui permet de repérer leurs communications avec l'eau potable.

Au total, Gueneau de Mussy a produit un ouvrage très perspicace, qui doit beaucoup à Budd, ce qu'il reconnaît très honnêtement.

Le 28 novembre 1876, nous l'avons vu, il présenta son ouvrage à l'Académie de médecine, en présence de Pasteur. Il fit une lecture que le bulletin de l'Académie commente en une page et demie. On y indique que son travail est un résumé de mémoires adressés à l'Académie et de travaux étrangers, surtout des œuvres de Budd et de Murchison. L'Académie en retient trois conclusions : *la fièvre typhoïde est essentiellement contagieuse* ; *il est douteux qu'elle puisse se développer en dehors de la contagion ; comme dans le choléra, dans la fièvre typhoïde les déjections des malades et les réservoirs qui les reçoivent sont les principaux véhicules et les principaux foyers de contagion.*[2] Suivent les mesures prophylactiques préconisées à Paris par l'auteur.

---

[1] Pinet P., *Les musiciens, la maladie et la médecine de Guillaume de Machaut à Béla Bartók*, L'Harmattan, Paris, 2017, p. 98-102

[2] *Bulletin de l'Académie de médecine*, Paris, Masson, 1876, 40e année, 2e série, T. V, p. 1110-1112

b/ La théorie de la non-spontanéité morbide, enjeu de la médecine et de la chirurgie futures

De son côté, suite à Tyndall, Pasteur remarqua bien la transposition de la question de la génération spontanée au domaine médical et la scission qu'elle entraînait dans le milieu médical et chirurgical. Pour les uns il représentait le héros qui avait permis ce virage, pour les autres le diable à combattre nécessairement. Il a parfaitement saisi et exprimé la révolution médicale et le dilemme pour les médecins que ses recherches provoquaient, dans la dernière lettre publiée qu'il écrivit à Godélier le 24 décembre 1876 : *Ce Bastian est un médecin d'un des hôpitaux de Londres, professeur d'anatomie pathologique au collège de l'Université de cette capitale et partisan déclaré de la génération spontanée et de la spontanéité de toutes les maladies ; car vous remarquerez que cette question de la génération spontanée est maintenant transportée dans le domaine médical, particulièrement à l'étranger, sous cette forme de la spontanéité des maladies, de toutes les maladies même contagieuses, proposition vivement défendue par les uns, non moins vivement combattue par les autres. C'est là une question d'une importance vitale pour la médecine et dont la solution rigoureuse, quelle qu'elle soit, aura certainement une grande importance dans la recherche des moyens de prévenir et de combattre ces maladies contagieuses. Sans avoir de parti pris dans ce difficile sujet j'incline par la nature de mes études antérieures du côté de ceux qui prétendent que les maladies contagieuses ne sont jamais spontanées.*

L'origine de la première dans chaque sorte se perd dans la nuit des temps comme s'y perd aussi l'origine du premier homme, du premier chêne.

Je vois avec satisfaction les médecins anglais qui ont étudié la fièvre typhoïde avec le plus de vigueur et de rigueur repousser d'une manière absolue la spontanéité de cette terrible maladie. Sur ce sujet il a paru en 1873 un ouvrage des plus remarquables dû au Dr William Budd.[1]

c/ L'ignorance sensible des causes des maladies contagieuses

Au moment de sa polémique avec Bastian, Pasteur, dans la séance de l'Académie des sciences du 15 janvier 1877, fit des observations verbales à la suite de la lecture par Bouillaud d'une *Note sur la question de la nature et de la contagion de la maladie dite fièvre typhoïde*. Louis Pasteur Vallery-Radot les a publiées sous le titre *Observations à propos de la nature et de la contagion de la fièvre typhoïde*. Elles sont intéressantes parce qu'elle précise l'état d'esprit de Pasteur sur les maladies humaines et ce qu'il entend par contagion, infection et épidémie. Il s'y montre beaucoup plus clair que Bouillaud.

Attaché aux pures preuves empiriques il avoua d'emblée la même ignorance que tout un chacun des causes des maladies contagieuses : *Je n'ai*

[1] Pasteur, *Corr.* T. II, p. 659-660

aucune autorité, aucune compétence pour suivre M. Bouillaud dans les détails de l'éloquent exposé qu'il vient de présenter à l'Académie. Je demande seulement la permission de faire remarquer, en ayant recours à des observations qui me sont personnelles, que les maladies les plus contagieuses et les plus infectieuses peuvent ne pas être considérées comme telles par des hommes éminents, tant que les causes de ces maladies sont inconnues. Avant mes recherches sur la pébrine et la flacherie des vers à soie, on admettait que la maladie des vers à soie n'était ni contagieuse (propagation au contact), ni infectieuse (propagation à distance), mais qu'elle était éminemment épidémique. J'ai démontré, au contraire, que la maladie était tout à la fois contagieuse et infectieuse au plus haut degré, et nullement épidémique, dans le sens qu'on donnait à cette expression [d'origine atmosphérique] [...]

C'est précisément sur la connaissance de la contagion et de l'infection que j'ai fondé les méthodes pratiques qui ont contribué à relever l'industrie séricicole et dont l'application se répand de plus en plus. Il en sera de même, on peut l'espérer, de la fièvre typhoïde. La connaissance de sa cause rendra compte et de la facilité avec laquelle elle se propage dans certaines circonstances et de la difficulté de sa contagion dans d'autres. Nul doute également que la connaissance de cette cause ne nous éclaire pleinement sur les moyens préventifs de cette terrible affection. C'est déjà l'opinion fortement motivée de divers médecins, de William Budd principalement et de M. Gueneau de Mussy, dont j'ai eu l'honneur de présenter un récent opuscule sur le sujet à l'Académie.[1]

B. Suite et fin de la controverse avec Bastian (octobre 1876 – juillet 1877)

a/ L'enjeu médical de la victoire contre Bastian

Depuis son retour d'Arbois à la fin du mois d'octobre 1876 Pasteur s'était remis à refaire des contrôles expérimentaux pour contrer Bastian qui prétendait avoir découvert les conditions physico-chimiques nécessaires et suffisantes pour la génération de certaines bactéries. Il prétendait neutraliser de l'urine privée de tout germe d'organismes par une solution de potasse, et après exposition du mélange à une température de 50° provoquer l'apparition de certaines bactéries.

Pour que la théorie de la non-spontanéité des maladies contagieuses triomphe il fallait donc mettre à bas Bastian. Dans sa lettre à Godélier du 24 décembre 1876 il expose son programme tout en reconnaissant la valeur de ce médecin expérimentateur bien supérieur à Pouchet ou à Frémy : *En résumé, comme le pense Tyndall, il y a un intérêt très sérieux à mettre au pied du mur le Dr Bastian. Je l'ai fait déjà au mois de juillet dernier* [1876], *mais il a répliqué et ne peut se tirer d'affaire qu'en niant l'exactitude de mes*

[1] *Oeuvres de Pasteur*, T. VII, p. 43-44

expériences et c'est précisément ce qu'il a fait. J'aurais pu me borner par suite à reprendre mes expériences du mois de juillet et à insister sur leur parfaite rigueur ; mais j'ai voulu être prêt pour de nouveaux combats et j'ai entrepris avec M. Joubert, l'un de mes anciens élèves, professeur à Rollin, une étude encore plus approfondie des questions soulevées par Bastian. J'ai quelque espoir de l'amener à reconnaître la vérité, car je le crois de très bonne foi. Tyndall qui le connaît mieux ne semble pas partager du tout mes illusions. Nous verrons bien.

Dans tous les cas je me félicite d'avoir rencontré un tel contradicteur. C'est vraiment, non dans ses premiers écrits, mais dans les plus récents, un habile expérimentateur. Les Pouchet et les Fremy sont des hâbleurs à côté de lui, quoiqu'il ne soit pas moins dans l'erreur que ces derniers ; mais vous savez qu'il y a plusieurs manières de se tromper.[1]

Pasteur adressa à Bastian deux lettres après lui avoir signalé sa note lue à l'Académie des sciences et qui réfutait, selon lui, ses prétentions. Dans la première du 11 janvier 1877 il le somme de le reconnaître, ce qui serait tout à son honneur. Dans celle du 18 janvier il fait son éloge et lui déclare qu'il a le droit de croire à la possibilité de la génération spontanée et d'en chercher des preuves, mais que celles qu'il a avancées le 10 juillet 1876 sont entièrement controuvées. Entre ses deux lettres Bastian avait envoyé une longue note, lue à la séance de l'Académie des sciences du 22 janvier et où il gardait ses prétentions.

À la séance suivante du 29 janvier Pasteur déclara que Bastian ne faisait même pas allusion à la condition de pureté de la potasse. Il argua qu'il fallait que la solution de potasse soit pure, ou bien qu'elle soit chauffée à 110° pendant vingt minutes ou à 130° pendant cinq minutes. Il proposa la nomination d'une commission de juges compétents, comme il l'avait fait du temps de Pouchet, de Frémy et de Trécul. Bastian releva le défi. Une commission fut nommée, composée de J.-B. Dumas, Milne-Edwards et Boussingault (1802-1887).

b/ La lettre de Pasteur au **Lancet** *sur les expériences de Bastian (25 février 1877)*

Le 25 février 1877 Pasteur adressa une lettre en français à Tyndall destinée à la revue médicale anglaise prestigieuse *The Lancet*, qui existe toujours. Tyndall la traduisit pour le périodique où elle parut le 3 mars. Louis Pasteur Vallery-Radot a publié sa version anglaise, ne disposant pas de l'original en français, peut-être perdu.

Pasteur veut y corriger l'assertion d'un journaliste du *Lancet* dans le numéro du 17 février qu'il avait convenu être dans le faux et Bastian dans le vrai. Il assure avoir été le premier à montrer quinze ans auparavant que la stérilisation des liquides organiques exigeait une température de plus de

[1] Pasteur, *Corr.* T. II, p. 660-661

100° C. Il reconnaissait seulement que Bastian, à une température de 100°, en mélangeant de l'urine à de la potasse, avait obtenu et pouvait obtenir des bactéries. Il affirme que Bastian avait repris une de ses propres expériences et qu'un millier de liquides pourraient donner les mêmes résultats. Il stigmatise son erreur d'en avoir déduit que ces expériences établissaient la génération spontanée. Il le met au défi de réussir l'expérience si l'urine était stérile et la potasse pure ou suffisamment chauffée. Il est prêt à prouver que les bactéries n'apparaissent qu'introduites par l'urine ou par la solution de potasse. Il informe le journal que Bastian avait relevé le défi et qu'une commission, nommée à l'Académie des Sciences, composée de J.-B. Dumas, Milne-Edwards et Boussingault, donnerait bientôt son verdict. Il recopia une partie de sa lettre adressée à Bastian le 11 janvier où il lui signifiait l'erreur complète de sa conclusion sur l'existence des générations spontanées. Il déplore son obstination à fermer les yeux devant la vérité.

Il proposa à Bastian de se rendre au laboratoire de l'École normale pour effectuer ses expériences devant la commission. Bastian ne lui répondit que le 6 juillet en lui envoyant une copie de sa lettre parue dans *The Lancet* du 3 mars. Il s'étonne que cette lettre fût sienne car le ton lui en paraissait très différent des lettres qu'il lui avait adressées en privé. Il demande une explication à ce sujet, se disant anxieux que le sentiment cordial et la haute estime qu'il avait personnellement pour lui puissent en être troublés.

Quatre jours plus tard Pasteur répondit très aimablement, le garantissant de sa conviction de sa sincérité et de sa bonne foi. Il veut simplement lui faire constater son erreur et sa cause avec la plus grande courtoisie, et le persuader qu'ils se quitteront animés d'une estime réciproque. Il affiche clairement l'enjeu de la bataille qu'il mène contre lui, une véritable révolution médicale : *Savez-vous pourquoi j'attache un si grand prix à vous combattre et à vous vaincre ? C'est que vous êtes un des principaux adeptes d'une doctrine médicale suivant moi funeste au progrès de l'art de guérir, la doctrine de la spontanéité de toutes les maladies. Vous êtes de cette école qui inscrirait volontiers au frontispice de son temple comme le voulait naguère un des membres de l'Académie de médecine de Paris : « La maladie est en nous, de nous, par nous. » Cela est vrai de certaines maladies ; je ne crois pas du tout que cela soit vrai de beaucoup d'autres.*[1]

Pasteur, évitant de s'attaquer aux personnes, ne révèle pas l'académicien auteur de la citation. Louis Pasteur Vallery-Radot signale que la phrase venait de Pidoux, alors toujours vivant. Il indique même ailleurs qu'elle se trouve dans l'ouvrage de Pidoux *La Médecine expérimentale* publié en 1876. Pasteur la rappellera plusieurs fois. Il discutera même avec Pidoux à la séance de l'Académie de médecine du 11 novembre 1879 à propos de l'étiologie du charbon. Résumons le parcours de Pidoux jusqu'ici.

---

[1] Ib., T. III, p. 24

c/ Hermann Pidoux (1808-1882)

Né dans le Jura comme Pasteur il fut reçu docteur à Paris en 1835 avec sa thèse *Sur les lois de la force médicatrice*. Il devint médecin des hôpitaux parisiens. Comme nous l'avons vu il publia de 1836 à 1839 avec Trousseau la première édition de leur *Traité de thérapeutique et de matière médicale*, qui connut neuf éditions jusqu'en 1877. En 1849, il nia la contagiosité du choléra, couchant dans un lit d'un cholérique pour la réfuter. Il intégra l'Académie de médecine en 1864. En 1873, il démentit aussi, dogmatiquement, la contagiosité de la tuberculose, dans ses *Etudes générales et pratiques sur la phtisie*, qui fut récompensé par la faculté de médecine et réédité l'année suivante. En 1876, il fit paraître *La Médecine expérimentale*.

d/ Bastian à Paris (juillet 1877)

Bastian écrivit à J.-B. Dumas puis à Pasteur pour réclamer que l'enquête de la commission se limite au point en discussion, exigence que Pasteur trouva, par son évidence, singulière. Pasteur demanda à Dumas de le lui garantir car il craignait que Bastian se défile, comme l'avaient fait Pouchet et Frémy.

Bastian ne se déroba pas et il partit de Londres pour Paris le 13 juillet et se rendit au laboratoire de l'École normale. Il discuta avec le jury qui exigea toutes sortes de contrôle, ce qui apparemment le contraria. Il ne refit pas ses expériences et repartit sans changer d'opinion. On trouve un écho de leur duel dans la communication de Pasteur en collaboration avec Joubert *Charbon et septicémie*, à la séance de l'Académie des sciences du 16 juillet :

L'Académie sait pertinemment que l'hypothèse de la génération spontanée, qui a succombé dans le laboratoire, sous toutes ses formes, cherche aujourd'hui un refuge dans les obscurités de la pathologie.

*Lorsque, dans une occasion récente, j'ai poussé à bout le Dr Bastian, professeur d'anatomie pathologique à l'*University College*, de Londres, je ne recherchais point une satisfaction d'amour propre. Ce que je voulais, c'est que ce savant ne pût invoquer une prétendue expérience de génération spontanée en faveur de la spontanéité de toutes les maladies. Je ne saurais mieux rendre ma pensée qu'en reproduisant ici un passage d'une lettre que je lui adressai, il y a peu de jours* […] Il reproduit alors le passage de sa lettre à Bastian du 7 juillet que nous avons cité, puis poursuit : *Tout serait donc spontané en pathologie. Voilà l'erreur, préjudiciable, je le répète, au progrès médical. Beaucoup de maladies ne sont jamais spontanées. Au point de vue prophylactique, comme au point de vue thérapeutique, il y a un abîme pour le médecin et pour le chirurgien, suivant qu'ils prennent pour guide l'une ou l'autre des deux doctrines.*[1]

Le 23 juillet, il lut sa *Note au sujet de l'expérience du Dr Bastian relative à l'urine neutralisée par la potasse*. Il y raisonne, en fait, comme si la

---

[1] *Oeuvres de Pasteur*, T. VI, p. 188

génération spontanée était *a priori* impossible, en relevant trois causes d'erreur possibles dans cette expérience. Les deux premières étaient résolues en chauffant l'urine ou la potasse à plus de 130°. Mais, selon Pasteur, Bastian lui avait dit itérativement n'avoir point songé à la troisième cause d'erreur. Il avait reconnu que son expérience ne donnait pas toujours des bactéries, ce qui suffit à convaincre Pasteur de son erreur. Pasteur spécifie les conditions pour que l'expérience de Bastian réussisse positivement (de son point de vue) à chaque fois, c'est-à-dire ne produit aucun organisme vivant.[1] Il venait de la reproduire avec succès devant la commission.

Cette note mit fin à la polémique. Cependant, Bastian raconta, trente-trois ans plus tard, en 1911, dans son ouvrage *L'Origine de la vie*, reproduction d'un mémoire sur ce sujet, présenté en octobre 1910 à la *Royal Society* qui le refusa, son débat avec Pasteur en justifiant l'arrêt provisoire de ses recherches.[2]

C. Le débat sur l'origine et la contagion de la typhoïde à l'Académie de médecine (1777-1778)

a/ La passe d'armes entre Noël Gueneau de Mussy, Bouley, Bouchardat, Jaccoud et Chauffard

L'ouvrage de Noël Gueneau de Mussy suscita un débat à l'Académie de médecine qui dura toute l'année 1877. Il fut inauguré par la lecture de Bouillaud le 9 janvier intitulée *Nouvel examen de la double question de la nature et de la contagion de la fièvre dite typhoïde.*

Dans la séance du 20 février N. Gueneau de Mussy reprocha à Bouley, président de l'Académie cette année-là, de se moquer de ceux qui croient que les émanations des égouts sont insalubres et peuvent, dans les conditions d'installation actuelle, propager des épidémies. Il invoque le travail de la commission de Constantinople, rédigé par Fauvel, sur la propagation du choléra, les travaux de Murchison et de Budd sur la typhoïde, et les multiples

---

[1] Ib., T. II, p. 471-473

[2] [...] *cependant que j'étais furieusement attaqué par le Professeur Tyndall, qui se trouvait lui-même singulièrement déconcerté par les résultats contradictoires de différentes séries de ses propres expériences. Vers la fin de cette période, entre Pasteur et moi, s'ouvrit un débat qui amena la nomination d'une commission au sein de l'Académie des Sciences de Paris ; pour différentes raisons, la nomination de cette commission ne fut suivie d'aucun résultat.* [...] *Après cette année 1877, je cessai de m'occuper du sujet (ou plutôt de publier quoi que ce fut sur le sujet) pendant une assez longue période, non pas parce que j'étais convaincu que mes contradicteurs étaient dans le vrai et que j'étais dans l'erreur, mais parce que toutes mes forces se trouvaient nécessairement dirigées vers d'autres domaines, et que ces controverses s'étaient trouvées préjudiciables à la carrière de jeune médecin. Toutefois, après avoir pendant trente ans enseigné à* University College, *et à l'hôpital de cet établissement, je résiliai en 1898 mes fonctions de professeur et de médecin, afin de pouvoir, ainsi débarrassé de mon travail d'enseignement et d'hôpital, me permettre de consacrer plus de temps et d'énergie aux problèmes que j'avais semblé avoir complètement abandonnés.* (H.C. Bastian, *L'Origine de la vie*, trad. sur la 2e éd. anglaise par L. Guinet, Maloine, Paris, 1913, p. 9)

observations en Europe et en Amérique. Il défend sa doctrine (celle de Budd) qu'il croit vraie, par légitime défense, en contrant les arguments de Bouley, dans l'intérêt de la santé publique. Bouchardat (1809-1886) intervint dans le sens de la position de Bouley, en doutant d'une démonstration positive qu'égouts et fosses d'aisances transmettaient le choléra et la typhoïde.

À la séance du 27 février, Jules Guérin déposa à l'Académie de médecine un pli cacheté renfermant les conclusions d'un mémoire devant faire suite à sa communication intitulée *Expériences sur l'origine et la nature de la fièvre typhoïde* faite la veille à l'Académie des sciences. Il y résume les quatre séries d'expériences qu'il a effectuées sur des lapins, dont les résultats plaidaient davantage pour l'existence d'un principe typhique spécifique.

À la séance du 6 mars Bouley lut son travail *Sur les émanations des eaux d'égout, considérées au point de vue de la propagation des maladies contagieuses* en réponse à la lecture de Gueneau de Mussy du 20 février qu'il accuse de persiflage à son encontre. Il conteste avoir dit que la doctrine de celui-ci était erronée. Mais elle lui paraît douteuse, sans preuves cliniques et expérimentales, et relever d'inductions voulant établir *a priori* la cause probable des phénomènes observés. Il invoque Pasteur et les maladies des vers à soie comme exemple emprunté à la médecine expérimentale pour expliciter sa pensée.[1] Il donne un exemple fourni par Murchison pour contredire la doctrine de Gueneau de Mussy. En fait, tous deux raisonnent ici sur les émanations uniquement atmosphériques des égouts.

Bouley se défend de nier la nocivité des eaux d'égout versées dans les fleuves fournissant les eaux potables. Il ne rejette pas la méthode inductive, mais il cherche la preuve complète, irréfragable (comme Pasteur), de la dangerosité des émanations des égouts. Il invoque Davaine et la septicémie pour soutenir que la putréfaction fait perdre son activité à la matière septique, et à celle de tous les virus, comme le virus vaccin. Il donne l'exemple des fumiers dont la fermentation rend inertes les débris d'animaux infectés par la peste bovine ou la morve.

À la séance du 13 mars Bouchardat, professeur d'hygiène, fit une communication sur l'*Étiologie de la fièvre typhoïde*. Il veut expliquer pourquoi il a défendu depuis vingt-cinq ans la contagion de la fièvre typhoïde. Il avance quatre arguments d'observation : l'immunité relative, un attribut particulier des maladies contagieuses ; le développement épidémique dans les villages, comme Bretonneau l'a observé ; le nombre élevé des non-acclimatés

---

[1] *Notre savant et fidèle confrère M. Pasteur est intervenu, et, avec sa justesse de vues habituelle, il a établi expérimentalement, pour chacune de ces maladies, la cause certaine à laquelle on devait la rattacher. En produisant expérimentalement la pébrine d'une part et la flacherie de l'autre, M. Pasteur a pu déduire, avec une très grande rigueur, qu'elles étaient l'effet d'une condition rigoureusement déterminée pour chacune. Est-ce ainsi qu'a procédé l'auteur allemand* [en fait anglais] *qui a introduit dans la science la doctrine dont M. Gueneau de Mussy s'est fait le soutien devant vous ? Je ne crois pas.* (*Bulletin de l'Académie de médecine*, Paris, Masson, 1877, 41e année, 2e série, T. VI, p. 276)

attrapant la contagion quand ils arrivent dans les grands centres ; le nombre important d'infirmiers militaires atteints.

Il s'interroge ensuite, avec une réserve extrême, sur la nature du miasme de la typhoïde. À défaut de le voir au microscope il le considère comme un ferment de second ordre dont l'activité, néanmoins, perdure.[1] Ceci lui semble important pour le choix des désinfectants, qu'il discute. Comme personne n'admet l'évolution spontanée de la variole, de la rougeole et de la scarlatine, il pense qu'un jour il en sera peut-être de même pour la typhoïde. Il juge qu'une épidémie de cette maladie ne doit pas affoler dans les grandes villes, comptant sur l'acclimatement et sur le minimum de cas graves.

Jaccoud (1830-1913) prit le relais de la discussion, se disant entièrement de l'avis à la fois de Gueneau de Mussy et de Bouley. Il affirma l'origine fécale, mais non unique, de la typhoïde, à partir de 106 faits, observés de 1865 à 1875 dans une dizaine de pays, distincts de ceux rapportés par Gueneau de Mussy, dont 15 relatifs à des émanations fécales, 74 relatifs à la souillure préalable de l'eau potable, et 17 relatifs à du lait infecté par de l'eau souillée. Il en relate plusieurs, survenus par transmission fécale. Pasteur lui aurait dit en fin de séance que sa communication contenait une lacune grave, le fait de n'avoir pas indiqué si ce sont toutes les matières excrémentielles ou certaines d'entre elles qui peuvent développer la maladie.[2]

À la séance du 20 mars, Gueneau de Mussy répondit aux attaques de Bouley et de Jaccoud. Envers le premier il revendiqua d'avoir déduit, et non induit, des observations, la vérité à laquelle il croit. Il défend d'ailleurs l'induction de Bacon. Il invoque Davaine qui a montré qu'une goutte du poison septique communique sa virulence à un million de fois son poids d'eau. Les principes contagieux sont, assure-t-il, impondérables et, bien qu'imperceptibles, doués d'une force expansive et d'une activité redoutables. Il cite d'autres faits montrant le rôle des égouts défectueux. Il invoque implicitement une sorte de principe de précaution. D'autre part, il accuse Jaccoud de n'avoir lu qu'une partie de son ouvrage, et de croire à l'origine putride de la typhoïde.

Jaccoud répondit, à la séance du 17 avril, d'abord à la remarque de Pasteur, en voulant se limiter strictement aux faits. Il soulève la question si les matières fécales sont nuisibles en elles-mêmes, ou bien si elles le sont qu'autant qu'elles contiennent le poison spécifique de la typhoïde. Il défend la seconde vue qui serait presque unanime. Reste la question de l'origine de ce poison pour laquelle les opinions divergent. Il estime généralement admis que l'égout ou un autre canal deviennent infectants en recevant des déjections d'un malade

---

[1] *Tant qu'on n'aura pas fait connaître à l'aide d'études microscopiques les caractères d'un ferment organisé vivant, ferment figuré spécial pour la fièvre typhoïde, il conviendra d'admettre que c'est un ferment du second ordre, qui diffère cependant des ferments digestifs (pepsine, diastase, etc.) par un caractère d'une grande valeur. L'action des ferments digestifs s'épuise par leur activité, celle des ferments des maladies spécifiques se perpétue.* (Ib., p. 303)

[2] Ib., p. 395

de la typhoïde. Il se produirait alors une sorte de fermentation par propagation ou multiplication. Il ne croit pas à cette idée car certains faits, pour lui, la contredisent dans les localités non endémiques, où le premier malade (appelé aujourd'hui « patient zéro ») fait absolument défaut. Il classe ses 106 observations en trois groupes, sans conclure nettement. Un poison spécifique de la typhoïde ne lui paraît pas toujours nécessaire puisque les circonstances du second groupe montrent que *le poison typhoïde prend naissance ou est apporté dans la masse excrémentielle sans introduction préalable de déjections spécifiques.*[1]

b/ Une lecture d'Henri Gueneau de Mussy (1er mai 1877)

À la séance du 1er mai, le cousin de Noël Gueneau de Mussy, Henri Gueneau de Mussy, lut sa communication *Sur l'isolement envisagé au point de vue de la prophylaxie des maladies contagieuses*, que rapporta le bulletin. Il y reconnait l'influence des médecins français sur la pratique de l'isolement à l'étranger, surtout par les publications de la Société médicale des hôpitaux qui avaient démontré les inconvénients de la promiscuité. D'après un rapport de 1876 une grande proportion des décès, dans un seul service de l'Hôpital des Enfants, était due à des rougeoles et à des diphtéries contractées par des enfants admis pour des affections bénignes. - On le constate encore aujourd'hui pour des malades entrés à l'hôpital et qui attrapent la Covid-19, malgré les mesures d'isolement. - H. Gueneau de Mussy rappela les protestations et les supplications des chefs de service réclamant des moyens d'isolement sans les obtenir. Il donna en exemple la législation anglaise et la ville de Londres où des établissements existent exclusivement destinés aux maladies contagieuses non admises dans les salles communes. En Hollande, la déclaration des maladies contagieuses par le médecin et le chef de famille est même obligatoire. Il cite aussi quelques villes des États-Unis. Il ne comprend pas pourquoi l'isolement n'est pas pratiqué chez nous. Il veut faire appel au pouvoir législatif devant cette urgence.

c/ Chauffard (1823-1879), un opposant radical à la théorie des germes d'origine exogène

À la suite d'H. Gueneau de Mussy Chauffard commença une longue communication sur l'*Étiologie de la fièvre typhoïde*, radicale contre la doctrine de Budd et de Noël Gueneau de Mussy, qu'il poursuivit à la séance suivante du 8 mai et à celle du 20 juin.

À la séance du 1er mai il considère comme acquis les caractères contagieux et spécifique de la typhoïde. Il expose ensuite très bien la nouvelle doctrine parasitaire qui suppose une cause spécifique, en l'occurrence un ferment figuré qui se multiplie dans les humeurs et qui se dérobe à l'observation. Selon les tenants de cette doctrine la logique le veut et gouverne les faits, et il vaut

[1] Ib., p. 402

mieux croire à un défaut dans l'observation des faits que démentir les nécessités rationnelles.

Il commence par examiner les convictions de l'illustre Bouillaud émises le 9 janvier qui croit à la nécessité d'un agent spécifique sans en indiquer la nature. Chauffard annonce l'exposé de sa théorie en déclarant qu'il tentera de défendre la spontanéité des affections spécifiques sans reconnaître pour autant une quelconque génération spontanée d'un *contagium* (ou d'un germe, en dehors ou en dedans de l'organisme, dit-il plus loin). Il classe ensuite Bouchardat dans ceux qui affirment que la typhoïde ne s'acquiert que par contage. Il dit ne se séparer de N. Gueneau de Mussy, *un si redoutable adversaire* qui adopte cette position dans *son remarquable travail* et dans son livre, *à regret et non sans crainte*. Il se montre maintenant plus réservé que dans son propre livre sur la possibilité d'une origine *de novo* de certaines maladies spécifiques comme la variole, qu'il admettait auparavant avec Trousseau. Il met Jules Guérin dans le même sac et accorde moins de valeur à ses expériences sur les lapins qu'à la clinique humaine. Il argue des vingt-quatre cas épidémiques de typhoïde, où Jaccoud n'a pu trouver de « patient zéro », pour nier la nécessité d'un poison typhoïde. Il remarque cependant que celui-ci croit possible la génération spontanée du poison à partir des selles ou son importation par l'air.

Il examine ensuite la doctrine parasitaire, la pathogénie à la mode. Il voit déjà qu'elle est empruntée, dans ses traits essentiels, aux admirables travaux qui ont transformé l'histoire naturelle des ferments.[1] Il reconnaît que tout a changé depuis l'entrée de Pasteur à l'Académie de médecine (1873), en donnant une nouvelle vigueur à la doctrine ancienne des fermentations causes des pathologies dont Sylvius et Willis furent les plus convaincus.[2] Il cite les réflexions de Bouillaud qu'il sent prêt à rallier la doctrine parasitaire, car frappé de la ressemblance entre les agents des contagions, que Bouillaud appelle « contagients », et les ferments, et du fait que Pasteur considère le ferment putride comme un véritable être organisé. Il cite ensuite les textes les plus significatifs de l'ouvrage de N. Gueneau de Mussy et ses trois

---

[1] Ib., p. 459

[2] *Lorsque notre illustre collègue, M. Pasteur, est entré dans cette Académie, il n'y est pas seulement entré avec son œuvre immortelle, avec la science des fermentations qui accomplissent entre le monde organique et le monde physique un travail incessant, et sans lequel l'équilibre qui existe entre ces deux mondes serait aussitôt renversé. Non, M. Pasteur, qu'il le veuille ou non, qu'il le sache ou qu'il l'ignore, est entré ici avec toute une pathologie, pathologie envahissante qui semble avoir conquis déjà la classe entière des maladies spécifiques, la plus vaste de la nosologie, et tend obscurément à gagner les affections internes qui jusqu'ici semblaient se dérober à la spécificité. La pathologie des fermentations a depuis bien longtemps hanté et séduit l'esprit des médecins. Il y a deux à trois siècles, les fermentations passaient déjà pour la cause de presque toutes les maladies aiguës ; Sylvius et Willis en parlaient avec une assurance incomparable, et ils avaient fondé sur elles toute une thérapeutique. Le tout a croulé comme ces édifices fragiles qui n'ont d'autre fondement et d'autre étai que l'hypothèse.* (Ib., p. 459-460)

conclusions. Il exprime bien la révolution médicale en train de se produire, et reconnaît en Villemin un de ses acteurs majeurs : *Les maladies spécifiques sont des maladies parasitaires ; telle est l'affirmation qui s'introduit dans la pathologie, et qui en change les bases. C'est la croyance que propagent presque tous ceux qui s'adonnent à l'étude des maladies virulentes et spécifiques. Je ne puis trop insister sur ce fait ; c'est une plaie que je veux sonder jusqu'au fond. Ouvrez les savantes* Études sur la tuberculose *de notre collègue M. Villemin, vous y trouverez ces théories nouvelles confessées avec une franchise qui écarte toute ambiguïté.*[1] Il cite un texte fondamental de Villemin que nous avons déjà reproduit.

Il passe au vétérinaire, devenu médecin en cette année 1877, Chauveau (1827-1917), auteur de la *Physiologie des maladies virulentes* (1871), et détracteur de la théorie parasitaire qu'il sentait pourtant venir et avoir des justifications. Selon Chauffard, un médecin aura plus de peine à reconnaître celles-ci qu'un physiologiste expérimentateur. Il rapporte la théorie des ferments de second ordre, liquides ou chimiques, de Bouchardat.

Il conclut en stigmatisant le succès populaire du parasitisme, sa vulgarisation facile, la prétention d'une panacée parasiticide capable de guérir toutes les fièvres (allusion évidente à Déclat). Le parasitisme demeure pour lui une théorie imaginaire, une fable, un vaste ensemble d'interprétations fausses contraires aux faits, à la clinique et aux vérités fondamentales de la science et de l'art.

À la séance du 8 mai Chauffard développa ses critiques et sa théorie. La panspermie spécifique n'est pour lui qu'une hypothèse : *il est des cas où l'hypothèse de la panspermie spécifique ne saurait être invoquée, et où la génération spontanée de la maladie spécifique se présente comme un fait inéluctable.*[2] Pour lui, la maladie précède, dans ces cas, le germe. Il donne les exemples de la fièvre purulente des blessés, et de la fièvre puerpérale ou parfois nul soupçon de contagion n'est possible. Il trouve la méningite cérébro-spinale épidémique d'une spontanéité saisissante, bien qu'il admette sa contagion. De même, la spontanéité des diphtéries, contagieuses, lui semble évidente. Invoquer l'atmosphère lui semble trop facile.

En ce qui concerne la typhoïde il dit croire depuis longtemps à sa contagion, mais la récuse en tant que cause unique et nécessaire comme l'allègue Gueneau de Mussy. Il invoque encore les vingt-quatre observations de Jaccoud, où l'absence de cause spécifique est, selon lui, positive et rigoureusement établie. Mais il doute de son idée *d'attribuer à des matières fécales accumulées le pouvoir d'engendrer le même agent que l'organisme vivant atteint de fièvre typhoïde engendre en lui-même* […][3] La réceptivité ou le consentement de l'organisme lui paraît le fait capital, révélateur de sa

---

[1] Ib., p. 463
[2] Ib., p. 481
[3] Ib., p. 490

causalité active. Il objecte que la contagion de la typhoïde est rare à l'hôpital, et minimise le rôle nocif des égouts. Il déclare vouloir dans la prochaine séance examiner la valeur de la théorie parasitaire des virus et des agents spécifiques.

Il poursuivit donc son exposé à la séance du 29 mai. Il commence par admettre la conception des maladies spécifiques de Bouillaud et à nier avec Pasteur la génération spontanée.[1] Il veut prouver que les théories parasitaires *qui comptent aujourd'hui tant de défenseurs* sont insuffisantes. Selon lui, dans ces théories, l'activité passe tout entière aux ferments animés spécifiques aux dépens de l'organisme affecté. Il avoue que cette conversion, ce déplacement de l'activité morbide, trouble toutes ses conceptions de la maladie spécifique. Il cite plusieurs phrases de son ami Pidoux tirées de son écrit sur la médecine expérimentale, dont la phrase retenue par Pasteur auparavant : *La maladie naît de nous et en nous.*[2] Il trouve étrange la similitude symptomatologique des maladies spécifiques et des maladies communes, qu'il croit d'origine interne. Il insiste sur l'irrégularité dans la réceptivité des individus aux parasites, aux virus et aux miasmes, qui devrait, selon lui, être indépendante de toute sensibilité idiosyncrasique car il croit à l'uniformité, chimique et morphologique, du sang et de la matière organique des individus d'une même espèce. Il prétend que la théorie parasitaire ne peut expliquer l'accoutumance et l'immunité, et les différences énormes de gravité d'une même maladie. Il ne comprend pas que l'activité multiplicatrice du germe puisse s'arrêter tant que son milieu nutritif n'est pas épuisé. On voit qu'il fait totalement abstraction ici des activités de défense et de lutte de l'organisme contre les germes.

Il fait valoir, contre la communication récente de Pasteur et de Joubert, la différence entre l'évolution pathogénique du charbon, qu'il admet bactérienne et parasitaire, et celle des pathologies virulentes et spécifiques. Il admet aussi l'existence de vibrions parasitaires pour la putréfaction animale, septicémique, d'après les expériences de Davaine, qu'il juge remarquables, après celles de Coze et Feltz.

Il veut continuer à démontrer que les maladies spécifiques sont d'un autre ordre. Il s'oppose à la conception de Budd, rapportée par Gueneau de Mussy, de l'incubation comme invasion progressive des protozoaires car, pendant cette période, on ne trouverait, selon lui, absolument aucun ferment animé dans le sang. L'agent spécifique ne détermine qu'une impression morbifique portée sur le sens vital. Il développe l'exemple de la syphilis pour nier tout

---

[1] *Il faut en revenir forcément à l'opinion émise par notre illustre maître, M. Bouillaud, et dire avec lui que le semblable ne pouvant produire que son semblable, tout agent non spécifique ne saurait produire une maladie spécifique, tout agent non contagieux ne saurait produire une maladie contagieuse. Pour qu'il en fût autrement, il faudrait admettre une génération spontanée de l'agent contagieux, du ferment animé. Or, cette génération spontanée, je ne voudrais pas plus la soutenir que M. Bouillaud et que notre maître à tous en cette matière, M. Pasteur.* (Ib., p. 557)

[2] Ib., p. 559

parasitisme. Il s'en prend implicitement à Déclat, en évoquant la *médecine des ferments*, titre d'une revue fondée en 1874 par celui-ci, et au spectacle honteux de l'exaltation sans mesure d'un agent antifermentescible (l'acide phénique) qui prétend guérir toutes les maladies spécifiques. Il en appelle à l'expérimentation vraiment scientifique, telle qu'il la trouve chez Pasteur pour les fermentations sans qu'elle déborde sur la pathologie, et dans la *Physiologie des maladies virulentes* (1871) de Chauveau, qui nie que la virulence dépende d'un ferment figuré et confirme selon lui son propre petit livre sur *la spontanéité et la spécificité dans les maladies* publié en 1867. Il expose la théorie de Chauveau, puis il certifie que la granulation corpusculaire, présent dans toutes les cellules et que Béchamp appelle « microzyma », est *l'élément qui s'imprègne de la spécificité morbide et la peut communiquer à d'autres organismes sains.*[1] Il donne un extrait de Chauveau qui considère que ces granules sont des êtres ni animés ni existant par génération spontanée. Ils existent préalablement. Pas de génération spontanée pour lui puisqu'il n'existe pas de microbes vivants, de germes, en pathologie contagieuse et spécifique courante.

Contrairement au jugement de Pasteur la pathogénie de ses adversaires n'est pas liée ici à l'affirmation d'une génération spontanée de micro-organismes, mais à la spontanéité morbide, sans cloison entre maladies spécifiques et maladies communes. Elle n'est pas non plus ici la négation de produits spécifiques contagieux. Chauffard en appelle à la tradition médicale et aux enseignements cliniques. Il conclut en qualifiant d'utopique et déclamatoire de croire et de dire, comme le font Budd et N. Gueneau de Mussy, qu'on pourra éradiquer un jour la fièvre typhoïde.

L'histoire lui a donné tort, malgré la subsistance, dans certaines conditions, de multiples maladies infectieuses, et l'apparition récurrente de nouvelles épidémies ou pandémies.

Le 12 juin, Gueneau de Mussy répondit à Jaccoud et à Chauffard sur le même sujet, regrettant de se voir forcé de prolonger le débat. Il continue d'abord une querelle assez belliqueuse avec Jaccoud. À Chauffard, étrangement, il reproche d'assimiler la croyance à un principe spécifique comme cause d'une maladie spécifique au parasitisme, ce qu'il repousse absolument. Il prétend ne pas avoir affirmé que l'agent spécifique était une matière organisée et vivante, bien qu'il n'y voit aucune impossibilité.

Il consigne l'impact exercé par Pasteur sur la chirurgie et la médecine : *je veux répondre quelques mots à ce que M. Chauffard a dit de l'influence exercée par M. Pasteur sur nos doctrines médicales : cette influence je ne la nie pas ; M. Chauffard paraît la regretter amèrement ; pour moi, j'éprouve un sentiment tout contraire. En chirurgie elle a donné naissance à des méthodes de pansement qui constituent un progrès très-sérieux aux yeux de*

---

[1] Ib., p. 581

ceux mêmes qui n'admettent pas la théorie dont elles sont sorties. En médecine elle a fortifié l'espérance de ceux qui espèrent arriver, sur la pathogénie des maladies spécifiques, à des résultats plus satisfaisants que ceux qui nous sont offerts par la dialectique associée à l'hypothèse. Cette influence a inspiré de nombreux travaux qui, s'ils n'ont pas atteint le but désiré, ont enrichi la science d'observations très intéressantes ; enfin M. Pasteur nous a donné un admirable exemple de la manière dont doivent être conduites les recherches étiologiques.[1] Il fait ensuite son éloge en racontant l'histoire de sa découverte des corpuscules vivants responsables de la pébrine des vers à soie où ils se multiplient.

Il vante le scepticisme de Montaigne contre le dogmatisme et la dialectique de Chauffard. Il a dit seulement que l'agent spécifique *paraissait* engendrer et se multiplier dans l'organisme, par crainte d'aller au-delà des faits. Décrivant la théorie de Chauffard, en citant le livre de celui-ci et les expressions de son discours, il l'accuse d'interpréter les textes à la lumière obscure de sa doctrine. Il se dit plus prudent que Budd, moins catégorique, pour ne pas aller au-delà de ce qui est rigoureusement démontré. À l'opposé de son adversaire il ne répugne pas à penser que le germe spécifique puisse se multiplier à l'extérieur d'un organisme vivant, dans un milieu dénué de vie. Il reproduit un passage du Pr Liebermeister (1833-1901), que lui a communiqué Murchison qui, longtemps avant lui, a développé la même idée. Il a une résonance très actuelle puisqu'il porte sur l'émergence de nouvelles épidémies et leur transfert des animaux aux hommes, comme il en a été du sida et de la Covid-19.[2]

d/ Pierre-Adolphe Piorry (1794-1879)

Dans la séance du 31 juillet, Piorry poursuivit la confrontation. Pour lui il est si évident que les émanations s'élevant des égouts, surtout lorsque les eaux fétides s'y coulent lentement, peuvent être les agents de production du typhus et de la typhoïde, que cette vérité n'aurait pas dû être discutée. Il déclare avoir prouvé que l'altération de l'air produite par l'encombrement d'hommes ou d'animaux dans des habitations étroites où l'air ne se renouvelle pas est la circonstance qui donne le plus souvent lieu aux septicémies dites typhoïdes ou

---

[1] Ib., p. 623

[2] *En adoptant, dit-il, la théorie de la propagation continue du poison des maladies infectieuses, nous n'excluons pas la possibilité que des maladies qui n'ont jamais existé auparavant puissent se montrer au milieu de nous, ou que d'autres, peut-être, qui avaient disparu pendant des siècles, puissent apparaître de nouveau. On peut supposer qu'il y a des organismes inférieurs qui, habituellement, végètent et se propagent en dehors de l'organisme humain, dans des matières organiques en décomposition ou dans d'autres organismes animaux ou végétaux, et qui peuvent, sous l'influence de conditions spéciales, s'implanter dans l'homme, y trouver un terrain favorable à leur développement, et y représenter la cause spécifique d'une maladie infectieuse qui, pendant un long espace de temps, a été transmise de l'homme à l'homme. Dans tous ces cas, on ne peut théoriquement démontrer que ce mode d'évolution soit impossible, et la transmission de certaines maladies infectieuses des animaux supérieurs à l'homme peut être considérée comme un exemple à l'appui de cette opinion.* (Ib., p. 629-630)

putrides, et à l'aggravation des épidémies spéciales. Il faut utiliser des instruments chirurgicaux propres et garder les blessures propres, la plus petite blessure pouvant devenir contagieuse. Il engage ses lecteurs à consulter dans le *Bulletin de l'Académie* ses mémoires, entre autres, sur la typhoïde et le choléra, les travaux de Bouillaud sur les fièvres, et ceux de Broussais et de lui-même sur la non-individualité morbide, par laquelle il entend une conception de la maladie inhérente à la personne malade, et non une conception abstraite, « ontologique », de la maladie, qu'il condamne.[1] On conçoit que cette vue, bien que juste puisque la maladie est avant tout la propriété d'un malade particulier, n'était pas favorable à l'idée de maladies spécifiques causées par des germes spécifiques qui, s'ils ne représentent pas toutes les causes de la maladie chez tel individu, en constituent une cause majeure qui n'apparaîtrait pas sans eux.

e/ Henri Gueneau de Mussy (1814-1892) et la théorie du germe-contage (décembre 1877)

Henri Gueneau de Mussy était le cousin de Noël Gueneau de Mussy, mais on ne connaît pas leurs rapports. D'abord chirurgien de la marine en 1836 il fut reçu à l'internat en 1840. Il soutint sa thèse inaugurale en 1844 sur l'apoplexie pulmonaire. Il fut ensuite chef de clinique.

En 1847, il fit une mission en Irlande pour étudier les fièvres intermittentes qui sévissaient à Dublin. Par des autopsies il reconnut que le *typhus fever* ne présentait pas les lésions intestinales caractéristiques de la typhoïde. Dans son exposé de ses titres et travaux scientifiques[2], en vue de sa candidature en 1877 à une place vacante à l'Académie de médecine dans la section d'hygiène où il fut élu l'année suivante, il revendique être le premier médecin français à avoir énoncé cette distinction après l'avoir constatée *de visu*, comme l'ont signalé Grisolle dans sa *Pathologie interne* et Godélier à l'Académie de médecine. Il démontra aussi, sur un cas d'un patient atteint successivement d'une fièvre typhoïde et d'un typhus, que celle-là ne conférait pas l'immunité contre celui-ci. Tombé sévèrement malade du typhus il dut interrompre ses recherches.

En octobre 1848, il rejoignit l'Angleterre sur l'invitation de Chomel avec un congé de l'Administration des hôpitaux. Il soigna apparemment la famille de Louis-Philippe, émigrée au château de Claremont, reconnaissant une intoxication au plomb chez plusieurs de ses membres. En 1857 et 1859 il fut admis comme membre puis *fellow* du *Royal College* des médecins de Londres.

---

[1] La fièvre typhoïde *n'est autre chose que l'ensemble de phénomènes d'états pathologiques qui sont très-variables en nombre, en degrés, et en importance. Ce n'est pas la maladie, être abstrait, qu'il s'agit de traiter, c'est le malade qu'il faut étudier avec le plus grand soin par tous les moyens physiques, chimiques et cliniques que la science moderne comporte.* (Ib., p. 836)

[2] Gueneau de Mussy Henri, *Exposé des titres et travaux scientifiques*, Paris, Martinet, 1877, p. 4-5

Il fut un des médecins fondateurs de l'hôpital français de Londres. Il revint probablement en France à la chute de Napoléon III.

Comme le remarque René Vallery-Radot il fut un supporter de la théorie des germes de Pasteur, contre beaucoup de médecins, en publiant cette année-là son *Aperçu de la théorie du germe contage : de l'application de cette théorie à l'étiologie de la fièvre typhoïde : considérations sur les moyens prophylactiques*. Plus tard, il félicitera Pasteur du discours qu'il fit au congrès médical international de Londres en août 1881.[1] En août 1884, il se rendit avec Pasteur au tricentenaire de l'Université d'Édimbourg, délégué par l'Académie de médecine. René Vallery-Radot a bien distingué les deux cousins contrairement à son fils Louis Pasteur Vallery-Radot.

Henri Gueneau de Mussy a peu publié, mais son ouvrage de 1877 est intéressant et Pasteur l'a peut-être lu. Il n'est en fait que l'introduction d'une traduction du traité de son ami anglais Charles Murchison (1830-1879) qu'il avait projeté de faire trois ans plus tôt, traduction qui fut finalement réalisée par le Dr Auguste Lutaud (1847-1925) et qui parut en 1878. Il s'y réfère beaucoup à Pasteur.

L'ouvrage original de Murchison *A treatise of the continued fevers of Great Britain* date de 1862. Murchison y étudie quatre fièvres dont le typhus et la typhoïde. La traduction de Lutaud ne concerne que celle-ci et s'intitule *La fièvre typhoïde* avec l'introduction et des notes de H. Gueneau de Mussy. Ce volumineux ouvrage est une référence par l'historique exhaustif et la description clinique de la typhoïde par Murchison. Nous avons vu qu'il n'a cependant pas adopté la théorie parasitaire de la maladie, tout en la discutant. Selon Théodoridès, il a bien distingué la typhoïde du typhus, et soupçonné après James Lind (1716-1796) et avant Charles Nicolle (1866-1936), que le pou transmettait le typhus.[2]

Résumer l'introduction d'Henri Gueneau de Mussy, qui la fit paraître à part chez Baillière et la présenta à l'Académie de médecine dès mai 1777, nous entraînerait trop loin.

En épigraphe il cite une phrase de Bouillaud qui semble admettre la validité de la théorie parasitaire des maladies infectieuses.[3] Il informe son lecteur qu'il

---

[1] *Le discours prononcé par Pasteur au Congrès médical de Londres fut, sur la demande d'un député anglais, imprimé et distribué à tous les membres de la Chambre des communes. Le Dr H. Gueneau de Mussy, qui avait passé une partie de sa vie en Angleterre, sous le Second Empire, pendant l'exil des d'Orléans, écrivait à Pasteur le 15 août : « J'ai été bien heureux d'assister à votre triomphe. Vous nous relevez en face de l'étranger. »* (Vallery-Radot R, *op. cit.* p. 476)

[2] Théodoridès Jean, *Des miasmes aux virus*, L. Pariente, Paris, 1991, p. 197-198

[3] *Comme certaines contagions par excellence ont pour cause prochaine ou pour contagient un être organisé parasitaire, ne serait-il pas permis de supposer que d'autres êtres organisés, d'une espèce donnée, sont aussi les agens des autres contagions ?*(Gueneau de Mussy H., *Aperçu de la théorie du germe contage ; de l'application de cette théorie à l'étiologie de la fièvre typhoïde. Quelques considérations sur les moyens prophylactiques*, Paris, Baillière, 1877, p. I)

a sollicité Lutaud pour la traduction de l'ouvrage de son ami Murchison. Il cite la phrase mémorable de Boyle (1627-1691)[1], qui annonce pour lui la venue de Pasteur et les voies nouvelles ouvertes par ses travaux.[2] Celui-ci la reprendra en 1881 dans une traduction différente extraite de Tyndall.

Les critiques adressées à son opuscule ne lui nuisirent apparemment pas puisqu'il fut élu à l'Académie de médecine en janvier 1878, après trois tours de scrutin, alors qu'il était en quatrième ligne derrière G. Lagneau et A. Proust.

D. Découverte des travaux de Robert Koch (avril – juillet 1877)

a/ Vie de Koch jusqu'en 1877

Koch naquit à Clausthal, petite ville dans la région montagneuse du Harz, le 11 décembre 1843, soit vingt et un ans après Pasteur. Après ses humanités au *Gymnasium* de Clausthal il fit une année supplémentaire de mathématiques et de sciences naturelles. Décidé à devenir médecin il intégra la célèbre faculté de médecine de Göttingen où il poursuivra ses études médicales de Pâques 1862 à janvier 1866. Il devint assistant d'anatomie pathologique puis soutint un travail et sa thèse sur des questions posées par l'histologiste et physiologiste J. Henle (1809-1885) et le physiologiste G. Meissner (1829-1905). Dès 1840 Henle avait émis une théorie du *contagium animatum*, mais, moqué par Liebig et d'autres, il l'avait abandonnée. Il est possible que Koch ait lu l'ouvrage de Henle, mais il dira n'avoir rien trouvé à l'Université qui l'aurait mené dans la voie de la bactériologie, alors inexistante.

Après ses études il se rendit à Berlin où il suivit les cours du célèbre Virchow (1821-1902). Il voulait voyager et songea à émigrer aux U.S.A., ne pouvant devenir médecin militaire à cause de sa myopie. Dissuadé par son père et sa fiancée il passa l'examen d'état du Hanovre lui permettant de s'installer dans la région. Entre-temps il trouva un poste temporaire d'assistant à l'hôpital de Hambourg. Selon A. Perrot et M. Schwartz une épidémie de choléra sévissait alors dans la ville et Koch aurait vu le vibrion dans les selles des cholériques sans envisager son rôle d'agent morbide.[3]

---

[1] *Celui qui comprendra à fond la nature des ferments et les fermentations, sera probablement beaucoup plus que ceux qui les ignorent, capable de se rendre un compte clair de certaines maladies qui ne seront peut-être jamais complètement comprises sans qu'on pénètre dans la doctrine des fermentations.* (Ib., p. III)

[2] *Il a été donné à notre siècle et à notre patrie de voir naître cet homme, et il semble que l'horoscope tiré par Robert Boyle ait pressenti M. Pasteur. Le génie et la sagacité de notre compatriote a réussi à pénétrer la nature des fermentations ; en établissant l'identité des organismes ferments avec des corpuscules suspendus dans les milieux qui nous entourent, et en démontrant leur ressemblance avec d'autres organismes qui peuvent pénétrer dans l'être vivant, en prendre possession et en opérer la destruction en se comportant à son égard d'une manière analogue à celle dont les ferments se comportent avec les liquides fermentescibles, M. Pasteur a ouvert des voies inconnues jusqu'ici.* (Id.)

[3] Perrot A. et Schwartz M., *Pasteur et Koch, un duel de géants dans le monde des microbes*, O. Jacob, Paris, 2014, p. 23

Il assura ensuite la direction médicale d'un établissement d'enfants handicapés mentaux à Langenhagen près de Hanovre avec possibilité aussi de développer une clientèle. Il vécut d'abord seul, puis se maria au bout d'un an en juillet 1867.

Pour raisons budgétaires l'établissement de santé réduisit drastiquement son salaire. Il retourna à Clausthal où sa femme mit au monde une fille. Il chercha un nouveau poste, échoua rapidement dans deux nouvelles installations, et finit par s'installer en Silésie, à Rakwitz aujourd'hui polonaise, en juillet 1869. Sa clientèle acquise il acheta appareils et animaux d'expérience.

En 1870, on le refusa pour la campagne d'Autriche à cause de sa myopie. Il se présenta à nouveau comme volontaire et fit cette fois, comme Nietzsche (1844-1900), la campagne de France, d'abord en Lorraine en seconde ligne, puis dans un hôpital militaire d'un faubourg d'Orléans, dans la Beauce, en janvier 1871. Il ne sera donc pas très loin de la belle-famille orléanaise de Pasteur, laquelle trouva horribles les exactions des Prussiens, qui dévastèrent en particulier leur maison de Saint-Pryvé Saint-Mesmin. Démobilisé Koch ne resta que quelques jours de janvier à Orléans, sans étudier certainement la maladie du charbon, dont les cas étaient nombreux en Beauce où Pasteur effectuera ses recherches sur cette maladie. Réclamé par sa clientèle il rentra à Rakwitz. Il s'enthousiasma de la victoire des Allemands, contrairement à Nietzsche.

Cependant, il visa plus haut que l'activité peu ambitieuse de médecin praticien d'une petite ville. En février 1872 il fut nommé médecin sanitaire de canton dans la ville voisine de Wollstein après examen validé et grâce à sa carrière antérieure. À ce poste il fut chargé de s'occuper des épizooties et des épidémies, et des vaccinations antivarioliques. Il s'occupa aussi des maladies professionnelles, et fut le médecin des hôpitaux catholique et protestant. Son activité était donc plus large, plus sociale que la simple médecine libérale générale, et touchait à l'hygiène publique.

Il exerça avec un tel succès que le médecin rival quitta la ville, raconte son biographe belge E. Lagrange.[1] On l'appelait dans les cas difficiles. Son confrère parti, son activité devint si intense en deux ans qu'il en céda une partie à un autre confrère qu'il installa près de lui.

Il vécut alors confortablement et se préoccupa d'archéologie. Il réussit même à faire venir Virchow qui s'y intéressait. Il éleva un bestiaire varié. Pour un de ses anniversaires sa femme lui offrit un microscope Hartnack, plus précis, avec lequel il observa divers infusoires et algues. À partir de 1873 il commença ses recherches sur le charbon, endémique en Silésie.

Dans sa biographie sur Koch Lagrange retrace en détail les travaux principaux sur le charbon antérieurs à Koch. Il souligne le fait que Rayer, en août 1850, publia seul, dans le second tome des comptes rendus de la Société

---

[1] Lagrange Émile, *Robert Koch, sa vie et son œuvre*, Tours, 1938, p. 10 ; Lagrange était alors inspecteur d'hygiène au Ministère de la Santé Publique de Bruxelles.

de Biologie et non dans ceux de l'Académie des sciences, sa note de trois pages *Sur l'inoculation du sang de rate* qu'il cite en partie. Rayer ne s'y réfère à Davaine que pour avoir fait un voyage avec lui en Beauce et inoculé un mouton. Lagrange remarque que Rayer n'a pas interprété ni compris son observation du 26 juin du petit corps filiforme dans le sang d'un mouton atteint du sang de rate. Cette observation suscita des recherches d'inoculation très bien menées par Rayer, par d'autres médecins et un vétérinaire, publiées en 1852 mais sans référence au bâtonnet filiforme.

Lagrange rapporte l'observation en 1849 par le médecin Pollender des corpuscules en forme de bâtonnet (*Stabförmige Körperchen*) qui ignorait cependant en 1855 leur nature, qu'il croyait plutôt végétale, et se demandait s'ils étaient des agents infectieux en rapport ou non avec la maladie. Il attribue à Virchow la première observation d'un germe pathogène. Celui-ci avait annoncé en 1848 dans ses *Archives* la présence de vibrions abondants dans les selles des cholériques. Théodoridès, dans son histoire documentée des maladies infectieuses (1991), où il met en exergue un portrait de Fracastor, ne tient compte que de la publication en 1855 de Pollender qui, selon lui, n'a fait que redécouvrir le bâtonnet observé par Rayer. Par contre, il rapporte que Davaine a précisé en 1875 que c'est en fait lui qui avait signalé à Rayer la présence des bâtonnets. Il réduit le rôle de Brauell qui, en 1857 et en 1858, nia le rôle des bâtonnets.[1]

Déduisons-en surtout que la simple observation est rarement suffisante à en déduire une théorie pertinente. Elle suffit à Fracastor, mais pas du tout à van Leeuwenhoek malgré ses innombrables observations microscopiques de multiples micro-organismes, ce qui ne veut pas dire qu'elles furent inutiles.

Lagrange soutient que Davaine, lors de ses recherches de 1863 à 1873, n'a pas vu les spores. Il reconnaît que Pasteur les avait signalées chez le bacille butyrique, et dans la flacherie où les spores pouvaient expliquer son épidémiologie. Il croit aussi qu'il en avait compris la signification biologique en les appelant « corpuscules-germes ». Selon lui, Koch eut l'idée préconçue que les spores pourraient expliquer l'épidémiologie du charbon.

Fort de ses recherches sur le charbon à partir de 1873 Koch se rendit en avril 1876 à Breslau chez le Pr Cohn (1828-1898) qui fut émerveillé, jugea sa découverte comme la plus grande de la microbiologie, et vit en lui un futur grand savant qui l'éclipsera, lui et tous ses collègues. Par contre, à Berlin, l'accueil de Virchow fut froid, par jalousie, croit Lagrange. Le 26 mai 1876[2], Koch publia son article historique dans la revue de Cohn *Beiträge zur Biologie der Pflanzen*, qui transforma sa carrière de médecin de campagne et le propulsera bientôt à la tête de la bactériologie allemande. Il y explique l'étiologie du charbon et sa survenue dans des conditions particulières, comme celles des terrains appelés « champs maudits », par le développement du

[1] Théodoridès Jean, *Des miasmes aux virus*, L. Pariente, Paris, 1991, p. 143-148

[2] A. Perrot et M. Schwartz datent l'article historique de Koch d'octobre 1876. (*op. cit.* p. 65)

Bacillus anthracis, formant des spores lors de conditions peu favorables à sa multiplication. Lagrange note que Koch a observé, mais sans y prêter de l'importance, l'abondance des bactéries chez la grenouille, principalement dans les leucocytes de l'exsudat, observation analogue à celles de Metchnikoff qui en déduira sa théorie de la phagocytose et de l'immunité cellulaire. Il remarque aussi que Koch confondit les spores avec les granulations observées dans les bacilles jeunes, erreur qu'il répétera à propos des bacilles du typhus et de la tuberculose.

Dans son article Koch exposera aussi ses célèbres postulats pour établir la responsabilité d'un parasite dans une maladie : il doit être présent dans chaque cas de cette maladie, absent dans chaque cas d'une autre maladie ou comme saprophyte accidentel et non pathogène. Il doit aussi être capable, après culture pure extérieure, de reproduire la maladie. Il est possible que Koch ait repris, à la lecture de l'ouvrage de Henle de 1840, les conditions similaires exprimées par celui-ci pour authentifier un micro-organisme comme l'agent causal spécifique d'une maladie.

b/ Premiers commentaires des travaux de Koch par Pasteur

En février 1877 Pasteur avait fait ses habituelles réclamations budgétaires auprès du ministre de l'Instruction publique et des Beaux-Arts, alors Waddington, en lui indiquant sa nouvelle orientation de recherche, les maladies contagieuses et infectieuses et, plus précisément, la septicémie et la maladie du charbon : *Quoique je sois fort étranger à la médecine et à l'art vétérinaire, l'ensemble des résultats de mes travaux de ces vingt dernières années m'a conduit à aborder le difficile problème de l'étiologie des maladies contagieuses, infectieuses et virulentes.* [...] *Le sujet d'étude que j'ai adopté pour cette année est l'examen des questions relatives à la* Septicémie *et aux* maladies charbonneuses.[1]

Il fit deux communications, en collaboration avec Joubert, le 30 avril et le 16 juillet sur le charbon et la septicémie. Pasteur y fournit ses premiers jugements sur les travaux de Koch.

Dans sa première communication *Étude sur la maladie charbonneuse*, nonobstant sa méconnaissance de l'allemand, il trouve remarquable l'article de Koch de 1876 sur l'étiologie du charbon, tout en faisant valoir qu'il avait déjà observé avant 1870, dans la flacherie des vers à soie, des grains très résistants analogues à ceux que Koch a trouvés dans les bactéridies du charbon.[2]

---

[1] Pasteur, *Corr.* T. III, p. 13-14

[2] *Dans un Mémoire remarquable, publié en 1876, le Dr Koch a constaté que les petits corps filiformes découverts par M. Davaine peuvent passer à l'état de corpuscules brillants après s'être reproduits par scission, puis se résorber comme je viens de le dire pour les vibrions, et que ces corpuscules peuvent régénérer dans le sérum et l'humeur de l'œil les petites baguettes pleines, et, de même que dans la maladie dite* flacherie des vers à soie, *on doit penser que ces*

Il y revient dans sa seconde communication *Charbon et septicémie.* Il rappelle sa description d'un mode particulier de génération des vibrions consistant en une formation de corpuscules pouvant être appelés « kystes », « spores » ou « conidies » selon le point de vue que l'on prend pour la classification du genre vibrionien. Il préfère les termes de « corpuscules brillants », qui rappellent leur aspect, ou de « corpuscules-germes » d'après leur fonction physiologique. Il sous-entend que les auteurs et Koch l'ont ensuite suivi : *Depuis que j'ai signalé ce mode de reproduction des différentes espèces de vibrions, on l'a retrouvé dans toute la série des espèces de ces êtres microscopiques, et le Dr Koch l'a mis en évidence, le premier, pour la bactéridie charbonneuse.*[1]

Pasteur réunit ses deux communications en une brochure *Charbon et septicémie*, qui parut chez Masson, l'éditeur de l'Académie de médecine, et dont il adressa le 28 juillet deux exemplaires au nouveau ministre. Il s'en prévalut pour réclamer des augmentations de salaire pour ses deux garçons de laboratoire Arconi et Eugène Viala, arguant des dangers exceptionnels de ces expériences car *une fraction de goutte de sang d'un animal inoculé peut amener la mort par la moindre piqûre*[2].

Dans la séance du 12 mars 1878 de l'Académie de médecine Colin lui fit remarquer que les faits qu'il avait publiés avec Joubert n'étaient pas nouveaux, que Koch les avait déjà annoncés et avait cultivé le premier les bactéries charbonneuses en dehors de l'organisme, dans le sérum du sang, les humeurs de l'œil et l'urine. Pasteur lui répondit que pour l'urine c'était faux.

Dans sa communication, en collaboration avec Chamberland et Émile Roux, aux séances académiques des 12 et 13 juillet 1880, il souligne, en retraçant sommairement l'histoire des travaux sur la maladie du charbon, qu'on s'habitua peu à peu à l'idée que jamais celle-ci ne survenait spontanément et que les germes du parasite provenaient du monde extérieur. Il ne cache pas l'apport de Koch : *Cette opinion se précisa encore davantage lorsque, en 1876, le docteur Koch, de Breslau, eut démontré que la bactéridie sous sa forme vibrionienne ou bacillaire pouvait se résoudre en véritables corpuscules-germes ou spores.*[3]

---

corpuscules peuvent passer d'une année à l'autre sans périr, prêts à propager le mal. C'est l'opinion du Dr Koch. (*Oeuvres de Pasteur*, T. VI, p. 165-166)

[1] Ib., T. VI, p. 174

[2] Pasteur, *Corr.* T. III, p. 27

[3] *Oeuvres de Pasteur*, T. VI, p. 255

CHAPITRE VI : De la théorie des germes pathogènes à ses implications chirurgicales et médicales (janvier 1778 – décembre 1881)

1. Discussion à l'Académie de médecine sur la théorie des germes (janvier 1878 – décembre 1879)

A. Premiers débats avec Pasteur sur la théorie des germes (janvier 1878 – mars 1878)

À la séance de l'Académie de médecine du 22 janvier 1878 Pasteur intervint à la fin d'une discussion soulevée à propos de la chirurgie de la « désarticulation coxo-fémorale ». Pour prendre date il énonça ses idées en dix propositions, dont il dit vouloir donner les preuves les plus saillantes lorsqu'il prendra la parole à la fin du débat mémorable qui agitait l'Académie de médecine.

Il déclare premièrement qu'il existe plusieurs sortes de septicémie ou d'infection putride, car dues à des vibrions septiques qui diffèrent par leurs propriétés physiologiques. Il veut cependant parler ici du vibrion septique proprement dit, un des plus dangereux. Celui-ci est anaérobie et peut vivre dans le vide et l'acide carbonique le plus pur, mais il change alors de forme en perdant son aspect filiforme et en laissant place à des corpuscules-germes qui s'y multiplient s'ils disposent d'une matière nutritive appropriée. L'air peut les transporter et les eaux les tenir en suspension. Il distingue trois sortes de ferments microscopiques délétères : les ferments exclusivement aérobies, ceux à la fois aérobies et anaérobies, et ceux exclusivement anaérobies. Il conteste la classification des vibrions par leur forme comme l'ont tentée en 1875 l'Allemand F.J. Cohn et l'Autrichien Billroth, car il a déjà observé qu'un vibrion peut changer de forme et d'aspect en fonction du milieu de telle sorte qu'il peut apparaître comme d'une autre espèce.[1]

Quatre semaines plus tard, le 19 février, Pasteur participa à la discussion soulevée par la théorie des germes appliquée à la chirurgie. Il subit d'abord, avec Lister et Alphonse Guérin, une attaque virulente de Léon Le Fort (1829-1893), chirurgien à l'hôpital Necker, contre cette théorie.[2] Pour Le Fort, l'influence des diathèses, sans qu'on doive l'exagérer, ne pouvait être niée. Il

---

[1] *Le vibrion septique, par exemple, passe, suivant les milieux où on le cultive, par des formes, par des longueurs, par des grosseurs si différentes qu'on croirait avoir sous les yeux des êtres spécifiquement séparés les uns des autres.* (Ib., T. VI, p. 108)

[2] *Cette théorie dans ses applications à la clinique chirurgicale est absolument inacceptable. Les faits, les résultats du pansement à l'air libre lui ont donné depuis longtemps un démenti formel. Le pansement de M. Alph. Guérin, le pansement de Lister n'ont pas empêché l'apparition de l'infection purulente, aucun de nos pansements ne saurait avoir cette vertu. C'est que l'infection purulente primitive, bien que partant de la plaie, naît sous l'influence de phénomènes locaux et généraux* intérieurs *et non* extérieurs *au malade.* (Id.)

repousse le principe de l'extériorité constante de l'infection purulente car il croit à son intériorité chez certains malades. Pourtant, selon René Vallery-Radot, dès 1868, dans son service de l'hôpital Cochin, il bannissait les éponges, exigeait de ses élèves une propreté extrême de ses instruments, et employait de l'eau alcoolisée pour ses pansements, ce qui lui permit de faire baisser la mortalité des amputations de 60% à 24%.[1]

Après cette diatribe Pasteur pria l'Académie d'attendre, avant de condamner la théorie des germes en pathologie, l'exposé des recherches qu'il poursuivait en collaboration avec Joubert et Chamberland. Il ajouta cinq propositions aux dix qu'il avait faites le 22 janvier. On remarque qu'il attribue à la vie, à la résistance vitale, la faculté d'empêcher, dans certains cas, la complication chirurgicale mortelle, si courante à l'époque.[2] Il en avait déjà parlé à propos de la résistance des vers à soie aux maladies. Il avait repris la définition de la vie par Bichat, mais en étendant l'idée de vie comme résistance à la mort à une lutte contre d'autres formes de vie. En avril 1878 il l'assimilera à la *natura medicatrix.*

Le 11 mars, Charles-Emmanuel Sédillot (1804-1883), chirurgien militaire, lut devant l'Académie des sciences son travail *De l'influence des découvertes de M. Pasteur sur les progrès de la Chirurgie*. Dans cette lecture il utilise pour la première fois le terme « microbe » pour désigner tous les organismes microscopiques vivants. Notons qu'il y reconnaît les droits de priorité de son élève Déclat.[3]

Le 19 mars, devant l'Académie de médecine, Pasteur constata, sans vouloir juger les réflexions de Sédillot, que pour celui-ci la théorie dite des germes pouvait expliquer les succès comme les revers chirurgicaux.

Dans la séance du 26 mars Pasteur questionna ses savants collègues chirurgiens sur l'existence ou non de preuves certaines, dans l'état actuel de la science chirurgicale, d'infections purulentes primitives et spontanées. Jules Guérin répondit qu'un tel fait se trouvait dans le travail qu'il venait de lire. Pasteur rétorqua avec supériorité : *Ce sont des faits établis par induction ; ils n'ont pas à mes yeux le caractère de certitude de ceux fournis par l'expérimentation. Dans les cas cités par M. J. Guérin, il n'est pas démontré que le ferment morbide n'ait pas été introduit par la voie intestinale ou les poumons.*[4]

---

[1] Vallery-Radot René, *op. cit.* p. 341

[2] *Je démontrerai que si toute amputation, toute plaie n'entraîne pas nécessairement la mort lorsqu'on s'affranchit des précautions antiseptiques inspirées par les résultats de mes travaux de ces vingt et une dernières années, cela est dû principalement à la vie, à la résistance vitale : j'en donnerai des preuves saisissantes.* (*Oeuvres de Pasteur*, T. VI, p. 109)

[3] *M. Pasteur avait annoncé en 1860 qu'il préparait la voie à l'étude de l'origine des maladies. En 1861 ; M. le Dr Déclat, qui fut le premier à faire usage de l'acide phénique, dont il avait reconnu et constaté les propriétés antiseptiques, publia à ce sujet un livre* (celui de 1865) *qui eut beaucoup de retentissement.* (*Comptes rendus hebdomadaires des séances de l'Académie des sciences*, Tome 86e, 1er semestre 1878, Paris, Gauthier-Villars, Paris, 1878, p. 637)

[4] *Oeuvres de Pasteur*, T. VI, p. 111

B. L'exposé par Pasteur de ses expériences sur certains germes, puis de la théorie des germes et de ses conséquences sur la pratique chirurgicale (29-30 avril 1878)

Dans les séances du 29 et 30 avril 1878 des Académies Pasteur fit lecture de son mémoire *La théorie des germes et ses applications à la médecine et à la chirurgie, avec la collaboration de MM. Joubert et Chamberland.* Nous avons pu voir, à propos de Davaine, qu'il y souligne les clartés nouvelles que ses communications sur les fermentations en 1857-1858 ont fournies à l'attention de la médecine et de la chirurgie. Il y considère à tort Davaine comme le premier à avoir fait, en 1863, une application heureuse à la médecine des principes issus de ses observations. Il y fait état de la nouvelle et heureuse expression de « microbe » proposée par Sédillot. Il assure que ses expériences ont prouvé, de manière indiscutable, que le charbon est la maladie de la bactéridie. Il cite ses expériences montrant que le vibrion septique, comme le ferment butyrique, est anaérobie. Il est étonnant, après les expériences de Davaine et de Déclat, qu'il considère le charbon sans remède. Il affirme qu'il faut abandonner à tout jamais, pour un certain nombre de maladies, les idées de virulence spontanée, fatales au progrès médical.

Notons qu'il inclut dans l'efficience de la résistance vitale la constitution du malade et même son état moral.[1] Il donne des conseils beaucoup plus précis et judicieux aux chirurgiens : exposer le matériel chirurgical à un air entre 130 et 150°; utiliser de l'eau chauffée entre 110 et 120° et non plus à la simple température d'ébullition ; employer les procédés antiseptiques de pansement en substituant à un acide phénique caustique de l'acide phénique non concentré, sans inconvénient par sa causticité pour les mains et la respiration de l'opérateur. Ces mesures pratiques lui paraissent indispensables car l'observation lui montre chaque jour que le nombre des germes de l'air est pour ainsi dire insignifiant par rapport à ceux qui sont répandus dans les poussières à la surface des objets ou dans les eaux communes les plus limpides. Il avertit des dangers de mort qui suivent les amputations, de simples blessures, ou même d'une simple saignée de précaution dont on a plusieurs exemples avérés de mort qui lui est due.

---

[1] *Quelle saisissante démonstration, quoique indirecte, de la résistance vitale, ou, pour me servir d'une expression tout à la fois et plus vague et plus claire, de l'influence de la vie pour combattre les conséquences si souvent désastreuses des plaies en chirurgie ! Cette eau, cette éponge, cette charpie avec lesquelles vous lavez ou vous recouvrez une plaie y déposent des germes qui, vous le voyez, ont une facilité extrême de propagation dans les tissus et qui entraîneraient infailliblement la mort des opérés dans un temps très court si la vie, dans ces membres, ne s'opposait à la multiplication de ces germes. Mais, hélas ! combien de fois cette résistance vitale est impuissante, combien de fois la constitution du blessé, son affaiblissement, son état moral, les mauvaises conditions du pansement n'opposent qu'une barrière insuffisante à l'envahissement des infiniment petits dont vous l'avez recouvert, à votre insu, dans la partie lésée.* (Ib., T. VI, p. 123-124)

Il veut parler ensuite d'un vibrion non encore signalé, celui de l'infection purulente, à la fois aérobie et anaérobie. Il expose ses expériences dont certaines montrent que du pus se forme même par inoculation de matières ne contenant pas de germes microscopiques, comme une simple matière solide inerte, bien qu'en beaucoup moindre quantité. Ce nouveau microbe peut se répandre dans tout le corps et former dans les organes des abcès métastatiques purulents, mais beaucoup plus difficilement que la bactéridie charbonneuse ou le vibrion septique. En effet, ces abcès peuvent s'ouvrir, ou leur pus se résorber avec son microbe grâce à la *natura medicatrix*, la résistance vitale. Si ce microbe est tué par une température de 100 ou 110° il ne crée que du pus pur, sans organismes microscopiques vivants, comme l'épine de Van Helmont. Les globules de pus eux-mêmes, comme un corps étranger, engendrent du pus. Le microbe mort inoculé peut aussi provoquer des abcès métastatiques mais beaucoup moins souvent mortels. Il croit que les globules de pus résultent de la transformation des globules rouges sanguins. Il réserve l'exposé de ses études sur la formation du pus, si nouvelles et si délicates, pour une autre communication. On sait aujourd'hui que ce microbe du pus, si courant, appartient à l'espèce staphylocoque.

Il rapporte que si le microbe du pus n'est pas très dangereux, du fait de sa résorption souvent facile, et forme un pus blanc et nullement putride (ce que les anciens appelaient un pus de bonne nature), il provoque, associé au vibrion septique, un abcès d'aspect blafard, gangréneux, putride, verdâtre et infiltrant. De la même façon on peut combiner et superposer maladie charbonneuse et infection purulente. La compétition des deux microbes y est plus forte qu'avec le vibrion septique parce que le microbe du pus est en partie aérobie, et celui du charbon exclusivement aérobie. Il conclut que *l'on peut produire à volonté des infections purulentes exemptes de tout élément putride, des infections purulentes putrides, des infections purulentes charbonneuses, des combinaisons variables de ces sortes de lésions, selon les proportions des microbes spécifiques que l'on fait agir sur l'organisme vivant.*[1] Il termine en informant ses confrères de l'Académie de médecine de la lecture faite par Sédillot le 11 mars à l'Académie des sciences, approuvant son annonce de la naissance d'une chirurgie nouvelle.[2]

---

[1] Ib., T. VI, p. 129

[2] *Il y a quelques semaines (séance du 11 mars dernier), un des membres de la section de médecine et de chirurgie de l'Académie des sciences, M. Sédillot, après avoir longuement médité sur les enseignements d'une brillante carrière, n'hésitait pas à déclarer que les succès comme les revers en chirurgie trouvaient une explication rationnelle dans les principes sur lesquels repose la théorie dite des germes, et que celle-ci donnerait lieu à une chirurgie nouvelle, déjà inaugurée par un célèbre chirurgien anglais, le docteur Lister, qui, un des premiers, en a compris la fécondité. Sans aucune compétence professionnelle, mais avec la conviction de l'expérimentateur autorisé, j'oserais répéter ici les paroles de notre éminent confrère.* (Ib., T. VI, p. 129-130)

C. L'idée préconçue de germes comme causes essentielles de plusieurs maladies humaines (peste et fièvre puerpérale)

Dans la séance du 4 mars 1879 de l'Académie de médecine E.-J. Marey (1830-1904) avait demandé à l'Académie de nommer une commission sur la peste dans le but de programmer une étude scientifique de sa marche et de ses conditions de transmission, et de rédiger des instructions pratiques pour préserver de la contagion les personnes en contact avec les malades. Comme défenseur de la théorie des germes Pasteur intervint pour exprimer des *desiderata* sur la manière de conduire cette étude.

S'il avait à étudier la peste où elle règne, dit-il, il supposerait, par idée préconçue conforme à la théorie des germes, que la peste est due à la présence et au développement, chez l'homme, d'un microphyte ou d'un protozoaire. Il s'occuperait exclusivement de la culture du sang et des diverses humeurs du corps en fin de vie ou aussitôt après la mort dans le but et avec l'espoir d'isoler et de purifier l'organisme infectieux. C'est ce que réalisera avec succès Yersin (1863-1943), quinze ans plus tard, en 1894, à Hong-Kong. Pour affirmer qu'un micro-organisme est cause d'une maladie il ne suffit pas de l'observer, assure Pasteur, il faut réaliser des expériences probantes au moyen de cultures successives.[1] Il parle des précautions qu'il prendrait pour étudier la peste *in situ*. Évoquant ses études sur le charbon et la septicémie, et celles sur le choléra des poules avec l'assistance de Chamberland et du futur médecin Roux, il atteste que jamais il n'y eut d'exemples de contagion ou d'infection spontanée dans son laboratoire. Il affirme qu'il n'y a pas de milieux épidémiques (au sens des constitutions épidémiques des anciens médecins). Ce qu'on nomme « milieu épidémique » correspond seulement, selon lui, à l'abondance plus ou moins grande de germes de maladies.

Il le répéta à la séance du 11 mars, en réponse à E. Hervieux (1818-1905), qui tenait un service à la Maternité et qui posait comme principe que les organismes inférieurs connus étaient impuissants à expliquer la septicémie puerpérale. Le milieu épidémique ou l'infection d'un pays ne témoigne, pour Pasteur, que de conditions hygiéniques, constitutionnelles ou autres, favorisant plus ou moins facilement le développement des germes. Il dessina le microbe dangereux qu'il rendait responsable de la fièvre puerpérale. Il se présentait sous forme de petits chapelets de grains sphériques. Il cita les auteurs allemands qui l'avaient recherché et constaté dans une foule de cas pathologiques, déjà dans la fièvre puerpérale mais aussi dans la diphtérie. Il rappelle ses observations de 1875 sur les abcès dans les services de Guyon,

[1] *Dans l'état actuel de la science, la preuve qu'un organisme microscopique est, par son développement, cause de maladie et de mort, ne peut devenir péremptoire qu'à la condition qu'on ait obtenu de cet organisme des cultures successives, infiniment répétées dans des liquides par eux-mêmes inertes, et que ces liquides montrent toujours le même développement, la même apparence de vie, associés à la même virulence, au même pouvoir d'inoculation de maladie et de mort.* (Ib., T. VI, p. 494)

d'Alphonse Guérin et de Vulpian, et dans une écurie avec Bouley. Dans tous ces abcès il avait découvert les mêmes couples ou chapelets de grains dessinés et avait soupçonné, dans le cas mortel de Vulpian à la Pitié, que ce micro-organisme était la cause de la fièvre puerpérale. Nous savons que dans ces cas il s'agissait de streptocoques.

Dès le lendemain, soit le 12 mars 1879, Hervieux l'invita à faire des observations dans son service. Maurice Raynaud (1834-1881), chef de service à Lariboisière, lui envoya aussi du sang et des lochies d'une femme atteinte d'une fièvre puerpérale très grave. Il rend compte de ses observations dans la séance du 18 mars. Il a reconnu dans les deux cas de fièvre puerpérale l'organisme en petits grains, isolé dans le sang, mais associé au microbe du pus dans le péritoine. Il souligne que l'on trouve partout ces deux microbes (staphylocoques et streptocoques) très communs. Il conclut que *les mots infection purulente, septicémie, bactérihémie, sont des expressions génériques. Les espèces en sont très nombreuses, suivant le* contagium vivum *qui les fait apparaître.*[1] Pour la désinfection des voies génitales il veut proscrire l'emploi des eaux communes et propose d'utiliser une eau chauffée à 115° ou une solution d'acide borique, que Guyon, sur son conseil, avait testée et trouvée très efficace en 1876 contre l'organisme producteur d'urines ammoniacales. Notons que malgré sa mise en évidence du streptocoque responsable de la fièvre puerpérale, et les précautions antiseptiques pertinentes qu'il préconisait, la première femme de Duclaux mourut après sa troisième couche de cette fièvre, en février 1880.

Une note de Pasteur fut présentée dans la séance du 10 avril à la commission intéressant la peste. Il y invoque son idée préconçue d'une cause microbienne.[2] Il montre que la responsabilité d'un microbe comme cause initiale d'une maladie est très difficile à prouver, comme il en est de la cause première de l'œuf et de la poule.[3] Il donne l'exemple de la fièvre puerpérale. Il assure que la théorie des germes dans l'étiologie de certaines maladies contagieuses n'est pas remise en cause si on démontre, comme certains le prétendent, qu'un poison ou un ferment soluble est l'agent de la maladie puisqu'il y a néanmoins nécessité de l'existence et du développement de l'être

[1] Ib., T. VI, p. 138

[2] *Puisque la peste est une maladie dont on ignore absolument la cause, il n'est pas illogique de supposer qu'elle est peut-être produite, elle aussi, par un microbe spécial. Toute recherche expérimentale devant avoir pour guide certaines idées préconçues, on pourrait sans inconvénient, et très utilement peut-être, aborder l'étude de ce mal avec la croyance qu'il est parasitaire.* (Ib., T. VI, p. 498)

[3] *La preuve qu'un organisme microscopique est cause de maladie et de mort est très difficile à donner. On est toujours en présence d'une question qui rappelle cette énigme :* Qui a précédé, de la poule ou de l'œuf ? *Constater la présence d'un organisme microscopique dans une maladie, constater même que la concomitance des deux faits ne comporte pas d'exception, ne suffit pas à faire admettre sans contradiction que l'organisme produit la maladie : car on peut soutenir avec quelque vraisemblance que c'est la maladie, relevant de causes tout à fait inconnues, qui a permis l'apparition et le développement de l'organisme.* (Id.)

microscopique, donc reconnaissance de sa prépondérance. La difficulté de prouver le rôle d'un microbe dans une maladie humaine, notamment pour la peste, provient, constate-t-il, de l'impossibilité de réaliser des expériences sur l'homme, et de la complexité de découvrir un milieu de culture approprié. Il propose cependant de les faire sur le singe ou les condamnés à mort.

Il admet donc, dans la séance du 6 mai, ne pas avoir prouvé que la fièvre puerpérale soit due à un microbe, mais il juge sans doute encore moins prouvé qu'elle soit due à une force occulte qu'Hervieux appelle « miasme ». Il condamne son argumentation contre la théorie des germes parce que superposable à celle invoquée autrefois contre la fièvre charbonneuse, la fièvre septicémique et même la gale, toutes maladies reconnues aujourd'hui comme parasitaires. Il se pose la question de l'unicité des virus, et veut remettre une note à Bouley, dont il a lu très attentivement l'article *Horse-pox* rédigé avec Reynal, de leur nouveau dictionnaire d'art vétérinaire. Il a lu également soigneusement les écrits d'E. Jenner dans la traduction de Laroque.

Dans une note présentée à la séance du 9 juin à propos d'un micro-organisme, qui n'était que la bactéridie charbonneuse, à laquelle F.-V. Feltz, professeur à la faculté de Nancy, avait attribué par erreur la fièvre puerpérale[1], Pasteur fit la remarque qu'il valait mieux éviter de donner des noms spécifiques à des micro-organismes qu'on pouvait croire nouveaux, sauf s'ils étaient bien connus. Il estime préférable de les caractériser par leurs fonctions car malgré des formes parfois très voisines leurs propriétés physiologiques pouvaient être très différentes.

D. Discussions avec Gabriel Colin et Bouillaud (juillet 1878 - novembre 1879)

Dans la séance de l'Académie de médecine du 9 juillet 1878 Pasteur avait critiqué une note intitulée *Charbon et virulence* présentée par Colin le 14 mai. Il exprime sa crainte que *chez lui l'idée de contredire et de trouver en défaut l'emporte sur la recherche désintéressée du vrai.* Il lui reproche d'avoir mal fait ses expériences visant à réfuter le fait que des poules, qui ne prennent pas habituellement le charbon, en meurent si on les inocule puis les place dans une eau à 25 degrés. Après expérience devant une commission Colin signa, avec les membres de celle-ci, le procès-verbal témoignant de la vérité du fait constaté par Pasteur, qui reconnut ici sa grande loyauté.

Dans la séance du 10 décembre 1878 Pasteur fut surpris que Colin, dans sa nouvelle communication, ne parle plus de l'action d'un virus charbonneux indépendant de la bactéridie. Colin, pour lui répondre, demanda à l'Académie de le délier de l'engagement qu'il avait pris de ne plus discuter avec lui. Il répondit à côté de la question. Bouillaud fit alors état, élogieusement, de la

---

[1] René Vallery-Radot raconte l'histoire de cette erreur qu'a reconnue Feltz. (*op. cit.* p. 417-418)

révolution pathologique, historique, qu'était en train d'effectuer Pasteur.[1] Colin fit alors remarquer narquoisement que, bien avant Pasteur, Davaine avait considéré la bactéridie comme l'agent de la virulence et que Koch a cru en donner expérimentalement la preuve. Il esquiva une nouvelle fois la question comme le lui martela Pasteur qui, s'il s'intéressait à l'évolution historique des idées et des faits et des apports personnels de chaque savant, voulait tenir compte en priorité des preuves expérimentales sans réplique possible. Il souligna, pour justifier Bouillaud, outre sa propre influence sur Davaine, sa priorité de démonstration de la stérilité constante des liquides organiques.[2]

Dans la séance de l'Académie de médecine du 11 novembre 1879 Pasteur critiqua à nouveau Colin. Il croit que la médecine et la chirurgie se trouvent dans une époque de transition et de crise où deux courants les entraînent. Le premier est constitué par une doctrine qui vieillit, celle de la croyance à la spontanéité des maladies transmissibles, qui compterait encore un nombre immense de partisans. Le second établit la théorie des germes, du contage vivant, doctrine qui vient de naître. Bouillaud contesta, sans s'opposer à Pasteur, qu'il y ait une opposition entre les deux doctrines. Il n'existe pour lui qu'un changement nominal.[3] Pasteur mit néanmoins, justement, l'accent sur une différence essentielle : *J'espère qu'il reconnaîtra que nous ne sommes pas loin de nous entendre, et que la différence est grande entre celui qui, par*

---

[1] *Avant la découverte de M. Pasteur, les médecins admettaient dans les maladies contagieuses, miasmatiques, zymotiques, quelque chose qui les différenciait essentiellement des autres maladies. On appelait ce quelque chose* contage, miasme, virus, *et on l'admettait sans le voir, d'après l'observation de ses effets, avec la certitude la plus complète, la plus absolue. La grande révolution accomplie en pathologie par la découverte de M. Pasteur, c'est que ce savant éminent a fait toucher au doigt, ou plutôt voir à l'œil armé du microscope, ce* quid divinum *qu'avant lui on supposait sans le voir. Avant la découverte de l'acarus de la gale, on croyait à l'existence d'un virus de la gale ; on n'y croit plus aujourd'hui, et l'on sait de science certaine que toute la maladie est produite par la présence du sarcopte. De même aujourd'hui, M. Pasteur montre dans les maladies contagieuses, virulentes, miasmatiques, la présence d'éléments figurés comme étant la cause de ces maladies ; et il est impossible de dire qu'il est dans l'erreur, puisque la présence de ces ferments, de ces germes, ne peut être révoquée en doute.* (*Oeuvres de Pasteur*, T. VI, p. 223)

[2] *Pour justifier ce qu'a dit M. Bouillaud des maladies putrides et des idées que mes études ont pu suggérer, il me suffirait de rappeler que, le premier, j'ai montré que le sang, l'urine, extraits des corps sains, peuvent être exposés à des températures quelconques, au contact de l'air confiné ou renouvelé, sans jamais entrer en putréfaction.* (Ib., T. VI, p. 224)

[3] *J'ai approuvé hautement les belles découvertes de M. Pasteur ; mais je crois qu'il y a erreur de la part de notre collègue, lorsqu'il dit que la vieille médecine doit faire place à la nouvelle ; je crois que c'est au contraire l'ancienne médecine qui a défendu le plus la contagion par la fermentation putride.* […] *En somme tout ce que dit aujourd'hui M. Pasteur a été dit autrefois en d'autres termes. Il a découvert le miasme que nous n'avions pu voir et toucher, parce que nous n'avions pas encore employé des procédés d'investigation assez parfaits. Il ne faut pas que M. Pasteur croie que je change à son égard ; la découverte qu'il a faite est immense ; mais, je le répète, la bactérie avait été autrefois entrevue sous le nom de miasme, de ferment putride, etc.* (Ib., T. VI, p. 234-235)

une induction plus ou moins légitime, croit à une cause spécifique et celui qui la montre agissante et vivante et qui peut en étudier même les propriétés et la combattre comme on combat un ennemi visible dont on mesure la force ou la faiblesse.[1] Il l'avisa aussi qu'en parlant de vieilles doctrines il entendait celle de la spontanéité des maladies. Il lui conseilla de relire l'ouvrage de Littré *Médecine et médecins* (1872). Pasteur n'y avait trouvé dans son article sur les épidémies aucune idée d'organisme microscopique.[2] Il est étonnant pourtant qu'en 1879 Pasteur invoque cet article qui date de 1836 et qui ne pouvait donc refléter l'état présent des idées. Mais comme Littré, par ses nombreux travaux, ses traductions, son exégèse des textes médicaux anciens, connaissait fort bien l'histoire de la médecine, cela signifiait au moins pour Pasteur qu'en 1836 personne probablement n'avait encore émis l'idée que des micro-organismes vivants pouvaient causer les épidémies.

Bouillaud rétorqua que ce livre n'était pas le *nec plus ultra* de la science épidémiologique et que les médecins au début du siècle, par leur théorie des miasmes, ne croyaient pas à la spontanéité morbide.[3] Il ajouta que lui-même avait combattu celle-ci à propos de la morve qu'il affirma contagieuse en 1860. Ici intervint Pidoux qui assura que la contagion de cette maladie n'avait pas été démontrée, ce qui conforta Pasteur dans son affirmation que la spontanéité des maladies transmissibles avait encore de nombreux partisans.

À vrai dire la spontanéité morbide, entendue comme maladie formée à l'intérieur de l'organisme comme le faisait Pasteur, n'est pas du tout incompatible avec l'idée de transmission contagieuse. On les trouve chez plusieurs auteurs, dont Fracastor, qui expliquait l'apparition initiale des premiers *seminaria* spécifiques à chaque maladie par une production organique interne. Pasteur se félicita, malgré son malentendu superficiel avec Bouillaud, du soutien public apporté à la théorie des germes par les deux illustres doyens de la médecine et de la chirurgie qu'étaient alors Bouillaud et Sédillot.

Le 18 novembre, après l'intervention de Pasteur contre Colin, Bouillaud prétendit, contrairement à Pasteur, qu'on ne saurait nier que la spontanéité des maladies contagieuses ne comptait en France qu'un petit nombre de partisans.

---

[1] Ib., T. VI, p. 235

[2] *Cet homme si sagace et si versé dans les connaissances médicales a écrit, en 1836, tout un chapitre sur les grandes épidémies, sans émettre une seule fois l'idée que les épidémies peuvent être occasionnées par un organisme microscopique. Voilà l'une des preuves que la jeune doctrine étiologique est plus nouvelle et plus féconde qu'on ne l'imagine.* (Ib., T. VI, p. 236-237) Pasteur venait de lire cet article de l'ouvrage de Littré, en septembre 1879.

[3] *Or, nous avons toujours cherché les miasmes, dont l'existence n'était pas douteuse pour nous, bien longtemps avant les recherches de M. Pasteur. Il est incontestable que les médecins du commencement du siècle connaissaient l'existence des miasmes qui produisaient la peste, la fièvre jaune et le charbon ; ils les ignoraient si peu qu'ils n'hésitaient pas à les combattre et à les affronter. M. Pasteur se trompe certainement lorsqu'il dit que nous croyions à la spontanéité des maladies avant ses découvertes.* (Ib., T. VI, p. 237)

Dans son discours du 2 décembre Pasteur raconta ses démêlés avec Bastian lors de la venue du médecin anglais à Paris et la conviction de sa victoire par la mise en évidence des défauts des expériences de Bastian. À la fin il accusa Colin de passion parce qu'il avait osé revendiquer la priorité de la découverte de la bactéridie pour deux auteurs allemands, Pollender et Brauell. Il l'accusa de non-respect de la vérité, de défaut d'honneur pour l'Académie car Davaine en était un des membres les plus éminents, et de manque de patriotisme, car il détestait les Allemands depuis la victoire de la Prusse en 1870.

Il était en fait lui-même le véritable sujet d'une passion nationaliste car le médecin Pollender (1800-1879) observa bien en 1849 les bactéridies de la maladie du charbon sans toutefois, comme Davaine, déterminer si elles constituaient la maladie elle-même ou bien la conséquence de la putréfaction. De même les historiens du charbon considèrent le vétérinaire et médecin Brauell (1807-1882) comme le premier à avoir mis en évidence le bacille du charbon chez l'homme.[1] Même s'il est vrai que son observation ne date que de 1857 et que Pollender publia la description des bâtonnets qu'il avait observés seulement en 1855 Pasteur paraît injuste envers Colin et les chercheurs allemands.

2. Pasteur et Émile Littré (1801-1881)

Le conseil de Pasteur, adressé à Bouillaud à la séance de l'Académie de médecine du 11 novembre 1879, de relire l'ouvrage de Littré *Médecine et médecins* nous donne l'occasion d'analyser ses premiers rapports avec le philosophe positiviste. Ce livre est un recueil d'articles de Littré sur la médecine, la physiologie, et la toxicologie à propos de personnages historiques, parus dans différentes revues de 1834 à 1869. Il fut de ce fait noté deuxième édition en 1872. Pasteur possédait la troisième édition de 1875 strictement identique à la seconde.[2] Avant d'étudier les commentaires de Pasteur sur cet ouvrage nous retracerons ce qu'il pouvait connaître de Littré jusqu'à sa lecture qui date de septembre 1879 à Arbois comme le précise René Vallery-Radot dans sa biographie et le confirment les manuscrits.

A. Une école dangereuse (1863)

Littré était sans diplôme de médecin pour n'avoir pas passé ses examens malgré les seize inscriptions requises accomplies, mais avait exercé la médecine en amateur, prodiguant des conseils médicaux à quelques amis et à son voisinage de campagne. Il est très connu aussi pour avoir traduit l'œuvre complète de la Collection Hippocratique (1839-1861). Il a aussi écrit plusieurs ouvrages médicaux, et publié avec Charles Robin à partir de 1855 un

---

[1] Hansen W. et Freney J., *La maladie du charbon*, Privat, Toulouse, 2001, p. 65-67

[2] Ceci est attesté par les manuscrits de Pasteur. Cette édition figure d'ailleurs dans la bibliothèque de sa maison à Arbois.

Dictionnaire médical célèbre, qui connut plusieurs éditions. Il est encore l'auteur bien connu d'un *Dictionnaire de la langue française.*

La première référence de Pasteur à Littré est une critique de son école philosophique, et d'ailleurs de toute philosophie qui se prétendrait scientifique. En décembre 1863, alors administrateur et directeur des études scientifiques à l'École normale depuis 1857, il écrivit à Chevreul, J.-B. Dumas, Balard et C. Bernard, pour protester que la chaire de chimie organique devant être créée au Collège de France soit destinée à Berthelot, déjà titulaire de la chaire de chimie organique à l'École de pharmacie. Il veut s'y porter candidat car lui-même attend depuis six ans, dit-il, une carrière, sous-entendu un poste prestigieux, dans l'enseignement. Le même jour il écrivit à Berthelot une lettre identique en l'avertissant de sa concurrence pour cette chaire. Deux jours plus tard, le jour de Noël, il adressa une lettre à son maître J.-B. Dumas qui soutenait la pétition en faveur de Berthelot. Il y critique l'ouvrage de celui-ci *Chimie organique fondée sur la synthèse* (1860) et une certaine école qui aurait prémédité cette seconde nomination : *Je ne vois dans tout ceci qu'une des manifestations de cette école, impatiente et dangereuse, personnifiée dans les noms de MM. Renan, Taine, Littré, etc. C'est M. Renan qui a fait la chose et qui a eu l'habileté de la faire signer par les membres de l'Académie des sciences.*[1] On sait que depuis leur jeunesse une amitié étroite liait Renan et Berthelot. Nous avons déjà analysé ce texte et les sources du jugement de Pasteur.[2]

B. Charles Robin (1821-1885) candidat à l'élection à l'Académie des sciences (1865)

Deux ans plus tard, en novembre 1865, Sainte-Beuve (1804-1869), maître de conférences à l'École normale de 1857 à 1861, demanda à Pasteur, qui avait suivi ses conférences et était membre de l'Académie des sciences depuis décembre 1862, de soutenir la candidature de Charles Robin à cette académie. Celui-ci était connu comme appartenant, avec Littré, à l'école positiviste d'Auguste Comte, bien que tous deux en fussent devenus des disciples dissidents quand Comte fonda sa religion positiviste en 1852. On avait créé pour Robin une chaire d'histologie à l'école de médecine.

Pasteur répondit à Sainte-Beuve le 22 novembre sans donner son accord formel, voulant juger sur titres. Il relève d'abord ce qui le pousserait à voter pour lui : *J'ai la plus grande inclination pour M. Robin parce qu'il représenterait à l'Académie un élément scientifique nouveau, le microscope appliqué à l'étude de l'organisme chez l'homme.* [...] *Ce qui me porte beaucoup vers M. Robin, c'est qu'il a plus de notoriété que son compétiteur, et qu'il compte pour patron, m'a-t-on dit un confrère que j'admire autant que*

[1] Pasteur, *Corr.* T. II, p. 154

[2] Pinet P., *Pasteur et la philosophie*, Paris, L'Harmattan, 2004, p. 105-118

je l'aime, M. Claude Bernard.[1] Nous avons vu que C. Bernard et Robin étaient alors tous deux vice-présidents de la Société de biologie.

Sainte-Beuve avait réuni toutes les séductions, remarque Pasteur, pour qu'il porte son choix sur Robin. Mais il avait aussi fait état de leur divergence philosophique : *Peut-être n'est-il pas de la même école philosophique que vous, mais il me semble qu'il est de la même école scientifique, expérimentale.*[2] Pasteur fait alors une digression à ce propos. Il prétend ne pas avoir d'opinion philosophique, que la philosophie nuit à la science expérimentale, est incapable de connaître ce qui est, pour lui, inconnaissable. Aux systèmes philosophiques, tels que celui de Comte, il oppose sa philosophie du cœur, qui lui fait croire pouvoir revoir dans l'au-delà ses enfants morts. Robin étant positiviste Pasteur croit que sa philosophie peut nuire à ses recherches, et il s'en prend déjà à Comte et à son principal disciple, Littré : *Je ne m'inquiète pas de son école philosophique, sinon pour le mal qu'elle peut faire à ses travaux, parce que, s'il s'agit d'un savant qui doit être sans cesse aux prises avec la méthode expérimentale, je crains bien, s'il se pique de philosophie, que cela veuille dire simplement qu'il est homme à système, à idées préconçues et fixes. Je vous avoue bien franchement toutefois que je ne me sens point du tout en mesure d'avoir une opinion sur nos écoles philosophiques. De M. Comte je n'ai lu que quelques passages absurdes, de M. Littré je ne connais que les belles pages que son rare savoir et quelques-unes de ses vertus domestiques vous ont inspirées. Ma philosophie est toute du cœur et point de l'esprit et je m'abandonne par exemple à celle qu'inspirent ces sentiments si naturellement éternels que l'on éprouve au chevet de l'enfant que l'on a chéri et dont on voit s'échapper le dernier souffle. À ce moment suprême, il y a quelque chose au fond de l'âme qui nous dit que le monde pourrait bien ne pas être un pur ensemble de phénomènes propres à un équilibre mécanique sorti du chaos des éléments par le simple effet du jeu graduel des forces de la matière.*

Je les admire tous nos grands philosophes ! Nous avons, nous autres, l'expérience qui redresse et modifie sans cesse nos idées, et nous voyons constamment, pour ainsi dire, que la nature dans la moindre de ses manifestations est autrement faite que nous ne l'avions pressenti. Et eux qui devinent toujours, placés qu'ils sont derrière ce voile épais du commencement et de la fin de toutes choses, comment donc font-ils pour savoir ?[3]

Comme pour C. Bernard, dont on sent l'influence et dont il a peut-être déjà lu l'*Introduction à la médecine expérimentale* qui venait de paraître, la philosophie est inutile à la science et donc, pour eux, à la vérité démontrée.

---

[1] Pasteur, *Corr.* T. II, p. 213-214

[2] Ib., T. II, p. 213

[3] Ib., T. II, p. 213-214. (Dans l'introduction de mon livre *Les philosophes, la maladie et la médecine d'Épicure à David Hume*, j'ai daté cette lettre, par inattention, de 1857, alors que je l'avais datée correctement de 1865 dans *Pasteur et la philosophie*.)

Pour plébisciter Robin, il ne veut donc s'en tenir qu'à ses titres scientifiques : *je dois à M. Lacaze-du-Tiers, dont j'ai été le collègue à Lille, qui a un vrai mérite, que j'ai demandé à l'École Normale en remplacement de M. Valenciennes, d'attendre la discussion sur les travaux et de m'éclairer encore sur la solidité des titres à la notoriété de Robin.*[1]

C. La vie et l'œuvre médicale de Littré (1801-1881) d'après Sainte-Beuve (1863)

Pasteur rapporte à Sainte-Beuve avoir lu ses pages sur Littré. En effet, le critique avait publié dans *Le Constitutionnel* en juin et juillet 1863, trois articles sur Littré, revus et réunis ensuite en une *Notice sur M. Littré, sa vie et ses travaux* parue la même année. Nous ne savons pas quelles pages avait lues exactement Pasteur, celles des articles de Sainte-Beuve ou bien de sa notice. Nous verrons en tout cas qu'il copiera, en les commentant, plusieurs extraits de la *Notice*, en vue de préparer son discours de réception à l'Académie française où il succéda à Littré.

Nous suivrons les aspects surtout médicaux de cette courte biographie en rectifiant, en note, les éventuelles erreurs de Sainte-Beuve, ou en y ajoutant quelques compléments.

Sainte-Beuve raconte qu'après deux ans passés comme secrétaire du comte Daru, Littré se mit à la médecine vers 1821-1822 et que, pendant huit ans, il se consacra sans partage aux études médicales et aux préparations pénibles qu'elles exigeaient. Il passa par tous les degrés de l'externat et de l'internat dans les divers hôpitaux. Encore interne on le sollicita pour collaborer au *Journal de médecine* fondé par un collectif de jeunes médecins déjà renommés dont Gabriel Andral et Bouillaud. Sa carrière semblait donc tout indiquée, toute tracée. Mais en 1827 son père mourut et il dut soutenir financièrement sa mère. Pour cela Littré, féru de plusieurs langues anciennes et modernes, donna des cours de latin et de grec jusqu'en 1831.

Sainte-Beuve, qui avait lui-même arrêté ses études de médecine, s'émeut qu'il se soit détourné de la pratique médicale et ne se soit jamais fait recevoir docteur en médecine alors qu'il était maître en cet art, avait toutes ses inscriptions et faisait partie de l'Académie de médecine. Il s'en interroge et suppose qu'il avait alors scrupule moralement à contracter une dette pour s'établir médecin. Littré le confirmera dans sa préface (octobre 1871) de son recueil *Médecine et médecins*, ouvrage que lira Pasteur en septembre 1879. Nous avons vu que celui-ci en recommande la lecture dans une séance de l'Académie de médecine de novembre 1879 pour attester de l'ignorance où on était de la doctrine des germes.

[1] Ib., T. II, p. 214

Sainte-Beuve constate que bien qu'excellent praticien et habile guérisseur l'absence du titre de docteur de Littré et sa modestie cantonnaient exclusivement son activité médicale à une pratique de campagne, l'été, pour les pauvres et ses voisins, ce qu'il faisait de grand cœur et avec grand succès. Ce parcours nous rappelle celui du philosophe Locke (1632-1704) qui, à une autre époque et dans un autre contexte, a exercé la médecine sans être un médecin complètement diplômé.[1]

Littré, ayant repris la suite de ses études médicales, avait pris part assidument et pendant six ans, dit Sainte-Beuve, à la médecine pratique dans le service, à la Charité, de Rayer, qui devint son ami. Littré dédiera son recueil *Médecine et médecins* à Rayer, mort en 1867, à leur amitié inaltérable pendant quarante ans. Dans sa préface il détaille les liens initiaux qui l'unirent à Rayer.

Sainte-Beuve raconte ensuite qu'en 1830 Baillière proposa à Littré de réaliser, en collaboration avec Andral, une traduction et une édition d'Hippocrate. Littré s'y attaquera finalement seul en 1834. Sainte-Beuve en parle assez longuement.

L'année suivante, en 1835, Littré se maria. En 1838, il perdit son frère victime, selon Sainte-Beuve, de son imprudence lors de ses études d'anatomie et, comme Bichat, des suites de cette sorte d'empoisonnement cadavérique. Ce fut pour lui à nouveau une grande douleur.

Le 15 janvier 1836, Littré publia un premier article dans la *Revue des Deux Mondes*, portant sur *Les Grandes Épidémies*, qui sera repris en tête de *Médecine et médecins*. Il ne cessa ensuite d'en donner à cette revue. Il en fournira par la suite au *Journal des débats* à partir de 1852, au *Journal des Savants* après 1855, et à la *Revue germanique*.

Sainte-Beuve revient ensuite sommairement aux travaux de Littré sur la médecine, à sa participation, par d'excellents articles, au dictionnaire appelé couramment *Dictionnaire en 30* (*Dictionnaire des sciences médicales* de Dechambre, 1re série en trente volumes). Littré revit et annota en 1851 la traduction du *Manuel de physiologie* (1833-1834) du physiologiste berlinois J.P. Müller (1801-1858), ouvrage sur lequel il avait déjà publié un article dans la *Revue des Deux Mondes* en avril 1846. Il en fit une préface philosophique, très pertinente selon Sainte-Beuve.

Le critique souligne comment on a cherché chicane à Littré à propos de son *Dictionnaire de médecine et de chirurgie* (en collaboration avec Robin). Des libelles coururent, déplore Sainte-Beuve. Je présume que ce fut surtout celui de l'évêque Dupanloup (non nommé par Sainte-Beuve) du 19 avril 1863, paru quatre jours avant l'élection du successeur de Biot à l'Académie française, où Littré échoua.[2] Ce dictionnaire médical était une révision, mais de connotation philosophique divergente, du *Dictionnaire de médecine* de

[1] Pinet P., *Les philosophes, la maladie et la médecine d'Épicure à David Hume*, Paris, L'Harmattan, 2021, p. 215-266

[2] Nous avons relaté cette affaire précédemment. (Ib., p. 112-118)

Nysten (1814). Il parut sous les noms de Littré et de Robin pour la première fois en 1855. Cette édition et les suivantes furent l'objet d'âpres controverses, et d'un procès intenté aux éditeurs par la femme de Nysten.[1]

Dans le quatrième chapitre Sainte-Beuve décrit le rapport de Littré avec Comte, sa brusque évolution intellectuelle en 1840, résultat de son initiation et de son adhésion totale à la philosophie positiviste de Comte. Il en est un peu embarrassé et s'en explique.[2] Il trouve que Littré, s'il reçut un peu d'ombre de Comte, l'éclaircit en l'exposant et en l'interprétant, et que Comte en ressort gagnant. Cependant, il ne fait aucune allusion à leur divergence à partir de 1852, lorsque Comte fonda sa religion de l'Humanité et prit une direction politique favorable à Napoléon III.[3]

Le huitième et dernier chapitre de sa notice concerne le régime de vie de Littré. L'été, il habitait dans sa modeste maison de campagne à Mesnil-le-Roi près de Maisons-Laffitte. C'est là, dit Sainte-Beuve, *qu'il faut le voir pour apprécier en lui le médecin des pauvres.* [...] *Comme il n'est pas docteur, dès qu'il se rencontre un cas grave, il ne décide rien sans appeler un homme de l'art ayant diplôme.*[4] Il ajoute : *On voit à quel point M. Littré est médecin par*

---

[1] La première édition fut réalisée en 1810 par Capuron seul ; la troisième par Nysten (1774-1817) seul en 1814 ; les suivantes, parues après la mort de Nysten, portèrent son nom jusqu'à la douzième édition de 1866. La veuve de Nysten fit un procès aux éditions Baillière pour qu'elles retirent le nom de son mari, car dans la dixième édition (1855), essentiellement conçue par Littré et Robin dont les noms, associés à celui de Nysten, apparaissaient pour la première fois comme auteurs, figuraient *des doctrines philosophiques et morales qui n'ont plus rien de commun* avec celles de Nysten, selon les termes de l'arrêt rendu par la Cour d'appel le 27 février 1866. En effet, les éditions initiales avaient été rédigées d'un point de vue spiritualiste, contrairement à celles de Littré et de Robin. (voir *Dictionnaire encyclopédique des sciences médicales*, dirigé par A. Dechambre, Masson et Asselin, Paris, deuxième série, Tome 13e, volume 65, article « Nysten »)

[2] *Selon moi, et si je m'écoute, Auguste Comte ne serait qu'un des hommes qui depuis Lessing, Turgot, Condorcet, Saint-Simon, conçoivent le progrès de la société et celui de l'entendement humain selon une certaine ligne qu'on peut admettre dans sa généralité sans aller pourtant jusqu'à la serrer de trop près dans le détail. Il y a lieu, en effet, de la part des réalités de chaque jour, à trop d'exceptions et de démentis. Ces doctrines-là, quelles que soient les formes anticipées qu'elles revêtent, ne sont après tout que des manières de concevoir le possible et le probable dans le lointain ; ce ne sont que des à-peu-près. Mais telle n'était pas sa prétention à lui, M. Comte ; il entendait bien avoir trouvé la formule précise de ce développement humain, tant dans le passé que dans le présent et l'avenir. Ici, on se heurte, quand on s'attache absolument à lui, à des singularités qui compromettent les résultats généraux qu'on serait d'ailleurs assez disposés à accueillir.* [...] *M. Littré, au lieu de faire comme tout autre, de profiter d'Auguste Comte là où il lui semble vrai, et en le citant comme on citerait Turgot, Kant ou Hegel, M. Littré a cru qu'il était lié, attaché à lui par une obligation plus forte, plus étroite, par une de ces obligations qui constituent la relation du disciple au maître.* (Sainte-Beuve C.A., *Notice sur M. Littré, sa vie et ses travaux*, Paris, Hachette, 1863, p. 35-36)

[3] Pour les rapports de Littré avec Comte nous renvoyons à notre livre *Les philosophes, la maladie et la médecine de Hegel à Michel Foucault*, L'Harmattan, Paris, 2021, p. 69-121. On peut voir aussi le très bon ouvrage de Jean Hamburger, *Monsieur Littré*, Flammarion, 1988, p. 66-133

[4] Sainte-Beuve, *op. cit.* p. 52

la vocation, le dévouement, la science, et j'ajouterai, la méthode en tout : c'est un physiologiste et un organicien *en toute étude ; être médecin est son vrai caractère scientifique.*[1] Le diagnostic de cancer digestif qu'a énoncé Littré au moment de la mort de Comte en 1857 nous a semblé de fait très pertinent, davantage que ceux des autres médecins.[2]

Sainte-Beuve indique encore qu'en 1840 le philosophe Cousin, alors ministre de l'Instruction publique, proposa à Littré une chaire d'histoire de la médecine qu'il voulait fonder pour lui à la faculté de médecine. Malheureusement, Littré refusa en proposant à sa place Dezeimeris, qui ne fut pas agréé.

Sainte-Beuve termine son opuscule par un nouvel éloge de Littré, nous apprenant avoir reçu depuis huit jours des témoignages en sa faveur de la part de médecins distingués et d'hommes de science, qui lui prouvent combien ses confrères de l'Académie de médecine sont heureux et fiers de le posséder. En a-t-il été de même de Pasteur pendant leur cohabitation à cette académie entre 1873 et 1881 ?

D. L'invention du mot « microbe »

Le 11 mars 1878, Sédillot avait proposé le mot « microbe » pour désigner et regrouper sous un même nom toutes les sortes d'organismes microscopiques (il en recense une trentaine de noms, dont bactéries, bactéridies, vibrions, ferments, monades, animalcules, mais aussi microzymas, corpuscules et zymases) *répandus dans l'atmosphère, sont la cause des fermentations attribuées à l'air qui n'en est que le véhicule et ne possède aucune de leurs propriétés.*[3] Il avait consulté Littré, son illustre ami, à ce propos. Pasteur publia la réponse favorable de celui-ci du 26 février dans la *Revue scientifique*.[4]

E. Le manuscrit 18002 (août 1876 – septembre 1880)

Le manuscrit 18002 de Pasteur déposé à la BnF contient des notes sur divers auteurs qui courent du 1er août 1876 au 19 septembre 1880. Elles concernent notamment Bastian, Béchamp, Déclat, Littré et Toussaint. Les

---

1 Id.

2 Voir Pinet P., *Les philosophes, la maladie et la médecine de Hegel à Michel Foucault*, L'Harmattan, Paris, 2021, p. 114-119

3 (*Comptes rendus hebdomadaires des séances de l'Académie des sciences*, Tome 86e, 1er semestre 1878, Paris, Gauthier-Villars, Paris, 1878, p. 634)

4 Microbe *et* microbie *sont de très bons mots. Pour désigner les animalcules je donnerais la préférence à* microbe, *d'abord, parce que, comme vous le dites, il est plus court, puis parce qu'il réserve* microbie, *substantif féminin, pour la désignation de l'état de microbe.* (Pasteur, *Corr.* T. IV, p. 287)

premières notes indiquent les ouvrages que Pasteur voudrait acheter ou consulter.[1] Il en ajoute d'autres plus loin.[2]

Il rapporte les renseignements fournis par Déclat sur les fièvres intermittentes puis sur la typhoïde, notant qu'il avait écrit sous la dictée du Dr Déclat à son laboratoire le 18 novembre 1876. Il consacre ensuite une page à la question de la non-récidive d'une maladie, recopiant une phrase de Chomel[3] citée par Noël Gueneau de Mussy dans ses *Recherches... sur la fièvre typhoïde* (1877). Il en donne la référence précise et en fait un commentaire.[4]

À la suite il recopie une phrase de la préface de *Médecine et médecins* de Littré qui, bien qu'ayant très peu pratiqué la médecine, dit Littré lui-même, sauf pendant vingt ans pour ses paysans voisins, décrit les angoisses qu'il pouvait éprouver face à un cas grave, et à sa responsabilité de médecin sans commune mesure avec son pouvoir réel.[5] Pasteur venait donc certainement de commencer à lire l'ouvrage de Littré.

Il reproduit ensuite un extrait des œuvres de Sydenham à partir d'une note de Bourgelat ; puis deux extraits de Vicq d'Azyr tirés de son *Exposé des moyens curatifs et préservatifs contre les maladies pestilentielles des bêtes à cornes*.

Il énonce un projet d'ouvrage qui porterait le titre d'*Études sur les maladies contagieuses et transmissibles*. Dans un des chapitres il parlerait d'un ouvrage de Cohn de 1872 et d'un autre de Billroth de 1874. Il envisage cependant de commencer son livre par un chapitre historique sur la contagion, sur l'histoire des épidémies et des épizooties dans l'Antiquité. Pour cela il se demande ce que contiennent les auteurs, citant Hippocrate, Galien, Varron, Columelle, Virgile, Thucydide et Tite-Live. Il passe ensuite aux modernes : Boyle, cité par Tyndall, Sydenham, Ramazzini, Lancisi.

Il se demande ce que Galien entendait par « fièvres putrides » et renvoie pour cela à l'ouvrage de Littré. Il donne des extraits des *Opuscules* de

---

[1] Il cite *Méthode de traiter les morsures des animaux enragés* suivi du *précis de la pustule maligne* (1785) d'Enaux et Chaussier - plusieurs ouvrages de Rayer : *De la morve et du farcin* (1837) ; son traité sur les maladies rénales ; son traité sur les maladies de la peau, pour les travaux de Rayer avec Davaine de 1850 – tous les travaux de Davaine – et la *Pathologie cellulaire* (1874) de Virchow.

[2] Comme ouvrages de médecins il cite : *Leçons sur les phénomènes de la vie* de Magendie – un dictionnaire de Littré – *traité de l'expérience en médecine* (1774) de Zimmermann – tous les livres de Robin – *Évolution et origine de la vie* de Bastian.

[3] Voici la phrase de Chomel : *Il n'est qu'un petit nombre de maladies qui n'attaquent qu'une seule fois le même individu, et, parmi ces maladies, il n'en est aucune qui ne soit évidemment contagieuse.*

[4] *Louis affirme la première de ces opinions ; car il y a ici deux opinions.*

[5] Voici la phrase transcrite par Pasteur : *Il n'y a point de parité entre la responsabilité du médecin et son pouvoir ; l'une est grande, et l'autre est petit ; et c'est justement à cause des limites où ce pouvoir est resserré, que, bien qu'il soit trop facile d'en laisser perdre une parcelle, la moindre parcelle perdue cause une poignante anxiété.*

Spallanzani. Notant que Coze et Feltz[1] citent Pringle il projette de *relire Pringle et les autres auteurs du XVIIIe siècle qui ont écrit sur les maladies putrides et la putréfaction.* Il voudrait analyser les liens historiques éventuels entre la théorie parasitaire et les découvertes microscopiques.[2] Il relève aussi un texte d'Haller cité par Feltz.

Il revient plus loin à l'article de Littré sur les épidémies, en notifiant la fin de sa lecture : *Fin de l'article de Littré sur les grandes épidémies écrit en 1836, quatre ans après le choléra de 1832 (Arbois, sept. 1879).* Il conclut de sa lecture : *Nulle part, dans cet article, Littré n'a invoqué une cause parasitaire, d'êtres microscopiques.* Il recopie ensuite de nombreux et longs extraits de l'article de Littré qu'il annote largement. Nous allons développer ses commentaires et les analyser.

F. Les commentaires de Pasteur de l'article « Des Grandes Épidémies » (1836) réédité dans *Médecine et médecins* de Littré

L'ouvrage de Littré réunit une vingtaine de ses articles en rapport avec la médecine entre 1834 et 1869. Il est curieux que Pasteur n'ait commenté que celui sur les épidémies alors que certains autres traitaient de maladies pouvant être contagieuses ou dues à des micro-organismes. Citons-les chronologiquement en indiquant leurs dates de première publication : « Le Choléra à Paris en 1832 » (1834) ; « Blessures par armes de guerre » (1834) ; « Contagion de la morve chevaline » (1840) ; « Les Semeurs de peste » ; « De l'Hygiène, en trois parties : Hygiène privée, Épidémies, Hygiène publique. » (1858).

Pasteur affirme dans son manuscrit, ce qu'il fera valoir à Bouillaud deux mois plus tard dans la séance de l'Académie du 11 novembre 1879, que Littré, dans son article « Des Grandes Épidémies » n'émet aucunement l'idée de micro-organismes vivants parasites à l'origine des épidémies.

---

[1] L. Coze et V.-T. Feltz avaient publié en 1871 leur traité *Recherches cliniques et expérimentales sur les maladies infectieuses*, qu'on trouve dans la bibliothèque de la maison d'Arbois annoté par Pasteur. Si on examine le manuscrit 18002 de la BnF on peut dater sa lecture par Pasteur entre le 1er août et la fin de l'année 1877. Les historiens strasbourgeois H. Monteil et J. Héran ont consacré quelques pages à leurs recherches. Il les situe à l'aurore de la bactériologie et affirment qu'ils découvrirent ensemble le streptocoque dix ans avant Pasteur dans le sang de femmes atteintes de fièvre puerpérale. Ils firent part de leur découverte de ces *points* disposés en *chaînettes* dans un article de la *Gazette médicale de Strasbourg* de 1869 intitulé « Recherches expérimentales sur la présence des infusoires et l'état du sang dans les maladies infectieuses ». Ce serait à la lecture de cet article que Koch aurait entrepris ses recherches bactériologiques sur les maladies contagieuses. (*Histoire de la médecine à Strasbourg.* p. 244-246)

[2] *Rattacher la théorie parasitaire, si elle a existé alors, aux découvertes par le microscope, à Leuwenhoek et ses successeurs. Barthez ?, Needham, Spallanzani... Les idées parasitaires, si elles existaient, ne se seraient-elles pas développées par l'influence de Schwann et Cagnard-Latour sans l'influence de la théorie de Liebig ? Relire dans les lettres de Liebig sur la chimie et dans la chimie agricole ce qu'il a pu dire des contagions des maladies.*

Cela ne semble pas tout à fait juste. Certes Littré, dans cet article de 1836, fait dépendre la pathologie de la physiologie, dans la lignée de Broussais ou de Magendie, et il ne contredit pas l'origine interne organique (spontanée) des causes des épidémies. Mais il conteste le point de vue, sur l'origine des maladies générales, de plusieurs médecins allemands, qui croient (dans la lignée hippocratique) à l'origine atmosphérique ou tellurique des épidémies, et émet l'idée que les virus et les miasmes, à la différence des poisons et des venins, se reproduisent et se propagent : [...] *plusieurs médecins allemands se sont complu à développer cette thèse, en l'appuyant de toutes sortes de recherches, pour prouver que de grandes perturbations atmosphériques, des éruptions de volcans et des tremblements avaient toujours précédé et accompagné l'apparition de ces épidémies... Cela n'est qu'une hypothèse, et, il faut le dire, une hypothèse peu probable ; car nous ne connaissons aucun rapport tellurique avec l'origine des miasmes, des infections et des virus.*

La suite, qui termine son article, est le premier texte cité par Pasteur dans son manuscrit : *A vrai dire, cette origine ne peut, dans l'état de nos connaissances, être cherchée qu'au sein des substances organiques, vivantes ou mortes. Elles seules ont la funeste propriété de se transformer en poisons, voyez le suc des plantes vénéneuses ; en venins, voyez le liquide des serpents venimeux ; en virus, voyez la salive du chien enragé. Le poison et le venin, s'éteignant sur place après avoir opéré le mal qui leur est propre, ne se reproduisent pas dans le corps de la victime ; mais les virus et les miasmes se reproduisent et se propagent. Rien de plus obscur pour le physiologiste et le médecin que ces sournoises combinaisons d'éléments organiques ; mais c'est là l'atelier de malfaisance et de mort où il faut essayer de pénétrer.*[1]

Pasteur commente, dans des notes de bas de page, cette conclusion de Littré. À *vivantes ou mortes* il annote : *Ce mot : « vivants » emporte seul, dans tout son article, l'idée de chose vivante. Encore l'entendait-il de choses s'engendrant à la manière des espèces, c'est plus que douteux. Car voyez plus loin, il les appelle sournoises combinaisons.*

Au mot final *pénétrer* il glose sur son interprétation de l'article : *Tel était donc, en 1836, sur l'étiologie des grandes épidémies, des grandes contagions, l'état de la science et des esprits pour un des esprits les plus avancés, les plus pénétrants. Aujourd'hui, dans un article sur le même sujet, par un médecin quelconque, c'est certainement l'idée de ferments vivants, d'êtres et de germes microscopiques qui serait invoquée et discutée comme cause. C'est là le grand progrès auquel mes travaux ont eu une si large part.* [...] *Aujourd'hui autant de maladies contagieuses nouvelles, autant d'êtres microscopiques nouveaux s'offrent à l'esprit comme étant à découvrir et devant rendre merveilleusement compte de la cause des effets pathologiques et de leurs manières de se propager et d'agir rapportées aux façons de vivre, de se*

[1] Texte de Littré tiré par Pasteur de *Médecine et médecins*, 1875, p. 39-40

multiplier dans l'organisme et de le détruire. Certes le point de vue est bien différent de celui de Littré. Ce point de vue de Littré est, par exemple, celui auquel Colin voulait nous ramener, pour une part du moins, en ce qui concerne le charbon, lorsque je lui ai porté le défi de démontrer son virus charbonneux [entendu comme spontané] *devant une commission. Il représentait les doctrines de Littré en 1836. Je défendais au contraire la doctrine moderne. Toutefois, je reconnais et c'est là ce que j'entendais indiquer tout à l'heure par des horizons nouveaux, du moins possibles et à chercher, ne se pourrait-il faire que dans l'organisme il put naître spontanément des matières – non – des éléments anatomiques cellulaires capables de se propager ensuite par contagion, se nourrissant à l'aide de l'organisme d'abord sain où la contagion les aurait introduits. Ce ne seraient pas des êtres vivants à la manière ordinaire mais des cellules. Les cellules cancéreuses, par exemple, seraient-elles cela ? Ce serait encore du parasitisme mais un parasitisme spécial. – Qu'est-ce que le* [sic] *scrofule ? Je me représente un animal sain, qu'on torturerait, blesserait, inciserait de cent façons sans que jamais ses plaies pussent recevoir des germes étrangers, arriverait-on à créer en lui, dans son corps, dans ses plaies un* contagium *quelconque ? Vraiment je ne le crois pas. Pourtant c'est une question qu'on ne saurait répondre* a priori.

Pour en revenir à l'article de Littré, je crois que plusieurs de ses affirmations ou de ses points de doute et questions seraient illuminés par la théorie des germes bien entendu.

Il reprend ensuite la description historique des épidémies par Littré, qui a discerné que les maladies épidémiques ont cela de particulier qu'elles apparaissent puis s'éteignent en un temps défini et qu'elles se succèdent souvent les unes aux autres. Il juge alors que *l'idée d'extinction et l'idée de spontanéité de ces grands fléaux épidémiques et contagieux se trouvent donc ici sous la plume de Littré. On retrouve encore la spontanéité dans ce qui suit et qui est relatif à l'apparition d'une peste très différente pour lui de la peste d'Athènes qui était une peste éruptive, de la peste d'Orient ou à bubons, je veux parler de la peste noire qui apparut au 14e siècle.*

Il retranscrit la description de la peste noire de Littré et son idée d'une distinction entre des maladies artificielles, que l'homme peut provoquer, comme le scorbut, et celles dépendantes de la nature seule, comme la petite vérole, la peste ou le choléra. À propos de la vérole il inscrit en note : *Notons que cependant pour lui la petite vérole a été spontanée parmi les hommes.* Il cite un passage où Littré signale qu'à l'époque où la peste d'Orient apparut, la variole aussi se développa et durait encore quoique singulièrement affaiblie par les découvertes de la médecine moderne. Il commente : *Je ferais observer, contrairement à l'opinion de Littré, que rien ne prouve la spontanéité des grandes épidémies.* Il donne de la survenue des épidémies une explication très moderne :

De même que nous venons de voir le phylloxera envahir l'Europe (importé d'Amérique, ce qu'on aurait pu ignorer), de même il se pourrait que les causes des grandes pestes eussent pris origine, à l'insu des pays frappés, dans d'autres pays qui auraient eu avec ces derniers des contacts fortuits. Soit un être microscopique habitant telle ou telle contrée de l'Afrique où il existerait sur des animaux, sur des plantes, des hommes mêmes et qui serait capable de communiquer une maladie à la race blanche. Qu'une circonstance fortuite l'amène en Europe il pourra devenir l'occasion d'une épidémie. Le horse-pox est propre à nos chevaux, sur les vaches il est cow-pox. Qui nous dit que la variole, elle, n'existe pas en Afrique, en Asie, en Amérique sur tel ou tel animal non à l'état de horse-pox ou de cow-pox mais vraiment à l'état de variole. De là elle aurait pu devenir variole sur les blancs en Europe.

Quant à l'idée de disparition d'une cause d'épidémie ancienne, c'est possible comme des races ont disparu ; mais le mal aussi peut exister toujours à l'état latent comme nous disons qu'il a pu être tel avant de frapper et d'être apparu à l'état épidémique. On voit que l'idée nouvelle de ... [illisible] *êtres microscopiques ouvre des horizons nouveaux et des explications nouvelles, à chercher il est vrai, à confirmer ou à infirmer, mais ...* [illisible], *la recherche suppose l'idée et l'idée, nous le voyons, vient à la suite des faits nouvellement établis.*

Enfin, quant au fait remarqué par Littré qu'il y a des maladies qu'on trouve partout, d'autres spéciales à certains pays rien de plus facile à concevoir. J'entends des maladies contagieuses. En effet il y a des organismes communs qu'on trouve partout, d'autres localisés comme la bactéridie en Beauce. Parmi les communs on peut citer le vibrion septique et aussi le vibrion de la terre apparu à Paris récemment en juin 1879 pendant la recherche de la bactéridie dans la terre de Chartres et du jardin de l'École normale (terre pure du jardin des élèves).

N'est-ce pas ce qu'on a observé pour les maladies épidémiques émergentes récentes, dues aux virus du sida, d'Ébola, du SRAS, et de la Covid-19 ?

Pasteur ajoute en *nota bene* de ses commentaires : *Si j'avais jamais à défendre la nouveauté des idées que mes études de ces 20 dernières années ont introduites en médecine, il serait bien d'indiquer l'esprit de cet article de Littré de 1836 sur les grandes épidémies, l'état borné de ses vues sur leur étiologie etc... C'est un article très significatif sous ce rapport.*

G. Le jugement de Jean Hamburger *(1988)* et notre opinion personnelle

Il apparaît que Pasteur n'est ici pas parfaitement équitable envers Littré qui, s'il a cru sans doute que les causes des épidémies naissaient des profondeurs des organismes, les a conçues comme distinctes des venins et des poisons et leur a assigné la propriété de se reproduire et de se propager.

Jean Hamburger, grand médecin et académicien, dans son livre sur Littré (1988), a jugé autrement que Pasteur l'article de Littré sur les épidémies. Il raconte qu'il fit grand bruit en 1836 dans le monde savant. Il souligne l'idée de Littré que les virus et les miasmes se reproduisent et se propagent et qu'il *entrevoit, plusieurs années avant Pasteur, la responsabilité possible d'agents contaminants.*[1] Ceci lui est confirmé par ce que Littré écrira à propos de la nature du choléra en 1858.[2] Hamburger ne donne pas la référence, mais on la trouve dans l'article de Littré « De l'hygiène » paru dans les trois numéros des 23, 25, et 27 novembre 1858 du *Journal des Débats*, réédité précisément dans *Médecine et médecins* lu par Pasteur. Cet article est un commentaire de la troisième édition du livre de Michel Lévy *Traité d'hygiène publique et privée.* Nous citerons plus loin et dans son contexte l'extrait repéré par Hamburger.

Pour notre part nous pensons que l'idée de cette propriété de reproduction et de propagation des agents des épidémies prend sa source dans les ouvrages du médecin allemand Hufeland (1762-1836), professeur de médecine à Berlin et médecin du roi de Prusse Frédéric-Guillaume III. En 1836, l'année de sa mort, Hufeland était célèbre en France. Il fut connu d'A. Comte.

Dès 1798, dans la seconde édition de son *Art de prolonger la vie de l'homme*, traduite en français par Jourdan en 1824, Hufeland distingue les poisons physiques et les poisons contagieux. S'il conçoit les poisons contagieux comme engendrés dans les êtres vivants ils sont pour lui plus dangereux que les poisons physiques car ils se communiquent à d'autres vivants. Ils sont capables de se reproduire et de se régénérer à l'infini et peuvent se propager à tout un pays.[3] Littré a probablement lu cet ouvrage. En 1832, dans son ouvrage sur le choléra oriental, Littré donne un long extrait d'Hufeland à propos des mesures sanitaires prises en Prusse.

On doit reconnaître cependant que ni Hufeland ni Littré ne disent explicitement que ces poisons ou ces virus sont des êtres vivants. Et la polémique sur la théorie des germes de Pasteur portera davantage sur leur formation « spontanée » ou non, entendu comme produits à l'intérieur d'organismes vivants ou bien provenant de l'extérieur des organismes, du monde environnemental. La démonstration par Pasteur qu'aucune expérience ne montrait une génération spontanée de micro-organisme favorisait la théorie parasitaire et non interne des maladies contagieuses.

---

[1] Hamburger J., *Monsieur Littré*, Flammarion, 1988, p. 139

[2] Hamburger rapporte le propos de Littré sur la nature du choléra : *On suppose avec quelque vraisemblance [...] qu'elle est due à un principe animal ou végétal, comparable aux virus et aux effluves et qui comme eux agit avec une énergie fatale sur la substance vivante.* (Ib., p. 46)

[3] Voir notre ouvrage : *Les philosophes, la maladie et la médecine de Hegel à Michel Foucault*, L'Harmattan, Paris, 2021, p. 272-277

3. Une maladie intestinale ; l'usage de l'acide phénique par Pasteur contre la typhoïde ; la pratique chirurgicale de Lister reconnue.

Le 19 octobre 1879, Pasteur avait annoncé à Marcou que depuis un mois il n'avait presque pas quitté son lit aussi bien à Arbois qu'à Paris. Dix jours avant son retour vers la capitale il avait été pris d'un violent dérangement intestinal dont il se remettait difficilement. Il se désola que cette indisposition sérieuse le mette à la torture car elle entravait ses projets d'expérience, dont il avait la tête pleine en rentrant à Paris, et la poursuite de ses études sur les maladies contagieuses. Il se résignait comme lui à vieillir terriblement avec le cortège des misères que l'âge apportait.

Le 15 novembre, il écrivit à la mère de René Vallery-Radot, tout juste marié à Arbois le 4 novembre avec Marie-Louise, à propos de la maladie de Maurice, le frère de René. On voit qu'il se servait abondamment d'acide phénique en prévention de la typhoïde et qu'il croyait maintenant que celle-ci se transmettait par les selles : *Le médecin de Maurice vous dira sans doute, dans le cas où nous aurions affaire à une véritable fièvre typhoïde, que la maladie se propage très probablement par les déjections et il recommandera des lavages et désinfections des vases. À tout hasard je vous envoie dans ce but quelques bouteilles d'acide phénique à 2 pour 100 que vous pourrez faire utiliser pour désinfecter. Vous pouvez en mettre dans les vases, en ajouter aux matières avant leur transport, achever le nettoyage avec cette eau, vous-même vous laver les mains de temps en temps, si l'odeur ne vous est pas désagréable. En tout cas elle est très saine. Vous pouvez gaspiller même ce liquide ; j'en ai ici une grande provision et tous les deux ou trois jours je puis vous en fournir plusieurs litres.*[1] Il utilisait donc la même solution que Déclat et suivait ses recommandations.

Pour la nouvelle année 1880, il reçut les vœux de Lister en français. Lister lui souhaitait de nouveaux triomphes pour ses travaux bienfaisants. Il lui exprime son étonnement de s'être donné tant de mal à combattre les idées posthumes de C. Bernard (celles sur la fermentation publiées par Berthelot en juillet 1878) après les avoir, lui semblait-il, préalablement vaincues. Pasteur lui avait en effet envoyé son ouvrage réfutant les notes de recherche sur la fermentation alcoolique rédigées par C. Bernard, alors très malade, à Saint-Julien en octobre 1877, quatre mois avant sa mort.

Il lui répondit le 2 janvier 1880 en le félicitant du grand succès au congrès médical d'Amsterdam de son exposé sur ses pratiques chirurgicales de plus en plus triomphantes, constituant le principal ornement du congrès selon lui. Il lui fit part de la nouvelle orientation qu'avaient prise ses recherches, en regrettant les lacunes de ses connaissances médicales et chirurgicales : *Quant à moi, je suis toujours occupé de l'étude des contages vivants et de l'étiologie*

[1] Pasteur, *Corr.* T. III, p. 118-119

des maladies qu'ils déterminent. Les connaissances médicales et chirurgicales me font défaut ; mais j'espère néanmoins que mes recherches seront utiles si j'ai la sagesse de rester sur le terrain restreint que je m'impose. Ce que je désire surtout, c'est d'apporter des preuves indiscutables de la part considérable que les organismes microscopiques exercent dans certaines et probablement dans toutes les maladies transmissibles. Et n'est-ce pas dans ces maladies qu'apparaît vraiment la grande pathologie ! La médecine et la chirurgie même seront bien avancées le jour où on connaîtra la nature et les propriétés de tous les contages vivants. L'homme est sans puissance contre un ennemi inconnu et invisible.[1]

4. Mise en évidence des germes de maladies humaines communes

Les 3 et 4 mai 1880 il présenta un autre mémoire aux Académies des sciences et de médecine, préparé comme le précédent pendant ses vacances de Pâques à Arbois.

Un an auparavant, aux mois de mai et de juin 1879, il avait analysé le pus des furoncles de son collaborateur Duclaux et y trouva un micro-organisme unique. Raynaud, auquel il avait parlé de cette observation, lui adressa un malade atteint de furoncles depuis trois mois, chez lequel il retrouva le même germe unique par prélèvement de deux furoncles. Il observa la même chose à Lariboisière chez une autre malade de Raynaud aux furoncles multiples. Il note que le germe ne pouvait se cultiver dans le sang, supposant que l'affinité des globules du sang pour l'oxygène est plus forte que celle du germe aérobie. Celui-ci disparaît du sang, bien que Pasteur juge qu'il peut y être transporté à partir d'un furoncle et créer d'autres furoncles. Il lui semble donc que dans l'état de diathèse furonculeuse il n'existe pas dans le sang.

En février 1880, à l'hôpital Sainte-Eugénie (futur hôpital Trousseau), grâce à Lannelongue qui y opéra une enfant d'environ douze ans d'une ostéomyélite du genou, il observa le même micro-organisme dans les pus externe et interne à l'os. Dans tous ces cas il s'agissait du staphylocoque.

Il relate ensuite plusieurs cas de fièvre puerpérale, celui observé le 12 mars 1879 dans le service d'Hervieux à la Maternité. Il constata que le germe retrouvé était voisin de celui des furoncles, mais apparaissait en longs chapelets. Dans le péritoine, le vibrion pyogénique, ou organisme du pus, l'accompagnait. Il cite le cas similaire de Lariboisière observé le 14 mars. Dans une troisième observation du 17 mai 1879 il constata expérimentalement que l'organisme pyogénique était beaucoup plus dangereux que le parasite à chapelets. Comme ces deux germes étaient très répandus dans les eaux communes et sur les muqueuses génitales il considéra qu'il n'existait pas de parasite puerpéral proprement dit (spécifique de la grossesse ou des couches) puisqu'on le trouvait très répandu et qu'un de ses habitats était la surface des

[1] Ib., T. III, p. 124

muqueuses génitales. Il reconnut encore ce microbe en chapelets de grains très commun dans un cas de la Salpêtrière et un autre à Cochin. Il décrit aussi celui d'une mère et de son enfant morts du vibrion pyogénique après l'accouchement. À chaque fois il donne son interprétation des faits. Il recommande l'acide borique comme antiseptique.

5. Les débuts de l'immunologie pasteurienne ; l'explication de l'immunité par Pasteur

En ce début d'année 1880 Pasteur fut admis dans la Société centrale de médecine vétérinaire. Il y fit une communication le 22 janvier sur le choléra des poules. Le 9 février, il lut à l'Académie de sciences et, le lendemain, à l'Académie de médecine un mémoire intitulé *Sur les maladies virulentes et en particulier sur la maladie appelée vulgairement choléra des poules.*

Dans ce mémoire il fait état des erreurs de Liebig, et de sa propre et fondamentale méthode de cultures pures des micro-organismes. Il retrace les travaux de Davaine de 1863, de Chauveau (1827-1917) en 1868, et de Koch en 1876. Il croit que les esprits les plus rebelles à la doctrine de la théorie des germes sont maintenant ébranlés. Cependant, il avoue qu'il subsiste de nombreuses inconnues, dont la connaissance des virus et l'explication du fait extraordinaire de l'absence de récidive des maladies virulentes. Il rapporte que la variolisation et la vaccination existaient de temps immémorial en Inde, et que lorsque Jenner démontra l'efficacité de la vaccine contre la variole le peuple des campagnes savait que le cow-pox préservait de celle-ci. Il reconnaît le phénomène de l'immunité : *Le fait de la vaccine est unique, mais le fait de la non-récidive des maladies virulentes paraît général. L'organisme n'éprouve pas deux fois les effets de la rougeole, de la scarlatine, du typhus, de la peste, de la variole, de la syphilis... ; du moins l'immunité persiste pendant un temps plus ou moins long.*[1]

Faisant état de ses expériences elles lui ont montré que par un certain changement dans le mode de culture on peut diminuer la virulence du microbe du choléra des poules, mais il croit à l'identité de nature entre les deux variétés de virus. Il reconnaît que les maladies virulentes se préservent elles-mêmes, admettant que ce principe n'est pas nouveau. La nouveauté figure, dit-il, dans le fait que le microbe du choléra des poules est un être vivant cultivable en dehors de l'économie, et qu'il jette un pont entre les maladies à virus vivant et celles à virus dont la vie n'a jamais été constatée. Pour que ce microbe devienne un vaccin il établit qu'il faut le fixer dans sa variété propre en le faisant passer de culture en culture. Il explique l'immunité provoquée par une première inoculation dans un muscle du microbe du choléra des poules par l'impuissance du muscle guéri et réparé à cultiver à nouveau le microbe, celui-ci le privant par sa première inoculation d'un principe que la vie ne restitue

[1] *Oeuvres de Pasteur*, T. VI, p. 294

pas, absence qui empêche le microbe de se développer et d'être cultivé la seconde fois. Il croit que cette explication, qui ressemble à celle de Déclat, deviendra vraisemblablement générale. Il attribue donc faussement ici l'immunité à une action directe du microbe, qui consomme un élément de l'organisme, au lieu d'envisager une action propre des cellules sanguines (les macrophages).

Grâce à ces expériences il espère à l'avenir, d'une part, obtenir des cultures artificielles de tous les virus et, d'autre part, rechercher des virus-vaccins contre les maladies virulentes qui désolent l'humanité. Il rend également hommage à Chamberland et à Roux, pour le zèle et l'intelligence de leur assistance.

Dans sa discussion avec Bouley du 22 janvier il imagine plus précisément que la durée plus ou moins longue de l'immunité résulte de l'épuisement, par la première inoculation vaccinale, d'éléments nutritifs nécessaires au microbe, que l'organisme ne récupère que progressivement. Le nouveau milieu de culture provoqué par la vaccination est devenu inadapté au microbe.

Le 17 février, il convoqua sa fille, son gendre et d'autres membres de la famille, à son laboratoire de vaccination pour se faire vacciner contre la variole par Chambon avec du vaccin de génisse. Il annonce avoir lu la veille dans le *Dictionnaire en 30* de Dechambre que certains médecins avaient remarqué que la vaccine avait guéri des maladies cutanées. Elle pourrait peut-être guérir René Vallery-Radot de sa dermatose du visage, un herpès. À défaut il sera au moins vacciné. Nous nous ferons tous vacciner, ajoute Pasteur, incitant son gendre à faire aussi venir sa mère et son frère André.

Dans sa communication du 26 avril à l'Académie des sciences il introduit le mot « vacciner » pour désigner l'inoculation de virus atténué (de culture moins virulente). Il a recherché si l'immunité provoquée par la vaccination pouvait être absolue, concerner toutes les parties du corps, et si elle variait avec le mode d'introduction de la maladie ou avec la réceptivité de l'animal. Il relate ses expériences qui montrent qu'on peut préserver toutes les poules du choléra, mais que pour certaines une seule inoculation du virus atténué suffit, pour d'autres deux sont nécessaires, et que d'autres en exigent trois ou quatre. D'autres expériences montrent que la vaccination est efficace quand on inocule le virus mortel dans le sang ou dans les voies digestives. Il note aussi que chez certaines poules il y a une résistance constitutionnelle aux inoculations.

Il remarque pertinemment que dans le corps d'un animal le microbe n'est pas du tout dans les mêmes conditions que dans un milieu artificiel de culture, car dans le corps le microbe *est sans cesse en lutte avec les cellules des organes*. Mais il ne situe cette lutte que dans leur concurrence nutritive, en l'occurrence pour l'oxygène. Il réfute expérimentalement une autre explication qui serait que le microbe produise une matière nuisible à son développement.

Il observe aussi qu'une maladie virale peut prendre un caractère chronique, le virus à l'état latent se logeant peut-être dans une partie vaccinée. Outre le choléra des poules il cite la rage et sa longue incubation.

6. L'altercation verbale violente avec Jules Guérin (25 mai 1880 – 19 octobre 1880)

A. Trois opposants à Pasteur : Hippolyte Blot (1822-1888), Henri Depaul (1811-1883), et Jules Guérin (1801-1886)

À la séance du 25 juin 1877, à l'occasion d'une communication de Vulpian (1826-1887) sur la vaccine, Pasteur avait informé les membres de l'Académie de médecine qu'il étudiait les virus et notamment la vaccine. Il y remerciait Blot, directeur de la vaccine à cette académie, d'avoir pu entreprendre ces études sur le virus de cette maladie.

Trois ans plus tard, à la séance du 25 mai 1880, il posa la question des rapports entre la vaccine et la variole humaines, et de l'identité ou non de leurs virus. Il voulait remettre à l'étude la question. Guérin considéra inutiles de nouvelles expériences car il prétendait avoir établi, entre 1861 et 1865, un principe, acquis selon lui à la science et universellement accepté, formulé ainsi : *la vaccine, c'est la variole des animaux* (*cow-pox* et *horse-pox*), *inoculée à l'homme et* humanisée *par ses transmissions successives à travers les générations.*[1] Blot reprocha à Pasteur l'erreur grave de considérer que tous les virus se comportaient comme celui du choléra des poules et qu'on pouvait l'atténuer comme celui-ci, car tout le monde savait que chaque virus avait une évolution particulière.

Depaul, aussi, douta que l'on puisse résoudre la question de l'origine de la variole et du vaccin par des expériences sur le choléra des poules. Pasteur critiqua sa conviction de l'identité du virus varioleux et du virus-vaccin, et de considérer le second comme une simple modification du premier.

À la séance suivante du 1er juin, Pasteur, après avoir fait l'éloge de l'immense découverte de Jenner, déplora avoir soulevé une tempête à la séance précédente alors qu'il ne faisait que constater le partage des médecins en deux camps à propos de l'indépendance ou non des virus varioleux et vaccinal. Selon lui, Guérin et Blot l'accusaient d'ignorance. Il cite une assez longue tirade de Depaul qui critique son défaut d'études médicales. Pour Depaul, Pasteur veut renverser, au moyen de quelques expériences de laboratoire et de cultures de microbes, la science médicale qu'il estime fondée sur des bases très solides. Il récuse qu'il ait prouvé que des infiniment petits soient la cause réelle du choléra des poules, et juge qu'on pourrait les tenir avec autant de probabilité pour le résultat de la maladie. Ses symptômes provoqués en laboratoire diffèrent de ceux de la maladie spontanée. Pasteur

---

[1] Ib., T. VI, p. 472-473

répliqua en exposant ses expériences et ses déductions. Guérin intervint pour savoir si sa démonstration avait convaincu Depaul, qui ne répondit pas. Pasteur lança alors : *Et vous, M. Guérin ?* Guérin déclara qu'elle ne l'avait pas du tout convaincu. Pasteur s'exclama : *Tant pis*, expression que Guérin reprit à son compte contre Pasteur.

À la séance consécutive du 8 juin Guérin vit dans cette locution une provocation, et un défi qu'il releva et accepta pour toutes les communications faites par Pasteur depuis son entrée à l'Académie de médecine (en 1873). Guérin s'insurgeait maintenant contre la théorie des germes.[1] Pasteur le poussa à s'expliquer sur son absence de conviction après sa démonstration sur le choléra des poules. Guérin vit clairement que toutes les parties des travaux de Pasteur s'enchaînaient. Aussi voulait-il les examiner chacune à leur tour et inclure ses critiques dans la discussion générale de ses travaux. Il voulait rester libre dans le choix et l'ordre de ses argumentations. Pasteur répliqua : *Cette fin de non-recevoir me paraît suspecte.*

Guérin, qui n'entendit pas cette riposte, mais la lut ensuite dans le *Bulletin de l'Académie de médecine*, demanda des explications lors de la séance du 15 juin. Pasteur les lui donna, et légitima sa réplique mécontente comme une réponse à l'accusation non fondée de parler de choses qu'il ignorait. Guérin se borna à déclarer que tous les propos de Pasteur sur la vaccine et la variole étaient complètement inexacts, invective que lui renvoya Pasteur.

Le 29 juin, Guérin fit une courte communication sur les rapports de la vaccine et de la variole et mit en demeure Pasteur de démontrer expérimentalement ses conceptions. Pasteur refusa de prendre la parole, arguant n'avoir pas compris le sens de sa communication.

Parti à Arbois Pasteur détailla la querelle à son ami Nisard le 24 juillet. Il lui raconta que les armes de Guérin, de Blot et de Depaul s'étaient tournées contre eux, et qu'ils avaient montré leur ignorance en tentant de la lui attribuer. Selon lui, Guérin seul avait répondu à sa réplique, mais s'était fait moquer par ses propres confrères et avait dit des choses incroyables et niaises sur la variole et la vaccine. Guérin étant le médecin de Nisard Pasteur comprenait que l'amitié de Nisard pour eux deux le portait à désirer que la discussion cesse. Il juge que ce serait contraire à l'intérêt scientifique, désirant couper court à la tentative vaine des trois médecins d'introduire l'idée qu'il ne peut discuter médecine, n'étant pas médecin. Il ajoute finalement : *Je relis ma lettre et j'y trouve des mots trop durs pour Jules Guérin. Pardonnez-les-moi : je ne dois*

---

[1] *Jusqu'alors, j'avais gardé le silence sur les idées de M. Pasteur, quoiqu'elles fussent, ainsi qu'il me l'a écrit lui-même, un jour, en opposition complète avec les miennes. Mais l'extension sans limites que notre collègue tend à donner à son système, qui ne vise à rien moins qu'à bouleverser notre science toute entière, me fait un devoir d'intervenir, non seulement pour défendre mes propres travaux, mais pour défendre ce que je crois être les fondements de la médecine conte les envahissements de la* théorie des germes. (Ib., T. VI, p. 478)

pas oublier qu'il a 80 ans et qu'il a fait de très bonnes choses, notamment sa méthode sous-cutanée, qu'enfin il est votre ami.[1]

Durant ces vacances il reçut une lettre du vétérinaire Bouley lui relatant en détail une séance agitée de l'Académie de médecine. Il s'indigne avec lui de l'injure gratuite faite par Depaul au corps vétérinaire. Toussaint (1847-1890) avait annoncé avoir trouvé un vaccin contre le charbon qu'il voulait garder pour le moment secret. Le 6 juillet, Colin exprima du dédain envers Toussaint qui s'en plaignit dans une lettre au président de l'Académie, Henri Roger, que lut Bouley le 27 juillet. Une scène violente s'ensuivit entre Depaul et Bouley qui la raconte à Pasteur. De plus, à cette séance, Guérin avait blâmé Pasteur d'avoir tenu secret son procédé d'atténuation de la virulence du microbe du choléra des poules.

Le 1er août, Pasteur fit part à Bouley de sa conviction que la médecine ne parlera qu'avec respect et reconnaissance de l'art vétérinaire, qui doit s'illustrer par d'éclatantes découvertes s'il recrute des sujets d'esprit inventif. Car il juge que l'expérimentation vétérinaire fournit une ressource puissante pour la médecine et lui rend d'immenses services. Il remarque déjà le *diabolique esprit de contradiction et d'envie* de Colin, et annonce qu'il saura se défendre contre l'intolérance ridicule de quelques membres de l'Académie. Pour lui Colin souffrait d'une névrose.[2]

Le 3 août, il rédigea une lettre de démission de l'Académie de médecine car il trouvait que les passions y prenaient trop de place. Influencé par René Vallery-Radot il renonça à la faire déposer, et en rédigea une seconde, sans concession pour Guérin, mais qui montre que certains membres de l'Académie de médecine lui étaient favorables : *Me rappelant toutefois les marques nombreuses de bienveillance que mes études ont reçues à l'Académie, considérant d'autre part les regrets que j'éprouverais de me séparer de cette illustre compagnie, je suis prêt à retirer ma démission si l'Académie, par un vote public, décide que le passage incriminé en mon absence par M. Jules Guérin, et que j'ai transcrit tout à l'heure, est d'une correction scientifique irréprochable.*[3] L'Académie de médecine refusa sa lettre et sa démission.

Pasteur rentra à Paris le 13 septembre, déterminé à relever l'offense de Guérin. Mais avant de relater le paroxysme du conflit disons quelques mots de ses trois adversaires.

a/ Hippolyte Blot (1822-1888)

Blot fut reçu interne en 1846, fit deux années d'internat sur quatre à la Maternité. Il acquit son doctorat en 1849, exerça comme chef de clinique

---

[1] Pasteur, *Corr.* T. III, p. 143

[2] À un vétérinaire qui, après la réussite de l'expérience de Pouilly-le-Fort, lui dit que Colin serait converti, il lui répondit : *Vous vous trompez ; celui-là contredit pour contredire et ne croit pas parce qu'il ne veut pas croire ; il faudrait guérir une névrose et vous n'y parviendrez pas.* (Ib., T. III, p. 197

[3] Ib., T. III, p. 152

d'accouchements à la Faculté de Paris en 1855-1856. Il fut nommé professeur agrégé à la Faculté de Paris dans la section des accouchements.

b/ Henri Depaul (1811-1883)

Né dans les Pyrénées il monta à Paris en 1826, devint externe en 1834, passa l'année 1835 à la clinique d'accouchement dans le service de Paul Dubois (1795-1871), finit l'année comme interne et entra à la Maternité. Il soutint sa thèse en 1840, fut nommé chef de clinique l'année suivante, et agrégé dans la section de chirurgie et d'accouchements en 1847. Il fut reçu à l'Académie de médecine en 1852. Avec Rayer il fut un des fondateurs de la Société de biologie. Il remplaça Paul Dubois dans sa chaire avant de lui succéder en 1862 comme professeur de clinique. En 1863 il devint président de la Société de chirurgie dont il était membre depuis 1854. Il fut président de l'Académie de médecine en 1873.

c/ Jules Guérin (1801-1886)

Né à Boussu, près de Jemmapes, il se rendit à Paris en 1821, après une formation classique assez poussée, pour étudier la médecine. Il soutint sa thèse de médecine *Sur l'observation en médecine* en 1826. En 1830, il fonda la *Gazette médicale de Paris*, qu'il dirigea pendant quarante ans.

En 1832, il montra, à l'occasion de l'épidémie de choléra apparue en France, en se procurant les statistiques du Val de Grâce, que la moyenne des guérisons du choléra était de 19% chez Broussais alors qu'elle était de 30% dans les autres hôpitaux parisiens.[1] Les statistiques de Magendie (1783-1855), datant de la même époque, démontraient aussi l'échec de la thérapeutique de Broussais. L'année suivante Guérin obtint de l'Institut, pour ses travaux sur le choléra, le prix Montyon, qu'il gagna ensuite deux autres fois. Il fut aussi récompensé par l'Institut, en 1849 et en 1857, d'un prix de chirurgie.

Il fut accueilli à l'Académie de médecine en 1842 où il exerça une activité polémique intense, de défense ou d'attaque. Dans sa notice biographique de 1886, L. Hahn, rédacteur adjoint du *Dictionnaire encyclopédique des sciences médicales*, juge que *sa polémique la plus malheureuse a été celle qu'il soutint avec acharnement contre Pasteur dont il n'admettait pas les théories microbiennes.*[2] Les principaux travaux de Guérin, outre ceux sur le choléra, concernent les déformations et les maladies des systèmes osseux et musculaire, et le traitement des plaies sous-cutanées auquel Pasteur fait allusion dans sa lettre à Nisard. Notons encore, en 1868, son *Discours sur la tuberculose* et, en 1879, son *Étude sur l'intoxication purulente*.

---

[1] Anonyme (Jules Guérin et les rédacteurs principaux de la *Gazette médicale de Paris*), *Examen de la doctrine physiologique appliquée à l'étude et au traitement du choléra-morbus, suivie de l'histoire de la maladie de M. Casimir Périer*, Paris, 1832, p. 75

[2] *Dictionnaire encyclopédique des sciences médicales*, sous la direction de L. Lereboullet, quatrième série, Tome onzième (Volume 47 dans l'édition en cent volumes), 1886, p. 906-908)

Comme journaliste Guérin forma Amédée Latour (1805-1882), le directeur de *L'Union médicale*, et A. Dechambre (1812-1886), le premier directeur, de 1864 à 1885, du *Dictionnaire encyclopédique des sciences médicales*, dont les cent volumes furent achevés en 1889.

En février 1875, Pasteur avait polémiqué avec le rédacteur en chef de *L'Union médicale*, Richelot, qui croyait probable la génération spontanée de la cellule vivante. Il contesta cette assertion, en situant le mystère de la vie dans le germe. À la suite de ce débat, il annota les commentaires de Latour dans six numéros de *L'Union médicale* parus du 25 février au 27 mars, qui font partie d'un ensemble de manuscrits pasteuriens de la BnF comprenant vingt-deux brochures. Nous avons déjà rendu compte des annotations de Pasteur et de la polémique.[1] Latour voulait placer le débat sur le plan philosophique. Il néglige la démarcation totale que Pasteur établit entre la science et la philosophie. Dans la séance de l'Académie de médecine du 9 mars Pasteur répond aux idées de Latour par un rejet de toute incursion philosophique dans la science : *Si l'Académie de médecine ne voyait pas avant tout autre chose dans la discussion pendante une question expérimentale, je n'hésite pas à dire que l'Académie cesserait d'être une assemblée vraiment scientifique. Quant à moi, je déclare que je ne prendrais plus aucune part à ses débats.*[2] Nous avons nous-mêmes contesté cette discrimination absolue qu'il établit entre la science et la philosophie, à propos justement de la génération spontanée.[3] Nous croyons qu'il existe un *no man's* land, où s'entremêlent concepts non empiriques et concepts scientifiques, se situant entre la pure métaphysique et la science soumise à démonstration.

B. Un duel verbal et physique (5 octobre 1880) et ses suites

Dans la séance du 5 octobre de l'Académie de médecine, rapportée non intégralement par Louis Pasteur Vallery-Radot[4], Guérin sollicita Pasteur, qu'il traite d'éminent savant, pour faire connaître son procédé visant à affaiblir la virulence du microbe du choléra des poules et les protéger de cette maladie par vaccination en leur inoculant ce microbe affaibli, ce qui serait très important pour les éleveurs. Il voulait mettre en garde contre les publications prématurées d'ébauches scientifiques très contestables et très contestées sur des choses dont on voudrait garder le secret (pensant sans doute à l'atténuation de la virulence du microbe). Il cite encore, le jugeant d'une importance bien plus grande, l'exposé du ministère de l'Agriculture justifiant son budget et les 50 000 francs alloués à Pasteur du fait que *les études de ce savant se tournent aujourd'hui vers la découverte des virus vaccins des maladies virulentes en*

---

[1] Pinet P., *Pasteur et la philosophie*, Paris, L'Harmattan, 2004, p. 132-133

[2] Œuvres de Pasteur, T. VI, p. 55

[3] Pinet P., *Pasteur et la philosophie*, Paris, L'Harmattan, 2004, p. 151-154

[4] *Œuvres de Pasteur*, T. VI, p. 484-489

général[1]. Guérin proteste contre cette allocation, au nom des contribuables et de l'Académie, non consultée pour juger de ces découvertes prétendues et non encore réalisées et de l'opportunité pour la santé publique des recherches de Pasteur. Notons que Louis Pasteur Vallery-Radot, sans aucun avertissement et repère, soustrait le texte de cette déclaration du ministère annonçant sa subvention financière aux travaux de Pasteur.

Guérin rapporte aussi avoir découvert dans le *Bulletin* la réponse ironique de Pasteur : *la vaccine c'est la vaccine* à sa définition de la vaccine. Car Pasteur, évidemment, réclamait des précisions sur les agents qui causaient la variole et la vaccine et avait déclaré ne pouvoir comprendre cette *logomachie*, propos très vexant à l'égard de Guérin. Celui-ci rapporta que Blot, devant les négations itératives de Pasteur, invita ce dernier à passer à la bibliothèque pour se rendre compte que sa définition de la vaccine avait remplacé toutes les suppositions erronées sur sa nature et constituait la découverte des véritables rapports de la vaccine avec la variole.

Pasteur rétorqua qu'il n'avait jamais contesté que la vaccine était le produit du *cowpox* et du *horsepox* inoculé à l'homme, ce que tout le monde admettait depuis Jenner, Loy et la discussion académique de 1864. Le point en discussion résidait pour lui dans les rapports de la variole humaine avec la vaccine, se demandant certainement, depuis ses expériences d'atténuation du virus du choléra des poules, si le virus de la vaccine représentait une forme atténuée de celui de la variole. Il asséna alors à Guérin un coup féroce en dénonçant son langage pompeux par carence d'arguments.[2] Il voulut déjouer ces pratiques habiles en l'enfermant, par une logique inflexible et implacable, dans ses propos confus. Il l'accusa ensuite d'avoir déclaré, dans la séance du 21 septembre (que lui a rapportée Bouley), en son absence et sans preuves, que les faits nouveaux qu'il avait produits étaient faux, et en privé qu'il démolirait tous ses travaux. De cet affrontement acharné il préjugea qu'il en sortirait vainqueur.[3] Il lui reprocha ensuite d'avoir voulu, dans la séance du 27 juillet, lui arracher son procédé d'atténuation des virus, tenu secret par une prudence scientifique toute légitime, qualifiant sa curiosité d'*indiscrète, intempestive et malsaine*.

C'en fut trop pour Guérin qui se précipita sur Pasteur. Le baron Hippolyte Larrey (1808-1895) s'interposa physiquement, raconte René Vallery-Radot. Larrey demanda la parole pour une motion d'ordre, proposa l'ordre du jour et la clôture de la discussion, qui furent votés et adoptés. Juste avant, Guérin

---

[1] *Bulletin de l'Académie de médecine*, Paris, Masson, 1880, 44e année, 2e série, T. IX, p. 1011

[2] *Je me suis rendu compte par des lectures rétrospectives sur les discussions où M. Jules Guérin a déjà figuré, des procédés de parole qui lui sont habituels. Toutes les fois qu'il a tort il a recours à l'équivoque, prend des mots pour des idées, et noie dans de grandes phrases le point de la contradiction qui le gêne.* (Ib., p. 1015)

[3] *Nous serons deux désormais en présence, et nous verrons lequel des deux, de lui ou de moi, sortira éclopé et meurtri de cette lutte.* (Id.)

réclama avec insistance la parole à propos d'un fait personnel. Il s'agissait de provoquer Pasteur en duel.

Il est certain que les propos de Pasteur manquèrent de civilité. Son agressivité pouvait néanmoins se justifier devant le combat à mener et les critiques, sinon les réflexions désobligeantes, que certains membres de l'Académie de médecine lui infligeaient depuis sept ans. Il n'était que simple chimiste et les médecins apparaissent parfois très jaloux de leurs prérogatives et de leur impact personnel sur les malades. Une phase de la médecine s'achevait. Guérin était presque octogénaire. Néanmoins, Bouillaud, qui avait quatre-vingt-quatre ans, se montrait plus ouvert aux idées nouvelles.

Le lendemain de cette séance mémorable Guérin, blessé dans son honneur par les insultes, adressa une lettre à Pasteur désignant ses témoins. Celui-ci lui répondit le jour même que les siens étaient simplement les secrétaires de l'Académie de médecine, J.-A. Béclard (1817-1887), secrétaire perpétuel depuis 1873, et Étienne Bergeron (1817-1900), secrétaire annuel, tous deux responsables de la publication du bulletin des séances. Il avait déjà envoyé à l'imprimerie le manuscrit de sa réponse verbale contre les attaques de Guérin, mais se déclara prêt à modifier ce qui outrepasserait les droits de la critique et de la légitime défense. Le président de l'Académie de médecine, Roger, et Béclard, envisagèrent d'atténuer les expressions de Pasteur pour étouffer la riposte guerrière de Guérin. Pasteur, qui ne voyait pas, étrangement, d'insultes dans ses propos, certifia, avec son bon à tirer, que le bulletin de la séance reproduisait fidèlement et intégralement ses paroles. Il refusa de fournir des noms de témoins, sous prétexte que les prétendues insultes n'étaient pas notifiées. Il écrivit ensuite au président de l'Académie de médecine pour déclarer qu'il n'avait jamais eu l'intention de blesser Guérin et qu'il retirait ses paroles si elles le déconsidéraient, lettre qui fut lue à la séance suivante de l'Académie le 12 octobre. Ce jour-là, avant la séance, il écrivit à Ernest Legouvé, un immortel de l'Académie française, parent de René Vallery-Radot, à qui Blot avait rapporté l'affaire. Il n'est à nouveau guère tendre envers Guérin.[1] On peut suivre les suites immédiates de toute cette querelle dans la correspondance de Pasteur.[2]

Guérin marqua sa satisfaction partielle dans la séance du 19 octobre, jugeant loyal son adversaire.[3] Il voulut résumer en cinq minutes les preuves d'une de ses propositions. Le président coupa court pour remettre à la séance

---

[1] *Sans nul doute ! je ne devrais apporter que le dédain aux niaises contradictions de cette basse nature que le progrès met en rage, par crainte que son orgueil en soit touché.* (Pasteur, *Corr.* T. III, p. 179)

[2] Ib., T. III, p. 173-179

[3] *Grâce à la loyauté de M. Pasteur, j'ai obtenu la satisfaction que j'ai demandée* [probablement la lecture, la semaine précédente, de la lettre de Pasteur au président de l'Académie, excusant ses propos] *; mais je n'ai pas entendu me prévaloir de cette satisfaction donnée à l'homme, pour exonérer un de mes plus importants travaux de la dépréciation dont il avait été l'objet.* (*Bulletin de l'Académie de médecine*, Paris, Masson, 1880, 44e année, 2e série, T. IX, p. 1059)

suivante sa lecture. Cependant, le 26 octobre, Guérin renonça à présenter ses observations, qui visaient à exonérer sa méthode d'occlusion pneumatique dépréciée dans les séances précédentes (par Pasteur). Il s'en tint aux expériences qu'il avait communiquées à l'Académie et au jugement du temps. Dans la même séance Pasteur fit une lecture intitulée *De l'atténuation du choléra des poules*, non publiée par Louis Pasteur Vallery-Radot.

Dans cette communication il rappelle d'abord en six points les principaux résultats qu'il avait déjà présentés : le choléra des poules est une infection purulente ; son virus est un parasite microscopique qu'on peut cultiver aisément et qui est le seul agent de la maladie et de la mort ; il offre des virulences variables ; l'expérimentateur peut produire celles-ci à son gré ; la récidive du choléra *se montre à des degrés qui sont en sens inverse de l'intensité plus ou moins grande des premières atteintes de l'affection, et il est toujours possible de pousser la préservation assez loin pour que l'inoculation du virus le plus virulent ne produise plus du tout d'effet.*[1] Le sixième point concerne les rapports entre les virus atténués et le virus le plus virulent du choléra des poules, et ceux de la vaccine et de la variole humaine. Le virus atténué du choléra protège comme la vaccine. Il affirme que le premier dérive du virus très virulent du choléra et que leur nature fondamentale est la même, alors qu'on discute encore du rapport des virus de la vaccine et de la variole.

7. Le pansement chirurgical de Lister primé par la France ; le dépit de Déclat (décembre 1880)

Le 7 décembre 1880 Pasteur informa Déclat du prix Boudet décerné par une commission scientifique à Lister pour sa méthode de pansement : *Cher Monsieur Déclat. J'ai ouï dire en effet qu'on avait découvert en Suède le parasite produisant la lèpre. Je ne crois pas être indiscret vis-à-vis de la commission du Prix Boudet en vous informant qu'elle a arrêté son choix sur le Dr Lister, dont le procédé de pansement est aujourd'hui si universellement appliqué avec succès, de l'aveu de la plus grande majorité des chirurgiens dans le monde entier.*[2] Déclat réagit mal. Il s'en explique dans l'édition finale de 1890 de son livre. Il ressent un déni de justice et une trahison de la part de Pasteur. Car, Pasteur, dans sa lettre du 2 avril 1874 citée par Déclat, semblait admettre sa priorité sur Lister. Il distingue son attitude de celle de Sédillot, dont il s'honore d'avoir été l'élève et l'ami jusqu'à sa mort (en 1883), qui l'avait soutenu en refusant en 1877 le prix Montyon, dont il était rapporteur, à Lister. Il croit à une cabale académique en faveur de Lister pour le prix Boudet.

Par sa défaite contre Lister dans l'attribution du prix, Déclat se compare à Raspail victime, selon lui, d'une injustice pour avoir perdu l'honneur d'avoir

[1] Ib., p. 1120
[2] Pasteur, *Corr.* T. III, p. 182

découvert la cellule au profit de Virchow.[1] Il regrette que Pasteur ait oublié son livre qu'il lui avait offert en 1865 lorsque Pasteur lui écrivit, en septembre 1871, sa première lettre parlant de Lister.[2] Il revendique sa priorité en 1861 de la méthode antiseptique, et des guérisons irrécusables et irréfutables avec celle-ci de cas de variole, de typhoïde, de phtisie et d'autres maladies, et notamment du charbon humain. Selon lui, Gosselin, le rapporteur du prix Boudet, et surtout A. Bouley, de façon violente, s'opposèrent à lui.

Dans cette édition finale Déclat fait état également de son sentiment sur les rapports de Pasteur avec les médecins de l'Académie de médecine, regrettant son attitude modeste et réservée en thérapeutique face à eux car, prudemment, Pasteur refusa toujours de se prendre pour un médecin, invoquant son incompétence. Déclat se dit révolté contre les petites pratiques misérables des médecins académiciens dont Pasteur fut aussi, selon lui, une proie.[3] Il cite une

---

[1] *Je ne compris pas, étant alors en pleine lutte, sur le champ de bataille, que j'avais contre moi la force des choses. Je fis, dans la fièvre que me donnait non l'insuccès, il y a des insuccès honorables, mais un déni de justice, une réponse que je ne ferais pas aujourd'hui, mais que je devrais faire encore en pareille occurrence. J'écrivis à M. Pasteur :* On a trois jours au Palais pour maudire ses juges ; je n'attendrai pas ce délai pour vous dire, Monsieur, que vous avez laissé faire une mauvaise action. *L'action était mauvaise. On couronnait en France un étranger pour une découverte toute française. Cela ne valait pas mieux que la tentative qu'on avait faite jadis d'enlever à Raspail l'honneur d'avoir découvert la cellule, pour en faire hommage à Wirchow. C'est un jugement que je maintiens sans aucun sentiment de colère et dont le public peut apprécier la justesse.* (Ib., p. 15)

[2] *On voit à quel point il est difficile d'effacer une première impression. M. Pasteur avait eu autre chose à faire qu'à suivre dans le détail le livre que je lui avais offert en 1865 ; il n'avait pas remarqué sans doute que cette pratique nouvelle, reposant sur ses travaux, était une pratique française datant juste de dix ans, inaugurée par moi, suivie dès 1862 par Maisonneuve, Péan, Richard et d'autres ; mais, malgré les preuves que je fus obligé de donner à M. Pasteur de ma priorité, qu'il reconnut formellement en 1874, c'est encore M. Lister qui tenait la corde, comme on voit, en 1880.* […] *plus tard, l'histoire médicale établira la vérité.* (Ib., p. 16)

[3] *Ce sont là des pauvretés qui m'ont fort révolté. M. Pasteur les avait tolérées sans doute parce qu'il ne pouvait les empêcher. Qui sondera les cœurs et les reins ? D'ailleurs, il avait ses préoccupations, ses nécessités. Il avait à aplanir la route à ses découvertes et aux admirables applications qu'il en a faites. Il savait, lui qui m'avait dit à propos des médecins et de leur attachement légendaire aux vieilleries :* « je les ferai bien marcher », *que c'est chose plus aisée à dire qu'à faire. Je ne pouvais, d'ailleurs, lui demander d'avoir pour la médication phéniquée le même intérêt que moi. J'aurais dû me souvenir qu'au moment où il avait fait ses premiers pas sur le terrain de la thérapeutique, car la prophylaxie est une partie de la thérapeutique, il avait éveillé la défiance des médecins ; que le jour où il voulut bien communiquer à l'Académie les faits de guérison de fièvre intermittente dont je parlais plus haut, un médecin qui ne savait pas par quels merveilleux succès M. Pasteur justifierait cette intrusion, l'avait peu poliment* renvoyé à ses cornues, *incivilité qui n'a pas empêcher son auteur d'arriver à l'Académie. Un homme qui travaille à une grande œuvre n'a pas à s'exposer à de pareils coups de boutoir, quelque inoffensifs qu'ils puissent être. Mais je trouvais que le caractère chez M. Pasteur n'était pas à la hauteur du génie. Dans une autre occasion, je l'avais prié de constater un fait de guérison de cancer par des injections interstitielles. Craignant qu'on ne l'accusât de se poser en médecin, il s'était récusé par la lettre suivante* […] (Ib., p. 20)

lettre que Pasteur lui adressa d'Albiate près de Milan, le 23 mai 1878, pour refuser de témoigner en faveur d'une guérison.[1]

Malgré son aigreur il persiste à vouer reconnaissance et admiration pour Pasteur : *Là s'arrêtèrent mes relations avec M. Pasteur, mais mon admiration et ma reconnaissance ont persisté et persisteront toujours. Je m'en voudrais davantage de cette brusque interruption, si je n'avais conscience que je pouvais, tout petit que j'étais, devenir pour lui à certains moments un embarras et une gêne.*[2] Ainsi finirent en 1880 leurs relations. Il faut dire que depuis 1878 Pasteur avait pris une autre direction médicale, celle des vaccinations, alors que Déclat, comme il l'avoue lui-même, croyait à une thérapeutique limitée aux seuls antiseptiques, qu'il érige globalement en panacée.[3]

---

[1] *Je reçois l'épreuve que vous me faîtes l'honneur de m'adresser ; mais, je vous en prie, ne me donnez pas le ridicule de faire croire que je puisse constater l'état d'un malade : que diraient vos confrères ? On est déjà assez disposé à transformer mes convictions et mon ardeur à les soutenir en je ne sais quelle absurde prétention à l'infaillibilité. On croirait qu'avec vous je joue au médecin, au praticien. Donc, de grâce, ne me nommez plus ainsi et pour de telles observations qui sont en dehors de ma compétence, quoique je sois bien certain d'avoir vu de très maladive apparence un homme que vous m'avez plus tard renvoyé guéri, autant que je pouvais en juger sur la mine.* (Ib., p. 20-21)

[2] Ib., p. 21

[3] *On m'a fait d'autres objections dont je dois me défendre. À plusieurs reprises, mes adversaires m'ont reproché de généraliser trop, non seulement mes théories de l'origine microbienne des maladies, mais l'application du remède. En d'autres termes, on m'a reproché de vouloir faire de l'Acide Phénique une panacée. Je dois dire d'abord que je crois, dans de certaines limites, aux panacées. Je crois à un genre, sinon à une espèce de panacées. Je crois que les seuls remèdes qui agissent, agissent à titre d'antiseptiques, et l'ensemble des antiseptiques connus et à connaître sera un jour cette panacée générique.* (Ib., p. 21-22)

CHAPITRE VII : De l'étiologie des maladies contagieuses à la prophylaxie vaccinale (janvier 1881 – décembre 1882)

1. Les débuts des recherches avec Émile Roux (1853-1933) : du charbon à la rage

Joubert, à sa demande, ne fit plus partie du laboratoire de Pasteur, dont il était le sous-directeur, à partir d'octobre 1878. Le 1er décembre, Pasteur proposa au ministre pour le remplacer le physicien Chamberland et Léon Boutroux pour remplacer celui-ci. Il suggéra P.-P.-E. Roux (appelé Émile), aide de laboratoire à l'Hôtel-Dieu, comme aide-préparateur en remplacement de Boutroux.

Roux naquit à Confolens en décembre 1853. Orphelin de père en 1862 il poursuivit ses études à Aurillac. Deux de ses frères moururent durant la guerre de 1870 ce qui suscita sa haine de l'Allemagne. Il fut reçu bachelier en 1871 à Clermont-Ferrand où il s'inscrivit à l'école de médecine. Pour gagner sa vie il trouva un poste de préparateur pour les leçons de physique d'un professeur de lycée qui l'orienta pour le même poste vers Duclaux, professeur à la faculté des sciences. L'école de médecine de la ville n'assurant que trois ans d'étude il tenta le concours d'entrée à l'École militaire du Val-de-Grâce pour éviter les frais d'étude et fut reçu en juillet 1873. D'après A. Perrot et M. Schwartz il y aurait été déçu par l'enseignement, les enseignants semblant imperméables aux idées pasteuriennes, et par l'aspect disciplinaire.[1] Pourtant, Villemin y tenait la chaire d'hygiène et de médecine légale depuis 1868, et Godélier celle de clinique médicale depuis 1852, Villemin succédant d'ailleurs à la chaire de celui-ci en 1874.[2]

Quoi qu'il en soit Roux, en 1875, voulut quitter l'école et se fit renvoyer pour refus de rédiger sa thèse et pour impertinence envers le général-directeur. Ce n'est pas Alphonse Laveran (1845-1922), le prix Nobel 1907 pour sa découverte en 1880 de l'agent du paludisme, mais son père Louis Laveran (1812-1879), premier titulaire de 1856 à 1866 de la chaire des maladies et des épidémies des armées, puis directeur de l'école de 1872 à 1874, qui contribua à son renvoi. Roux trouva un travail subalterne à l'Hôtel-Dieu comme aide de clinique dans le laboratoire de clinique. En 1878, il rencontra Duclaux qui l'engagea comme préparateur pour les conférences sur les fermentations qu'il donnait à la Sorbonne.

Sous l'influence de Duclaux il se passionna pour les découvertes de Pasteur et se rendit à l'Académie de médecine l'écouter les mardis comme d'autres étudiants impatients. Vers la fin de l'année 1878 Pasteur demanda à Duclaux

---

[1] Perrot Annick et Schwartz Maxime, *Pasteur et ses lieutenants, Roux, Yersin et les autres*, Odile Jacob, Paris, 2014, p. 75-76

[2] *Le Val de Grâce et l'école d'application du service de santé militaire*, Service de propagande, Paris, 1957, p. 100 et 104

s'il connaissait un jeune médecin susceptible de l'aider dans l'étude des maladies contagieuses. Duclaux désigna Roux qui, après convocation rue d'Ulm, fut agréé par Pasteur comme préparateur, d'où la sollicitation après du ministre de son engagement.

À partir de septembre 1878 Pasteur, en collaboration avec Chamberland et Roux, présenta plusieurs mémoires sur l'étiologie du charbon. Dans son mémoire de février 1880 sur les maladies virulentes et le choléra des poules il rapporte avoir été assisté, dans ses études délicates et longues, par Chamberland et Roux avec beaucoup de zèle et d'intelligence.

Le 7 août 1880 il télégraphia d'Arbois à Roux pour qu'il envoie à Lister une culture pure de microbe du choléra des poules, en vue d'une conférence lors d'une réunion à Cambridge de la *British Medical Association*. Lister l'avait sollicité le 5 août pour cela et pour connaître sa méthode d'atténuation des virus. Pasteur ne voulut pas satisfaire ce dernier point, non par le vain désir de cacher un secret, lui écrit-il, mais par prudence, s'estimant insatisfait de ses connaissances encore incomplètes. Il lui envoya aussi deux poules vaccinées. Il demanda à Roux, dans sa lettre, de le tenir au courant de ce qui se passait à l'Académie de médecine : *Je change un peu la forme de mon mécontentement à l'Académie de médecine. Je m'achemine vers la démission, mais je ne la donne pas encore pour éviter l'éclat. Vous verrez cela mardi. Je crois qu'une discussion suivra la lecture de ma lettre. Rendez-m'en un compte fidèle.*[1] Ceci témoigne de la confiance et d'une certaine familiarité que Pasteur avait déjà envers Roux.

À partir de décembre 1880, Pasteur fit des recherches sur la rage avec Roux et Chamberland.

2. L'histoire de la rage jusqu'en 1880

Jean Théodoridès a consacré en 1986 un livre entier sur l'histoire de la rage. Nous ne retiendrons ici que l'histoire de deux idées sur la rage, en lien avec les travaux pasteuriens : celle d'un être vivant comme cause parasitaire nécessaire de la rage, et celle d'un traitement possible par une partie corporelle humaine contenant cette cause présumée. Parmi les auteurs qui ont écrit sur la rage nous ne citerons que ceux qui ont émis les idées les plus remarquables, d'abord celle de corps parasites comme causes pathologiques, ce qui implique nécessairement une capacité à se multiplier qui les différencie de simples poisons ou toxiques. Nous privilégierons aussi ceux qui ont relié cette idée à une théorie générale des contagions, et ceux ayant exprimé une idée générale d'immunité, propriété éventuellement utilisable en thérapeutique.

---

[1] Pasteur, *Corr.* T. III, p. 157

A. L'idée d'un parasite vivant responsable de la rage

a/ Girolamo Fracastoro (1478-1553)

Le premier auteur qui semble avoir émis l'hypothèse d'un être vivant à l'origine de la rage est Girolamo Fracastoro, qui consacre un chapitre entier de son *De contagionibus, de morbis contagiosis et eorum curatione* (1546) à la rage. C'est l'avis de Théodoridès.[1] Fracastor va beaucoup plus loin, puisqu'il y fournit une théorie de la spécificité des maladies contagieuses. Nous l'avons analysée dans notre précédent ouvrage sur Pasteur.[2] Les maladies contagieuses se caractérisent précisément par le fait qu'elles trouvent leur origine dans des germes vivants invisibles qui se reproduisent. Pour Fracastor elles se transmettent d'un sujet à l'autre grâce à des semences vivantes, les *seminaria contagionis*, qui sont des particules très ténues ne tombant pas sous nos sens (*particulae insensibiles*). Le fait capital qui semble à l'origine de son explication est la simple constatation qu'un individu parfaitement sain peut contracter une maladie identique à celle d'un individu malade par sa seule fréquentation ou même par celle d'un foyer matériel contagieux. Ce fait lui a révélé l'insuffisance des conceptions galéniques qui ne voyaient dans la maladie qu'une altération interne des humeurs par corruption ou putréfaction. Or, il constate que la contagion touche aussi bien, sinon mieux, des individus dont les humeurs sont, juge-t-il, parfaitement saines. Il en conclut que les causes principales des fièvres internes, c'est-à-dire les obstructions, les plénitudes, le mauvais état des humeurs, ne peuvent être la cause caractéristique des fièvres contagieuses ou pestilentes. Ces causes ne sont pas nécessaires mais accidentelles et ne peuvent que rendre la maladie plus grave ou plus rapidement meurtrière. Si ces causes suffisent quelquefois (car Fracastor veut pouvoir rendre compte de la première apparition du germe dans un premier individu), il est nécessaire dans la plupart des cas d'invoquer une autre cause, externe, cause entièrement suffisante pour expliquer le contage des maladies pestilentes qui contaminent des milliers d'individus en même temps.[3] Contrairement à Pasteur et aux tenants de l'inexistence de pathologies infectieuses spontanées Fracastor admet la spontanéité de ces maladies. Seulement, de manière remarquable, il n'admet plus l'origine interne d'une

---

[1] *Avec Fracastor, pour la première fois dans l'histoire de la rage, celle-ci est imputée à l'action de germes pathogènes présents dans la salive de l'animal mordeur qui les inoculerait à l'homme par sa morsure.* (Théodoridès, J., *Histoire de la rage, Cave Canem*, Masson, 1986, p. 66)

[2] Pinet P., *Pasteur et la philosophie*, Paris, L'Harmattan, 2004, p. 163-172

[3] *Ces fièvres peuvent se produire dans quelqu'un dont les humeurs sont en bon état. Toute obstruction, toute plénitude peut manquer, et cependant la pestilence être contractée. Il faut donc qu'il y ait un autre principe de contagion. Rien n'empêche que parfois ces conditions existent, mais c'est par accident. Elles s'ajoutent à ce quelque chose qui agit par lui-même, et la putréfaction se fait également, que ces conditions existent ou n'existent pas.* (Fracastor G., *Les trois livres sur la contagion, les maladies contagieuses et leur traitement*, tr. par L. Meunier, Paris, Société d'éditions scientifiques, 1893, p. 100)

maladie contagieuse que dans le premier individu contagieux, pour pouvoir expliquer l'apparition de la maladie.[1] Il distingue parfaitement les germes contagieux, en ce qu'ils sont vivants et capables de se multiplier, des poisons ordinaires qui ne font qu'altérer les humeurs rendues alors nuisibles pour les organes.[2]

Fracastor applique sa théorie aussi à la rage. Cependant, contrairement à d'autres maladies contagieuses où les deux autres modes de contage qu'il imagine peuvent exister, elle ne se transmet pas seulement grâce à un contact médiat par l'intermédiaire d'un foyer, ou à distance par l'intermédiaire de l'air ou d'un autre milieu extérieur. Il juge constamment nécessaire la morsure d'un chien. En ce qui concerne le traitement de la rage, il conçoit, en cohérence avec sa théorie, qu'il faut cautériser immédiatement la morsure ou appliquer des caustiques pour détruire les germes, ou la scarifier et y placer une grosse sangsue qui sucera le virus, avant d'y appliquer des onguents ou emplâtres. De même, ses remèdes internes, à base de plantes, visent à évacuer le principe toxique. Il ne semble pas imaginer de remède immunitaire ou stimulant la défense de l'organisme contre le germe.

b/ Pierre Desault (1675-1737)

Pierre Mauriac et Théodoridès considèrent Desault, par sa *Dissertation sur les maladies vénériennes* […] *avec deux dissertations sur la rage, l'autre sur la phtisie et la manière de les guérir radicalement* (1733 et 1738), comme un lointain précurseur de la microbiologie parce qu'il suppose que le levain vénérien consiste en des vers microscopiques. Il concevrait de la même façon la rage. Cependant, on peut douter de sa pertinence pour celle-ci puisque Théodoridès croit que les vers qu'il a observés aux autopsies des chiens enragés seraient des ascaris, donc des vers non microscopiques. Ceci est confirmé par Le Roux dans sa *Dissertation sur la rage* de 1783.[3]

---

[1] *Si donc, dans le premier* (individu), *les causes ont été les obstructions, la plénitude et le mauvais état des humeurs et autres causes semblables ; il n'est nullement nécessaire qu'il en soit ainsi dans le second, puisque nous voyons des gens dans un parfait état de santé* (propre sanum) *pouvoir gagner la contagion d'un autre, les germes* (seminaria) *seuls étant suffisants pour donner la contagion.* (Id.)

[2] *Les germes ne font pas que cela, ce qu'ils font surtout, c'est de créer des germes semblables à eux, toute une série de rejetons qui, portés à un autre, y sèment la contagion.* (Ib., p. 65)

[3] *C'est par des motifs aussi frivoles, qu'un des hommes les plus célebres de notre siècle* [Sauvages], *s'est efforcé de prouver que le mercure étoit le spécifique de la rage. Désault qui l'a précédé, avoit eu une idée plus ingénieuse. Il regardoit le levain de la rage comme le produit d'une multitude de petits vers qu'on apperçoit, dit-il, dans la bave des animaux enragés, & qu'on ne voit pas dans celle de ceux qui ne le sont pas. Cette théorie singuliere qu'il avoit qppliquée à presque toutes les maladies contagieuses, l'a conduit à employer le mercure contre la rage, comme étant le premier des vermifuges.* (Le Roux, *Dissertation sur la rage*, Mémoires de médecine et de physique médicale, Année 1783, partie seconde, p. 46)

c/ Boissier de Sauvages (1706-1767)

Boissier de Sauvages, dans sa *Dissertation sur la nature et la cause de la rage* (1749), à propos du venin responsable de la rage, déclare : *Une goutte de bave est en état d'exciter la rage à un animal, lequel en conséquence rendra durant quatre ou cinq jours plusieurs livres de bave, dont chaque goutte aura la même force et propriété que la première ; c'est l'expérience qui le fait voir : donc chaque goutte de bave venimeuse occasionne la production de plusieurs milliers de semblables gouttes. Si la propagation de ce venin se faisoit par division, la millième goutte n'auroit que la millième partie de la force de la première ; ce qui est contre l'observation : donc c'est par multiplication que ce venin augmente. Or un corps qui change de mixtes en sa substance, et qui se multiplie ainsi, s'appelle un levain, et si c'est par voie de putréfaction, il est pourrissant, donc la bave de l'animal enragé est un vrai levain pourrissant.*[1] Il a donc bien l'idée de multiplication du venin de la rage, analogue à celle d'un levain.

B. L'idée de traiter la rage à partir de son poison ou d'une partie d'un organe ou d'une humeur supposés ou non le contenir

a/ Un remède controversé pendant vingt siècles

Le naturaliste romain Pline l'Ancien (23-79), dans son *Historia naturalis*, qui a compilé les données et les idées des auteurs antérieurs, recommande d'appliquer sur la morsure faite par le chien enragé de la cendre de tête de chien ou des poils brûlés de leur queue. Il croit que la salive boueuse sous la langue du chien donnée en boisson préviendrait l'hydrophobie. Il conseille également de manger cru ou cuit le foie du chien enragé, ou de préparer un bouillon avec sa chair. Beaucoup d'auteurs par la suite ont préconisé l'absorption du foie du chien mordeur ou d'un autre chien enragé.

Récemment, lors d'un colloque sur la rage à Marseille en 2017, Éric Faure est revenu sur la consommation du foie, ou d'une autre partie, du chien enragé, utilisé pendant vingt siècles.[2] Il questionne l'efficacité de ce traitement qui intègre, selon lui, les principes de la vaccination. Il note que la rage constitue la maladie infectieuse pour laquelle, au milieu du XIXe siècle, on avait répertorié le plus de thérapeutiques, plus de mille quatre cents.

Après Pline l'Ancien ayant prôné le foie du chien enragé comme remède on trouve Dioscoride (c. 40-c. 90), qui est moins affirmatif sur sa valeur et ne préconise que le foie cuit, alors que Pline préférait le foie cru. Faure cite

---

[1] Boissier de Sauvages F., *Dissertation sur la nature et la cause de la rage*, 1748 in *Écrits divers*, coll. Corpus des œuvres philosophiques en langue française, 2011, p. 76 ; cité en partie par Théodoridès J., *Histoire de la rage*, Masson, 1986, p. 117

[2] « Brève analyse spatio-temporelle de l'utilisation de parties de chien enragé pour prévenir la survenue de l'hydrophobie – Vingt siècles de consommation de foie rabique » in *La rage dans tous ses états. Des approches antiques aux recherches actuelles ;* sous la direction de V. Bonet et E. Faure, Presses universitaires de Provence, 2020, p. 121-143

ensuite le rabbin ben Harash au IIe siècle, un autre auteur qui parle, lui, d'un remède à base des hippocampes du chien mordeur. En 303, le médecin chinois Ge Hong (c. 281-341) préconisait d'appliquer le cerveau du chien mordeur sur les morsures pour prévenir la rage. Un médecin arabe Ibn Nafis (1210-1288) relate l'histoire d'un chien enragé ayant mordu une quarantaine de personnes. Seules celles ayant mangé le foie du chien ont survécu alors que toutes les autres moururent. Certains auteurs ont cru aussi que les seuls humeurs ou organes (sang, bile, estomac, etc.) d'un chien ou d'un loup sains pouvaient prévenir la rage. D'autres préconisaient simplement d'appliquer l'orteil ou la canine d'un chien sur la blessure, ce qui semble relever du principe naïf et magique de sympathie.

Faure constate que lors de la Renaissance la quantité de mentions du foie rabique explosa, et qu'en Afrique du Nord foie, cœur et sang de l'animal enragé furent encore utilisés jusqu'au milieu du XXe siècle alors qu'il disparut en Europe après la vaccination de Joseph Meister.

Dans son historique il cite aussi les médecins qui doutèrent de l'efficacité du foie rabique cuit, d'abord Galien (129-c. 216) puis Oribase (c. 325- c. 395). Avicenne (980-1037) rapporte quatre remèdes à base de chien, dont le foie cuit d'un chien enragé, et son sang, jugé utile par d'autres auteurs mais auquel lui ne croit pas. Mead (1673-1754) considère le traitement par le foie rabique aussi absurde qu'insuffisant, après son échec sur un enfant ayant mangé le foie entier. Pour ma part j'ai noté que Sauvages remettait en cause ce remède des anciens du fait qu'il n'est pas sûr que le foie absorbé ne contienne pas le poison de la rage.[1] En note il cite Palmarius (1520-1588) qui faisait prendre pendant trois jours le sang desséché du chien hydrophobe. Il n'a donc pas l'idée d'une immunité possible au moyen de tels remèdes.

b/ L'interprétation de l'action du remède de foie d'enragé

On a fait plusieurs interprétations de l'action possible de l'absorption du foie, d'un autre organe ou d'un sérum de tel animal, enragé ou non.

Au VIIe siècle, Paul d'Égine rapporte que pour certains le remède par le foie du chien mordeur serait un contrepoison qui éteindrait la force du poison et l'empêcherait de se répandre dans tout l'organisme.

Le médecin A. Vital, en 1875, dans une série d'articles sur la rage dans l'antiquité gréco-romaine de la *Gazette médicale de Paris*, l'explique ainsi : l'absorption du foie de l'animal mordeur donnerait à la substance virulente communiquée par celui-ci *un terrain approprié à sa nature, où elle pourra parcourir son cycle et s'éteindre sans avoir préjudicié à l'organisme récepteur où le hasard l'avait introduite.*[2]

---

[1] *Les anciens donnoient le foie du loup enragé pour contre-poison dans ce mal : il faut qu'ils ne doutassent pas que la bile ne fût exempte du venin.* (B. de Sauvages, *op. cit.* p. 96)

[2] Ib., p. 36

Théodoridès cite un auteur allemand récent, A. Stettler, qui, dans un article de 1972, y voit une très lointaine anticipation de la sérothérapie et de la vaccination antirabiques. Pour lui cette pratique découle en fait du principe : *similia similibus curantur* (les semblables guérissent par les semblables). À noter que celui-ci diffère de l'homéopathie moderne d'Hahnemann (1755-1843), fondée en 1796, qui prône une thérapeutique par un analogue et non un semblable. Le remède n'est semblable que dans ses effets symptomatiques avec ceux de la cause morbide, mais ne dérive pas de celle-ci.

Faure écrit pour sa part : *Les hommes ont dû très tôt penser que les animaux venimeux (pour employer le langage conceptuel d'aujourd'hui) devaient obligatoirement posséder une véritable immunité à l'encontre de leur propre venin. Une fois ce postulat admis, il en découlait que l'application d'une partie de la bête, qui avait commis l'agression, sur la morsure ou son ingestion devait avoir la capacité d'annihiler le venin. Donc ce type de stratégie thérapeutique a pu apparaître précocement au cours de l'évolution, de manière indépendante sur divers continents, comme le suggèrent des études ethnologiques et historiques.*[1]

L'animal venimeux bénéficie ici d'une immunité native, innée. On pouvait alors supposer qu'une substance lui appartenant et transmise par ses ancêtres (la conception génétique n'existant pas avant Pasteur) le protégeait et pouvait donc être transférée à la victime du même animal. La notion d'immunité, par exemple qu'une maladie ne se reproduisait pas deux fois chez le même individu, au moins pour un certain temps, existait longtemps avant Pasteur, et les pratiques de l'inoculation contre la variole au XVIIIe siècle et de la vaccination jennérienne à partir de 1796 en témoignent. Dans ces cas il pouvait s'agir d'une immunité active par action des composants de l'organisme soumis au parasite. Celle-ci ne semble pas avoir été beaucoup émise car, soit le mordu par un animal enragé mourrait, soit était peu sujet à se faire mordre plusieurs fois. De plus il était difficile de se rendre compte que le remède protégeait puisqu'une bonne proportion des personnes mordues par un animal enragé pouvait survivre.

En vantant ce remède il semble plus facile d'imaginer que les auteurs précédant Pasteur concevaient un rôle d'antidote plutôt qu'une action immunitaire. Faure, après F. Gaide, soutient qu'il pouvait mettre en jeu d'autres principes que celui de similarité.[2] Dans les remèdes composés certains médecins évitaient volontairement d'utiliser la partie de l'animal censée

---

[1] Faure E., *op. cit.* p. 133

[2] *Il est souvent considéré que l'utilisation de l'animal ayant infligé la morsure venimeuse, ou seulement des parties de ce dernier, serait une application du principe de similarité (les semblables soignent les semblables). Mais d'une part, le semblable n'était pas forcément l'identique et, d'autre part, en fonction du mode d'utilisation, l'emploi de parties de l'animal mordeur pouvait résulter de l'application d'autres principes. Par exemple, l'utilisation du foie rabique pourrait reposer sur le principe d'antipathie.* (Id.)

contenir le venin. La conception de ce remède comme antidote semble aussi plus prégnante puisque la plupart des auteurs, considérant souvent la rage comme spontanée, insistent pour qu'il provienne de l'animal mordeur et non d'une autre espèce ou d'un autre animal de même espèce. On peut l'interpréter comme la possibilité pour le seul mordeur de protéger le mordu, étant capable de se protéger lui-même par agent ou action contraires.

Faure pense que l'hépatophagie rabique appartenait plutôt aux traditions populaires médicales de régions de la Méditerranée orientale qu'au savoir académique. Il développe aussi l'hypothèse d'une interprétation alternative à l'usage de ce remède, ni semblable ni antipathique, qui s'inscrit dans une conception humorale de la maladie, et aussi le rôle de la tradition qui aurait permis à ce remède de subsister pendant deux millénaires bien que fondé sur des conceptions incorrectes de la rage.

Il conclut pourtant à l'impossibilité de répondre nettement à la question si oui ou non ce remède pouvait prévenir la rage clinique. En faveur d'une réponse positive seraient les faits que des virus rabiques sont souvent détectés dans le foie des mammifères enragés et que sa cuisson modérée ôterait toute virulence aux virus tout en gardant le pouvoir immunogène de leurs protéines. Celles-ci pourraient par contre le perdre par d'autres préparations du foie. Il admet donc finalement que cette thérapeutique par le foie ou le sang de l'enragé pourrait anticiper le concept de vaccination et même celui de sérothérapie. Je dirais « préparer » plutôt qu' « anticiper », car cette pratique très diverse dans son application demeura de fait très empirique. L'auteur la nomme « paléovaccination ».

c/ L'immunité provoquée par modification indirecte du poison

Théodoridès signale les expériences d'Eusebio Valli (1755-1816) qui, en 1799, a tenté de rendre réfractaires des animaux à une maladie en modifiant le produit morbide. Il fut sans doute inspiré par la vaccination jennérienne, qui utilisait le pus de la vaccine, différent du pus variolique, car il commença par celui-ci. Il l'atténua avec du suc gastrique de grenouille, dont l'action antivirale a été établie par Fermi en 1907. Il fit la même tentative avec la salive de chien enragé. Des chiens inoculés avec cette salive traitée ne prirent pas la rage. Il aurait même prétendu avoir préservé des humains mordus par des chiens enragés. Certains historiens italiens en ont déduit que Valli, avant Pasteur, avait réussi la première vaccination antirabique.

C. Les idées sur la rage connues de Pasteur

a/ **Observations sur la nature et sur le traitement de la rage** *(1780) d'Antoine Portal (1742-1832)*

Dans la bibliothèque de la maison d'Arbois on trouve la seconde édition de cet ouvrage, de 1780, la première datant de l'année précédente. Nous rendrons compte donc de quelques idées intéressantes pour notre propos et de leurs aspects positifs, à partir notamment de l'analyse de Théodoridès.

Celui-ci juge que Portal a laissé la plus importante contribution parmi les auteurs français du XVIIIe siècle. Comme beaucoup d'autres auteurs Portal distingue la rage spontanée de la rage communiquée, estimant cependant rare la première. Il reconnaît que l'infection vient de la salive du sujet enragé. Il note qu'en général la rage symptomatique survient au quarantième jour, relevant des exemples d'incubation qui vont de deux semaines à vingt ans.

Il rapporte que toutes les autopsies faites par les auteurs (Mead, Tauvry, Boissier de Sauvages, Morgagni, Sénac) n'ont rien révélé de nouveau sur les causes de la rage. Il réfute Boissier de Sauvages (1706-1767)[1] qui croyait que la force de la rage dépendait de celle du sujet qui l'avait, et du nombre de morsures. Il voit justement qu'*il suffit que quelque atôme de virus hydrophobique se soit insinué dans la masse du sang, pour donner lieu à la rage la plus affreuse.*[2]

Pour lui, la rage est comparable à l'épilepsie et siège dans les nerfs qu'elle irrite. Il ne paraît pas suspecter la nature parasitaire de son virus et de ceux d'autres maladies infectieuses : *Nous n'avons pas de connoissances plus certaines sur la nature de ce virus que sur celle des virus de la vérole, des écrouelles, du scorbut, de la petite-vérole & des dartres (avec lesquels divers auteurs ont comparé le virus hydrophobique).*[3] Il se montre pertinent quand il indique que le virus n'agit pas sur le sang ni se transmet par lui, l'inverse étant exceptionnel.

À propos du traitement il juge peu sûre et douloureuse la cautérisation par le feu, préférant le beurre d'antimoine, et les scarifications provocatrices de petites hémorragies censées entraîner le virus. Il suspecte que les guérisons prétendues résultent de ce que la salive de l'animal enragé n'était plus infectieuse, le virus ayant été rejeté par l'animal lors de morsures antérieures, ou bien absorbé par les vêtements des personnes mordues.

Il termine son livre par une critique historique des auteurs depuis Galien (129-c. 216) jusqu'au premier ouvrage (1780) de Le Roux.[4]

b/* Méthode de traiter les morsures des animaux enragés et de la vipère, suivi d'un précis de la pustule maligne *(1785) de Joseph Enaux (1726-1798) et François Chaussier (1746-1828)

On trouve cité par Pasteur cet ouvrage dans le manuscrit 18002 qui date de 1876 à 1880.

---

[1] Sauvages avait publié en 1749 sa *Dissertation sur la nature et la cause de la rage.*

[2] Portal, *Observations sur la nature et sur le traitement de la rage*, Yverdon, 1779, p. 67 ; Théodoridès J., *Histoire de la rage, Cave Canem*, Masson, 1986, p. 122

[3] Ib., p. 81 ; la partie entre parenthèses est citée par Théodoridès à partir de l'édition de 1787.

[4] En 1780, A.-M. Le Roux (1730-1792) publia à Dijon *Observations sur la rage suivies de réflexions sur les spécifiques de cette maladie.*

Les auteurs croient, comme Portal, à l'existence de rage spontanée, provoquée par divers facteurs, bien que, pour l'homme, il semble l'admettre surtout communiquée par contagion : *la rage est pour l'homme une maladie communiquée, la suite de la morsure d'un animal enragé ; elle dépend donc comme toutes les maladies contagieuses, d'un venin, ou, si l'on veut, d'un virus que la dent de l'animal porte et insinue dans la partie : ainsi la blessure est le centre et le foyer de l'infection.*[1] Ils accordent une valeur à l'expérience proposée par C.G. Gruner (1744-1815) consistant à frotter, avec la bave d'un animal mort suspect de rage, une incision faite à un chien bien portant pour déterminer si l'animal est vraiment rabique. Celui-ci doit l'être si le chien d'expérience manifeste des symptômes de rage au bout d'une semaine.

Pour eux une plaie très hémorragique et qui suppurera est moins dangereuse que celle provoquée par un coup de dent profond et cicatrisant rapidement. Ils jugent aussi que les plaies faites à travers les vêtements sont moins dangereuses, à l'inverse de celles du visage et du cou.

Ils relèvent que la cautérisation par le feu est considérée comme le meilleur moyen préventif, et qu'on recommande de garder la plaie ouverte pour éviter la diffusion du venin.

c/ Déclat (1865) et Bergeret (1873)

Dès 1865, dans son traité sur l'acide phénique offert à Pasteur, Déclat croit que la rage est contagieuse et provoquée par un micro-organisme, un virus vivant qui se multiplie. Il l'exprime très clairement dans un texte que nous avons déjà reproduit, tout en croyant à sa spontanéité endogène à certains organismes animaux : la rage *est une maladie contagieuse déterminée chez l'homme par l'introduction dans l'économie d'un virus spécial ; ce virus se produit spontanément chez le chien, le loup, le chacal et le renard. Une fois produit, il peut se transmettre à d'autres espèces animales, à l'homme en particulier. Ici comme dans toutes les affections à virus, le mal est probablement produit par l'introduction d'un être vivant qui se multiplie, et qui, inoculé, pourrait se perpétuer comme la petite vérole ou le vaccin.*[2]

En 1873, Bergeret fit paraître son mémoire sur la rage, dont on ne sait si Pasteur l'a lu. Théodoridès ne le cite pas.

d/ Henri Bouley (1814-1885) et Brouardel Paul-Camille-Hippolyte (1837-1906)

Le texte le plus important pour mesurer les connaissances de Pasteur sur la rage est certainement les deux articles « Rage » et « Rage chez l'homme » du *Dictionnaire encyclopédique des sciences médicales* dirigé par Dechambre. Ces deux articles réunis forment deux cent dix pages. Ils appartiennent au tome second de la troisième série, publié en 1877. Le premier article est signé

[1] Théodoridès J., *Histoire de la rage*, *Cave Canem*, Masson, 1986, p. 137

[2] Déclat G., *Nouvelles applications de l'acide phénique en médecine et en chirurgie*, Paris, Delahaye, octobre 1865, p. 180

Bouley, le second, Bouley et Brouardel, mais ce dernier l'a manifestement rédigé, qualifiant Bouley de collaborateur.

➢ La rage animale

Nous avons vu qu'en février 1880 Pasteur avait écrit à sa fille et son gendre pour qu'ils viennent se faire vacciner à son laboratoire, d'autant qu'il avait lu dans le dictionnaire de Dechambre que la vaccine pouvait guérir des maladies cutanées. René Vallery-Radot souffrait d'un herpès depuis quelques semaines. Pasteur a donc certainement aussi lu les articles sur la rage au début de ses recherches sur cette maladie, d'autant que Bouley était devenu un très bon ami depuis 1877. Théodoridès cite à peine ces articles. Il note seulement que Bouley y doute de la spontanéité de la rage du fait qu'il n'en existe aucune preuve scientifique, et que la très importante bibliographie (qui se termine en 1874) représente une mise au point très complète des connaissances de l'époque. Devant ce vaste travail nous n'en soulignerons que quelques points et données qui ont devancé Pasteur et pu se montrer importants pour ses recherches. Nous nous limiterons surtout aux opinions et aux recherches des médecins.

Bouley commence par constater que la rage inspire la terreur malgré sa rareté, parce qu'elle ne laisse aucune espérance, étant fatale infailliblement. Il estime sa mortalité à environ cent décès par an. Il la définit comme virulente mais non infectieuse (non contagieuse sans contact). Sa spontanéité lui paraît admissible pour les espèces canine et féline, mais tout à fait exceptionnelle, car contagieuse dans la majorité des cas, uniquement par inoculation directe de son germe. Il trouve insensé le préservatif consistant à manger en entier le foie ou la tête du chien qui a mordu, ou à avaler sa salive visqueuse, raclée sous la langue, et incorporée à une pilule.

Il énumère les expériences tentant d'établir la virulence du sang d'un enragé et conclut, mais sans l'affirmer absolument, que cet état n'existe pas. Les expériences réalisées d'inoculation de fragments de nerfs ne démontrant pas non plus leur virulence il croit donc à la virulence exclusive de la salive contenue dans la cavité buccale ou les glandes salivaires. Il assure de plus qu'elle est virulente et contagieuse chez toutes les espèces animales capables de développer la rage et chez l'homme.

Il relève les expériences de 1842 du professeur vétérinaire lyonnais Rey qui tendait à admettre que *le virus rabique, après avoir passé par l'organisme des moutons, n'était plus susceptible de repulluler dans l'organisme du chien et de donner lieu chez lui à la manifestation de la rage.*[1] Autrement dit, la virulence du virus rabique canin pouvait varier en traversant d'autres espèces, s'affaiblir notamment dans l'organisme des herbivores, et les chiens devenir

[1] *Dictionnaire encyclopédique des sciences médicales*, dirigé par A. Dechambre, Masson et Asselin, Paris, 1877, troisième série, Tome 2e, p. 52

réfractaires à l'inoculation du virus originel. Dans les loups il prendrait une plus grande activité. Bouley présente ceci comme une présomption.

Après examen de toutes les circonstances considérées et admises comme causes de la rage il conclut que *la spontanéité de la rage canine n'est qu'une croyance à l'appui de laquelle, si on peut invoquer un certain nombre de probabilités, on ne saurait produire une seule preuve véritablement scientifique.*[1] Il se rallie maintenant, après son étude nouvelle de la question, à cette opinion, déjà exprimée par Boudin[2] dans un mémoire qui avait provoqué en 1863 à l'Académie de médecine une discussion sur la rage, opinion qu'il avait alors combattue. Il cite aussi un professeur de l'école de vétérinaire de Lyon, Saint-Cyr, qui écrivit en 1866 *qu'il n'est pour les maladies virulentes qu'un seul mode de propagation, la contagion ; qu'une seule cause spécifique, le virus ; que ces maladies, en un mot, ne sont jamais spontanées.*[3] Il assure donc que seule la contagion est prouvée. Elle constitue pour lui la cause certainement unique et exclusive de la rage.

Des autopsies et des recherches effectuées par un auteur autrichien, Bruckmüller, sur 375 chiens enragés, et de l'évolution des symptômes qu'il détaille chez le chien enragé, il conclut que la rage touche l'appareil cérébro-spinal, d'abord le cerveau jusqu'à la partie postérieure de la moelle.

➢ La rage humaine

Passons à l'article de Brouardel sur la rage de l'homme. Il certifie, comme Bouley, que l'hydrophobie n'est pas spécifique de la rage, car elle survient dans certaines névroses et peut être absente chez l'homme atteint de rage. Celle-ci est une maladie virulente et jamais spontanée chez l'humain. Il la rapproche de la morve, de la pustule maligne (charbon) et de la vaccine, en ce que les animaux la communiquent à l'homme, et de la syphilis et de la variole par leur inoculabilité. Comme Bouley il remarque l'extrême variabilité de sa durée d'incubation et de sa symptomatologie.

Suit son historique de la rage chez l'homme de l'Antiquité au XIXe siècle, se contentant de rappeler les auteurs ayant émis une idée nouvelle. Il mentionne Aetius, Serapion, Rhazès, Mead, Van Swieten, ainsi que Morgagni pour ses critiques des nombreuses opinions antérieures. Il trouve que C.-L.-F. Andry (1741-1829), dans ses *Recherches sur la rage* (1780), a recueilli sans critique les superstitions populaires et médicales sur cette maladie. Il estime l'ouvrage d'Enaux et Chaussier de 1785 supérieur à tous les précédents.

---

[1] Ib., p. 90

[2] Boudin avait publié, en 1861, dans la *Gazette médicale de Paris* son article « Études sur la rage dans divers États de l'Europe » et, en 1862, dans les *Annales de médecine et de chirurgie militaires* des « Documents pour servir à l'histoire de la rage chez l'homme et chez les animaux ».

[3] Ib., p. 92

Il note que Bosquillon a nié l'existence d'un virus rabique en 1802 et que cette thèse paradoxale et aisément contredite par les faits a eu des partisans jusque ces dernières années.

Il cite comme remarquable l'article sur la rage (1820) de L.-R. Villermé (1782-1863) et L.-F. Trolliet (1778-1852) dans le dictionnaire médical en soixante volumes[1], celui de J.-A. Rochoux (1843) dans le *Dictionnaire de médecine* en trente volumes, et le chapitre que Virchow a consacré à la rage dans son *Manuel de pathologie* (1855).

À propos de la répartition géographique de la rage il note que les « nègres » d'Afrique considèrent comme un moyen prophylactique puissant d'abattre le chien soupçonné de rage, d'en extraire et de faire rôtir le foie, puis de le donner à manger à la personne mordue par ce chien.

Une statistique a relevé 685 cas mortels de rage en France de 1850 à 1872 [soit 30 par an environ] chiffre que Brouardel juge très sous-estimé.

Il assure que le virus rabique ne siège que dans la bave et non dans le sang, et ne pénètre chez l'homme sain que par effraction cutanée. Il note, après Bouley, que la virulence de la salive diffère beaucoup suivant les espèces. Faisons attention qu'il appelle « immunité », comme beaucoup d'auteurs, le fait simple pour un individu de ne pas succomber à l'inoculation du virus, sans préjuger du mécanisme de cette résistance. Il admet une incubation moyenne de quarante jours. À partir de différents tableaux statistiques issus de plusieurs enquêtes il conclut que cette durée varie non en fonction de l'animal mordeur, mais en fonction des conditions de réceptivité de l'homme mordu et surtout du siège de la morsure.

Après description détaillée des symptômes de la rage chez l'homme il passe aux diagnostics différentiels. Il caractérise essentiellement la rage par l'excitabilité simultanée des organes innervés par le bulbe. Il souligne que le spasme de la respiration précède souvent et accompagne toujours l'hydrophobie quand elle existe. On doit donc la distinguer de l'*hydrophobie imaginaire* due à la terreur, de certains cas d'hystérie. Le tétanos présente des analogies, mais lui semble assez facile à distinguer de la rage par l'évolution et l'analyse des symptômes. Chez un épileptique le début des symptômes rabiques peut être mis, par mégarde, sur le compte de l'épilepsie. Il souligne que l'hydrophobie appartient à une foule de maladies sans en caractériser aucune. Il remarque aussi l'analogie symptomatique du *délirium tremens* avec la rage. Il croit qu'on les a parfois confondus et soupçonne que les cas notifiés de très longue incubation de rage résultent peut-être de la confusion entre cette prétendue rage et un *délirium tremens* qui se développait de façon chronique. On peut cependant les distinguer par l'ordre d'apparition de leurs symptômes.

À propos du pronostic le siège de la morsure lui paraît représenter le facteur principal, en ce qu'elle a lieu sur une partie nue ou bien couverte. Par exemple,

---

[1] Cet article « Rage » figure dans le tome 47, p. 37-135, du *Dictionnaire des sciences médicales*, Panckoucke, Paris

selon une enquête du comité d'hygiène 88% des personnes mordues au visage mouraient contre 21% de celles mordues aux membres inférieurs.

Sur la nature du virus il croit que pour agir il doit subir une préparation, une élaboration préalable, personnelle à l'individu blessé, ce qui le rapprocherait des autres maladies virulentes, comme la vaccine. Il note cependant la différence du virus rabique avec la graine du vaccin qui produit de nouveaux germes arrivant à maturité en un temps bien déterminé. Il attribue la variabilité de la durée d'incubation aux différences d'activité des évolutions moléculaires, physiologiques ou pathologiques, émettant cependant toute réserve sur l'hypothèse d'infusoires ou d'animalcules se multipliant plus ou moins rapidement au lieu de la morsure ou dans le sang, parce qu'on n'a trouvé aucune trace de ceux-ci.

Le poison rabique touche pour lui tous les appareils nerveux, mais atteint surtout les fonctions du bulbe rachidien où son action se concentre.

Brouardel termine son exposé par le traitement de la rage. Le traitement prophylactique vise, la morsure étant produite par un animal enragé ou suspect, à empêcher le virus de pénétrer dans les tissus. La destruction par des caustiques énergiques lui semble le seul moyen efficace. Il conseille, entre le moment de l'inoculation et la cautérisation urgente de la plaie, de lier le membre atteint, en le serrant énergiquement, entre la blessure et le cœur pour empêcher l'absorption et surtout faire saigner la plaie dans le but d'entraîner le liquide virulent. Dans le même but on devra exprimer la plaie de dedans en dehors et procéder à son lavage continu avec tout liquide. Le blessé devra sucer immédiatement lui-même la plaie s'il peut l'atteindre ou, à défaut, qu'une personne dévouée le fasse, en rejetant de suite le liquide aspiré.

Nous avons vu que Bergeret considérait peu fiables toutes ces méthodes, sans doute de façon excessive car probablement efficaces dans certains cas, comme le montre d'ailleurs Brouardel. À partir de quatre tableaux statistiques des cas de rage entre 1850 et 1872 figurés par Tardieu, Bouley, le comité d'hygiène, et les médecins, Brouardel conclut que la cautérisation par le fer rouge est le moyen le plus efficace, que d'autres caustiques sont efficaces : beurre (chlorure) d'antimoine, caustique de Vienne préconisé par Virchow, acide sulfurique concentré, mais que d'autres sont insuffisants. Il reconnaît cependant, contrairement à ce qu'il pensait de manière théorique, que seule une cautérisation « immédiate », par laquelle il entend celle pratiquée moins d'une heure après la morsure, se montre efficace statistiquement. Cette conclusion n'étant pas absolue il recommande de la pratiquer même longtemps après l'inoculation. Il ne s'oppose pas au travail de suppuration, qui pourrait modifier ou même détruire le virus, que prônent tous les auteurs anciens.

Après une revue historique des traitements préventifs préconisés dans la rage, sans évoquer celui du foie rôti du loup, il passe au traitement moral auquel il ne s'oppose pas s'il ne se substitue pas aux moyens matériels d'agir.

Il recense ensuite quelques traitements curatifs tentés dans la rage déclarée, tous non probants, et ceux palliatifs ou calmant certains symptômes. En appendice, il liste successivement les remèdes appartenant aux différents règnes, végétal, animal, minéral, ceux composés, dont l'omelette cabalistique, et ceux par procédé opératoire comme la trachéotomie, la vaccination sur la plaie et l'injection du venin de vipère.

3. Les premières recherches de Pasteur sur la rage avec Roux et Chamberland

A. Un microbe non détecté

La rage étant provoquée le plus souvent par la morsure d'un chien il était logique de rechercher son microbe dans la gueule d'un chien enragé. On pouvait aussi en déduire que ce microbe se retrouverait peut-être dans la gueule d'un autre animal ou dans la bouche d'une personne atteinte par la rage, où il était moins dangereux de faire un prélèvement.

Pasteur fut averti le 10 décembre 1880 par Lannelongue qu'un enfant de cinq ans, entré dans son service de l'hôpital Sainte-Eugénie la veille, était mort de la rage.

Le 13 janvier 1881 il présenta, devant la Société centrale de médecine vétérinaire, le résultat de ses expériences avec la salive (en fait le mucus de la voûte palatine) de cet enfant, prélevée quatre heures après sa mort et inoculée à des lapins. Il avait ainsi observé dans le sang des animaux un organisme, nouveau pour lui, de $1/1000^{e}$ de millimètre, dont la forme en 8 était assez proche de celle du choléra des poules. Ce germe était cultivable indéfiniment, et reproduisait une maladie toujours identique, mais différente de la rage, même chez le chien, qui y était très sensible. Par contre, le cochon d'Inde et la poule s'en montrèrent réfractaires. Il avait aussi fait des essais à partir de la salive de chien enragé. Mais le danger des manipulations et la longue durée d'incubation de la rage chez le chien lui firent préférer comme animal d'expérience le lapin, dont se servait déjà le vétérinaire Galtier (1846-1908), le grand méconnu et oublié de l'histoire de la rage selon Théodoridès, dans ses expériences rabiques.

Concurremment, Lannelongue, et Maurice Raynaud, chef de service à Lariboisière, firent une communication à l'Académie de médecine le 18 janvier 1881 sur leurs expériences d'inoculation aux lapins de la salive de l'enfant malade. Ils inoculèrent aussi du sang, prélevé avant la mort de l'enfant ce que Pasteur n'avait pas pu faire, à des lapins. Les expériences furent négatives, en ce sens que la maladie qu'ils provoquèrent n'était pas la rage comme ils le crurent, mais une maladie jugée différente par Pasteur. Ceci n'est pas étonnant puisqu'on sut plus tard que le virus rabique se propage surtout par l'intermédiaire des nerfs et très peu par le sang.

Louis Pasteur Vallery-Radot n'a pas retranscrit leur communication. Mais il a reproduit la discussion qui s'ensuivit à laquelle participa Pasteur. Celui-ci nia, contre Colin, avoir dit que le microbe en 8 qu'il avait observé était la cause de la rage.

Il confirma ceci les 24 et 25 janvier dans sa communication *Sur une maladie nouvelle provoquée par la salive d'un enfant mort de la rage* à l'Académie des sciences et à celle de médecine. Pour garantir la relation possible entre la présence de tel organisme microscopique et une maladie il utilisa sa méthode de démonstration, la plus sûre selon lui, consistant à cultiver l'organisme microscopique en dehors du corps des animaux. Il cite le travail, précieux dit-il, de Galtier, professeur à l'école vétérinaire de Lyon, présenté à l'Académie des sciences l'année précédente. Il n'a donc pas ignoré Galtier comme on le dit souvent. Dans la séance du 25 janvier il affirma que cette maladie nouvelle n'avait rien à voir avec la septicémie aiguë, dite aussi expérimentale, contrairement à ce que prétendait Colin. Il ne se montra pas sûr, par contre, d'après ses expériences, de son indépendance absolue avec la rage. Sauf que le microbe prélevé et cultivé n'était pas celui de la rage, invisible aux microscopes de l'époque, mais un pneumocoque. À cette séance du 25 janvier de l'Académie de médecine Bouley lut une note de Galtier indiquant avoir provoqué plusieurs fois la rage à des lapins par l'inoculation du produit obtenu par raclage de la muqueuse bucco-pharyngienne de chiens alors qu'elle ne s'était jamais développée en inoculant celui obtenu par expression de la substance cérébrale.

Dans la séance du 1er février Colin accusa Pasteur, mais aussi Raynaud et Lannelongue, pourtant médecins, d'outrager l'art expérimental et de l'aborder sans avoir le sens de la physiologie et de la clinique. Pour trancher le débat Pasteur proposa d'effectuer ses expériences, comme le désirait Colin, devant l'Académie et non au laboratoire, et de nommer une commission pour en juger. Colin refusa d'en faire partie et l'Académie décida cette nomination avec comme commissionnaires Bouley, Vulpian, Davaine, A. Guérin, et Villemin qui fut désigné comme rapporteur. Cette commission, très favorable *a priori* à Pasteur, se réunit les 3 et 4 février, sans Colin, dans le laboratoire de la rue d'Ulm, pour juger d'abord de la septicémie et de la nouvelle maladie découverte par Pasteur. Celui-ci pratiqua deux séries d'expérience, l'une avec une goutte de sang septique, l'autre avec une goutte de sang d'un animal mort de la maladie dérivée de la salive rabique. À partir de la sérosité et du sang contaminés obtenus chez ces premiers animaux Pasteur reproduisit, dans deux nouvelles séries, les deux maladies, la septicémie et la nouvelle maladie qu'il avait révélée, devant les membres de la commission qui conclut que rien ne permettait de les identifier.

Dans la séance de l'Académie de médecine du 22 mars 1881 M.-P. Parrot (1829-1883), médecin des hospices des Enfants-Assistés, fit une communication sur *L'organisme microscopique trouvé par M. Pasteur dans la maladie nouvelle provoquée par la salive d'un enfant mort de la rage*, en produisant une lettre que lui avait adressée Pasteur ce jour-là. Pasteur, par des expériences d'inoculation de salive, d'un enfant du service de Raynaud mort de la rage le 24 février, de plusieurs enfants du service de Parrot, et d'un adulte sain, se rendit compte que le même microbe était toujours isolé et qu'*il n'est pas douteux qu'on pourrait le trouver souvent et que cet organisme doit être un de ceux qui habitent les premières voies digestives* et qu'*en conséquence, la nouvelle maladie n'a aucune relation avec la rage.*[1]

B. Un virus à tropisme nerveux et cérébral

Le *Bulletin de la Société nationale d'agriculture de France* publia la communication de Pasteur du 25 janvier dans sa séance du 23 février sous le titre *Sur des études relatives à la rage* en commentant ce que Pasteur y avait ajouté. Depuis le 11 décembre 1880 cinq autres personnes étaient décédées de la rage. Rappelant la note de Galtier communiquée à l'Académie de médecine le 25 janvier 1881 par Bouley et son échec de l'inoculation de substance cérébrale au lapin pour produire la rage le bulletin avisa qu'*il y avait donc intérêt à faire de nouvelles expériences sur ce point ; or, MM. Pasteur, Roux et Chamberland ont pris, dans des lapins morts, le liquide de l'encéphale et l'ont inoculé à des lapins qui sont morts, comme les premiers. Cette expérience a été renouvelée plusieurs fois, et tend à prouver que le cerveau est le siège de la rage.*[2] Un pas de plus était donc franchi par l'équipe de Pasteur.

Le bulletin conclut de manière prémonitoire : *En résumé, M. Pasteur et ses collaborateurs espèrent que si la rage pouvait être attribuée à la présence d'un organisme microscopique, il ne serait peut-être pas au-dessus des ressources actuelles de la science de trouver le moyen d'atténuer l'action du virus de la terrifiante maladie, pour le faire servir ensuite à en préserver les chiens et, par suite, l'homme qui jamais ne contracte ce mal affreux que par les caresses ou la morsure d'un chien enragé.*[3]

À partir d'avril 1881 Thuillier intégra l'équipe de recherche expérimentale. Elle apporta un nouveau progrès dans la technique expérimentale, dont Pasteur prit date dans une note présentée à l'Académie des sciences le 30 mai 1881, lue le lendemain par le secrétaire perpétuel de l'Académie de médecine, Béclard. Pasteur y assure que le virus rabique peut siéger dans le bulbe rachidien[4], dans la portion frontale d'un des hémisphères cérébraux et dans le liquide céphalo-rachidien, et s'y trouve d'une virulence au moins égale à celle

---

[1] *Œuvres de Pasteur*, T. VI, p. 571
[2] Ib., T. VI, p. 567
[3] Id.
[4] *Cette opinion*, dit Pasteur, *a été soutenue, il y a deux ans, avec distinction, par M. le Dr Duboué.* (Ib., T. VI, p. 573) En effet, Henri Duboué avait publié en 1879 à Paris un ouvrage intitulé *Sur la physiologie pathologique et du traitement rationnel de la rage.*

qu'il possède dans la salive des enragés. Il annonce qu'ils sont arrivés à réduire considérablement, à une semaine ou deux, la durée d'incubation de la rage, par inoculation directe, à la surface du cerveau d'un animal après trépanation, de la substance cérébrale d'un chien enragé, et de la communiquer à coup sûr.[1] Tout lui paraît donc prêt dans son laboratoire pour donner aux études sur la rage une grande extension.

4. L'expérience de Pouilly-le-Fort ; le ralliement de la plupart des membres de l'Académie de médecine et la résistance de quelques-uns (juin 1881)

Le 8 mars 1881 Pasteur avait chargé Bouley de communiquer deux notes à l'Académie de médecine et d'expliquer son absence en faisant discrètement allusion à sa résolution de ne plus assister à ses séances. Il ajoute, en l'engageant à le faire savoir à l'académie : *je suis plein de reconnaissance pour les nombreux témoignages de sympathie que j'ai reçus de la Compagnie, ce qui est très vrai.*[2] Il semble donc qu'une bonne fraction de l'Académie était déjà pour lui et qu'il était loin de n'avoir que des ennemis.

Leur seconde petite fille Camille Vallery-Radot, née le 17 septembre 1880, ayant attrapé la coqueluche les Pasteur décidèrent, pour sa convalescence et pour se reposer, de partir à Arbois avec leurs domestiques le 4 avril 1881. Le 11 avril l'enfant n'était pas encore guérie, mais un mieux se dessinait.[3] Ils revinrent trois semaines plus tard.

Après la réussite complète, début juin, de l'expérience de vaccination des moutons et des vaches à Pouilly-le-Fort contre le charbon, Roger, Béclard et d'autres membres de l'Académie de médecine, pressèrent Pasteur de revenir à ses séances, ce qu'il consentit, cette seule fois assure-t-il, pour y exposer cette expérience. Il ne veut pas bouder l'Académie, avouant n'y mépriser que deux hommes, sous-entendu le vétérinaire Colin et le médecin J. Guérin.

Le 13 juin, Pasteur fit sa communication d'abord à l'Académie des sciences. Selon sa femme, qui écrivit à leur fille le lendemain, tous les membres lui ont serré la main en lui adressant mille félicitations.

En a-t-il été de même le lendemain à l'Académie de médecine ? Oui, d'après les commentaires de Mme Pasteur le 16 juin, excepté l'inévitable Colin.[4] Cependant, une discussion suivit la communication de Pasteur que

---

[1] Ib., T. VI, p. 573-574

[2] Ib., T. III, p. 186

[3] *Aussi la coqueluche n'a pas encore donné raison au fameux remède du changement d'air. Toutefois la santé de la petite chérie est excellente et maintenant elle ne se réveille pas la nuit à chaque quinte. C'est un progrès.* (Pasteur, *Corr.* T. III, p. 187)

[4] *Nos trois communications sont faites. Hier, c'était à la Société d'agriculture où nous avons eu, comme la veille à l'Académie de médecine, d'unanimes applaudissements. Je ne parle pas de l'opposition bête que cet affreux Colin a encore trouvé moyen de faire ; tous ses confrères le traitent de fou.* (Ib., T. III, p. 210)

Louis Pasteur Vallery-Radot a retranscrite après celle-ci. Dans sa communication Pasteur avait signalé qu'une des brebis sur les vingt-quatre vaccinées était morte, qu'une autopsie avait été pratiquée le jour même par Rossignol, le propriétaire de la ferme de Pouilly-le-Fort, avec un vétérinaire militaire. La brebis était pleine et son fœtus mort depuis douze à quinze jours. Les vétérinaires qui firent l'autopsie conclurent que sa mort résultait de celle de son fœtus.

Pasteur conclut sa communication en indiquant l'apport de sa méthode de vaccination par rapport à celle de Jenner (1749-1823) et en prophétisant pertinemment sa généralisation future : *En résumé, nous possédons maintenant des virus-vaccins du charbon, capables de préserver de la maladie mortelle, sans jamais être eux-mêmes mortels, vaccins vivants, cultivables à volonté, transportables partout sans altération, préparés enfin par une méthode qu'on peut croire susceptible de généralisation, puisque, une première fois, elle a servi à trouver le vaccin du choléra des poules. Par le caractère des conditions que j'énumère ici, et à n'envisager les choses que du point de vue scientifique, la découverte des vaccins charbonneux constitue un progrès sensible sur le vaccin jennérien, puisque ce dernier n'a jamais été obtenu expérimentalement.*[1]

Sans être vétérinaire Blot intervint le premier pour s'informer de l'état des membranes de la brebis lors de l'autopsie. Il affirma que la mort de la mère ne pouvait être due à la mort du fœtus macéré. Il argua que quand il était interne à la Maternité il fit de nombreuses expériences pour démontrer qu'il n'y avait aucun inconvénient à vacciner les femmes à terme. Depaul approuva Blot sur l'irresponsabilité de la mort du fœtus sur celle de la mère en cas de membranes intactes. Pasteur répondit avec juste raison que la vaccination avait pu déterminer la mort de cette brebis, étant donné son état de santé lors du port d'un fœtus mort depuis dix à quinze jours. Colin invoqua vainement une différence entre les liquides du charbon en culture et le sang charbonneux.

Le jour même de sa communication du 14 juin Pasteur écrivit à Rossignol pour qu'il explique la mort de la brebis disputée par Blot et Depaul. À la séance suivante du 21 juin, où il ne se présenta pas conformément à son intention, Bouley lut la note de Rossignol décrivant l'autopsie de la brebis huit heures après sa mort. Chamberland et Roux y avaient assisté. Rossignol nia absolument que les bactéridies du charbon fussent la cause du décès de la brebis et se dit convaincu, avec son confrère, qu'elle était due à la mort de son fœtus causée par les nombreuses manipulations subies par elle durant toute l'expérience.[2]

---

[1] *Œuvres de Pasteur*, T. VI, p. 350-351

[2] Ib., T. VI, p. 718-720

5. Le congrès de Londres (2 - 9 août 1881))

Pasteur, accompagné de son fils Jean-Baptiste, de René Vallery-Radot, et de Denys Cochin (1851-1922)[1], qui lui avait demandé la faveur de l'accompagner, arrivèrent à Londres le 31 juillet. Pasteur fut fier de sa bonne santé car il n'eut pas le mal de mer lors de la traversée, contrairement à son fils et à son gendre. Il y eut beaucoup de médecins de Paris sur le bateau, dont *M. Jules Guérin et M. Béchamp qui ont paru désagréablement surpris de m'apercevoir. Je m'imagine que tous nos grands disciples d'Hippocrate sont assez peu flattés de lire dans tous les journaux que le Ministre a envoyé pour représenter la France à un congrès médical international un chimiste.*[2]

Le congrès, auquel participèrent trois mille personnes dont plus de deux cent cinquante français et encore beaucoup plus d'Allemands, fut un grand succès pour Pasteur, qui fut acclamé à son entrée dans la salle le 3 août. Selon lui, le grand chirurgien anglais Sir James Paget (1814-1899) fit le discours le plus long et le plus remarquable, ne citant que son seul nom, lequel fut suivi d'une ovation. Il se rendit ensuite au lunch donné par Paget chez lui, puis au dîner chez Gull, médecin du prince de Galles. Le 5 août, il prit la parole contre Bastian. Il raconte : *Ç'a été court mais d'une accablante sévérité et l'on a pu voir aux applaudissements de l'assemblée combien ce représentant des vieilles doctrines médicales avait peu de sympathie. Il* [Bastian] *avait pris la parole après Lister et pour le réfuter.* Pasteur, ne comprenant pas l'anglais et invité à parler par le président sous un tonnerre d'applaudissements, demanda à Lister la teneur de son propos. Celui-ci lui rapporta que Bastian avait *dit que les organismes microscopiques dans les maladies se produisaient par les tissus mêmes.* Pasteur poursuit : *Cela me suffisait et j'ai pris la parole pour l'accabler. Il s'en relèvera difficilement.*[3] Il luncha avec son fils et son gendre chez le Dr Wintras, le médecin français de l'ambassade. Tous trois s'apprêtaient à aller dîner à la grande réunion du Congrès dans les salons de l'Hôtel de Ville. Le 7 août, nouveau dîner chez Lister.

Le lendemain, Pasteur et Koch se rencontrèrent dans le laboratoire de Lister. Pasteur fut impressionné par les microphotographies faites par Koch de bactéries et de tissus infectés, et par sa démonstration de cultures sur milieu solide. Il lui prit la main et lui dit : *C'est un grand progrès, monsieur.*[4] Le même jour, il fit, lors de la septième session, une communication sur la vaccination contre le choléra des poules et contre le charbon, qui parut dans

---

[1] Denys Cochin avait travaillé quelques mois au laboratoire de Pasteur. Homme politique et écrivain il devint membre de l'Académie française en 1912. Il publia, dans la *Revue des deux mondes* du 15 décembre 1884 un article « Les travaux de M. Pasteur » repris dans son ouvrage *Quatre français. Pasteur, Chevreul, Brunetière, Vandal* (1912).

[2] Pasteur, *Corr.* T. III, p. 324

[3] Ib., T. III, p. 229

[4] Perrot A. et Schwartz M., *Pasteur et Koch, un duel de géants dans le monde des microbes*, O. Jacob, Paris, 2014, p. 95

les *Transactions of the International Medical Congress*, avec des variantes dans la *Revue scientifique*.

Dans cette communication il fit d'abord l'éloge de Paget, de sa bienveillance, de sa parole sympathique, et du rayonnement émanant de sa puissance oratoire. Il prolongea cet éloge par celui de Lister, grand chirurgien à la précieuse méthode chirurgicale, et celui de *notre éminent médecin, le Dr Davaine*, rappelant que tous deux s'étaient inspirés de ses propres travaux.

Il expliqua ensuite l'atténuation progressive de la virulence du microbe du choléra des poules par l'effet de son exposition à l'oxygène de l'air, atténuation proportionnellement plus forte selon le temps d'exposition. Il se demandait si cette loi ne pourrait pas être générale et applicable à tous les virus. Il annonça que *nous pourrions espérer découvrir ainsi les vaccins de toutes les maladies virulentes*[1]. Il souligna le dévouement de Roux et de Chamberland dans son étude sur le vaccin du charbon. Il rapporta la découverte par Koch du mode de génération par sporules ou corpuscules-germes du bacille du charbon, tout en revendiquant avoir découvert le premier ce mode de génération. Il termine par un éloge de Jenner : *J'ai donné à l'expression de vaccination une extension que la science, je l'espère, consacrera comme un hommage au mérite et aux immenses services rendus par un des plus grands hommes de l'Angleterre, votre Jenner. Quel bonheur pour moi de glorifier ce nom immortel sur le sol même de la noble et hospitalière cité de Londres !*[2]

Ils revinrent à Paris le 10 août. Le 3 septembre, il remercia Georges Daremberg (1850-1906), correspondant national de l'Académie de médecine depuis le 1er février 1881, de son compte-rendu sagace et élogieux pour lui du congrès de Londres. Il se félicita aussi qu'il soit *un adepte convaincu des bonnes méthodes et théories en médecine*.

6. L'élection de Pasteur à l'Académie française au siège de Littré (9 décembre 1881) et son éloge académique (26 avril 1882)

A. La préparation du discours académique de Pasteur sur Littré

a/ Le choix de succéder à Littré ; l'académicien Legouvé sollicité

Le 15 février 1879 Pasteur avait annoncé à Bouley sa candidature à l'Académie française, sur les instances de plusieurs de ses membres, en remplacement de Sylvestre de Sacy. Il comptait alors pour le soutenir sur le baron Thenard. On lui conseilla plus tard de se présenter sur le siège de Littré qui, après son retentissant échec en 1863, avait été admis à l'Académie en 1871, ce qui entraîna la démission de son adversaire Dupanloup.

---

[1] *Œuvres de Pasteur*, T. VI, p. 374

[2] Ib., T. VI, p. 378

Dans une lettre du 4 juin 1881 Mme Pasteur informa sa fille de la réussite complète de l'expérience de Pouilly-le-Fort, et de la mort de Littré (le 2 juin), dont Pasteur visait le siège à l'Académie française. Assistant aux obsèques Pasteur, comme nous l'avons vu, accepta, à la vive sollicitation des membres de l'Académie de médecine, d'y revenir exposer son expérience glorieuse.[1]

Le 8 juin, il écrivit à Ernest Legouvé (1807-1903), à l'Académie française depuis 1856, que, depuis la mort de Littré, trois de ses confrères l'avaient engagé à se porter candidat et que donc il se mettait sur les rangs. Pasteur n'ayant pu réussir à voir Legouvé chez lui, René Vallery-Radot, petit neveu de l'académicien, l'avait incité à lui écrire. Le 12 juin, Pasteur envoya à son gendre la réponse de Legouvé, en se disant indifférent à son échec, mais en s'estimant supérieur à Littré par son esprit d'invention : *Donc je me présenterai comme successeur à Littré. Sur ce nom je puis échouer sans être taxé de présomption. Sur tout autre c'est différent. J'estime assez l'*invention *pour la placer au-dessus du* maniement des choses acquises*, même avec génie, comme l'a fait Littré.*[2] Il donne encore plus de détails sur ses motivations à la fille de Legouvé, Mme Desvallières, qui l'encourageait et justifiait qu'on vote pour lui.[3]

À son gendre il confie le 20 juin ses projets de discours : *Je passerai mon temps de vacances à lire du Littré et à faire mon discours. Préparez-vous à travailler à* L'entrée dans la Vie [ouvrage que préparait René Vallery-Radot avant d'y renoncer] *avec l'acharnement que je mettrai à pourfendre le positivisme et l'érudition. Vous me retiendrez. J'ai peur de faire un discours trop militant. Pendant nos promenades vous me calmerez. L'éloge doit l'emporter sur la critique sous l'auguste coupole.*[4] Le 27 juin, il officialise sa

---

[1] *Le jour où nos 25 moutons mouraient si joliment, nous apprenions aussi la mort de M. Littré et je voyais poindre à l'horizon certain discours qu'il faudra bien faire bon gré mal gré.* [...] *Toute l'Académie de médecine supplie M. Pasteur de vouloir bien revenir à ses séances. Pressé de nouveau tout à l'heure aux obsèques de Littré il a consenti à y retourner de mardi en huit pour exposer les expériences de Melun.* (Pasteur, *Corr.* T. III, p. 199)

[2] Ib., T. III, p. 207

[3] *Chère Madame. J'ai été très sensible à l'affectueuse lettre de M. Legouvé, mais le post-scriptum que vous avez eu la bonté d'y joindre m'a particulièrement charmé. Vous me donnez sans réticence votre voix pour le fauteuil de Littré, en ayant l'obligeance même de motiver votre choix. Les femmes seules voient juste dans les situations qui demandent quelque perspicacité. Claude Bernard était là du temps de M. Dumas et n'a pas été remplacé. Le nom de Littré signifie science et érudition, érudition de génie, mais s'il est beau de parler avec supériorité des choses acquises vous estimez qu'il est mieux encore de dévoiler l'inconnu. Nous réussirons, je vous l'assure ; et si M. Legouvé n'est pas avec nous nous lui infligerons la douleur de le battre. Nous avons déjà beaucoup d'atouts dans les mains. Et, quand je devrais échouer sur le nom de Littré, qu'importe ! Tandis que j'aurais le ridicule d'une présomption mal avisée si je me présentais pour le fauteuil d'un politique ou d'un lettré quelconque.* (Ib., T. III, p. 211)

[4] Ib., T. III, p. 212-213

candidature à l'Académie française auprès de son secrétaire perpétuel Camille Doucet.[1]

b/ Dans l'attente à Bordeaux de malades atteints de fièvre jaune

Le 14 septembre 1881, Pasteur partit en urgence de Paris pour Pauillac, près de Bordeaux, car le bateau *Condé* avait amené du Sénégal plusieurs malades de la fièvre jaune dont dix-huit étaient morts en route ou dans le lazaret du petit port. Il avait en vue de rechercher le microbe de la maladie conformément à la théorie des germes. Roux l'attendit à la gare de Bordeaux, et Gayon, alors professeur à la faculté des sciences de la ville et disposant d'un laboratoire, les rejoignit. Pasteur se rendit à Pauillac le 17 mais il ne s'y trouvait plus que des convalescents sans fièvre.

En attendant un second bateau, le *Richelieu*, susceptible d'amener de Dakar des morts ou des malades, il se rendit à la bibliothèque de Bordeaux, proche de son hôtel, et fit connaissance avec son bibliothécaire. Il écrivit à sa femme le 18 : *La bibliothèque m'est ouverte à toute heure et en ce moment même j'y suis seul, fort tranquillement et commodément installé, entouré de plus de Littré que je n'en pourrai consommer.*[2] Il l'avertit de veiller, pour leur petite fille Camille, à la mauvaise influence du climat de Paris, de prendre garde aux maladies contagieuses de l'enfance dont le croup et la rougeole, de ne pas aller dans des maisons dont l'état sanitaire fut suspect, et de prendre garde à ses visites de familles assistées. Le lendemain il fut déçu de n'avoir pas trouvé dans leur cahier Littré, où ils collaient les articles nécrologiques des journaux sur Littré, le discours de Gambetta (1838-1882) qui aurait qualifié Comte de *plus grand penseur du siècle*.

Dans l'attente pendant plusieurs jours du *Richelieu* il s'occupa de son discours dont il rédigea plusieurs pages en projetant de le faire lire aux jeunes critiques et à des académiciens.[3] Le 26 septembre, il assure que son discours sera très avancé à son retour, tout en s'interrogeant sur ses vues : *Ai-je bien conçu ce discours ? Je ne sais. C'est, entre nous, une critique sévère du positivisme. Je frappe sur Littré, mais les coups tombent sur Comte. Grâce à cette tactique je pourrais critiquer vivement Littré sans trop le nommer.*[4] On comprend là qu'il veut assaillir, sinon démolir, la doctrine positiviste, élaborée par Comte et défendue par Littré.

---

[1] *Monsieur le Secrétaire perpétuel, J'ai pris la résolution de me porter candidat au siège vacant à l'Académie française par la mort du savant M. Littré. Vous m'obligeriez, Monsieur le Secrétaire perpétuel, de vouloir bien en informer l'illustre compagnie.* (Ib., T. III, p. 217)

[2] Ib., T. III, p. 245

[3] Le 23 septembre il écrit : *J'ai quelques nouvelles pages que nous soumettrons aux jeunes critiques, puis aux plus âgés, académiciens ou non. Ce qui importe c'est d'arriver au but de façon à ce que les critiques des jours suivants n'atteignent pas trop la Science et les savants et qu'on ne dise pas : pourquoi avoir nommé un homme de sciences en remplacement de Littré.* (Ib., T. III, p. 251)

[4] Ib., T. III, p. 256

Le *Richelieu* venu de Saint-Louis et parti de Dakar le 12 septembre ne ramena le 28 qu'un seul malade de la fièvre jaune, de plus, convalescent, le dernier décès sur le bateau étant survenu le 18. Il repartit vers Paris le lendemain après un séjour stérile pour l'étude de la maladie. Cependant, il fut utile pour préparer son discours comme il le raconte à Duclaux le 20 octobre : *j'ai passé mon temps à la bibliothèque de la ville de Bordeaux à lire du Comte et du Littré, ce qui m'a fait entrevoir un plan de discours et m'a calmé au sujet de la possibilité d'accoucher de ce dernier lorsque le moment sera venu.*[1] Alors qu'en 1850 il critiquait les conséquences de la loi Falloux sur l'enseignement pour avoir causé le licenciement de son beau-père du rectorat de la faculté de Strasbourg il remercia le 23 octobre, puis le 9 décembre, le comte de Falloux pour avoir secondé son élection.

Avant son discours Pasteur et sa femme lurent *La Lecture en action* dont Legouvé leur avait fait hommage. Il le remercia le 27 octobre, admirant cette œuvre produite à l'automne de sa vie et qu'il considère comme la meilleure. Il veut la relire à tête reposée, en pensant à son discours Littré.

Pasteur fut élu à l'Académie française le 8 décembre par 20 voix sur 32 votants. Il remercia plusieurs personnes pour leurs félicitations, notamment Gayon et Marcou, auxquels il confia que le revers de la médaille résidait dans son discours qu'il envisageait, malgré ses lectures à Bordeaux, comme une besogne ardue qui ne seyait guère à un homme d'études assidues dans un laboratoire.

Le 22 février, il avertit J.-B. Dumas que son discours était fini et qu'il voulait lui en faire la lecture à l'heure qui lui convenait. Le 23 mars, il lui en adressa une seconde épreuve en glosant sur la notion d'infini. Il le fit lire aussi à Doucet et à son ami Nisard, académicien depuis 1850.

c/ Le philosophe Elme-Marie Caro (1826-1887)

Outre à J.-B. Dumas et à Nisard nous pensons que Pasteur a pu aussi faire lire son discours de réception au philosophe Caro. Nous avons déjà largement développé ailleurs leurs rapports.[2] Pasteur connut Caro durant son décanat à Lille entre 1854 et 1857. Caro avait la chaire de philosophie à Douai où se trouvait la faculté des lettres et où Pasteur fit son discours inaugural le 7 décembre 1854 pour l'installation des facultés. Caro l'invita chez lui avec d'autres invités en juin 1855. Il avait été formé, comme Chappuis, l'ami philosophe de Pasteur, à l'école spiritualiste, qualifiée aussi d'éclectique et de semi-spiritualiste, de Cousin. Il fut nommé en 1857 à l'École normale, le même jour que Pasteur pour d'autres fonctions, maître de conférences de philosophie. Il publia en février 1864 *l'Idée de Dieu et ses nouveaux critiques*, seul ouvrage de Caro qui figure dans la bibliothèque de Pasteur à Arbois, dans

---

[1] Ib., T. III, p. 263

[2] Pinet P., *Pasteur et la philosophie*, Paris, L'Harmattan, 2004, p. 108-112 et 137-144 ; « Pasteur et les philosophes », *Revue d'histoire des sciences*, 2004, 57/2, p. 459-473

lequel il invoque précisément les expériences de Pasteur, décisives selon lui pour réfuter la doctrine des générations spontanées et le passage de l'atome pur au polype vivant. Il y critique Renan et Taine, citant toutefois à peine Littré et Berthelot. En 1865, Caro et Pasteur se retrouvèrent dans la même série d'invités de Napoléon III et de l'Impératrice au château de Compiègne. Caro devint professeur à la Sorbonne en 1864 et entra à l'Académie française en 1874.

Caro soutint l'élection de Pasteur à l'Académie française dès la mort de Sylvestre de Sacy en février 1879, car Pasteur postula secrètement à sa succession. Dès mars Caro lui fit part de ses chances possibles. R. Moreau a largement commenté cette candidature et celle sur Littré.[1] Par la lettre de Pasteur du 12 juin 1881 à son gendre, dans laquelle il évalue ses chances de réussite, au lendemain de la réponse que lui a faite Legouvé, on apprend que Caro faisait partie de ses partisans et était intime avec lui.[2]

Le 1er avril 1882, vingt-six jours avant le discours de Pasteur succédant à Littré, Caro avait publié un premier article sur Littré dans la *Revue des deux mondes*, qu'il compléta par un second article le mois suivant. Il n'est donc pas impossible que Pasteur ait lu avant son éloge le premier article de Caro ou ait discuté avec lui de Littré. En 1883, Caro reprendra son étude sur Littré dans son ouvrage *Littré et le positivisme*. Un an plus tard il partira avec Pasteur et René Vallery-Radot à Édimbourg pour fêter le tricentenaire de la fondation de son université. Pasteur y représentait l'Académie des sciences et Caro l'Académie française.

B. Le jugement de Pasteur sur Littré dans son discours de réception académique (26 avril 1882)

Pasteur condamne d'emblée, dans son discours, le scientisme de Littré qui aurait prétendu, selon lui, que l'expérience scientifique pourrait résoudre toutes les questions : *Peut-être aussi m'avez-vous su gré d'avoir apporté, dans cette question ardue de l'origine des infiniment petits, une rigueur expérimentale qui a fini par lasser la contradiction. Reportons-en toutefois le mérite à l'application sévère des règles de la méthode que nous ont léguée les grands expérimentateurs : Galilée, Pascal, Newton et leurs émules depuis deux siècles. Admirable et souveraine méthode, qui a pour guide et pour contrôle incessant l'observation et l'expérience, dégagées, comme la raison qui les met en œuvre, de tout préjugé métaphysique ; méthode si féconde que des*

[1] Moreau R., « Les deux candidatures de Pasteur à l'Académie française », in *Académie des sciences, Belles lettres et arts de Besançon, Procès-verbaux et Mémoires, années 1990-1991*, vol. 189, 1992, 9-83

[2] *J'ai vu M. Nisard. Il est tout pour moi. J'informerai Boissier, Caro, même Mézières et M. Camille Rousset qui vient le lundi à l'Académie des sciences. Il est trop tôt pour que je voie d'autres immortels, ne les connaissant pas aussi intimement que ces derniers.* (Pasteur, *Corr.* T. III, p. 205)

intelligences supérieures, éblouies par les conquêtes que lui doit l'esprit humain, ont cru qu'elle pouvait résoudre tous les problèmes. L'homme vénéré dont j'ai à vous entretenir partagea cette illusion.[1] Il se veut sincère en exprimant d'emblée son dissentiment avec les opinions philosophiques de Littré. Il reconnaît cependant qu'il doit le louer dans de nombreux aspects de sa belle vie.

Il parle d'abord des parents de Littré, se référant à Sainte-Beuve, dont il avait lu des pages sur Littré entre 1863 et 1865, pour le portrait de sa mère. Pour son discours il a lu ou relu la *Notice sur M. Littré, sa vie et ses travaux* (1863) de Sainte-Beuve comme trois feuillets du manuscrit 19095 de la BnF nous le prouvent. Il cite aussi directement beaucoup de données autobiographiques que Littré parsemait souvent dans les préfaces de ses livres, qu'il avait certainement lues à Bordeaux. Il cite par exemple une phrase de la préface de *Médecine et médecins* (1872 et 1875), déjà lu et commenté par lui en septembre 1879. Elle explique pourquoi Littré avait renoncé à passer ses examens de médecine : *Je n'eus pas la hardiesse de grever mon présent en essayant de m'établir médecin.*[2] Il reprend aussi, approximativement, des extraits de la préface de Littré dans sa grosse biographie de Comte *Auguste Comte et la philosophie positive* (1863).

Il rappelle tous les travaux qu'a effectués Littré en remarquant que son champ d'études de prédilection fut la médecine avec de *savantes dissertations sur le cœur, sur le choléra, sur la fièvre jaune, sur la peste, sur les grandes épidémies.* Il cite un passage du début « Des Grandes épidémies » (1836), reproduit dans *Médecine et médecins*. Il cite ensuite un long extrait montrant que Littré était attiré par les questions de l'étiologie médicale, et qu'il pratiqua la médecine pendant trente ans dans le petit village de sa maison de campagne (que Pasteur alla visiter) pour les paysans de son entourage. On y apprend aussi que Charles-Victor Daremberg (1817-1872), médecin et historien de la médecine, s'associait à ses visites une fois fixé dans le même village. Il était le père de Georges Daremberg.

Pasteur revient finalement longuement sur la philosophie de Comte adoptée par Littré. Il veut donner son jugement personnel sur l'ouvrage de Comte exposant son système de philosophie positive[3], qui a tant fasciné Littré et sur lequel lui-même est arrivé à une opinion bien différente. Il expose ensuite brillamment ses sentiments et son verdict sur la philosophie positive. Nous n'y reviendrons pas car nous l'avons largement examiné ailleurs.[4]

---

[1] Pasteur, *Œuvres*, T. VII, p. 326-327

[2] Ib., T. VII, p. 328

[3] Il s'agit du *Cours de philosophie positive* (1830-1842)

[4] Pinet P., *Pasteur et la philosophie*, Paris, L'Harmattan, 2004, p. 100-151 ; *Les philosophes, la maladie et la médecine d'Épicure à David Hume*, Paris, L'Harmattan, 2021, p. 20-23.

C. Une lettre à l'empereur du Brésil, Pedro II (7 juillet 1882)

En 1873, Pasteur avait reçu l'empereur du Brésil, Pedro II, qui s'intéressait beaucoup à la science, dans son laboratoire. L'empereur le nomma en avril 1873 commandeur de son Ordre de la Rose.

Il écrivit à Pasteur le 11 septembre 1880, après avoir lu une de ses communications sur le choléra des poules, en le priant de l'entretenir quand il le voulait de ses recherches sur les infections et les ferments. Il le sollicita probablement pour faire des recherches sur la fièvre jaune. Pasteur lui répondit le 15 novembre qu'il regrettait n'être pas assez valide pour entreprendre un voyage au Brésil, car il suspectait un germe à l'origine de cette maladie, dont la découverte en permettrait alors la prophylaxie.[1]

Pedro II félicita Pasteur après son discours de réception à l'Académie française. Pasteur lui adressa le 7 juillet 1882 une réponse, intéressante car elle fait état du progrès de ses recherches et de l'accueil que les milieux médicaux faisaient à ce moment à la théorie des germes pathogènes.

Regrettant de n'avoir pas pu se rendre au Brésil il se plaint que *c'est aussi un de mes chagrins de ne pouvoir assigner une origine microbienne à l'une des trois grandes pestes de l'Orient : la peste vraie, le choléra, la fièvre jaune. Non seulement la théorie microbienne dans les contagions recevrait de ce fait un nouveau et décisif développement, mais on pourrait espérer découvrir le vaccin des nouveaux microbes.*[2] Il lui raconte l'échec de sa quête du microbe de la fièvre jaune à Bordeaux, jugeant qu'il faudrait l'étudier dans un des foyers du mal. À son regret il se montre peu disposé à se rendre au Brésil du fait de son âge, de sa santé peu vaillante et surtout du grand intérêt de ses recherches actuelles sur diverses maladies, principalement la rage.

Il lui rend compte aussi de ses rapports avec les médecins et de la dégradation de sa santé : *De toutes parts s'affirment les conséquences en médecine et en chirurgie de la théorie des germes. Depuis plus d'une année je me suis abstenu de paraître aux séances de l'Académie de Médecine de Paris où, chaque semaine, je devais défendre la vérité contre les plus frivoles contradictions. Ma santé en était éprouvée. Un jour même, un chirurgien de cette compagnie* [Jules Guérin] *m'y proposa un duel, en séance publique. Je crois que si je prenais la résolution d'assister de nouveau aux séances de la docte compagnie, j'y serais reçu avec déférence, même par mes contradicteurs opiniâtres, tant la vérité a fait de chemin dans ces dernières années.*[3]

---

[1] *Si j'étais plus jeune et plus valide, j'irais, Sire, demander l'hospitalité pendant un an ou deux à votre beau pays et je tenterais l'étude scientifique de cette terrible maladie, la recherche de son microbe, s'il en existe un, ce qui est bien probable. Ce sont, avant tout autre soin, les causes qu'il faut découvrir. La prophylaxie vient ensuite le plus souvent. Voyez ce qui arrive pour le charbon. Aujourd'hui que son étiologie est connue, quoi de plus simple que l'application du vaccin prophylactique ?* (Pasteur, *Corr.* T. III, p. 181)

[2] Ib., T. III, p. 293-294

[3] Ib., T. III, p. 295

Remarquons par ailleurs que, dans une lettre du 17 septembre 1882 au directeur de l'asile d'aliénés du Jura à Dôle, il juge difficile la guérison des maladies mentales qu'il semble rattacher à un dérèglement physiologique du cerveau.[1]

7. Les ripostes de Pasteur aux critiques de Koch

A. Vie et travaux de Koch entre 1878 et 1882

Après ses premiers travaux effectués chez lui à Wollstein, encensés par les bactériologistes de Breslau, Koch y avait continué à exercer la médecine praticienne pendant quatre ans, de 1877 à 1880, avec un intermède de huit mois à Breslau, où Cohn lui avait obtenu un poste similaire à celui de Wollstein mais où il échoua à se faire une clientèle. En novembre 1877 il avait publié un second article dans la revue de Cohn sur les procédés à utiliser pour l'étude, la conservation et la photographie des bactéries, où figuraient pour la première fois des photos de bactéries. En 1878, il publia un petit ouvrage *Untersuchungen über die Aetiologie der Wundinfektionskrankheiten* (*Recherches sur l'étiologie des maladies consécutives à l'infection des plaies*). Contrairement au bacille du charbon il ne parvint pas à faire des cultures pures de ces bactéries diverses sauf à l'intérieur d'un animal, ce qui contredisait une règle d'Henle dictant, pour authentifier un germe comme la cause d'une maladie, la réalisation de sa culture pure à l'extérieur du corps.[2]

Sa passion pour la recherche, inassouvie par le manque de moyens matériels et financiers, et requérant des contacts fréquents avec Breslau ou d'autres centres scientifiques, semblait incompatible avec la charge d'une clientèle de campagne qu'il négligeait de plus en plus.

Avec le soutien de Cohn on lui proposa en avril 1880 de diriger un laboratoire de bactériologie à l'Office sanitaire impérial de Berlin, dirigé par le médecin personnel de Bismarck. En juillet il abandonna Wollstein et sa clientèle. Deux médecins militaires, F. Löffler (1852-1915) et G. Gaffky (1850-1918), se mirent à sa disposition à Berlin. Avec ses collaborateurs il développa la technique des cultures en milieu solide.

À la fin de l'année de 1881, peu après le congrès de Londres où il avait fait connaissance avec Pasteur, il avait critiqué avec ses élèves Gaffky et Löffler, dans le premier *Recueil des travaux de l'Office sanitaire impérial allemand*, les recherches de Pasteur sur l'atténuation des virus, mais aussi tous ses travaux antérieurs sur les microbes pathogènes.

---

[1] *La lettre de votre malade est fort curieuse ; mais elle ne fait qu'ajouter un nouvel exemple au profond mystère de la physiologie de notre pauvre cerveau humain et aux difficultés d'une guérison de la plupart des tristes victimes de l'aliénation mentale.* (Ib., T. III, p. 315)

[2] Perrot A. et Schwartz M., *Pasteur et Koch, un duel de géants dans le monde des microbes*, O. Jacob, Paris, 2014, p. 78

B. La polémique entre Pasteur et Koch consécutive au congrès de Genève (septembre – décembre 1882)

a/ La communication orale de Pasteur au congrès (5 septembre 1882)

Durant l'été 1882, du 4 au 9 septembre, le IVe congrès international d'hygiène et de démographie devait se tenir à Genève. Son comité directeur, sachant que Pasteur résidait alors dans le Jura, l'invita à faire une communication sur l'atténuation des virus. Pasteur répondit à cette attente, en se proposant de répondre pour la première fois aux critiques de Koch, si la physionomie de la séance s'y prêtait. Il fit sa lecture le 5 septembre. Koch refusa d'intervenir, prévenant qu'il répliquerait par voie de presse, ce que Pasteur jugea une dérobade.

À Roux, Pasteur annonça le 8 septembre que tout s'était bien passé, que Koch avait *été fort ridicule et assez bafoué*. Il lui demanda d'envoyer l'épreuve de sa lecture de Genève à Chamberland, celui-ci devant la lui renvoyer sans retard avec ses observations afin de fournir le bon à tirer.

Sa communication, en collaboration avec Chamberland, Roux et Thuillier, parut dans le numéro du 16 septembre 1882 de la *Revue scientifique*. Dans une note Pasteur remarque avec stupeur que Löffler, dans son mémoire [*Zur Immunitätsfrage* (Sur la question de l'immunité) de cinquante pages] du *Recueil des travaux de l'Office sanitaire impérial allemand*, remet en cause le résultat de l'expérience de Pouilly-le-Fort sur le seul fait de la démonstration de Koch que le *bacillus anthracis* pouvait produire des spores aussi vigoureusement à 43° (contrairement à l'affirmation de Pasteur) quand on le cultive à plat. Dans une autre note il conteste l'affirmation de Buchner, dans un mémoire de 1880, que le *bacillus anthracis* peut se transformer par cultures successives en *bacillus du foin*. Il croit que l'oxygène de l'air a simplement provoqué une atténuation très lente de la virulence, laquelle a échappé à Koch parce qu'il n'a pas compris, selon lui, que pour apprécier de très petites diminutions de virulence il ne faut pas seulement expérimenter sur des souris ou sur des cobayes mais sur des animaux plus réfractaires.

Il rapporte ensuite ses expériences, et celles de Lannelongue et Raynaud, d'inoculation au lapin à partir de la salive de l'enfant de cinq ans mort de la rage. Ceux-ci crurent à tort qu'ils avaient provoqué par inoculation la rage au lapin, alors que Pasteur et ses collaborateurs reconnurent un microbe déterminant très rapidement une maladie spécifique qui, par exaltation de la virulence du microbe par passages successifs sur des cobayes, ressemblait à une septicémie aiguë. Il ajoute avoir fait connaître l'existence de ce microbe à l'Académie de médecine le 18 janvier 1881. Comme nous l'avons vu il s'agissait du pneumocoque. Dans une note il assure, à partir d'un article de Gaffky du même recueil de l'Office sanitaire allemand, que *le Dr Koch et ses élèves, sur la foi d'expériences mal dirigées, méconnaissent le fait de virulence progressive, indiqué d'abord par MM. Coze et Feltz* [dans leurs quatre mémoires de 1866 à 1869] *et mis plus tard en pleine lumière par le Dr*

Davaine [en 1872] *dans un cas particulier.*[1] Il certifie, grâce à leurs expériences propres sur les conditions d'atténuation et du retour à la virulence, que les auteurs français ont vu juste et que le cas particulier de leur étude était loin d'être isolé.

Après avoir donné un quatrième exemple de microbe atténué Pasteur conclut : *En résumé, on ne peut douter que nous possédons une méthode générale d'atténuation, dont l'application doit seulement être modifiée selon les exigences des propriétés physiologiques des divers microbes. Les principes généraux sont trouvés et on ne saurait se refuser à croire que l'avenir, dans cet ordre de recherches, est riche des plus grandes espérances.*[2] C'est alors qu'il répond aux attaques de Koch :

Mais si éclatante que soit la vérité démontrée, elle n'a pas toujours le privilège d'être facilement acceptée. J'ai rencontré en France et à l'étranger des contradicteurs obstinés.

Permettez-moi de choisir parmi eux celui dont le mérite personnel a le plus de droits à notre attention. Je veux parler du docteur Koch, de Berlin. Il y a un an qu'a paru, à Berlin, le Recueil des travaux de l'Office sanitaire allemand. *Mes travaux y sont attaqués avec une étrange vivacité par le docteur Koch et ses élèves. On trouve des choses vraiment surprenantes dans certains Mémoires de ce recueil. On y insinue en divers passages que M. Pasteur ne sait pas cultiver les microbes à l'état de pureté ; qu'il ne peut savoir si ses travaux sont exempts de causes d'erreurs, parce qu'il ignore la manière de reconnaître les micro-organismes ; qu'il a entraîné toute une école à publier « des faits incroyables comme cultures... » On y dénonce que la façon usitée par moi pour inoculer consiste à injecter sous la peau une ou plusieurs seringues de liquide ; que je n'ai jamais eu entre les mains la septicémie pure, sans complication d'autres maladies ; que j'ai mal appliqué le mot de* septicémie *; que lui, M. Koch, est bien plus dans la vérité en l'appelant* œdème malin *; que M. Pasteur ne sait pas reconnaître le vibrion septique, quoiqu'il l'ait découvert... Dans l'expérience du charbon donné aux poules par le seul fait d'abaisser leur température après inoculation, le docteur Koch, qui ne trouve rien de remarquable dans cette expérience, demande si les poules refroidies qui ont pris le charbon n'étaient pas des poules capables de le prendre naturellement, parce que, dit-il, un auteur allemand, en inoculant le charbon à des poules, a eu 11 fois sur 31 des résultats positifs. C'est là une assertion que le docteur Koch aurait pu se donner la peine de contrôler avant de s'en faire une arme contre la vérité d'observations très exactes. Les élèves du docteur Koch ont encore renchéri sur leur maître.*[3]

---

[1] Pasteur, *Œuvres*, T. VI, p. 396
[2] Ib., T. VI, p. 403
[3] Ib., T. VI, p. 403-404

Il répond alors aux attaques de ceux-ci.[1] Il termine en invitant les personnes de l'assemblée du congrès, qui partageraient les opinions de ses contradicteurs, à prendre la parole. Il serait heureux de les éclairer.

b/ La note additionnelle de Pasteur à sa communication (16 septembre 1882)

Au texte revu de sa communication orale il ajouta dans la publication une note additionnelle discutant les trois points principaux des critiques de Koch et de ses élèves : l'atténuation des virus et la vaccination ; la septicémie ; le rôle des vers de terre. Sur le premier point il les renvoie, pour savoir en quoi s'en tenir, au Rapport de la Commission demandée par Pasteur au ministre de l'agriculture de Prusse, confié au Pr C.F. Müller, sur les expériences faites sur l'action des inoculations contre le sang de rate, sous la surveillance et l'aide de Thuillier. Virchow était un des neuf membres de la Commission.

En ce qui concerne la septicémie il réfute l'opinion de Koch qu'il n'a jamais vu la septicémie infectieuse dans sa forme non compliquée, puisqu'au contraire il a pu isoler le vibrion septique de la bactéridie charbonneuse au moyen du vide parce que le premier est anaérobie et le second exclusivement aérobie. Il dément l'accusation de Koch que pour obtenir la septicémie il injectait en sous-cutanée du sang putride.

Sur le rôle des vers de terre dans la contamination par les germes et les spores du charbon il expose la suite logique des expériences et des idées qui ont amené la vue préconçue que les excréments des vers étaient les vecteurs du transport des profondeurs à la surface des germes du charbon, ce qu'ils vérifièrent par des expériences les plus multipliées. Ceci a permis d'édicter des préceptes prophylactiques les plus simples contre l'affection, laissant de loin, revendique-t-il, les quelques vues émises par Koch sur l'étiologie du charbon. Il semble aller un peu loin quand il suppose implicitement qu'après la découverte par Koch des spores du charbon on ne pouvait avoir que des conjectures et des vues *a priori* sur leur rôle dans la maladie et que celui-ci fut

---

[1] *On trouve, par exemple, dans leurs Mémoires, que la seule garantie certaine de la pureté des cultures est le contrôle incessant au moyen du microscope,* ce qui est impossible avec les cultures de Pasteur. *Voici qui est plus fort encore : il s'agit de l'atténuation des virus. C'est M. Loeffler qui parle : « Quand, dans les expériences de Gaffky, les cultures ont présenté une action incertaine, «* une atténuation du virus *», il existait toujours une adultération par des organismes très analogues, à croissance rapide, mais non pathogènes. » M. Loeffler est cependant plus indulgent que son maître et que son collègue M. Gaffky ; il me fait l'honneur de dire qu'il est disposé à croire que mes cultures étaient pures. Mais sait-on, dans la pensée de l'auteur, ce qui a pu m'induire en erreur ? C'est que l'adultération de mes cultures commençait avec la vaccination. « L'air d'un laboratoire, dit-il, consacré depuis de longues années à des recherches bactériologiques, est rempli d'une masse énorme de germes ; un germe n'a-t-il pas pu se déposer sur l'aiguille à vacciner, pénétrer dans le ballon, d'autant mieux qu'il fallait essayer fréquemment la virulence des cultures ? » Voilà ce qui m'aura fait admettre l'atténuation du virus du* choléra des poules. (Ib., T. VI, p. 404)

suggéré seulement par sa propre reconnaissance de spores dans les vibrions pathogènes pour les vers à soie.

Il résume sa défense en soutenant que *pas une des critiques du Recueil allemand de 1881 qui renferme les travaux du docteur Koch et de ses élèves ne reste debout. Ces critiques n'ont fait que mettre en lumière une foule d'erreurs et d'inexpériences de leurs auteurs.*[1]

Trois mois plus tard Koch publia une brochure *Sur la vaccination charbonneuse ; réponse au discours tenu à Genève par Pasteur.*

c/ La lettre ouverte de Pasteur à Koch suite à la réponse de celui-ci à son discours de Genève (25 décembre 1882)

Le 25 décembre 1882, comme cadeau de Noël, Pasteur adressa une lettre ouverte à Koch, conseiller intime du gouvernement à Berlin, qui fut publiée dans la *Revue scientifique* le 20 janvier suivant. Elle contient une longue énumération de tous ses travaux sur lesquels nous ne reviendrons pas.

Il répond d'abord à l'affirmation de Koch qu'il n'a apporté aucune nouveauté scientifique au congrès de Genève. Il remarque que Koch admet maintenant la vérité de son expérience que des poules indemnes peuvent attraper le charbon si on les refroidit. Cependant, il juge toute fantaisiste l'interprétation que Koch en donne et sans appui expérimental sérieux puisqu'il a estimé inutile de contrôler les faits.

Faisant remarquer à Koch qu'il fut un des premiers à reconnaître le mérite de son travail sur le *bacillus anthracis* il revendique néanmoins la priorité de la découverte de la formation des spores dans un bacillus pathogène. Il lui reproche de n'en avoir jamais parlé, notamment après 1877, dans le but de masquer que son étude sur le bacille de charbon n'était qu'une simple application nouvelle de principes que lui-même avait établis antérieurement.

Il avise Koch de son changement d'opinion, parce qu'il a été contraint d'accepter et de faire l'éloge du grand fait de l'atténuation des virus. Il lui prédit qu'il en sera de même pour le rôle des vers de terre, dont il s'est pourtant moqué. Il trouve vraiment trop grande « l'impertinence de l'erreur », empruntant cette expression à Pascal, visible dans une foule de passages de sa brochure.

Il marque les liens anciens entre la théorie des fermentations et celle des maladies, surtout contagieuses, et son propre rôle médical par la correction qu'il a apportée aux doctrines de la fermentation, notamment à celle de Liebig, et par contrecoup à la doctrine de la spontanéité morbide. Il cite la lettre que Lister lui a adressée en 1874, lui révélant avoir adopté depuis neuf ans un système antiseptique, basé sur cette conception nouvelle, la sienne, des fermentations et de la putréfaction, et à l'origine de sa méthode chirurgicale maintenant universellement adoptée.

---

[1] Ib., T. VI, p. 411

De ses vingt ans de recherches avant que Koch n'entre dans la science il lui assène être un débiteur de la science française.

Il lui demande s'il refuserait le vaccin de Jenner, comme le proposent follement quelques-uns, parce qu'il subirait quelques échecs s'il osait inoculer cent enfants avec le virus de la variole noire. Or, lui et ses collaborateurs pratiquent, depuis un an dans divers lieux de l'Europe, cette épreuve terrible dans toutes leurs expériences de vaccination des animaux contre le charbon, en inoculant les cultures les plus virulentes afin de tester leur immunité. Et ils constatent que la grande majorité, sinon la totalité des animaux vaccinés comme à Pouilly-le-Fort, résistent à l'inoculation virulente.

Il prédit, de manière prémonitoire, le succès en agriculture et en thérapeutique humaine des futures vaccinations, en dépit des attaques violentes de Koch et des contradicteurs.[1] Historiquement, on ne peut contester leurs bienfaits en ce qui concerne un vaste pan de la médecine, et l'épidémie actuelle de Covid-19 ne les dément pas.

Dans le numéro du 1er février 1883 de la *Semaine médicale* le Dr de Maurans, directeur de la revue, reprocha à Pasteur de ne pas avoir envoyé à la revue sa réponse à Koch. Pasteur lui répondit qu'il ne lui avait pas demandé sa lettre à Koch. Selon lui, de Maurans insinuait aussi qu'il ne supportait pas la contradiction. Au contraire, plaide-t-il, sa lettre à Koch en figure un démenti et la contradiction ne le gêne que par le temps qu'elle lui fait perdre.

8. Les premières constatations d'immunité envers la rage et l'idée d'une vaccination contre la rage (décembre 1882)

À la séance du 11 décembre 1882 de l'Académie des sciences Pasteur lut sa communication, en collaboration avec Chamberland, Roux et Thuillier, *Nouveaux faits pour servir à la connaissance de la rage*. Il y fait état des doutes sur les expériences antérieures. Se référant à la note de Galtier de janvier 1881 il relève que la salive avait été la seule matière où l'on eût constaté la présence du virus rabique, Galtier ayant échoué dans ses tentatives d'inoculation de substance cérébrale. Il confirme le fait déjà communiqué le 30 mai 1881 que le système nerveux central est le siège principal du virus rabique. Brouardel l'avait déjà déclaré en 1877. Pasteur prétend étrangement pouvoir recueillir le virus à l'état de parfaite pureté. Comment peut-il dire cela puisque toute inoculation comprend au moins quelque partie de tissu cérébral, éventuellement avec d'autres microbes non détectés, comme il en est de la

[1] *Au temps seul appartient un jugement sur les bienfaits qu'elle peut rendre à l'agriculture de tous les pays. Dès à présent, les résultats qu'elle a obtenus dans une première année d'application sont assez considérables pour que les critiques et les contradictions n'aient pu arrêter la progression de son développement. Toutes violentes que soient vos attaques, monsieur, elles n'entraveront pas son succès. J'attends également avec confiance les conséquences que cette méthode de l'atténuation des virus tient en réserve pour aider l'humanité dans sa lutte contre les maladies qui l'assiègent.* (Ib., T. VI, p. 440)

salive d'un enragé ? Le virus n'étant pas encore vu ne pouvait être isolé complètement. Pasteur rappelle l'existence d'une seconde méthode pour donner la rage rapidement et à coup sûr, comme le fait l'inoculation de matière cérébrale rabique sous la dure-mère. Elle consiste en l'injection intraveineuse du virus.

Il résume les résultats qui se dégagent de ses recherches en collaboration avec Chamberland, Roux et Thuillier en onze énoncés. Notons-en quelques-uns. La rage mue et la rage furieuse procèdent d'un virus identique. Le bulbe rachidien d'un animal ou d'un humain mort de rage est toujours virulent.

Le huitième énoncé contredit les résultats de vaccination d'un mouton contre la rage annoncés par Galtier le 1er août 1881 que Pasteur cite en note. Galtier avait trouvé que les injections de virus rabique dans le torrent circulatoire de moutons ne provoquent pas l'éclosion de la rage tout en semblant conférer l'immunité. Pasteur assure que l'inoculation non suivie de mort, de la salive ou du sang rabique par injection intraveineuse chez le chien, ne le préserve pas de la rage et de la mort à la suite de l'inoculation de matière rabique pure (nerveuse ou cérébrale) par trépanation ou injection intraveineuse. Théodoridès considère qu'en 1881 Galtier a émis pour la première fois la notion d'une possibilité d'immunisation contre la rage avec des preuves expérimentales irréfutables.[1] Cependant, Galtier s'était servi de moutons et non de chiens comme Pasteur.

Pasteur a constaté également que les premiers symptômes rabiques, à la différence des symptômes aigus, pouvaient disparaître spontanément et définitivement, bien que, dans certains cas, le mal fatal survenait après un long intervalle de temps, par exemple, deux mois après cette disparition.

Il fait état d'un chien qui, guéri de ces premiers symptômes, devint réfractaire à deux inoculations par trépanation. Ceci lui paraît représenter *un premier pas dans la voie de la découverte de la préservation de la rage*.[2] En effet, il s'agit peut-être du premier cas attesté d'immunisation naturelle contre la rage chez un être vivant, en l'occurrence un chien.

Il signale, comme dernier résultat, qu'il possède présentement trois autres chiens réfractaires à la rage. Il se demande s'ils furent préservés de la rage par une maladie bénigne passée inaperçue et guérie, ou s'ils sont naturellement réfractaires à la rage, si tant est qu'il existe de tels chiens. Il se propose d'examiner prochainement cette question. Il augure qu'en trouvant une méthode propre à contrecarrer la rage du chien on préservera l'humanité de ce terrible fléau.

Il cite aussi le cas d'une vache morte à la suite de morsures par un chien enragé, et dont son laboratoire a examiné la tête fournie par Rossignol. Tous les chiens inoculés par trépanation avec le bulbe et différentes parties du cerveau de cette vache périrent. Ceci montrait que l'encéphale de cette vache

[1] Théodoridès J., *Histoire de la rage, Cave Canem*, Masson, 1986, p. 192

[2] Pasteur, *Œuvres*, T. VI, p. 578

avait cultivé en abondance le virus rabique, et que d'autres espèces animales y étaient réceptives.

Il conclut que toutes ces propositions étaient le fruit de plus de deux cents inoculations de rage sur des chiens, des lapins et des moutons.

Pasteur chargea Bouley de lire le lendemain, à la séance de l'Académie de médecine, sa communication. Celui-ci, après avoir parlé de la réussite de Pasteur dans la découverte du microbe du rouget du porc et de la vaccination préventive contre cette zoonose, la lut en entier, en présence de Peter.

9. Adversaires et supporters de la théorie des microbes contagieux et de Pasteur

A. Charles-Felix-Michel Peter (1824-1893)

a/ Un parcours académique

En août 1883, Pasteur informera Duclaux de la présence d'adversaires, des Peter présents à l'Académie de médecine, plus nombreux qu'il ne pensait, le nom propre devenant un nom commun comme symbole du groupe de ses ennemis. Retraçons la carrière de Peter jusqu'à cette date et ses premiers rapports avec Pasteur.

Peter soutint son doctorat en décembre 1859 sur la diphtérie.[1] Notons quelques professeurs qui l'ont formé lors de son internat : d'abord Gerdy, puis à la Charité Alphonse Guérin en 1855 et Cruveilhier en 1856, enfin H. Roger en 1858 à l'hôpital des enfants malades.

En février 1863, Peter publia sa thèse d'agrégation intitulée *Des maladies virulentes comparées chez l'homme et chez les animaux*, qui intéresse notre sujet et que nous résumerons en annexe pour ne pas couper notre texte et dans l'incertitude de savoir si Pasteur l'a lue. Elle est assez savante et claire, tout en se basant sur les recherches des autres plus que sur des travaux personnels. Elle est intéressante car elle contient nombre d'idées pertinentes, mais aussi des conceptions en contradiction avec la théorie exogène des germes et qui donc anticipent la future réaction de certains médecins au pastorisme.

En août 1864 il offrit à l'Académie de médecine sa traduction de la quatrième édition (1861) du *Traité pratique de l'inflammation de l'utérus, de son col et de ses annexes* de J.H. Bennet (1816-1891), un ancien élève de l'École de Paris de 1836 à 1843. Peter était alors chef de clinique médicale à l'Hôtel-Dieu dans le service de P.-A. Piorry (1794-1879). Il fut aussi plus tard le chef de clinique de Trousseau. Il devint chef de service à la Pitié.

En novembre 1873 parut le premier des trois volumes de ses *Leçons de clinique médicale*. Il fut nommé professeur de la faculté de médecine en 1876. En 1877, l'Académie de médecine lui accorda le prix Capuron intégralement

---

[1] Elle s'intitule *Quelques recherches sur la diphthérite et sur le croup faites à l'occasion d'une épidémie observée à l'hôpital des enfants.*

pour son *Mémoire sur la grossesse et les maladies du cœur* contre trois autres mémoires concurrents.

Le 22 janvier 1878 il fut élu à l'Académie de médecine dans la section de pathologie médicale.

b/ Un cousin d'Adrien (1862-1941) et de Maurice Loir (1852-1924).

Adrien Loir a consacré un chapitre de son livre de souvenirs *À l'ombre de Pasteur* (1938) aux relations de famille entre Pasteur et Michel Peter. A. Perrot et M. Schwartz ont décrit Peter dans un chapitre de leur très bonne biographie d'Adrien Loir, injustement oublié selon eux.[1] Adrien et Peter avaient en effet par le hasard des mariages des liens de parenté. Adrien-Joseph Loir, le père de Maurice et d'Adrien Loir, était le beau-frère de Pasteur par son mariage avec une des sœurs de Mme Pasteur. Il eut trois frères et deux sœurs. L'une de celles-ci eut une fille, Céline, donc cousine germaine d'Adrien et de Maurice, qui épousa Peter, par là leur cousin, mais de trente-huit ans plus âgé qu'Adrien. Quand celui-ci arriva à Paris en 1882 il allait tous les quinze jours dîner chez son cousin Peter. Il y rencontra des personnalités médicales, sans entendre discuter de ce que Peter appelait la « chimiatrie ».[2]

Quand Peter apprit qu'il commençait des études de médecine, raconta Adrien, il parla de le prendre dans son service pour l'initier à la clinique, le laboratoire ne pouvant être considéré comme une école de médecine. Ce fut tout ce qu'il disait à ce sujet.

Pasteur se réfère pour la première fois à Peter, dans sa correspondance publiée, à propos de la maladie de Maurice Loir, le frère d'Adrien.

Maurice Loir fut officier de marine, lieutenant de vaisseau. Il navigua donc beaucoup dans les océans. En 1876, il était enseigne et fit connaissance à Alger de Marcou, le géologue ami de Pasteur, grand voyageur également. Marié avec une femme prénommée Marguerite il eut deux filles. En 1881, il navigua sur les côtes africaines et arriva au Sénégal où sévissait la fièvre jaune. Marguerite était inquiète et Pasteur, venu à Bordeaux en septembre 1881 pour étudier la fièvre jaune, s'efforça de la rassurer. Le 17 septembre il demanda à sa femme d'informer Marguerite qu'il n'existait toujours pas de fièvre jaune à Dakar. Deux jours plus tard il lui recommanda de rassurer aussi Maurice : *Je n'ai vraiment pas le temps d'écrire à ce cher Maurice, mais je veux qu'il sache que je me suis rapproché de lui et pour affronter sans trop de craintes le fléau qui le préoccupe tant. Dis-le à Marguerite ou que Jean-Baptiste se charge de lui faire savoir au prochain paquebot.*[3] Le 20 septembre, il envoya

---

[1] Perrot A. et Schwartz M., *Le neveu de Pasteur ou la vie aventureuse d'Adrien Loir, savant et globe-trotter (1862-1941)*, O. Jacob, Paris, 2020, p. 49-52

[2] *Au cours des dîners chez lui, je me suis trouvé souvent avec des personnalités médicales, jamais aucun sujet technique n'a été même effleuré devant moi et cependant Peter était opposé à ce qu'il appelait la « chimiatrie ».* (Loir A., *À l'ombre de Pasteur*, « Mouvement sanitaire », Paris, 1937-1938)

[3] Pasteur, *Corr.* T. III, p. 248

à Marguerite une dépêche, lui annonçant, malgré des bruits contraires, un état sanitaire très bon à Dakar à la date du 12 septembre. Les choses auraient donc pu changer depuis. Le 25 septembre, il lui écrivit à nouveau, pour la rassurer, son mari étant sur le bateau de guerre *Castor* amarré au port de Dakar.[1] Il termina sa lettre par une petite leçon de morale.[2]

Revenu à Paris il informa Duclaux le 20 octobre que Maurice Loir avait toujours été bien portant et que le *Castor* rentrera en France en décembre ou en janvier au plus tard, au lieu du printemps suivant. La famille était soucieuse de l'arrivée du dernier paquebot.

Le 30 mai 1882, peu après son discours de réception à l'Académie française, Pasteur annonça à son fils Jean-Baptiste, alors en poste à Rome, que sa belle-sœur, Amélie Loir, désirait se rendre à Arbois avec Maurice, Marguerite et leurs enfants, par crainte des chaleurs du midi. Adrien Loir et son père resteraient à Lyon. On apprend que Maurice, en congé, était malade et irait consulter Peter : *Maurice va mieux, en ce sens que ses maux de tête ont disparu ; mais il va venir à Paris consulter son cousin Peter qui le réclame, je crois.*[3] Le 14 juillet, Pasteur, de Paris, informa son gendre qu'Amélie et Marguerite Loir venaient d'arriver à Arbois, mais que Maurice, qui allait bien, était resté à Toulon attendre une permission ou un ordre d'embarquement. Le même jour il avisa son fils que Maurice allait décidément beaucoup mieux et irait à Arbois en cas de permission. Celui-ci est-il allé voir Peter à Paris ?

B. Nouveau débat sur la thérapeutique et l'étiologie de la typhoïde (août 1882 - avril 1883)

a/ Vulpian, Bouchardat, Jules Guérin, Villemin, Bouley (22 août 1882)

Dans sa thèse de 1863 Peter considérait la typhoïde comme une maladie virulente douteuse avec la peste, le typhus, la diphtérie, la suette et la coqueluche. Il les considérait par contre comme des maladies infectieuses, contagieuses et épidémiques, se développant habituellement au milieu des conditions de l'hygiène la plus mauvaise. Il y parle d'état typhoïde, de symptômes typhoïdes. Il reconnaît le caractère pathognomonique des lésions des plaques de Peyer, et la stupeur comme symptôme dynamique caractéristique. Il croit alors que la fièvre typhoïde crée l'immunité, mais n'a pu encore être inoculée.

---

[1] *J'ai reçu ce matin une lettre de Marguerite. Je lui écrirai demain, je l'espère. Il n'y a rien à craindre pour Dakar et quand bien même la fièvre y viendrait, tout de suite on ferait passer dans un autre port le* Castor *ou plutôt ceux qu'il porte. On m'assure cela ici de la façon la plus formelle* [...] (Ib., T. III, p. 253)

[2] *Mais la vie au milieu du danger, ma chère Marguerite, c'est la grande vie, c'est la vie du sacrifice, c'est la vie de l'exemple, celle qui féconde. Qui sait même si le rejeton que vous portez à cette heure dans votre sein n'en reçoit pas déjà et courage et vertu...* (Ib., T. III, p. 256-257)

[3] Ib., T. III, p. 285

À la séance du 22 août 1882 de l'Académie de médecine un débat sur le traitement de la typhoïde fut initié par une communication de Vulpian *Sur le traitement de la fièvre typhoïde par l'acide salicylique*. Il y parle de poison typhogène, d'agent de la fièvre typhoïde. Bouchardat trouva cette communication d'une très grande importance du fait de l'imminence d'une épidémie assez grave de typhoïde à Paris et surtout du grand intérêt des recherches sur l'emploi des parasiticides dans les maladies contagieuses, rapportant que *M. Vulpian poursuit cette étude dans son service depuis plusieurs années avec une très grande sagacité, si l'on en juge par les nombreuses thèses qui y ont été préparées par ses élèves sur ces difficiles questions.*[1] Jules Guérin intervint aussi pour affirmer que l'existence de matières septiques dans l'intestin des typhiques n'était pas seulement une hypothèse vraisemblable comme le pensait Vulpian, mais un fait établi par ses nombreuses expériences sur les animaux qu'il avait présentées aux Académies en 1877. Il en avait conclu que *la fièvre typhoïde n'est qu'une intoxication stercorale réalisant consécutivement le principe ou germe infectieux de la maladie, germe qui l'entretient et la propage.*[2] Peu importait pour lui si le poison toxique venait du dehors ou se formait d'emblée chez le malade et dans l'intestin car, dans les deux cas, on devait d'abord remplir deux indications : *chasser le poison et le neutraliser*.

Villemin prit la parole pour critiquer la théorie de Jules Guérin et sa méthode purgative, pratiquée au début de la maladie, visant à chasser le poison. Il la croit souvent très nuisible. Bouley intervint à sa suite en invoquant Pasteur et un microbe de la typhoïde pullulant dans l'organisme.[3] L'existence de ce microbe doit être, pour lui, admise.

b/ Marjolin, A. Proust, Noël Gueneau de Mussy, Rochard, Lancereaux, Bouchardat, Peter (24 octobre – 12 décembre 1882) ; J. Guérin, G. Sée, Jaccoud (9 janvier – 6 février 1883)

Un nouveau débat, inauguré par Marjolin (1812-1895), commença lors de la séance du 24 octobre 1882 à l'occasion de l'épidémie de typhoïde sévissant à Paris. Adrien Proust (1834-1903), le père de Marcel Proust, le reprit à la séance suivante. Malgré des faits acquis l'étiologie de la typhoïde restait encore pour lui d'une profonde obscurité. Il avait rédigé un programme de recherche en 1879 destiné à la résoudre, et déplora qu'il soit resté dans les

---

[1] *Bulletin de l'Académie de médecine*, Paris, Masson, 1882, 46e année, 2e série, T. XI, p. 949

[2] Ib., p. 952

[3] *Je me suis demandé, en écoutant M. Vulpian, si les phénomènes d'amélioration notable qu'il a vu coïncider chez ses malades avec l'abaissement de leur température, déterminé par l'administration de l'acide salicylique, ne trouveraient pas leur interprétation dans certains des faits de la pathologie expérimentale, dont M. Pasteur a donné communication à l'Académie il y a deux ans. La fièvre typhoïde est reconnue aujourd'hui contagieuse. Or la contagion, considérée d'une manière générale, est fonction d'un infiniment petit, micrococcus ou microbe, dont la pullulation dans un organisme infecté donne lieu à la manifestation des symptômes par lesquels la maladie s'exprime.* (Ib., p. 959)

coulisses. Il signala que Pasteur avait recherché un microbe de la typhoïde dans le sang mais sans rien découvrir encore. Noël Gueneau de Mussy continua la discussion à la séance du 14 novembre. Il reprit ses idées sur l'étiologie de la typhoïde et sur les mesures prophylactiques qu'il soutenait cinq ans plus tôt. Il se réfère plusieurs fois à Pasteur. À sa suite, le médecin de la marine, J. Rochard (1819-1896), sembla regretter que la doctrine anglaise (de Budd) se soit répandue en France.

E. Lancereaux (1829-1910) poursuivit le débat à la séance du 28 novembre. Il croit que la typhoïde est transmise par l'eau bue, a une cause spécifique, plutôt un ferment qu'un poison ou un microbe, et n'est pas spontanée.

Bouchardat insista ensuite sur la pérennité du ferment de la typhoïde à Paris et dans les grandes villes, et rendit responsable de l'aggravation de la maladie à Paris la non-acclimatation des nombreux arrivants, immigrés et militaires ruraux. Il rappelle comment on acquiert l'immunité, non absolue mais relative, contre le ferment de la typhoïde et les autres ferments des maladies contagieuses : par leur absorption répétée, comme les expériences de Pasteur, Toussaint et Chauveau l'ont montré pour les affections charbonneuses. Il propose en prophylaxie de la typhoïde de cultiver son ferment, qu'on devrait trouver dans les papules rosées lenticulaires, pour l'inoculer comme on prévenait la variole par l'inoculation. Il suggère aussi d'atténuer la puissance du ferment, comme Pasteur et Toussaint l'avaient fait pour le charbon, ou de trouver un véritable vaccin de la typhoïde en cultivant un ferment proche, et de tenter son inoculation sur les animaux avant de la réaliser sur l'homme.

Il revient sur l'intérêt pour les parasiticides suscité par la théorie des germes contagieux dont il constate l'avancée dans les esprits : *Aujourd'hui que la grande majorité des médecins admet comme un axiome que les maladies contagieuses sont transmises d'un malade à un individu sain par un parasite ou par un ferment organisé et vivant, on a dû concevoir de grandes espérances dans l'emploi bien entendu des parasiticides.*[1] On mesure là combien, en cinq ans, de 1877 à 1882, la résistance des médecins à cette théorie s'était réduite. Elle était admise sans être encore, dans beaucoup de cas, prouvée.

À la séance du 12 décembre Peter présenta deux brochures sur la typhoïde qu'il commenta brièvement. La première consiste en une relation d'une épidémie de typhoïde ayant régné à Nancy de décembre 1881 à janvier 1882 par E.-L. Poincaré (1828-1892), professeur à la faculté de médecine de Nancy. Peter la juge extrêmement bien faite et y a remarqué l'influence pathogénique évidente de l'encombrement, thèse controversée dans les débats précédents. Il rapporte que Poincaré a recherché un microbe spécial, huit fois dans le sang et deux fois dans les matières fécales, sans succès. La seconde brochure

[1] Ib., p. 1425

provient du médecin-chef de l'Hôtel-Dieu de Rouen, Paul Levasseur, et traite de la typhoïde dans cette ville. Peter note que l'auteur y donne un grand nombre de renseignements intéressants sur le rôle de l'encombrement et du surmenage. Il rapporte qu'une épidémie de typhoïde dans une caserne s'arrêta dès le comblement des fissures des latrines, l'entretien des égouts, et l'évacuation des casernes et la dissémination des hommes, tous moyens largement discutés par les orateurs précédents pour combattre la typhoïde.

Le débat reprit à la séance du 9 janvier 1883 par une nouvelle lecture de J. Guérin, puis par de longues communications de G. Sée (16, 23 et 30 janvier) et de Jaccoud (6 février).

c/ L'intervention de Peter dans le débat sur la typhoïde ; son attaque contre la théorie parasitaire (13 février 1883)

Peter entama sa polémique le 13 février. Il commença à faire dériver le débat sur le traitement de la typhoïde vers celui sur la doctrine microbienne. Il s'opposa d'emblée au parasitisme : *Comme M. Jaccoud, je ne crois guère à cette invasion de parasites qui nous menace comme une onzième plaie d'Égypte ; comme lui, je pense qu'en cherchant une médication parasiticide, on trouve très souvent une médication homicide* [...].[1] Il combat une thérapeutique unique et systématique de la typhoïde aux formes multiples. Entre autres il juge que *combattre la cause, combattre l'infectieux, combattre le microbe, c'est encore bien mal diriger sa thérapeutique, car nous sommes impuissants contre cette cause, si matérielle qu'elle puisse être.*[2] Il prône une médecine des indications, variable selon la symptomatologie polymorphe des patients. Il stigmatise les naïfs, les imprudents, et les incompétents. Les savants, plus ou moins teintés de médecine, et les gens du monde représentent les derniers. Parmi les imprudents Peter y inclut peut-être Pasteur, et dans leur dénonciation une anticipation de ses accusations contre lui.[3] Pour finir il demande qu'on inscrive sur sa tombe « Il combattit la chimiâtrie et les médications systématiques ».

d/ Les répliques de Vulpian et de Bouley (6 et 13 mars 1883)

Trois semaines plus tard Vulpian fit une communication dans laquelle il dit comprendre qu'on défende une thérapeutique variée, que beaucoup de médecins d'ailleurs appliquent dans une certaine mesure, mais il défend l'idée que les troubles morbides de la typhoïde sont, au fond, de même nature, parce qu'ils dépendent d'un même agent et d'une maladie spécifique, telle la fièvre palustre dans ses formes variées. Il assume sa foi médicale, sa croyance au

---

[1] *Bulletin de l'Académie de médecine*, Paris, Masson, 1883, 47e année, 2e série, T. XII, p. 232

[2] Ib., p. 233

[3] [...] *je dirai : « Il est souvent difficile de tuer un homme, même malade ; seulement on y réussit quelquefois, ce qui n'est pas à proprement parler l'idéal de la médecine. » Ces imprudents ne seront pas convaincus ; ils appliqueront la méthode et trouveront d'abord qu'elle est innocente. Mais je les attends à leur premier accident, quand ils porteront à la fois le deuil de leurs illusions, de leur malade et de leur réputation.* (Ib., p. 274-275)

progrès thérapeutique et à la médecine spécifique, qui remplacera la médecine dite rationnelle mais impuissante. Il lui paraît donc inopportun de décourager les tentatives nouvelles par des paroles de dédain.

Bouley prit la suite de Vulpian pour réfuter les opinions de Peter sur le rôle des microbes. Pour lui, celui-ci *a méconnu les grands progrès accomplis en médecine depuis la découverte, par M. Pasteur, de ce que l'on peut bien appeler un* nouveau règne *de la nature, le* règne de la microbie, *c'est-à-dire le* règne *des êtres infiniment petits qui constituent par les manifestations de leur activité, une si grande force dans la nature, et jouent un si grand rôle dans la production des phénomènes de fermentations et de maladies.*[1] Il affirme que le mystère de la contagion est maintenant dévoilé, grâce aux travaux de Pasteur, de Davaine et de Chauveau. Il juge acquis à la science de manière irréfutable que *la contagion est fonction de l'activité d'une particule vivante, susceptible de pulluler à l'infini dans l'organisme qui en a été ensemencé.*[2] Il nomme « virus » cette particule. La force de la vie est la seule force, selon lui, qui puisse produire la multiplication. Tout s'éclaire avec la théorie microbienne, dont il fait un beau plaidoyer en décrivant les expériences de Pasteur, la découverte de microbes par des vétérinaires français, allemands et autrichiens, et les recherches de Koch.

Il réfute l'idée de Jaccoud qu'il faudrait des doses énormes de parasiticides pour tuer un microbe se multipliant à l'infini, alors qu'en réalité une quantité pondérable faible, voire « infinitésime », suffirait. Il s'inspire ici des expériences de Raulin, d'après l'ouvrage de Duclaux (*Ferments et maladies*, paru en 1882). Il conclut qu'il faut s'attaquer aux microbes non par des doses massives, mais par les qualités spéciales d'agents incompatibles, qui atténuent ou rendent impossible leur vie.

Il reprit la parole la semaine suivante en exposant d'abord les dernières recherches sur la rage de Pasteur sur la voie, dit-il, de la découverte de la vaccination contre elle. Puis il relate les expériences d'atténuation des virus de Pasteur et de Chauveau par l'oxygène ou la chaleur, et de réceptivité des organismes aux virus en fonction, par exemple, de leur température interne.

Il s'insurge vivement contre les termes de folie et de démence pour qualifier la théorie d'E. Brand (1827-1897)[3] et sa méthode devenue célèbre de refroidissement du malade atteint de typhoïde fébrile. Il défend aussi les expériences sur la chaleur de C. Bernard critiquées par Peter et qui montraient le danger de la fièvre pour les tissus et l'utilité de la combattre.

A. Loir raconte que cette polémique entre Bouley et Peter inaugura la brouille de celui-ci avec Pasteur. Il reproduit une lettre à sa marraine où il relate que Peter le chargea de faire savoir à Pasteur que ses propos ne le

---

[1] Ib., p. 316

[2] Ib., p. 317

[3] Ernst Brand avait exposé sa méthode, qui eut un grand succès, dans *Die Hydrotherapie des Typhus* (*Hydrothérapie du typhus*) publié en 1861.

visaient pas, car il le respectait, mais qu'il dénonçait seulement la chimiâtrie.[1] A. Loir répondit indirectement à Peter par l'intermédiaire d'une lettre à son fils, rédigée en concordance avec Pasteur.[2]

Adrien assista à la séance suivante de l'Académie de médecine, comme l'en priait Peter, qui voulait adopter un ton juste envers Pasteur. Mais, tout en louant ses travaux sur les fermentations et en prétendant admirer Pasteur, il fit de vives critiques sur la théorie microbienne et les vaccinations. Le ton n'était en rien conciliant.

e/ Les critiques de Peter (20 et 27 mars 1883)

Peter commence sa diatribe d'un ton grandiloquent : *Messieurs, la discussion a pris enfin l'ampleur que je lui souhaitais. Il ne s'agit plus du traitement de la fièvre typhoïde ; il ne s'agit plus même de cette fièvre ; il s'agit d'une grande doctrine et d'un grand homme, il s'agit de la doctrine nouvelle des maladies infectieuses, il s'agit de M. Pasteur.*[3] Il affirme qu'en parlant de chimiatrie moderne et des chimiâtres il ne visait ni Pasteur ni ses doctrines. Au contraire Pasteur a fait sortir les fermentations du domaine de la chimie pour les introduire dans celui de la physiologie en les montrant comme des actes de la vie. Il visait seulement la chimiatrie contemporaine, la réduction des actes de la vie aux phénomènes physico-chimiques (réductionnisme). Outre Brand, il cite Magendie et, dans une moindre mesure, C. Bernard. Il conteste la sorte d'axiome du chimiatre que la vie n'existe pas. Il est donc vitaliste avec Pasteur, et même avec C. Bernard, en partie vitaliste. Comme chimiâtre du XVIe siècle il se réfère à Paracelse. Il voit un contraste entre la chimie, la physique, la physiologie, sciences d'analyse, et la médecine, science de synthèse. Les premières torturent la nature, comme disait Bacon,

---

[1] *Ma chère Marraine, Je suis gonflé d'importance aujourd'hui. Tu connais l'existence d'une discussion à l'Académie de médecine. Un lyonnais, Frantz Glénard se mettant sous l'aile protectrice des théories de mon oncle, soulève une tempête au sein de la docte et verbeuse assemblée. Mon cousin Peter traite Brandt de dément. Le défenseur de mon oncle, Bouley, dans son discours de réponse étend ce qualificatif de dément appliqué par Peter à Brandt seul, à mon oncle et à beaucoup d'autres. Peter est offusqué et regrette ce qu'on lui a fait dire, il respecte le nom du maître, il veut que le maître le sache et c'est moi qu'il choisit pour le lui dire.*
Voici, en effet, la lettre que je reçois ce matin du Pr Peter : « Mon cher Adrien, je te serais très obligé si tu avais le temps de venir mardi prochain à l'Académie ? J'ai l'intention d'y parler de M. Pasteur et de sa doctrine dans les termes qui conviennent quand il s'agit d'un aussi illustre savant et d'une doctrine aussi vaste. J'espère dissiper le malentendu qu'on a volontairement ou involontairement essayé de faire surgir entre les doctrines toutes biologiques de M. Pasteur et les doctrines chimiatriques que je combats. » (Loir A. *op. cit.*, p. 34-35)

[2] *J'ai répondu dans une lettre adressée à Michel dans laquelle je le félicitais de sa réception au bachot. J'ai préparé cette lettre avec Pasteur. « Dis à ton père que j'irai mardi à l'Académie, j'ai montré sa lettre à mon Oncle qui a paru satisfait et m'a répété cette phrase de Buffon qu'il affectionne et qui a été la règle de toute sa vie scientifique : « Assemblons des faits pour avoir des idées. » C'est je crois ce que demande ton père pour cette fameuse méthode. »* (Ib., p. 35)

[3] Ib., p. 357

en dissociant les phénomènes par les expérimentations, alors que la médecine revient toujours à l'être entier. Les expériences, en mettant les animaux dans des conditions anormales, les rendent préalablement malades, et modifient ainsi leur réceptivité aux agents morbides. Il trouve cinq vices de raisonnement dans les conclusions de C. Bernard déduites de ses expériences sur la chaleur. La médication par l'eau froide n'est pas réfrigérante mais « névrosthénique ». Aux statistiques présentées par Bouley pour défendre la méthode de Brand il en oppose d'autres pour les invalider.

Il ne veut pas discuter ici de la validité de la doctrine microbienne, mais argue que Pasteur a été devancé par Davaine, lui-même précédé par Raspail qu'il cite abondamment à partir de son *Histoire naturelle de la santé et de la maladie*... (édition de 1843)

Il ne voit pas comment la connaissance des microbes pourra conduire à la guérison des maladies microbiennes. Il faudrait trouver un remède spécifique pour chaque maladie spécifique, ce qui ne pourra se faire que par tâtonnements longs et incertains, comme pour le quinquina contre les fièvres intermittentes et le mercure contre la syphilis, les deux seuls spécifiques que l'on possède sans connaître leur lien rationnel ou irrationnel avec ces maladies. Il trouve contradictoire l'idée de spécificité avec celle d'un parasiticide unique, par exemple, le camphre pour Raspail, l'acide phénique pour Déclat.

Il conclut en exprimant son admiration pour C. Bernard et Pasteur tout en se donnant le droit de ne pas aller jusqu'à l'idolâtrie.

Il poursuivit ses critiques le 27 mars. Il admet que les recherches de Pasteur ont amené les applications pratiques les plus utiles en chirurgie et en obstétrique, citant les pansements d'A. Guérin et de Lister, tout en soulignant le rôle des soins de propreté minutieuse et surtout de l'absence d'encombrement, c'est-à-dire d'amas de personnes. Il examine ensuite la doctrine de la vaccination pasteurienne. Pour lui, le virus atténué est loin d'être un virus-vaccin car il ne conjure pas toujours la maladie qu'on veut prévenir et peut provoquer des accidents redoutables. La méthode de Pasteur retourne, selon lui, à l'ancienne inoculation (de la variole). Il la critique en invoquant le fait, noté par Trousseau, que le virus de la variole atténué pouvait reprendre toute son énergie par des inoculations successives à une série d'humains, et même se propager par contagion, objection déjà formulée, dit-il, par J. Guérin. Il prétend que les faits d'échec immunitaire et d'accidents par la vaccination pasteurienne se multiplient. Il les recense puis rapporte les explications que Pasteur donne de ses échecs.

Il fait ressortir trois problèmes : celui de l'atténuation spontanée du virus avec le temps, celui de la récidive malgré la vaccination, autrement dit la durée plus ou moins courte de l'immunité vaccinale. Le troisième problème nous paraît plus sérieux. Il présume que puisque des accidents mortels de vaccination existent chez les animaux il s'en produira aussi chez l'homme. Donc, en dépit de statistiques favorables à la vaccination, ce qui est acceptable pour l'agriculteur envers ses animaux serait un dilemme pour un père envers ses enfants qui prendrait le risque d'en perdre en les faisant inoculer.[1] Le problème s'était déjà largement posé lors de l'inoculation de la variole avant la découverte de la vaccination, car certains inoculés en moururent. Il existe là un problème éthique, et surtout, à notre sens, psychologique.

À propos de la spontanéité morbide Peter veut opposer Béchamp à Pasteur. Il remarque que celui-ci en arrive à admettre la prédisposition, la réceptivité due à une mauvaise hygiène, comme la vieille médecine. Il reprend la formule de Pidoux sans le nommer : *la maladie naît de nous et en nous.* Béchamp aurait dit que jamais on n'a pu communiquer une maladie caractérisée en prenant un microbe dans l'atmosphère, propos qui paraît naïf aujourd'hui étant donné les nombreuses contagions par voie aérienne.

Le journal *Le Temps* rapporta les propos de Peter dans son édition du 29 mars. Les parents d'Adrien prirent aussitôt le parti de Pasteur comme le racontent A. Perrot et M. Schwartz. Une lettre d'Adrien-Joseph et une autre de sa femme Amélie le révèlent.[2] Adrien exprima à son père la position fausse en laquelle il se trouvait envers les deux adversaires. Son père alors intervint auprès de sa nièce Mme Peter pour qu'elle cesse de recevoir à dîner tous les quinze jours Adrien, au grand regret de celui-ci.[3]

f/ Nouvelle plaidoirie de Bouley (3 avril 1883)

Le 3 avril, Peter, dans une lettre au président de l'Académie de médecine, justifia son absence par la simultanéité du cours qu'il professait à la Faculté avec les séances, auxquelles il ne pouvait donc assister aussi assidument et longuement qu'il le voulait. Il l'avertit que son absence ne signifiait pas son abandon de la lutte commencée.

Bouley s'étonne que Peter méconnaisse l'œuvre de Pasteur et semble vouloir la décrier. Il lui paraît ignorer la réponse victorieuse de Pasteur à Koch. Il soutient que les idées de Raspail, si elles témoignent d'une assez grande force d'intuition, furent toutes d'imagination et stériles pour la science, car

---

1 *« Je perdrai tant pour cent de mon bétail, et je sauverai le reste ; « le père de famille pourra-t-il se dire également : « Je perdrai tant pour cent de mes enfants pour conserver les autres ! »* (Ib., p. 410)

2 Adrien-Joseph écrivit à Adrien immédiatement après la publication du journal : *J'ai été bien peiné pour l'Orateur* [Peter] *de ce qu'il dit sur un sujet qu'il ignore tout à fait ; et à cette ignorance du sujet, il joint la mauvaise foi, en faisant un esprit de tout mauvais aloi pour égayer la galerie.* Après la réponse cinglante de Pasteur le 17 avril contre Peter, Amélie écrivit aussi à son fils : *Je ne suis pas fâchée que la réponse de ton oncle à ton cousin soit raide, il ne l'aura pas volée.* (Perrot A. et Schwartz M., *Le neveu de Pasteur ou la vie aventureuse d'Adrien Loir, savant et globe-trotter (1862-1941)*, O. Jacob, Paris, 2020, p. 50-51)

3 *Mon père, auquel j'avais parlé de ma gêne au sujet de ma situation entre Pasteur et Peter, écrivit à la femme de ce dernier, sa nièce, qu'il croyait préférable que je cessasse mes visites chez elle.* [...] *Ce grand clinicien que j'aimais et dont les sentiments de bienveillance pour moi me touchaient profondément et sont toujours restés gravés dans mon esprit, aurait voulu se tenir complètement à l'écart des études et des recherches de Pasteur.* (Loir A., *op. cit.* p. 35)

une idée *a priori*, même directrice d'une expérience, ne vaut que soumise à une vérification expérimentale, devenant alors une vérité. Il en est de même du Romain Varron (116-27 av. J.-C.). Il assure que l'œuvre de Pasteur n'a aucune filiation avec ces curiosités historiques, et reste à lui tout entière. Nous devrions alors regretter de faire une simple histoire des idées et des concepts. Nous avons déjà discuté de ce point de vue, que défend Grimoult.

Bouley note que certains membres de l'Académie semblent avoir partagé les sentiments de Peter puisque quelques applaudissements accueillirent son discours. Il regrette cette approbation et veut la combattre en rectifiant toutes ses erreurs. Sur sa critique de l'infaillibilité de Pasteur il assure, de manière un peu trop radicale, qu'il s'est tellement entouré de preuves expérimentales qu'il n'a jamais pu être convaincu d'erreurs, ce que les commissions ont attesté et ses contradicteurs reconnu.

Il divise son discours en trois chapitres : *le mystère de la contagion dévoilée ; le microbe, instrument de la virulence a pu être isolé de l'organisme vivant et étudié, dans son évolution, en dehors de l'organisme ; les virus mortels peuvent être atténués et transformés en vaccins.* Retenons simplement quelques idées, certaines contestables. Selon lui, la pullulation d'un microbe qui s'effectue dans le milieu intérieur de l'animal vivant est identique à celle qui se produit dans un milieu de culture artificiel. Il néglige ici les processus naturels cellulaires de défense d'un organisme vivant et le fait des différences individuelles de réceptivité. À propos de la vaccination il accuse Peter de mal la connaître faute d'étude suffisante, et donc d'incompétence pour en juger. Il reconnaît que la vaccination pasteurienne n'est pas absolument identique à la vaccination jennérienne (les maladies de la vaccine et de la variole étant différentes, on devait conjecturer des microbes distincts), mais a de grandes analogies.

Il nous apprend que 23 des 25 médecins de la marine envoyés deux ans plus tôt pour combattre la fièvre jaune au Sénégal décédèrent. Il fait l'éloge du dévouement de Pasteur s'exposant à la contagion pour tenter de trouver son microbe, à Pauillac en septembre 1881. La présence de son neveu, Maurice Loir, au Sénégal, l'avait sans doute motivé encore davantage.

Pour la vaccination contre la rage Bouley est plus timide que ne le sera Pasteur, en jugeant qu'*il ne saurait être question évidemment de vacciner l'homme contre cette maladie* et en n'envisageant qu'une obligation vaccinale des chiens, le principal agent de propagation pour l'homme. Il croit par contre encore possible la vaccination contre la syphilis, non dans l'étendue que voulait Auzias-Turenne (1812-1870), mais restreinte à son obligation aux prostituées professionnelles. Pour terminer il appelle le philosophe Peter à devenir le Peter éclairé par la science expérimentale pour apprécier l'authentique nouveauté des découvertes de Pasteur. Notons qu'il ne parle pas du tout d'éventuels accidents de vaccination.

g/ La clôture du débat sur la fièvre typhoïde après les discours de Fauvel et de Peter (10 avril 1883)

S.-A. Fauvel (1813-1884), médecin épidémiologiste, reprit la discussion sur l'épidémie de typhoïde sans vouloir examiner la doctrine des microbes, mais en disant quelques mots sur Pasteur. Admirateur de celui-ci il souhaite ardemment que ses recherches réussissent. Il regrette les attaques peu mesurées de Peter tout en reconnaissant son talent oratoire et en partageant sa manière de voir sur beaucoup de points. Il a eu tort selon lui d'emprunter aux ennemis de Pasteur des arguments suspects même si on ne doit pas faire du savant un fétiche. Il fait confiance à la sagacité de Pasteur pour rectifier lui-même ses erreurs. Il souligne que les résultats positifs de ses recherches ne sont pas encore nombreux. Hormis le charbon et la septicémie aucune maladie humaine ne lui a dévoilé son microbe, notamment la typhoïde. Il déplore cependant que la foule des expérimentateurs qui suivent ses traces n'ait pas la même sobriété. Tous les jours on annonce l'existence d'un microbe nouveau et chaque spécialité veut avoir le sien. Fauvel ne veut les accepter que sous bénéfice d'inventaire. Il parle de furie microbienne qui s'est emparée des esprits et qui rend confuse la pathologie. Le torrent doit passer et l'avenir jugera. Si Pasteur peut répondre victorieusement à ses ennemis il juge plus difficile de faire face et de se débarrasser de ses amis trop enthousiastes et importuns. Fauvel ne range pas du tout Bouley parmi eux, car celui-ci poursuit son but avec passion mais sans fétichisme, et au moyen d'une dialectique séduisante et pleine d'esprit.

Après cet état des lieux de la doctrine microbienne qui montre très bien la manie du microbe qui s'est emparée des disciples et des chercheurs avant sa diffusion dans la société, Fauvel aborde le sujet du débat, la typhoïde. Pour lui, celle-ci est une maladie *sui generis*, née d'un germe spécifique transmissible. Il la distingue en France en endémique et épidémique, endémique dans les grandes cités, et épidémique et passagère dans les petites localités, soudainement atteintes par importation. Il reprend l'idée d'une immunité générale mais non absolue des citadins, créée par une attaque aigue ou au long cours, absente chez les étrangers à la ville. Il doute de sa naissance spontanée sous l'influence de causes locales, du rôle de l'insalubrité, qui n'a pas augmenté, et de l'encombrement, qui n'a aucune spécificité. Ces causes banales ont une influence adjuvante considérable, mais secondaire car non nécessaire. La typhoïde n'est pas pour lui une simple variété parmi les affections typhiques. Contrairement à l'opinion générale il innocente le rôle des égouts, des fosses d'aisance, etc. dans la propagation de la maladie. Pour le prouver il discrimine les matières fécales fraîches des méphitiques.

Selon lui, aucun des germes contagieux des maladies pestilentielles ne résiste à l'aération tandis qu'ils se conservent indéfiniment à l'abri du contact de l'air. L'oxydation atmosphérique et les gaz sulfureux qui se dégagent de la putréfaction des matières fécales détruiraient les principes des maladies spécifiques.

À sa suite Peter prit la parole. Il se dit non réfractaire et non fermé aux idées de progrès. En provoquant la discussion sur la *microbiatrie* il avait voulu combattre un péril actuel et social qui réside, selon lui, dans l'application hâtive et téméraire d'expériences de médecine vétérinaire à la médecine humaine. Il reprend ses critiques des doctrines pastoriennes, faussement séduisantes, d'atténuation des virus et de leur inoculation. L'école pastorienne prendrait ses affirmations pour des preuves, ses hypothèses pour des faits, et ses espérances pour des réalités. Ce qu'il juge réel est l'introduction en thérapeutique humaine de médications microbicides et son risque d'accidents, invoquant une phrase de Jaccoud : *On vise le microbe et c'est le patient qu'on abat.* En racontant un souvenir personnel il invoque aussi Velpeau qui aurait défendu la vieille chirurgie et combattu les jeunes chirurgiens enthousiasmés par la « cellule cancéreuse ». Nous voyons qu'il ne se réfère pas du tout à la réponse perspicace de Bouley à ses attaques, et que ses accusations sont ici sommaires et assez gratuites.

Le président de l'Académie mit un point final à la discussion sur l'épidémie de typhoïde, la liste des orateurs inscrits étant épuisée. Il suggéra néanmoins de nommer une Commission spéciale pour rédiger des conclusions sur ces débats mémorables, ce qui fut adopté.

C. Le retour de Pasteur à l'Académie de médecine (17 avril 1883)

À la séance suivante du 17 avril, malgré la clôture du débat sur la typhoïde, Bouley, absent aux dernières séances, fit une communication favorable sur la méthode de Brand. Il retourna contre Peter son accusation d'incompétence à son encontre. Hardy, président pour l'année 1883, accueillit très aimablement le retour de Pasteur à l'Académie de médecine.[1]

Pasteur fit une communication assez courte intitulée *Les doctrines dites microbiennes et la vaccination charbonneuse.* Il réfute, point par point, après les avoir citées, certaines assertions de Peter, contre les doctrines qualifiées déjà de pastoriennes par celui-ci, dans son discours du 27 mars. Il ne nie aucunement qu'il puisse se tromper, mais n'admet pas qu'on lui attribue des erreurs qu'il n'a pas commises. Selon sa manière habituelle il met au défi, ici Peter, de prouver une seule de ces assertions, toutes inexactes. Il constate que son discours et son opposition systématique n'a pas du tout freiné le nombre des vaccinations contre le charbon par les cultivateurs. Il évoque l'histoire des oppositions violentes à la vaccine de Jenner dans les premières années de son

[1] *Permettez-moi avant de vous donner la parole, de vous dire que l'Académie vous voit revenir au milieu de nous avec un grand plaisir et qu'elle espère que, maintenant que vous avez repris le chemin de notre enceinte, vous ne l'oublierez plus.* (*Bulletin de l'Académie de médecine*, Paris, Masson, 1883, 47e année, 2e série, T. XII, p. 508)

application. Peter a manqué d'*un regard judicieux sur l'histoire des sciences et de la médecine en particulier* en méconnaissant le pas qu'elles ont fait en sortant des routes battues. Les sciences gagnent à se faire des emprunts mutuels et son regard « naïf », en n'étant ni vétérinaire ni médecin, l'a favorisé comme le prédisait J.-B. Dumas quand il l'incita à étudier la maladie des vers à soie. Il vante les sciences d'analyse contre une science de synthèse figée, qui se perpétuerait sans ouvertures vers elles.

Il affirme que le mépris des microbes de Peter, à la veille peut-être de trouver celui de la typhoïde dont le débat sur son traitement révèle son incertitude, est un blasphème médical. Il vante son expérience de la poule dont on modifie, par un simple artifice physique, le refroidissement ou le réchauffement, sa réceptivité à la maladie et à la mort, et inversement son retour à la vie. Il dénonce la légèreté et l'ironie des jugements de Peter sur l'expérience de Pouilly-le-Fort et sur sa méthode des vaccinations par virus atténués, méthode prophylactique, selon lui, certaine et absolue. Il loue celle contre le charbon qui a supprimé en une année d'application 9/10e de la mortalité des moutons. Il termine en invoquant son patriotisme supérieur à celui de son adversaire, allé chercher des armes étrangères pour le combattre, suite de quoi Peter demanda la parole pour la séance suivante.

Le 24 avril, Peter résuma ses arguments et contesta la découverte de Pasteur d'une nouvelle maladie lorsqu'il avait inoculé la salive de l'enfant enragé, l'attribuant à Vulpian qui l'avait précédé en provoquant la mort de lapins inoculés par de la salive normale provenant d'individus sains. On peut mesurer ici tout son esprit chicaneur. Après avoir loué la vieille médecine de Sydenham, de Haen, de Stoll et de Borsieri contre la chimiatrie, il tenta de récupérer dans son camp les professeurs de la Faculté de Paris : Bouillaud, C. Robin, Vulpian et Jaccoud. Il invoque à nouveau Béchamp et sa doctrine des microzymas. Il argue que, puisque la virulence du microbe, du typhus par exemple, peut varier en fonction des conditions d'encombrement, d'affaiblissement de l'individu porteur, c'est *le malade qui fait sa maladie*. Il invoque les expériences qui prouvent que nous sommes entourés et farcis de bactéries inoffensives qui ne deviennent morbides *qu'en nous et par nous*.

CHAPITRE VIII : De la chasse au microbe du choléra aux vaccinations humaines contre la rage (juillet 1883 – juin 1887)

1. L'histoire du choléra jusqu'en 1883

Quel était l'état réel mondial des idées et des connaissances sur le choléra à cette époque ? Pour cela rappelons son histoire jusqu'à l'épidémie égyptienne de 1883.

A. Les idées et les découvertes non connues de Pasteur

Nous avons déjà relaté l'histoire du choléra jusqu'en 1830 à propos du philosophe Hegel qui en est mort à Berlin en 1831.[1] Reprenons-en quelques données.

Le choléra a sévi depuis des temps très anciens. Ses foyers de prédilection sont constitués par les bassins fluviaux du Gange et du Brahmapoutre, le Bengale et les villes bordant l'océan indien. Le choléra (*Χολέρα*) fut connu des médecins grecs, notamment par Hippocrate. On le trouve aussi chez des auteurs byzantins. Mais il y désigne un syndrome gastro-intestinal non spécifique englobant le choléra dû au *Vibrio cholerae* et des syndromes dysentériques cholériformes.

Le choléra pénétra de l'Inde vers l'Ouest avec les pèlerinages à La Mecque et les importations portugaises, les équipages de Vasco de Gama (1460 ?–1524) naviguant dans les mers indiennes. Ainsi, le premier Européen à avoir décrit le choléra spécifique est le médecin portugais Garcia da Orta (1515-1575) en 1563. Jacob Bondt, dit Jacques Bontius, né en 1598 à Leyde, décrivit aussi la maladie. Il partit pour les Indes en 1627 dans l'île de Java comme premier médecin du gouverneur de Batavia et de la compagnie hollandaise des Indes orientales. En 1642, il fit paraître à Leyde un ouvrage *De medicina Indorum Libri quatuor* où il décrit les maladies des Indes orientales dont le choléra et le béribéri. D'après Théodoridès, le naturaliste français Pierre Sonnerat (1749-1814) a fait, en 1782, la première description détaillée du choléra, qu'il observa en Inde.[2]

Le choléra sévit surtout au XIXe siècle lors de sept grandes pandémies. La première (1817-1824) eut pour origine l'Inde, mais n'atteignit pas l'Europe. En 1818, à l'occasion de cette pandémie, Alexandre Moreau de Jonnès (1776-1870), qui avait déjà décrit la fièvre jaune aux Antilles, fut nommé à Paris rapporteur de la Commission sanitaire centrale. Il sera ensuite rapporteur du Conseil supérieur de Santé créé en 1822. Il rédigea de 1820 à 1830 huit rapports sur la propagation du choléra en Asie jusqu'en Europe. Durant cette période il lut aussi, sur le même sujet, dix mémoires à l'Académie des sciences

[1] Pinet P., *Les Philosophes, la maladie et la médecine de Hegel à Michel Foucault*, L'Harmattan, Paris, 2021, p. 35-55

[2] Théodoridès J., *Des miasmes aux virus*, L. Pariente, Paris, 1991, p. 116

dont il était correspondant. Non médecin il n'appartint pas à l'Académie de médecine. En 1831, le Conseil supérieur de santé voulut qu'il réunisse et complète ces matériaux, probablement devant le risque d'arrivée du choléra en France. C'est pourquoi, cette année-là, il publia un nouveau rapport sur le choléra intitulé *Rapport au Conseil supérieur de santé sur le choléra-morbus pestilentiel* qui fut diffusé dans trois librairies à Paris.

a/ Le rapport de Moreau de Jonnès (23 juin 1831)

Moreau de Jonnès soutenait avec force que le choléra était contagieux. Sa thèse sembla dominer en France en 1830 et au début de 1831 à l'Académie des sciences et à l'Académie de médecine, mais un médecin russe, Jachnichen, se fit le pourfendeur de la contagion et de Moreau de Jonnès, en invoquant une constitution épidémique atmosphérique et une apparition sans contage de la maladie à Moscou. Jachnichen crut que le miasme ne pénétrait chez les individus prédisposés que par voie pulmonaire et ne pouvait être transmis, à la rigueur, que par l'exhalaison pulmonaire des malades, surtout réunis en foyers.

Dans son *Rapport au Conseil supérieur de santé sur le choléra-morbus pestilentiel* Moreau de Jonnès cite les sources innombrables qui l'ont amené à établir ses vues. Il conjecture justement que l'action morbide se situe dans l'estomac et les petits intestins. Selon lui, elle est analogue à l'effet de poisons comme l'arsenic ou le sublimé. Il dément que la maladie dépend de la faiblesse de la constitution ou d'un mauvais régime. Il la juge non épidémique parce qu'elle est indépendante des saisons et invariable. Il est clair qu'il la conçoit comme une contagion aiguë spécifique et qui confère une immunité. Elle représente pour lui une maladie *sui generis*, différente du choléra-morbus (ordinaire) de nos climats. Cependant, il avoue l'ignorance de l'origine et de la nature de son germe, comme celles des autres contagions.

Il reconnaît ensuite que les traitements multiples proposés montrent leur incertitude. La saignée ne lui semble pas un remède adapté au mal. Plutôt que la fuite devant l'épidémie, que recommandait Franklin, il préconise la séquestration des personnes non touchées, autrement dit leur confinement, dans une maison, un bourg ou une ville, persuadé que le germe n'est pas aérien, atmosphérique, contrairement à ce qu'on a prétendu. Il s'oppose à Jachnichen et à sa thèse atmosphérique.

Il distingue les épidémies des contagions. Ce qui caractérise plus spécialement les contagions *c'est la reproduction de leur germe par une force assimilatrice semblable à celle du levain ; c'est leur transmission aux hommes et aux choses par le contact ou même à distance*[1].

Il n'est pas loin de considérer le germe du choléra comme un être vivant. En effet, il conçoit que le choléra tire son origine d'*un germe dont la nature*

[1] Moreau de Jonnès A., *Rapport au Conseil supérieur de santé sur le choléra-morbus pestilentiel*, Paris, 1831, p. 91

intime est inconnue, mais qui possède le pouvoir de se développer et de se reproduire, comme les êtres organisés, sous des conditions spéciales, et qui se propage, par une transmission médiate ou immédiate, d'un individu malade à un individu sain. C'est donc en un mot, non pas une épidémie comme la Malaria, mais une contagion comme la Peste d'Orient.[1]

Il conclut la première partie de son rapport en affirmant que le caractère contagieux du choléra est absolument prouvé. Il cite une vingtaine de médecins et de personnalités qui en sont persuadés.

Ce rapport remarquable de Moreau de Jonnès l'a fait considérer en 1973 par Dodin et Brossolet comme le premier épidémiologiste moderne, ce qu'a approuvé Théodoridès en 1991.[2] On pourrait aussi citer à la Renaissance Fracastor par son ouvrage de 1546.

Malheureusement, suite aux thèses de Jachnichen, et pour des raisons économiques et même politiques, son rapport ne fut pas écouté et presque tous les médecins et l'Académie de médecine à Paris nièrent la contagion du choléra. Cependant, nous avons vu quelques-uns l'ayant défendue. Rappelons-les.

b/ Les médecins contagionnistes en Europe

Lors de l'épidémie de choléra arrivée à Paris en mars 1832 Bretonneau, fermement convaincu de la contagiosité du choléra, en persuada son élève Velpeau, qui se déclara publiquement contagionniste en juillet 1832.

Dès 1844, en Italie, Bassi, pourtant non médecin, s'était convaincu que toutes les contagions et les maladies épidémiques étaient dues à des êtres organisés, parasites, végétaux ou animaux. L'épidémie de choléra de 1846 l'amena à soutenir en 1849 qu'il était provoqué par un parasite plus petit que celui de la muscardine. En 1853, il induisait de la découverte des trois parasites responsables de la muscardine, de la gale et de la teigne, que toutes les contagions étaient produites par des parasites. Pasteur connaissait de nom Bassi, puisqu'il le cite à propos des maladies des vers à soie, mais on ne sait s'il l'a lu.

Dans son ouvrage de 1860 Lemaire soutint l'idée, suite aux travaux de Pasteur, que beaucoup de maladies, comme la peste, la typhoïde, la variole, le choléra, la fièvre puerpérale, avaient pour cause primitive un ferment. Pour lui, ce qu'on appelait des miasmes était des ferments.

En Angleterre, selon Bretonneau dans sa lettre à Velpeau de 1832, l'idée de contagion du choléra était populaire.

Dans les États germaniques, Hufeland (1762-1836), médecin du roi de Prusse, admet, dans un texte que cite Littré dans son ouvrage sur le choléra oriental (début 1832), la contagion, mais aussi l'origine atmosphérique par

---

[1] Ib, p. 122 ; cité aussi par Bourdelais P. et Raulot J.-Y., *Une peur bleue. Histoire du choléra en France. 1832-1854.*, Payot, Paris, 1987, p. 67

[2] Théodoridès, *Des miasmes aux virus*, Pariente, Paris, 1991, p. 117-118 ; Dodin A. et Brossolet J., « L'épidémie de choléra de 1832 ou la naissance de l'épidémiologie moderne » *in : Hommage à Marcel Baltazard*, Paris, 1973, 97-118

corruption de l'air. Il croit que le germe est comme mort pendant la période d'incubation de la maladie et ne gagne une force reproductive que par réaction de l'organisme. Il juge les quarantaines superflues, que l'infection soit externe (des mesures d'hygiène corporelle alors suffisent) ou interne, sauf quand les symptômes morbides commencent à apparaître. Dans son livre Littré adopte la même position.[1]

Il faut reconnaître qu'Hahnemann (1755-1843), le fondateur de l'homéopathie, a été beaucoup plus pertinent, même si sa thérapeutique et tel mode de contage qu'il imagine sont critiquables. Dès juin 1831 il admet que le choléra est contagieux et que le miasme cholérique est un être vivant. En octobre 1831 il stigmatise la thèse de Hufeland d'un miasme atmosphérique ou tellurique et défend celle du rôle exclusif de la contagion. Pour lui le miasme cholérique est vivant et capable de se multiplier. Il a déjà l'idée d'une immunité active et le concept de porteur sain.[2]

B. Les idées sur le choléra des médecins connus de Pasteur

a/ John Pringle (1768)

Pringle, dont Pasteur a lu les *Mémoires sur les substances septiques et antiseptiques*, considère le choléra morbus et la dysenterie comme dus à des humeurs corrompues siégeant dans les premières voies, et refuse de les qualifier de maladies bilieuses car elles sont davantage pour lui des maladies putrides. Il parle du germe d'une fièvre et de germes de maladies. Son traitement n'a par contre rien d'original, car il recommande encore les saignées, les vésicatoires, les vomitifs et les purgations. Il distingue les maladies putrides, dues pour lui à des ferments, du système pathologique de Kircher (1602-1680) repris par Linné (1707-1778) pour lesquels des animalcules sont responsables des maladies contagieuses.

b/ Émile Littré (de 1832 à 1871)

- **1832**

Au début de l'année 1832, avant l'arrivée de l'épidémie de choléra à Paris en mars 1832, Littré publia un ouvrage *Du choléra oriental*. Nous en avons déjà parlé. On n'y trouve pas l'idée de micro-organismes vivants à l'origine du choléra, ou de toute autre maladie épidémique. De plus, s'il reconnaît le rôle de la contagion il est pour lui assez mineur.

- **Octobre 1834**

Deux ans plus tard, dans le numéro du 3 octobre 1834 du *National*, Littré fit paraître un article commentant le *Rapport sur la marche et les effets du*

---

[1] Pinet P., *Les Philosophes, la maladie et la médecine de Hegel à Michel Foucault*, L'Harmattan, Paris, 2021, p. 44-48 et 272-277

[2] Ib., p. 48-49 et p. 265-270

choléra-morbus dans Paris et dans le département de la Seine, fruit d'une commission nommée par le préfet de la Seine. Il note que le but de cette commission était de ne s'occuper que des questions de statistique médicale restreint au département de la Seine. Sur ses dix membres on ne trouve que trois médecins : Parent Duchâtelet (1790-1836), connu pour son ouvrage *De la prostitution dans la ville de Paris*, Petit, de Maurienne, et L.-R. Villermé (1782-1863), tous trois membres de la commission centrale de salubrité. Ici Littré assure avec Baglivi que la cause du choléra est inconnue.

➢ Janvier 1836

Nous avons vu qu'en 1836 Littré, dans son article *Des grandes épidémies*, distingue les virus et les miasmes des poisons et des venins par leur qualité particulière de se reproduire et de se propager. Pasteur, qui a lu et annoté de façon détaillée cet article durant l'été 1879, d'après l'édition de 1875 de *Médecine et médecins* qu'il possédait, a ignoré cette remarque pertinente de Littré en insistant seulement sur sa conception de leur formation « spontanée » au sein des substances organiques vivantes ou mortes. Dans la fin de cet article que Pasteur a recopiée cette production « spontanée » n'engendre pas spécifiquement les virus et les miasmes, car elle concerne aussi bien les poisons et les venins. Leur différence ne figure pas dans leur origine, mais dans la propriété des virus et des miasmes de se reproduire et de se propager, ce qui constitue bien une caractéristique des êtres vivants.

➢ Novembre 1858

Dans un article en trois livraisons de novembre 1858 du *Journal des Débats*, intitulé « De l'hygiène », Littré commente la troisième édition (1857) du *Traité d'hygiène publique et privée* de Michel Lévy (1809-1872), qui connut six éditions de 1844 à 1879. Lévy était premier professeur et médecin en chef de l'hôpital militaire de perfectionnement du Val de Grâce. Il avait dédié son livre à Broussais.

Des trois chapitres de son article c'est dans le second, consacré aux épidémies, que Littré parle de l'hypothèse d'un être vivant à l'origine du choléra, idée qu'Hamburger lui attribue, avant Pasteur. Littré fait d'abord l'éloge de Lévy dans sa division des épidémies entre celles dont l'origine est voilée et les autres dont la cause est connue. Il cite un passage où Lévy parle des premières comme de terribles fléaux, à la fois très puissants et très obscurs. Puis il le commente : *Le choléra en est présentement le type ; on sait seulement qu'il est né dans l'Inde et que de là il s'est propagé partout ; l'étude des symptômes et des lésions a été faite avec un grand soin ; mais c'est tout ce qu'on en sait. Où réside la cause malfaisante ? Quel en est la nature, Sur cela ignorance complète.*[1] Il poursuit par la réflexion soulignée par Hamburger : *On suppose, avec quelque ressemblance, en raison de*

[1] Littré E., *Médecine et médecins*, 2e éd., 1872, p. 253-254

l'analogie, qu'elle est due à un principe animal ou végétal comparable aux virus et aux effluves, et qui, comme eux, agit avec une énergie fatale sur la substance vivante.[1]

Ceci semble prouver que Pasteur n'a pas lu cet article puisqu'il assurait qu'à propos des épidémies Littré n'avait nulle part formulé l'idée de micro-organismes.

A-t-il lu davantage l'article sur le choléra de 1834 ? Probablement pas car il aurait pu en tirer un argument encore plus fort que celui qu'il invoquait pour prouver la faible avancée de l'hypothèse de micro-organisme pathogène.

➢ **Octobre 1871**

En effet, en 1870 ou 1871, à l'occasion de la réédition de son article dans *Médecine et médecins* en 1872, puis en 1875, Littré y fit l'additif suivant : *De 1832 à 1870 où je réimprime ceci, la théorie du choléra, sans rien gagner quant au traitement toujours borné à ce qu'on nomme les indications, a fait d'un autre côté certains progrès qui ne sont pas sans importance. Il a été définitivement établi que le choléra est contagieux, comme la rougeole, la scarlatine, l'angine couenneuse, la peste, la fièvre jaune. Le principe contagieux réside essentiellement dans les déjections cholériques.*[2] Il ne fait ici aucune allusion à un principe organique vivant qui serait la cause du choléra. A-t-il été influencé par C. Bernard et Davaine qui récusaient une telle hypothèse dans les années 1860 ? En tout cas dans tous les articles figurant dans son livre Littré ne fait aucune référence à Pasteur ou à ses travaux. N'y aurait-il pas entre eux un contentieux idéologique prenant le pas sur la science ?

c/ Claude Bernard (1858)

Dans sa leçon du Collège de France du 19 mars 1858 C. Bernard soutient que l'on peut expliquer le choléra de manière physiologique, sans avoir recours à un poison chimique, ou à un virus produit par une fermentation. À propos d'un auteur non médecin convaincu de l'existence d'une matière organique, végétale ou animale, transportée par l'air, et dont l'introduction dans le sang provoquerait le choléra, il admet que l'air renferme un grand nombre d'éléments appartenant au règne organique qui peuvent jouer un rôle dans la production des maladies. Cependant, il est très sceptique sur l'hypothèse animalculaire des maladies. Visant peut-être Raspail il écrit dans un cahier de notes renfermant ses réflexions des années 1850-1860 : *Il y a beaucoup de gens qui ne pensent pas qu'il soit nécessaire de prouver le point de départ. Ils font une hypothèse absurde et ils partent de là. Ces hommes sont la plaie des sciences (idéologues). Exemple : le choléra est un animalcule qui*

---

[1] Ib., p. 254
[2] Ib., p. 196

entre dans le sang, or il faut tuer l'animalcule, et donner le camphre, etc. [1] On ne voit pas pourquoi il juge ici absurde cette hypothèse.

En 1866, il cherchera avec Pasteur et Sainte-Claire Deville, dans le cadre d'une commission sur le choléra nommée par J.-B. Dumas, à analyser l'air dégagé par les cholériques et à faire l'analyse chimique de leur sang.

d/ Casimir Davaine (1860)

Dans son *Traité des entozoaires et des maladies vermineuses de l'homme et des animaux domestiques* analysé en annexe, Davaine considère les maladies épidémiques et contagieuses comme un quatrième groupe de maladies faussement attribuées à des vers, de la même façon que son ami et médecin C. Bernard jugeait le choléra. Il récuse en outre l'idée qu'elles sont dues à des vers invisibles, microscopiques. Son argument est le même que celui de C. Bernard. Ces vers n'ont jamais été vus, même au microscope. L'argument sensualiste joue à plein. Si le doute est bien sûr permis en science quand les hypothèses paraissent farfelues ou non démontrées, on ne voit pas l'absurdité qu'avait l'hypothèse animalculaire.

Selon Davaine, on accuse depuis deux siècles les vers de produire ces maladies. Il cite Kircher et son ouvrage sur la peste en constatant que son opinion sur la responsabilité des vermicules fut adoptée avec empressement par beaucoup de médecins. Nous avons vu qu'il en cite plusieurs : Goiffon (1658-1730), Vallisnieri (1660-1730) et Cogrossi (1682-1769) pour la peste. Il remarque aussi qu'en son temps le choléra a été expliqué de la même manière, rapportant une référence de 1850 à Bassi par l'Académie royale de Belgique.

Il cite aussi des auteurs qui ont cru que les maladies à virus, non miasmatiques, se transmettaient par des vers : Pierre Desault (1675-1737) pour la rage et la syphilis, Antoine Deidier (1670-1746) et le physicien Nicolaas Hartsöker (1656-1725) également pour la syphilis. Il estime que depuis le XVIIIe siècle la pathologie animée a des partisans fanatiques. Pour lui ces idées résultent d'observations mal faites.

Arguant que les corps organisés reconnus comme ayant produit des maladies contagieuses appartiennent exclusivement au règne végétal, citant la muscardine (Bassi), la maladie de la vigne et celle des pommes de terre, et qu'on connaît les transformations chimiques provoquées par le développement des spores du ferment, il estime que si les miasmes contagieux étaient des êtres organisés, ce serait des végétaux. Encore faudrait-il qu'on prouve leur existence !

Il classe l'agent du choléra dans la famille des vibrions qui comprend pour lui deux genres. Le premier est le *bacterium* qui appartient au groupe des protozoaires, premier type sur six des entozoaires. Il a un corps filiforme, au mouvement vacillant mais non ondulatoire. Le second genre de vibrions est

---

[1] Bernard C., *Cahier de notes* 1850-1860, Gallimard, 1965, p. 144

constitué par les vibrions au corps filiforme mais ondulant comme un serpent, tel celui du choléra que Davaine dit vivre dans l'intestin grêle. On trouve ce genre, dit-il, outre dans les matières intestinales des malades atteints du choléra ou de diarrhée, dans l'urine altérée, et dans le pus de la balanite et de la leucorrhée. Il semble donc avoir déjà la notion d'un vibrion cholérique vu dans les selles de malades cholériques.

e/ Louis Bergeret, médecin de la famille Pasteur à Arbois (1855, 1866)

- **1855**

Le médecin d'Arbois Louis Bergeret, dans *Les maladies de l'enfance* (1855), qu'on trouve dans la bibliothèque de Pasteur à Arbois, conçoit le choléra comme une maladie infectieuse, qu'il entend comme une maladie épidémique c'est-à-dire, pour lui, causée par un principe particulier transmissible seulement par l'air atmosphérique, car il réserve le terme de maladies contagieuses aux maladies exclusivement transmissibles par contact. Cependant, il semble concevoir une autre catégorie de maladies épidémiques, celles où l'air atmosphérique ne contient pas d'êtres décelables au microscope ou par les réactifs les plus subtils, et ne diffère pas en apparence de l'air ordinaire, comme précisément celui qui entoure les cholériques. Il émet en effet l'hypothèse d'une atmosphère porteuse de fluides impondérables, tels que les fluides électriques ou magnétiques, qui jouerait un rôle dans les grandes épidémies. En tout cas il considère le choléra comme une maladie infectieuse transmissible.

- **1866**

Dans son livre de 1866 il regarde plus nettement le choléra comme une maladie infectieuse transmissible par un poison contenu dans l'air, citant dans le même groupe la fièvre typhoïde, les fièvres éruptives (variole, rougeole, scarlatine, miliaire), l'angine couenneuse, la dysenterie et la coqueluche, qu'il distingue d'un second groupe dont le principe est issu de l'atmosphère et non des malades. On peut y voir une distinction, non explicite, entre maladies infectieuses spontanées, d'origine interne, et maladies infectieuses d'origine externe.

Il ne fait nulle part, apparemment, l'hypothèse d'êtres vivants à l'origine des maladies épidémiques ou infectieuses.

f/ Gilbert Déclat

- **octobre 1865**

En octobre 1865 Déclat publia la première édition de ses *Nouvelles applications de l'acide phénique en médecine et en chirurgie aux affections occasionnées par les microphytes, les microzoaires, les virus, les ferments*, etc. en adjoignant au titre, comme exemples, plusieurs affections dont le choléra. Il l'offrit à Pasteur qu'il connaissait depuis l'année précédente. Pasteur l'a donc certainement, au moins en partie, lu ou en a puisé des idées.

Déclat consacre plus de trente pages à l'étude du choléra. Il intitule son chapitre « De l'effet probable de l'acide phénique dans le choléra ». Il l'ouvre par des remarques très pertinentes sur la nature du choléra : *Une invasion terrible nous menace : celle du choléra. Je crois qu'un grand nombre de médecins pensent comme nous que cette maladie est quelquefois contagieuse, et par conséquent sont forcés d'admettre qu'elle est produite par l'introduction d'un germe dit ferment, qui altère le sang, coagule la fibrine, met le sérum en liberté, et produit conséquemment les liquides des diarrhées, et des vomissements. Ce sont ces liquides qui contiennent des ferments en substance ou en germe, et c'est par eux que se communique la contagion. Les micrographes auront à chercher si les germes sont plus en abondance dans le caillot fibrineux du sang, ou bien si ces germes sortent avec le sérum des diarrhées et des vomissements.*[1]

Se référant à Pasteur, constante source d'inspiration pour lui, il explique l'effet du ferment cholérique : *Nous savons toutefois dès à présent, grâce aux travaux de savants chimistes et de M. Pasteur en particulier, comment les liquides composés et organiques se décomposent et se désorganisent. Le lait, par exemple, se divise en caillot et en petit lait, lorsque les infusoires s'y sont développés ; mais si vous y introduisez un parasiticide tel que l'acide phénique en dissolution, les infusoires ont beau être présents, le lait ne se décompose plus. Dans le choléra, c'est l'ensemble des mêmes phénomènes qui produit la maladie et fait sa gravité. Les infusoires pénètrent dans le sang par la respiration, par les pores de la peau et par les aliments.*[2]

Il s'oppose à la médecine des seuls symptômes. Vouloir arrêter les vomissements et les diarrhées ne guérira pas le malade. Il faut agir sur la vitalité proprement dite du malade, et tuer les ferments qui décomposent son sang. Puisque l'acide phénique empêche le lait de tourner il lui paraît probable *que si l'on pouvait introduire impunément cet acide dans le sang, on empêcherait d'une manière absolue l'action meurtrière des ferments ; par conséquent, on détruirait la cause même de la maladie.*[3] Il préconise ensuite deux précautions prophylactiques : détruire les germes en recevant les vomissements dans des liquides contenant de l'acide phénique ou des phénates sodiques, ou des désinfectants tels que le chlore ou le permanganate de potasse, ou seulement du goudron de houille battu dans l'eau ; se préserver de la contagion voisine et ambiante en respirant chez soi une atmosphère de vapeurs antiputrides, dont il indique deux manières de la produire.

---

[1] Déclat G., *Nouvelles applications de l'acide phénique en médecine et en chirurgie*, Paris, Delahaye, octobre 1865, p. 121

[2] Ib., p. 122

[3] Ib., p. 123-124

Il cite un ami médecin, Herran, consul général de l'Équateur et du Honduras, qui préconise dans le *Courrier médical* l'usage du chlorure de chaux en poudre pour détruire les miasmes aériens ou des cales des navires provenant de zones épidémiques. Herran l'a expérimenté avec succès pour se protéger en 1836 au Salvador. Déclat croit l'acide phénique le médicament le plus indiqué, apte à agir sur la cause du choléra et comme caustique léger qui ne produit pas d'accidents inflammatoires. Il vient d'apprendre avec plaisir, dit-il, que Pacini lui accorde le premier rang contre le choléra. Il ignorait donc sa découverte des vibrions du choléra.

- **1871**

En 1871, Déclat adressa à Pasteur les épreuves de sa *Note sur les affections charbonneuses de l'homme (pustules malignes)* et la lut à l'Académie des sciences en octobre 1871. Nous avons vu qu'il y vantait sa méthode antiseptique par l'acide phénique au moyen duquel il réussit à guérir des animaux et des humains du charbon. Il pensait que par sa méthode il pourrait aussi guérir le choléra et la fièvre jaune.

- **1873**

En 1873, il publia un opuscule *Du Choléra. Nouvelle méthode et deux nouveaux moyens de traiter la cholérine et le choléra.* Il s'agit en fait d'une reproduction en tiré à part du chapitre sur le choléra de la seconde édition à paraître l'année suivante de son traité sur l'acide phénique dont il avait envoyé l'introduction à Pasteur.[1] On ne sait s'il adressa aussi à Pasteur ce tiré à part, ou si celui-ci au moins le lut. Nous ne le détaillerons donc pas, mais nous rapporterons ce qu'il dit de ses revendications de priorité.

Il note tout d'abord que la doctrine parasitaire a fait de grands progrès en ce qui concerne le choléra, contrairement à presque toutes les autres maladies où elle ne compte que des adversaires. Ses partisans l'ont attribué à des parasites de nature végétale ou animale. Il raconte qu'à l'époque de son premier travail (1865) ces parasites réels ou supposés se bornaient aux corps annulaires de Swayne et aux cellules du choléra de Britton et Budd, qui furent récusés par C. Robin et par le collège des médecins de Londres. Il rappelle avoir alors admis que le choléra était causé par un ferment. Il reconnaît que le Dr de Vauréal est allé plus loin, en affirmant positivement dans la *France médicale* du 10 octobre 1866, sans preuve à sa connaissance : *la nature du*

[1] Le nouveau titre de son traité est *Traité de l'Acide phénique appliqué à la médecine*. Il présente cet extrait sur le choléra ainsi : *Le chapitre qu'on va lire est extrait de la 2e édition de mon livre sur l'Acide phénique ; ce travail était publié avant l'apparition du Choléra ; maintenant que nous nous trouvons en face du fléau, je dois à l'humanité, je dois à mon pays de divulguer les moyens nouveaux, auxquels j'ai recours depuis plusieurs années et qui, je l'espère, feront du Choléra une maladie beaucoup moins redoutable, comme ils ont fait de la Fièvre typhoïde une maladie presque bénigne.* L'extrait est paginé comme l'édition future des pages 604 à 637.

miasme cholérique est celle d'un ferment putride, spécial à l'Inde, du genre Vibrio. *Le produit de cette fermentation est analogue à l'acide butyrique.*[1]

Déclat cite la revendication du médecin de province Peujade, dans le *Courrier médical* de l'année 1869, de sa priorité d'avoir démontré catégoriquement que le choléra est toujours produit par des insectes microscopiques qu'il nomme « infusoires » et d'avoir émis, avant Jules Lemaire, l'opinion de celui-ci sur les maladies zymotiques. Déclat le contredit, son livre montrant que bien des auteurs avant tous deux et avant lui-même ont cru aux ferments vivants. Il doute fortement des preuves de Peujade en leur faveur car *quant à les avoir démontrés péremptoirement ou démontrés simplement, cette gloire a été réservée à M. Pasteur, en ce qui concerne du moins les ferments physiologiques.*

Il revendique pour sa part de l'avoir quasiment démontré pour les ferments pathologiques : *Quant aux ferments pathologiques, je crois avoir, en groupant mieux peut-être qu'on ne l'avait fait les motifs que nous avons d'y croire, rendu leur existence plus probable ; mais nous sommes obligé* [sic] *de convenir que, pour un grand nombre de maladies, cette existence reste encore à l'état de probabilité, état qui, au point où nous l'avons établi, équivaut, du reste, pour nous, à peu près à la certitude expérimentale.*[2] Il cite alors Hallier, médecin d'Iéna, qui l'aurait prouvé pour le choléra, et donne la référence en allemand de son ouvrage de 1867 commenté par le médecin strasbourgeois Kirschleger.[3] Mais la mucédinée d'Hallier ne serait que celle déjà observée par Swayne, Britton et Budd, et niée par Robin. Déclat croit plutôt à un parasite végétal. Il résume l'opinion de Kirschleger sur la polémique entre Pasteur et Frémy.[4]

Il estime avoir établi en 1865 la probabilité de l'efficacité de l'acide phénique dans le choléra grâce à des déductions théoriques. Depuis, il avait

---

[1] Déclat G., *Traité de l'Acide phénique appliqué à la médecine*, Paris, Lemerre, 1874, p. 605

[2] Ib., p. 606

[3] *Si l'on en croyait le Dr Hallier, cette certitude existerait déjà pour le choléra, comme pour la scarlatine (voir ce mot) et pour beaucoup d'autres maladies ; mais, malgré la démonstration* péremptoire *du Dr Peujade, le ferment du choléra serait une mucédinée, au lieu d'être un infusoire. Nous n'avons pu prendre une connaissance complète des recherches de M. Hallier qui n'ont pas été, que nous sachions, traduites en français ; d'après ce que nous en dit le Dr Kirschleger dans la* Gazette médicale de Strasbourg *(octobre 1869), ces recherches sont fort importantes* [...] (Id.)

[4] *Le docteur Kirschleger fait observer qu'il faudra beaucoup de temps pour faire pénétrer la doctrine des ferments dans l'esprit des chimistes ; mais il est probable que ce temps sera notablement abrégé par les beaux travaux de M. Pasteur, et par la discussion récente qui a eu lieu au sein de l'Académie des sciences de Paris, et dans laquelle un des adversaires les plus décidés des ferments vivants, M. Frémy, a été obligé de reculer publiquement devant les expériences décisives proposées par M. Pasteur. Quant au client de M. Frémy, M. Liebig, il ne s'est pas rendu d'aussi bonne grâce, parce qu'il a l'entêtement et la vanité de sa race ; mais sa doctrine du mouvement communiqué, qui n'a, du reste, jamais satisfait aucun esprit sérieux, et qui n'a jamais été digne de son talent, cette doctrine n'en a pas moins été mise à néant par M. Pasteur à qui M. Dumas vient, il y a quelques jours, d'apporter un nouvel appui.* (Ib., p. 608)

trouvé un parasiticide, selon lui, encore plus puissant. Il cite à nouveau diverses lettres de médecins ou d'amis ayant correspondu avec lui en 1865. Une lettre d'Herran exprime sa croyance en des préservatifs, et même en des antidotes, de toutes les maladies épidémiques. Il avait en effet expérimenté avec succès, contre le choléra ou la fièvre jaune, l'usage du chlorure de chaux en poudre dans les cales des bateaux qui déchargent et chargent leur marchandise dans des ports infectés. Aussi, Déclat recommande-t-il l'acide phénique bi-chloré. Il se réfère aussi à un ami hollandais ayant vécu l'épidémie de choléra à Java en 1864 et qui recommande des frictions d'alcool camphré ou de certains piments, et même de l'alcool camphré à boire. Enfin, il invoque encore le chimiste Mousset, élève de Pasteur, qui préconise plusieurs substances contrariant les fermentations à la phase d'envahissement de l'organisme par les germes morbifères [sic].

Il déclare que depuis ce temps différentes observations tendent à démontrer l'action préventive de l'acide phénique contre le choléra. Il vante la plus grande efficacité des injections sous-cutanées pour le traiter. Il cite une lettre de janvier 1868 d'un directeur d'usine d'Amiens, qui le remercie de ses conseils pendant l'épidémie de choléra pour n'avoir perdu qu'un de ses ouvriers sur cent cinquante, grâce à des arrosages d'eau phéniquée dans son usine, d'un renouvellement de l'air plusieurs fois par jour, et du versement d'eau phéniquée dans les lieux d'aisance. Il se réfère aussi à Quesneville, directeur du *Moniteur scientifique*, qui a remarqué la coïncidence de l'arrosage des maisons avec l'acide phénique et la disparition des fièvres intermittentes dans son village du Nicaragua. Il cite aussi J.-B. Dumas à l'appui de l'acide phénique et de sa juste revendication de priorité dans l'emploi de l'acide phénique contre le choléra, surtout en thérapeutique. Il l'a employé dans deux cas de vrai choléra et dans des cas de cholérine.

Il revendique aussi l'idée de l'emploi d'un nouveau parasiticide qu'il avait, par précaution, fait enregistrer par l'Académie des sciences, en y déposant un pli cacheté le 31 mai 1869. Par ce nouveau moyen il avait en vue principalement, de manière théorique, son efficacité contre le choléra. Il affirme préférer les vérités démontrées à la fois par la théorie et par les faits plutôt que par l'expérience pure. Il rapporte avoir sollicité Jules Simon, alors ministre de l'instruction publique, pour qu'il le charge d'une mission pour traiter les malades du choléra à Saint-Pétersbourg, ce que le ministre ne put promettre immédiatement.

Il raconte ensuite les deux cas de choléra sporadique graves qu'il a guéris en juillet et août 1871. Pour le premier il pratiqua quatre injections de 5 grammes d'eau phéniquée à 1% associée au nouveau médicament qu'il ne veut pas nommer et qui était le phénate d'ammoniaque. Six heures plus tard il fit trois nouvelles injections identiques. Dès qu'il le put le malade prit aussi du sirop phéniqué. Il guérit quelques jours plus tard. Dans le second cas moins grave Déclat donna, outre deux injections d'acide phénique, son nouveau médicament en boisson.

Il exprime l'espoir que sa nouvelle méthode créera une véritable révolution dans le traitement du choléra. Il la compare avec celle qu'il utilisait en 1865. Il relève qu'à un congrès de médecins et naturalistes allemands à Rostock en 1872 divers composés chimiques furent proposés pour remplacer l'acide phénique dont le phénate de chaux.

Malheureusement, sa persévérance dans sa querelle de priorités et ses critiques aigres gâchent l'intérêt des idées qu'il émet.

2. Le choléra en Égypte et la mission française à la recherche de son microbe (août – octobre 1883)

A. L'état des connaissances de Pasteur sur le choléra en 1883

a/ L'évolution des idées sur le choléra selon Pasteur

Le 9 juillet 1883 eut lieu une séance du Conseil d'hygiène publique et de salubrité de la Préfecture de la Seine, dont Pasteur faisait partie depuis 1876.[1] Informée de l'épidémie de choléra survenue en Égypte la Commission dite des épidémies examina quelles seraient les mesures à prendre si le choléra faisait son apparition à Paris.

Pasteur déclara à cette séance que l'Administration devait se tenir prête à appliquer les mesures ordinaires de précaution. Il demanda d'augmenter le nombre des voitures de transport des malades atteints d'affections contagieuses, d'appeler l'attention de la Commission des logements insalubres sur les causes d'insalubrité qu'on lui dénoncera, et qu'elle visite souvent et très soigneusement les garnis.

Il lui sembla nécessaire, au cas où le choléra éclaterait à Paris, de pouvoir isoler les cholériques dans des salles spéciales. Le registre des délibérations indique qu'il avertit du grand danger d'une épidémie cholérique, tel que l'Administration devait pouvoir exiger la déclaration d'un cas de choléra par le médecin puis la désinfection du local contaminé et l'isolement du malade. *Ce serait, d'après lui, le moyen d'arrêter la contagion de la maladie.*[2] À l'intervention de Bezançon, qui rappela l'impossibilité d'obliger le médecin à déclarer un cas de maladie (peut-être en vertu du secret médical), Pasteur argua qu'avec la loi de 1790 l'Administration avait une arme suffisante.

Il soumit au Comité consultatif d'hygiène publique de France, où il était entré l'année précédente, la proposition d'envoyer en Égypte une mission chargée d'étudier le choléra dans sa nature propre en considération des vues

---

[1] Jorland Gérard, *Une société à soigner. Hygiène et salubrité publiques en France au XIXe siècle*, nrf, Gallimard, 2010, p. 231

[2] Pasteur, *Œuvres*, T. VI, p. 537

nouvelles sur l'étiologie des maladies contagieuses. Plusieurs membres lui demandèrent s'il trouverait facilement des personnes disposées à l'accepter.

Le 11 juillet, Pasteur présenta devant ce Comité un bref rapport. Il y note que toutes les nations du continent se préoccupaient des mesures à prendre contre la venue et la propagation du choléra, et qu'on pourrait appliquer à cette pestilence dont on ignore la nature les vues nouvelles sur l'étiologie des maladies transmissibles. Il y raconte que le Comité, ayant approuvé à l'unanimité cette idée (le 9 juillet), avait chargé le Rapporteur (lui-même) de trouver de jeunes savants disposés à se rendre en Égypte afin de s'y livrer à des recherches sur la nature intime du mal. Le rapport précise que Roux et Thuillier, attachés au laboratoire de Pasteur, Straus[1], médecin des hôpitaux agrégé de la Faculté de médecine, et Nocard, professeur à l'École d'Alfort, tous deux ayant entretenu avec ce laboratoire des relations de travail sur les maladies contagieuses, ont accepté sans hésiter. Le Comité enjoindra par écrit aux missionnaires avant leur départ un certain nombre de précautions d'hygiène pour éloigner toute contagion en plein foyer épidémique. Leurs quatre noms furent annoncés le jour même par plusieurs journaux.

Peu après, un des rédacteurs du journal *Voltaire* alla voir Pasteur pour le questionner sur le choléra. Pasteur étant parti à Arbois le journal lui écrivit afin qu'il rédige un article sur le sujet. Ne connaissant presque rien du choléra il répondit le 26 juillet que cela lui était impossible, invoquant une phrase d'un article que lui avait consacré Paul Bert dans ce journal et dans laquelle il se reconnaissait totalement : *La hardiesse de M. Pasteur à affirmer quand il a la preuve en main n'a d'égale que sa timidité quand l'expérience n'est pas derrière lui.*[2]

Il justifie, d'avoir soumis au Comité consultatif d'hygiène publique l'idée de demander au ministre l'envoi d'une mission pour étudier le choléra, par le progrès des idées médicales : *C'est que, depuis la dernière épidémie de choléra, la science a fait un grand progrès au sujet des maladies transmissibles. Toutes celles de ces maladies qui ont été l'objet d'une étude approfondie se sont offertes aux biologistes comme étant le produit d'un être microscopique se développant dans le corps de l'homme ou des animaux et y déterminant des ravages le plus souvent mortels. Tous les symptômes de la maladie, toutes les causes de la mort, sont directement sous la dépendance des propriétés physiologiques du microbe.*

On était loin de la précision de ces idées, il y a peu de temps encore. Lors de l'épidémie cholérique de 1866-1867 à Paris et alors que ces nouveaux progrès n'étaient pas encore acquis à la science, mon illustre maître, M. Dumas, avait composé une Commission dont je faisais partie avec mes amis si regrettés Claude Bernard et Henri Sainte-Claire-Deville. Nous avions tenté

[1] D'Isidore Straus (1845-1896), mort prématurément, ne furent publiées en 1887 que *le Charbon des animaux et de l'homme, leçons faites à la Faculté de médecine de Paris.*
[2] Pasteur, *Œuvres*, T. VI, p. 539

quelques études au sujet du mal et nous le faisions avec les idées qui pouvaient alors nous être suggérées par l'état de la science. Je me vois encore installé avec MM. Dumas et Deville dans les combles de l'hôpital Lariboisière, au-dessus d'une salle de cholériques.[1]

Il raconte comment ils cherchaient les causes possibles du choléra en concentrant l'air de la salle des malades, en analysant chimiquement le sang d'un cholérique, ce que voulait J.-B. Dumas, ou en recherchant ses éléments minéraux, ce que C. Bernard trouvait intéressant. Il fait alors état de l'évolution des recherches : *Que les choses sont changées aujourd'hui ! Quel est le physiologiste qui, pour étudier la nature du choléra, s'attacherait à de tels points de recherches ? Ce qu'il faut actuellement, pour répondre aux préoccupations de la science, c'est s'enquérir de la cause première du fléau. Or, l'état présent de nos connaissances commande de porter toute l'attention sur l'existence possible, dans le sang ou dans tel ou tel organe, d'un infiniment petit dont la nature et les propriétés rendraient compte vraisemblablement de toutes les particularités du choléra, aussi bien des symptômes morbides qu'il détermine que des caractères de sa propagation. L'existence constatée de ce microbe dominerait promptement toute la question des mesures à prendre pour arrêter le mal dans sa marche et suggérerait peut-être des moyens thérapeutiques nouveaux.*[2]

Il signale que le Comité a approuvé le 11 juillet la mission et les noms des missionnaires qu'il a proposés, et avoir indiqué par écrit à ceux-ci, pour leur éviter tout danger, les mesures hygiéniques à observer scrupuleusement. Elles furent publiées par la *Revue d'hygiène* dans le numéro V de l'année 1883.

b/ Les mesures prophylactiques de Pasteur pour préserver les quatre missionnaires de la contagion du choléra

Notons quelques-unes de ces recommandations : faire bouillir les eaux potables de la localité où la mission stationnera ; utiliser des vases flambés si on puise des eaux de source de la localité, ou user d'eaux minérales naturelles ; en utiliser aussi pour conserver les aliments, qui doivent être préalablement très cuits ou lavés avec de l'eau bouillie ; plonger les draps de lit et les linges de toilette dans l'eau très bouillante puis les sécher ; user pour les soins de propreté d'eau bouillie additionnée, une fois refroidie, de 1/500e d'acide thymique (2 grammes d'acide pour un litre d'eau alcoolisée) ou de 1/50e d'acide phénique ; se laver plusieurs fois par jour les mains et le visage avec de l'eau phéniquée.

Sa neuvième mesure concerne la manipulation des cadavres cholériques ou des draps et des linges souillés par leurs déjections. Il recommande, comme on le fait aujourd'hui pour la Covid-19, de porter un masque. Il le conçoit comme devant couvrir la bouche et les narines, formé de deux morceaux de

---

[1] Ib., T. VI, p. 539-540
[2] Ib., T. VI, p. 540

toile métallique fine comprenant entre leurs surfaces une ouate d'un centimètre au plus, et porté à 150° à chaque occasion nouvelle de grand contage.[1]

On voit par là qu'il supposait que le microbe cholérique dont il soupçonnait l'existence se transmettait par voie orale et peut-être par les déjections des malades. Cependant, il en exclut une contamination épidémique par voie respiratoire. En effet, dans une lettre adressée à Roux le 26 juillet pour lui donner ses dernières recommandations, à transmettre aux autres membres de la mission, il lui assure que s'il suivait bien ses prescriptions il n'avait rien à craindre *puisque vous ne pourriez recevoir le contage que par les poumons, et il est sensible que si le mal entrait par cette voie il ferait un nombre de victimes dix et cent fois plus considérable.*[2]

Il lui recommande toutefois, lorsqu'il découvre un cadavre ou soulève des poussières ou des résidus de déjections, de porter le masque flambé, recouvert même d'un peu de thymol. Il lui prescrit d'emporter force thymol, acide phénique et le cuivre Burq. Ce médecin conseillait fortement le cuivre dans la prophylaxie et le traitement du choléra.

c/ L'opposition des médecins et du ministre au choix anticipé par Pasteur du vétérinaire Edmond Nocard

Le 20 juillet, le président du Comité consultatif d'hygiène, Charles Wurtz (1817-1884), chimiste, ancien doyen de la Faculté de médecine, membre de l'Académie des sciences et de l'Académie de médecine, et sénateur, avait écrit à Pasteur que ses candidats à la mission du choléra étaient nommés et que le ministre projetait un crédit de 50 000 francs, correspondant au devis évalué par Pasteur. Ce crédit fut voté et adopté par le Parlement. Dès lors, Pasteur s'était cru autorisé à communiquer les noms des quatre missionnaires dans sa lettre au journal *Voltaire* du 26 juillet, publiée dans *Le Temps* le 30 juillet, sans que la loi fût déposée au Parlement et donc que leur nomination par le ministre ait été effective. Dans sa lettre d'explication à un des directeurs du ministère du Commerce du 31 juillet il invoquait l'urgence de leur nomination car des commissions étrangères étaient déjà en route.

Il avait auparavant décliné la demande insistante de Victor Cornil (1837-1908), professeur d'anatomie pathologique à la Faculté de médecine et membre de l'Académie de médecine, qui venait souvent à son laboratoire chercher des cadavres d'animaux pour en faire l'étude histologique, d'adjoindre aux quatre missionnaires qu'il avait pressentis un médecin et bactériologiste roumain, Victor Babès, élève de Virchow et de Koch, puis de Cornil. Il informe Roux qu'il va expliquer à Cornil pourquoi il ne peut

---

[1] Ib., T. VI, p. 541-542

[2] Pasteur, *Corr.* T. III, p. 369

accepter sa proposition malgré l'utilité que pourrait avoir la présence de Babès.[1]

Dans sa lettre du 31 juillet au secrétaire du ministère du Commerce il l'alertait des inconvénients qu'il y aurait à modifier le personnel de la mission sur le choléra, qui exige des esprits préparés à ce genre de recherches et familiarisés avec les études nouvelles sur l'étiologie des maladies transmissibles. Peut-être est-ce la raison pour laquelle il voulait écarter Babès de la mission ! N'est-ce pas aussi le fait qu'il avait été formé d'abord par les chercheurs allemands dont Koch ? Il fit valoir aussi au secrétaire que la médecine était déjà suffisamment représentée par Straus et Roux, ce dernier tout juste reçu docteur en médecine.

Le 3 août, il écrivit directement au ministre du Commerce car il apprit ce jour-là que celui-ci avait nommé seulement trois des personnes proposées par lui et qu'un médecin sanitaire de Constantinople, Mahé, serait également envoyé en Égypte. Il s'en félicitait, mais exprima le regret que Nocard soit écarté de la mission. Il invoque deux raisons. D'abord, la dignité de Nocard, un ami et un savant professeur qu'il estime beaucoup, en serait blessée, ayant été agréé par le Comité d'hygiène. Il juge le second motif beaucoup plus sérieux. L'absence de Nocard pourrait devenir un grand préjudice pour l'avenir de la mission. En effet, l'impossibilité de faire des expériences sur l'homme rendant très difficile l'étude des maladies contagieuses humaines, le programme de recherches doit impérieusement comporter de nombreuses expériences sur les animaux, pour réussir notamment à communiquer la maladie à une espèce animale déterminée. De ce fait, la présence d'un médecin vétérinaire pour cette mission lui paraît absolument nécessaire. Il fait aussi valoir que Straus, Roux et Thuillier ne comptaient pas se séparer de Nocard et proposaient de prélever sur leur indemnité les frais afférents à sa participation. Il affirme ne pas désirer la substitution de Mahé par Nocard, mais attacher un prix extrême à la présence de ce dernier.

Le lendemain, il apprit par Straus et Roux qu'ils étaient tous les quatre nommés. Il se défend auprès de Roux qu'il ait fait une publicité hâtive par sa lettre du 26 juillet au *Voltaire*, puisque les journaux connaissaient leurs quatre noms depuis le 11 juillet. Il ne veut accepter aucun reproche sur sa lettre au *Voltaire*. Pour lui le grief vient ailleurs que de la divulgation de ce prétendu secret. Il provient de sa critique de la vieille médecine : *Ce qu'il y a dans ma lettre au* Voltaire *et ce qu'on n'ose avouer, c'est que j'en ai pris à mon aise, non avec le ministre et l'administration, mais avec la vieille médecine. Cela c'est vrai, mais ceci est mon affaire, et je suis prêt à me défendre.*[2]

Le 7 août, Pasteur révéla à Duclaux la raison pour laquelle on voulut évincer Nocard : *il paraît qu'après mon départ* [de la séance du Comité d'hygiène publique de France du 11 juillet], *les médecins du Comité et*

[1] Notons que Babès publia un *Traité de la rage* chez Baillière en 1912.
[2] Ib., T. III, p. 377

d'autres, éprouvant un vif dépit de ce qu'un chimiste avait eu l'idée de cette mission et avait proposé des noms de chimistes et de vétérinaires, faisant ainsi très bon marché des médecins et des vieilles idées médicales, ne trouvèrent rien de mieux que de persuader au ministre et à l'administration que par ma lettre au Voltaire *j'avais envoyé au ministre une carte forcée, qu'on se moquait de sa prérogative ministérielle et le résultat de ces machinations sourdes fut qu'on élimina M. Nocard. Bref, il a fallu force lettres et démarches pour le faire rétablir. Tous quatre partent de Paris ce soir même et de Marseille le 9. En résumé, j'ai plus d'ennemis que je ne croyais en avoir. Soyez persuadé, vous l'êtes bien certainement d'ailleurs, que nos directions d'études gênent considérablement la profession médicale à tous ses degrés. Le nombre des* Peter *est plus grand que nous le pensions.*[1]

d/ Le programme de recherches de Pasteur

D'Arbois, Pasteur avait adressé le 5 août à Roux le programme d'études à réaliser tel qu'il l'entendait, en dix-neuf propositions. Relevons-en certaines. D'abord il indique à nouveau diverses précautions à prendre : descendre dans le meilleur hôtel quelques heures ; user des conserves de vin ou d'autres choses amenées de France ; flamber avec une lampe à alcool verres, fourchettes, etc. Il recommande dans sa dernière proposition d'avoir dans les chambres des antiseptiques odorants, acide thymique, acide phénique, en abondance, et de se laver fréquemment les mains et le visage avec eux ou avec de l'eau bouillie.

Parmi les recherches sur le choléra qu'il ordonne on note : examiner au microscope des selles des cholériques à divers moments et à diverses époques du mal ; examiner le sang, ses cultures dans le vide et dans l'air (en vue de détecter si le germe est aérobie ou anaérobie) ; essayer de purifier le microbe en détectant l'espèce animale qui y sera sensible ; tenter de communiquer la maladie aux animaux en mélangeant la matière suspecte à leurs aliments ; se servir pour les essais de débris d'humeurs et d'organes mais aussi de déjections ; chercher sans idée préconçue, avec l'aide de Mahé, l'origine de l'épidémie actuelle et si elle est importée ou bien née sur place ; essayer le cuivre comme remède à l'intérieur ; essayer les vapeurs mercurielles à doses non toxiques comme moyen préventif. Enfin, il engage ses collaborateurs à s'informer des maladies animales et à rapporter leurs virus : peste bovine, charbon, choléra des poules, rouget du porc.

---

[1] Ib., T. III, p. 382

B. La mission pasteurienne du choléra en Égypte (août - 9 octobre 1883)

a/ Une fausse découverte

Le 13 août Pasteur avisait son ami Marcou que le Gouvernement avait, sur sa proposition, envoyé quatre personnes pour étudier le choléra en Égypte, et que les autres nations avaient imité cet exemple. Il espère que cette expédition en entraînera d'autres semblables pour la peste et la fièvre jaune humaines, et pour des pestes animales.

Le 27 août, il réceptionna, par l'intermédiaire du ministère des Affaires étrangères, une dépêche de Straus qui lui donna une fausse joie. Les quatre mousquetaires avaient détecté dans le sang des cholériques un microbe anaérobie. Il informa le jour même J.-B. Dumas de ces premières recherches prometteuses. Le lendemain, une lettre de Roux datée à Alexandrie du 19 août lui parvint. Une dépêche privée que lui adressa Straus le 30 août démentit malheureusement la dépêche officielle, optimiste et sans doute prématurée, adressée au ministère. Le 31 août, il communiquait sa déception et sa perplexité à Roux, engageant l'équipe à un excès de prudence dans ses résultats, outre aux plus grands soins pour leur santé.

b/ La mort de Thuillier du choléra (19 septembre 1883)

Le 19 septembre Pasteur apprit, par une courte dépêche de Roux, une terrible nouvelle. Thuillier venait d'être victime d'un choléra foudroyant à 26 ans. Il en informa immédiatement son préparateur de laboratoire, Eugène Viala, qui s'occupait à Paris des expériences rabiques sous sa direction, puis la famille de Thuillier à Amiens. Il rédigea aussi une lettre à J.-B. Dumas qui transmit, en tant que secrétaire perpétuel, la nouvelle à l'Académie des sciences, et qui la publia dans les *Comptes rendus* à la suggestion de Pasteur. Dans sa lettre à Viala il exprime sa désolation car l'épidémie était à son terme. La veille une lettre du 9 l'avait informé qu'il n'existait plus de cas et que la matière première des études manquait. Il soupçonne un manque de précautions des plus simples de la part de Thuillier, courageux, selon lui, jusqu'à l'imprudence. Roux démentira toute négligence de son collaborateur dans son récit de sa mort. Dans une lettre à Bouley du 23, Pasteur rend un hommage appuyé à son préparateur, au labeur infatigable, le plus ferme soutien de son laboratoire, et pour lequel il avait une profonde estime et une tendre affection. Il rappelle son activité scientifique, notamment sa découverte du microbe du rouget du porc, et les succès de ses vaccinations charbonneuses en Hongrie près de la Saxe.

Il demanda à Dumas le secret absolu exigé par les missionnaires sur leurs résultats car le 9 septembre il n'avait pu communiquer le choléra à aucun des nombreux animaux inoculés avec le microbe anaérobie qu'ils avaient décelé, ce qui les empêchait de conclure sur le rôle de cet agent. Il remercia le 26

Charles Garnier (1825-1898), l'architecte célèbre de l'opéra de Paris, des sentiments affectueux qu'il lui exprima à l'occasion du décès de Thuillier.

Le 30 septembre, il reçut d'Alexandrie les lettres du 21 des trois membres rescapés de la mission. Louis Pasteur Vallery-Radot rapporte celle de Roux décrivant les circonstances de la mort de Thuillier et le traitement qui lui fut administré.

c/ La symptomatologie cholérique de Thuillier et le traitement mis en œuvre contre son choléra

Nous décrirons, d'après le récit de Roux, l'évolution morbide et le traitement appliqué à Thuillier pour nous rendre compte de la manière dont les médecins concevaient et traitaient alors le choléra.

Roux signale comme premier symptôme de Thuillier une selle le matin du lundi 17 septembre. Celui-ci fut gai toute la journée, prit un bain de mer. Le soir ils firent tous les quatre une promenade en voiture. Il mangea de bon appétit au dîner et se coucha vers dix heures et demie. Il s'endormit rapidement. Roux décrit la suite : *A trois heures du matin, il va à la garde-robe, il se sent très mal et entre dans notre chambre en criant : « Roux, je suis très mal » et il tombe sur le plancher. Straus et moi, nous le portons dans son lit ; il avait le visage pâle et suant, les mains froides comme un homme qui a une syncope. Nous avons cru d'abord à une indigestion. Il se remit très vite, prit un peu de solution opiacée et s'endormit.*[1]

Ce type de syncope est assez courant dans n'importe quelle gastro-entérite, pendant une diarrhée où avant même d'apparaître, du fait de la vidange du secteur intravasculaire par l'effet de la diarrhée, ce qui peut entraîner une baisse de tension assez soudaine et violente, accentuée souvent par l'orthostatisme.

Roux poursuit son récit : *Je m'étais installé dans sa chambre sur le canapé. A cinq heures il eut une selle diarrhéique abondante. Je le couchai ; il vomit son dîner de la veille comme il l'avait ingéré. Puis, soulagé, il s'endormit de nouveau après avoir pris encore une solution opiacée. A sept heures, il me paraît plus mal, il se plaint du froid. Une nouvelle selle survient. Straus et moi avons besoin de le soutenir, tant la syncope est menaçante. A partir de ce moment, tout se précipite. La médication la plus énergique a beau être appliquée, à huit heures on peut le considérer comme mort. Crampes des muscles des jambes, des cuisses, du diaphragme, altération de la face, selles involontaires, rien ne manque au tableau du choléra le plus effroyable.*[2]

Tout est alors entrepris pour tenter de sauver Thuillier : *Dès sept heures, nous nous sommes mis à le frictionner. Tous les médecins français et italiens sont là. Le champagne glacé est prodigué, les injections d'éther pratiquées. Tout enfin, tout est mis en œuvre avec l'ardeur et la foi de ceux qui sont*

---

[1] Ib., T. III, p. 398
[2] Ib., T. III, p. 398

décidés à tout pour repousser la mort. La respiration est pénible ; mais, grâce aux frictions, la température ne baisse pas. Vers midi, un peu de mieux, on sent le pouls à l'avant-bras. A deux heures la respiration devient plus pénible, les selles sont toujours involontaires, le pouls a disparu. La respiration et la circulation ne sont entretenues que par des injections d'éther et le champagne : les traits sont tirés, mais l'expression n'est pas très cholérique. Grâce à tout ce que nous avions de forces et d'énergie, nous avons entretenu l'agonie jusqu'au mercredi matin 19, à sept heures. L'asphyxie, qui durait depuis vingt-quatre heures, était plus forte que nos soins.[1]

En deux jours seulement Thuillier passa d'un état de santé apparente au trépas. Son choléra fut donc foudroyant comme celui du philosophe Hegel en 1831, qui fut plus surprenant car sec, sans émission de selles.

Thuillier fut enterré neuf heures plus tard et on fit pour lui une grande cérémonie. À la nouvelle de sa mort Koch et ses collaborateurs arrivèrent et prononcèrent de belles paroles. Ils apportèrent deux couronnes de laurier qu'ils clouèrent sur le cercueil. Koch émit quelques mots d'hommage et tint l'un des coins du drap mortuaire. La rivalité scientifique et nationaliste fit ainsi une pause à l'occasion de ce drame, les tragédies élevant souvent les sentiments.

d/ L'interprétation de la mort de Thuillier

Roux exprime son incompréhension des circonstances qui ont amené Thuillier à contracter la maladie : *Tout est incompréhensible dans ce malheur. Depuis plus de quinze jours, nous n'avions pas vu un cholérique. Nous commencions à nous occuper de la peste bovine. De nous tous, Thuillier prenait le plus de précautions. Il était d'une minutie irréprochable.*[2] Le vibrion couvait-il dans l'organisme ? S'agit-il d'une réceptivité particulière de Thuillier à ce germe ou d'une faiblesse organique induite par d'autres causes ? Ou bien d'un concours malheureux de circonstances où le hasard joua son rôle ? L'énigme paraît difficile à résoudre car tout n'est pas toujours prévisible, l'ensemble des conditions d'un fait n'étant jamais entièrement connu et pouvant varier.

La mission resta huit jours de plus que prévu pour rechercher un cholérique dans un hôpital, qui lui permettrait de vérifier un résultat de ses études antérieures, peut-être le rôle du microbe anaérobie qu'elle avait découvert. Cette quête échoua et la mission partit d'Alexandrie le 9 octobre sans avoir observé le germe du choléra, comme la mission allemande conduite par Koch, qui le trouvera néanmoins l'année suivante en Inde.

Lors de la séance du 26 octobre du Conseil d'hygiène publique et de la Préfecture de la Seine on demanda à Pasteur si les membres de la mission prirent du cuivre, préconisé par V. Burq (182 ?-1884) comme prophylactique

---

[1] Ib., T. III, p. 398-399
[2] Ib., T. III, p. 399

et remède du choléra dans un ouvrage de 1867. Pasteur répondit que Nocard et Thuillier avaient pris du cuivre, et que Thuillier s'était soumis à ce régime quinze jours avant son départ pour l'Égypte. Dans une lettre à Pasteur citée par le Conseil dans ses registres Thuillier l'informait qu'il prenait quinze centigrammes de cuivre par jour, avait bon appétit et une grande régularité dans ses fonctions digestives. Le Conseil notifie qu'il avait une santé robuste et que ses collègues pensaient que le cuivre et l'abus du tabac avaient altéré ses fonctions cardiaques. Pasteur ajouta que le sulfate de cuivre tuait certains microbes, comme la bactéridie charbonneuse même en solutions faibles et dans leurs spores.[1] Quel que soit le rôle de causes annexes le vibrion du choléra paraît essentiel et suffire, les conditions étant stables par ailleurs, à déterminer la mort d'un homme sain.

3. Le choléra dans les années 1884-1885

A. L'équipe de Pasteur doublée par celle de Koch

Dès 1883, en examinant un intestin de cholérique des Indes qu'on lui avait envoyé, Koch y avait constaté la présence abondante d'un vibrion ou d'un bacille recourbé en forme de virgule. Arrivé à Alexandrie le 24 août 1883 il retrouva facilement ce micro-organisme, le reconnaissant chez douze malades et lors de dix autopsies. Il en informa le ministre allemand de l'Intérieur dans son premier rapport du 17 septembre, qui fut publié en octobre et reproduit dans plusieurs revues étrangères. Cependant, il n'arriva pas à cultiver le bacille car les animaux d'expérience y étaient insensibles, et ne put affirmer son rôle causal. Il réclama de pouvoir se rendre aux Indes pour poursuivre ses recherches, ce qui lui fut accordé.

Il arriva le 11 décembre à Calcutta, infestée par le choléra présent dans toute l'Inde, avec ses assistants Gaffky et Fischer. Cette fois il put démontrer que le vibrion était responsable du choléra. Il adressa chaque mois des rapports sur ses recherches et ses résultats, et fut accueilli triomphalement à son retour à Berlin le 2 mai 1884.

B. Une épidémie de choléra à Toulon ; nouvelle compétition entre Pasteur et Koch (juin 1884)

Le 13 juin 1884 le choléra éclata à Toulon, importé par un bateau revenu d'Indochine, auquel on avait donné une patente nette malgré des cas à bord et soumis à une quarantaine de seulement trois jours avant l'entrée au port. Pasteur y envoya ses assistants Roux et Straus, et l'Académie de médecine délégua Brouardel, A. Proust, et Rochard.

Koch arriva à Toulon le 1er juillet, envoyé par son gouvernement. Mais le *Berliner Tageblatt* publia qu'il s'y rendit à la demande du gouvernement

---

[1] Pasteur, *Œuvres*, T. VI, p. 543

français.[1] Le journal allemand adressa le 5 juillet une dépêche à *La Nouvelle Presse* avec l'extrait contenant cette information. Le journal français sembla douter de celle-ci et s'en offusqua.[2]

À Toulon, Roux et Straus rencontrèrent Koch qui leur montra le bacille présent chez la plupart des cholériques. Straus persista à nier qu'il fut l'agent du choléra car il ne prenait pas sur les animaux.

Le 7 juillet, Pasteur, qui affichait toujours un patriotisme fervent, écrivit à Roux et Straus à Toulon, probablement plein de ressentiment face aux critiques de Koch, et d'amertume face à la victoire de la Prusse en 1870 et aux succès scientifiques de l'Allemagne. Il refusait de reconnaître les avancées de Koch et sa redécouverte du vibrion du choléra : *J'ai toujours pensé que la grande différence entre K.* [Koch] *et vous, c'était, de sa part, une affirmation ferme mais prématurée, et de la vôtre une prudente et très scientifique réserve. Puisqu'il dit reconnaître dans le dessin (de votre mémoire imprimé, j'imagine) le bacille en virgule, où donc se trouve le caractère qui lui fait dire* virgule *? Je ne le vois pas. Voyez bien où est le point faible de ses raisonnements. En quoi ses préparations diffèrent-elles des vôtres vues au microscope. N'y a-t-il pas grande confusion et imagination de sa part lorsqu'il affirme que dans ses cultures des selles cholériques, il voit constamment un bacille qui n'est jamais dans des selles diarrhéiques ordinaires ?*

Il leur envoie l'entrefilet de *La Nouvelle Presse*, leur recommandant de mener leurs recherches indépendamment de Koch : *Autant que possible, travaillez seuls. Ayez vos cadavres à vous.* [...] *Les dépêches que vous avez reçues, qu'ont reçues les autorités, le bruit autour de cet homme, tout cela est factice et ne correspond pas à l'état de ses connaissances sur le choléra. Si vous vous confondez avec lui dans vos observations, lui seul aura été votre instructeur. Déjà dans leurs journaux les Allemands triomphent. C'est le gouvernement français, c'est vous qui l'avez appelé pour qu'il vous fasse connaître ses méthodes de lui seul connues. Lisez l'entrefilet ci-joint (entrefilet que vous me conserverez).*[3] L'orgueil national prime ici la

---

[1] *C'est sur la demande directe du gouvernement français que le Dr Koch est parti pour Toulon. En présence des résultats négatifs de la commission française du choléra, le gouvernement français tient d'autant plus à apprendre, à connaître plus exactement la méthode féconde de recherches que le Dr Koch a décrite dans un de ses rapports.* (Pasteur, *Corr.* T. III, p. 431)

[2] *Si le* Berliner Tageblatt *n'était pas depuis longtemps connu et classé pour la fantaisie de ses informations, la note que nous citons pourrait causer une grande et légitime émotion, et appellerait un démenti immédiat. Il est inadmissible que le gouvernement français ait donné une mission à un savant prussien, quelle que puisse être son autorité scientifique. La France qui a l'honneur de posséder des savants tels que M. Pasteur et son école, qui a une Faculté de médecine d'une renommée européenne et une Académie de médecine de premier ordre, même aux yeux des étrangers, n'a pas besoin de recourir aux lumières d'un savant allemand, entré dans la carrière quand M. Pasteur comptait déjà vingt ans de travaux et de découvertes dans le monde des infiniment petits.* (Id.)

[3] Ib., T. III, p. 430-431

reconnaissance du vrai. De plus Pasteur persistait à rechercher le germe cholérique dans le sang, à faire des cultures à partir de prélèvements sanguins. Koch, cependant, qui avait constaté que l'acidité gastrique tuait le vibrion, ignorait que le choléra résultait d'une toxine libérée par le germe et qui pénètre seule les entérocytes. Le choléra arrivé à Toulon se diffusa dans toute la France mais, assez peu virulent, ne fit que quelques centaines de morts à Paris.

Après l'épidémie beaucoup contestèrent la découverte de Koch, même en Allemagne, et émirent ou reprirent différentes théories que Lagrange énumère.[1] Le 22 septembre 1884, Pasteur écrivait à Pedro II : *Ni les docteurs Straus et Roux, ni le Dr Koch n'ont réussi à donner le choléra à des animaux et dès lors une grande incertitude règne au sujet du bacille auquel le Dr Koch rapporte la cause du choléra.*[2]

C. Un prétendu vaccin contre le choléra (juin 1885)

Le 17 juin 1885, Brouardel adressa une lettre au ministre du Commerce en lui demandant, après avis du Comité consultatif d'hygiène dont il était maintenant président, de nommer trois personnes pour une mission en Espagne auprès du médecin et biologiste espagnol Ferran y Clua (1851-1929). Ferran, professeur de médecine à la faculté de Barcelone, avait entrepris des essais de vaccinations cholériques, et prétendait avoir fabriqué un vaccin contre le choléra, ce qui était l'objet de vives controverses. Pasteur, qui faisait partie de la Commission spéciale du choléra du Comité consultatif, avait déclaré à la réunion de la veille qu'on devait juger ces inoculations sans *a priori.* Le ministre du Commerce décida le jour même d'envoyer une Commission scientifique en Espagne pour déterminer si on pouvait les autoriser en France.

La veille du départ de la Commission le 27 juin 1885, Pasteur fournit aux trois missionnaires une lettre à remettre à Ferran. Il y refuse toute idée préconçue, tout raisonnement *a priori*, et tout parti-pris. Il ne veut juger que par les faits seuls, ce qu'il annonce aimablement à Ferran. Il regrettait de ne pouvoir participer à la Commission, et Roux s'y était refusé, par scrupule, pour avoir pris parti dans la question du choléra. Pasteur donna à Ferran son jugement sur les trois médecins de cette Commission. Celle-ci était dirigée par Brouardel, alors professeur de médecine légale à la Faculté de médecine de Paris, *dont le nom, les travaux et les précieuses qualités d'esprit et de jugement vous sont connus.* Elle comprenait aussi *deux jeunes médecins très distingués et fort au courant des études microbiennes, MM. les Drs Charrin et Albarran.*[3] Albert Charrin (1857-1907) était médecin et bactériologiste, chef du laboratoire de pathologie générale à la Faculté de médecine, et

---

[1] Lagrange, *op. cit.* p. 47-48
[2] Pasteur, *Corr.* T. III, p. 439
[3] Ib., T. IV, p. 22

travaillait aussi dans le laboratoire de Pasteur. Joaquin Albarran (1860-1912), chirurgien, d'origine cubaine et naturalisé français, deviendra professeur de clinique urologique à la Faculté de médecine de Paris. Pasteur fit valoir l'esprit de grande impartialité qui les animait tous trois. Il invite Ferran à les aider dans leur mission, à leur fournir les moyens d'établir des statistiques sévères pour prouver l'effet vaccinant des inoculations sur les hommes ou les animaux, et à tenir à disposition ses cultures pour qu'ils les examinent.

Bizarrement, à l'arrivée de la Commission, Ferran manifesta son refus de faire connaître son procédé d'atténuation du virus du choléra tout en acceptant que la Commission examine son liquide vaccinal mais sans qu'il sorte de son laboratoire.

Les trois missionnaires adressèrent au ministre le 5 juillet leur *Rapport sur les essais de vaccinations cholériques entrepris en Espagne par M. le docteur Ferran* qui conclut qu'aucun des arguments invoqués en faveur de cette doctrine ne résistait à la critique, et que la preuve de la valeur prophylactique des inoculations anticholériques pratiquées par Ferran n'était pas faite. Ils estiment qu'*il ne faudrait pas que l'erreur d'un des plus bruyants partisans des théories microbiennes atteignît la doctrine elle-même. [...] il faut se défier de l'engouement des uns plus encore que des résistances des autres.*[1]

À la suite de ce rapport Ferran révéla son procédé dans une note adressée à l'Académie des sciences et lue le 13 juillet 1885, probablement inefficace car on n'en trouve plus l'écho.

D. Nouvelles attaques de Jules Guérin et de Peter contre la théorie des germes (août - septembre 1885)

a/ Jules Guérin et la négation du microbe cholérique et de son importation

À la séance de l'Académie de médecine du 4 août 1885 Jules Guérin fit une communication sur *Le choléra de Paris en 1884*. Il prétend qu'à Paris, comme à Toulon et à Marseille, on n'a pu découvrir la moindre trace d'importation du choléra, et qu'il y eut des cas sporadiques et la présence d'une constitution médicale bien antérieurs à l'explosion épidémique, que tous les auteurs font pourtant démarrer vers le 10 novembre 1884. Il appelle cette constitution la « constitution médicale prémonitoire de l'épidémie », indépendante de la température atmosphérique. Elle avait été précédemment niée par beaucoup d'auteurs, notamment par A. Proust pour l'épidémie de Toulon.[2] Il croit à l'unité causale de la maladie contrairement à la doctrine de la dualité cholérique (Peter). Pour lui, la diarrhée pré-épidémique est déjà le choléra, le choléra en germe. Comme l'origine du choléra est selon lui

---

[1] *Bulletin de l'Académie de médecine*, Paris, Masson, 1885, 49e année, 2e série, T. XIV, p. 931

[2] Proust l'avait nié dans sa communication du 27 janvier 1885 *De l'épidémie cholérique de 1884 dans quelques départements.*

indigène il préconise de *supprimer tous les cordons sanitaires maritimes et terrestres, et de réduire toute la prophylaxie anticholérique aux moyens d'assainissement des milieux et de surveillance de la santé publique.*[1]

Il déclare que les faits de l'épidémie parisienne confirment la doctrine et les principes sur le choléra qu'il soutient depuis l'épidémie de 1832. Il nie l'importation et la contagion, croyant que le choléra naît simultanément à des endroits différents, dans des localités et conditions exceptionnelles d'insalubrité, et s'éteint aussi sur place. Il nie la prétention étiologique du microbe, le bacille virgule, comme sa cause essentielle et absolue, concluant à la nécessité de la réforme complète du système sanitaire actuel et l'inutilité des cordons sanitaires. Il termine par une citation de La Fontaine pour dénoncer les théories et les expériences d'autrui : *L'homme est de glace aux vérités, il est de feu pour les mensonges.* On peut sans crainte lui appliquer, devant son aveuglement de plus de cinquante ans en ce domaine.

b/ Le rapport de la Commission du choléra sur l'épidémie de 1884 en France

À la séance du 1er septembre 1885 de l'Académie de médecine H. Marey lut le *Rapport sur l'épidémie de choléra en France pendant l'année 1884* au nom d'une Commission composée d'E. Bergeron, Besnier, Brouardel, Fauvel, N. Gueneau de Mussy, Legouest, Pasteur, Proust et Rochard. L'Académie reçut 183 dossiers des médecins des localités atteintes par l'épidémie et en retint 104. Le rapport, établi de façon critique, conclut à une propagation de l'épidémie par importation même si quelques cas restaient inexpliqués. L'importation y est distinguée de la contagion par laquelle on entend une contamination par contact direct de personne à personne. La statistique des dossiers montre un contage par contact de seulement 1/40e. L'analyse écarte une réceptivité familiale spéciale au choléra et retient des influences communes du milieu. Parmi celles-ci elle réfute le rôle de l'encombrement, mais souligne celui de la malpropreté, notamment envers les matières fécales projetées dans la rue ou au ruisseau, ou non désinfectées quand il s'agit de cholériques. Le rapport présume que leurs déjections contiennent le germe infectieux. Le rôle de la saleté des mains, important pour les Anglais, n'a été trouvé que dans un seul cas. Le rapport innocente les vents, et accuse par contre les eaux comme facteur de propagation de la maladie, thèse admise par les Anglais mais encore contestée en France. La carte d'ensemble des lieux touchés par l'épidémie et les récits de onze observations témoignent de l'influence des eaux souillées par les déjections des cholériques. Les orages, par l'entraînement de ces eaux, accroissent l'épidémie.

Certains cas révèlent la possibilité d'une transmission par les cholériques ou par des objets leur appartenant. Si le rapport ne détermine pas si le principe infectieux peut passer par les voies respiratoires il évoque Snow (1813-1858)

---

[1] Ib., p. 1017

et son hypothèse de sa pénétration par la consommation d'aliments souillés par les mains. Pour la Commission on prend ordinairement la maladie en buvant des eaux souillées. Comme conditions augmentant les risques de l'attraper elle cite la vieillesse, l'épuisement, la première enfance, l'alcoolisme, la malpropreté générale et la négligence des soins corporels.

Les documents confirment que le choléra, comme la typhoïde, est une maladie infectieuse spécifique. Le rapport admet une réceptivité particulière de certains individus et des cas foudroyants. Il trouve que le choléra ne confère pas d'immunité, même courte, les récidives étant assez nombreuses. À noter que Koch ne figure pas dans le rapport.

Après la lecture de ce rapport Rochard lut sa communication *Sur l'épidémie de choléra à Toulon*. Il s'agit d'une nouvelle épidémie de choléra survenue d'abord à Marseille, puis à Toulon le 6 août 1885.

c/ Peter et la défense de la spontanéité morbide contre la théorie des germes

À la séance suivante du 8 septembre Peter fit une communication *Pathogénie, étiologie et traitement du choléra*. Durant l'année 1884 il avait été chargé du service des cholériques à l'hôpital de la Charité. Il affiche de meilleures statistiques de mortalité que celles établies par d'autres médecins. Il reprend sa théorie du choléra indien comme aboutissement évolutif de cinq formes cholériques successives dépendantes de conditions extrinsèques, cosmiques, et intrinsèques, organiques. Parmi ces conditions on remarque des facteurs psychologiques. Le choléra indien, qui termine la série de ces maladies, devient alors transmissible aux individus réceptifs, prédisposés. Sa contagiosité est toute relative et limitée, comme celle de la typhoïde ou de la diphtérie. Étant très réduite *il n'y a donc aucune excuse à cette folle terreur causée par le choléra de 1884, terreur que la croyance aux microbes a fait naître, et qui sera une des hontes de la fin du dix-neuvième siècle.*[1] On voit combien l'esprit de Peter est gouverné par la passion et perd le sens de l'objectivité.

Il revendique la croyance à la génération spontanée des maladies. Il examine l'argument que cette doctrine de la spontanéité morbide entraîne celle de la génération spontanée (considérée réfutée par Pasteur). Selon lui, *de ce qu'on a plus ou moins bien démontré qu'il n'y a pas de génération spontanée* [...] *il ne s'ensuit pas qu'on ait* ipso facto *démontré qu'il n'y a pas génération spontanée des maladies. Le paralogisme repose ici sur une sorte de jeu de mots dont l'inconscience n'excuse pas la puérilité : une maladie n'est pas un être organisé, vivant, dont l'existence soit indépendante, la maladie est une déviation de la vie, dont les caractéristiques fondamentales sont, matériellement, l'organisation, et, fonctionnellement, la spontanéité.*[2] La maladie est un

[1] Ib., p. 1201-1202
[2] Ib., p. 1202

acte, un produit, et non un être. Il prétend qu'on observe chaque année la génération spontanée du choléra indien sur les bords du Gange et très fréquemment à la Mecque. Il assure que cette doctrine n'est pas contradictoire avec celle de l'importation. Ceci est vrai, mais ne prouve pas que l'agent contagieux soit fabriqué par l'organisme. Il admet l'importation par une matière infectieuse, mais seulement produit par un organisme vivant et dans certaines conditions de milieu intrinsèques et extrinsèques.

Selon lui, les faits contemporains prouvent que l'infectieux apparaît au dernier terme d'une série morbide progressive. Dans celle-ci figurent les *diarrhées prémonitoires*, terme de Jules Guérin qu'il trouve très juste. Il croit que l'arrivée subite de plus de mille typhoïdiques à Marseille, par leurs émanations, a pu déclencher l'épidémie de choléra. Or, il était presque reconnu alors que le choléra se transmettait par l'eau. Pour lui, certains sujets sont prédisposés à l'attraper, sans que cette prédisposition soit innée. Elle dépend des mauvaises conditions de vie des races, des pays et des armées.

Il compare le choléra à un empoisonnement, un toxique d'origine animale, un alcaloïde, une ptomaïne, produite par un organisme vivant, ou même mort, par la putréfaction. Il se moque de la doctrine parasitaire, du bacille virgule devenu banal et sécrétant la ptomaïne. En supposant même un microbe sécrétant un poison il faudrait trouver l'antidote ou le microbicide sans dommage pour le macro-organisme. En attendant, il faut bien combattre la variété des symptômes, ce qui est impossible avec une médication unique.

Peter poursuivit sa communication la semaine suivante. Il prétend que la méthode thérapeutique de Bouchard à Lariboisière condamne les principes scientifiques de Koch devant l'échec de l'antisepsie appliquée aux maladies internes. Il évoque une seconde doctrine de Koch, où le bacille virgule n'est plus malfaisant par les fermentations qu'il peut provoquer, mais par la ptomaïne qu'il sécrète et qui passe dans le sang. Il la qualifie de pur échafaudage d'hypothèses, et de néant. Il juge l'antisepsie médicale, une doctrine aussi généreuse qu'illusoire. L'antisepsie chirurgicale paraît utile parce qu'elle empêche l'entrée de l'ennemi dans la place, mais l'antisepsie médicale est impraticable et vaine parce que l'ennemi est déjà dans la place. La seule réalisable réside dans l'hygiène, qui empêche la genèse du poison, et les services d'assainissement. Il condamne aussi la méthode de remplissage du sang par injections intraveineuses accomplie de manière mécanique. Il croit que son bénéfice n'est pas mécanique, dépendant du volume injecté d'eau pure ou de chlorure de sodium, mais dynamique, par stimulation nerveuse, comme dans la transfusion.

Une discussion s'établit dans laquelle Le Roy de Méricourt montra d'abord la réalité de l'importation du choléra aux États-Unis et au Canada. Jules Guérin récusa les observations en témoignant, du fait de l'impossibilité de les contrôler. Il récuse encore l'importation, défendue même par Peter, et bien que reconnaissant que ses idées se rapprochent des siennes, il critique aussi son système de transformation du choléra en entités morbides différentes, voulant y substituer sa doctrine de l'évolution du choléra sur place qu'il défend depuis 1832.

4. Les recherches de Pasteur et de ses collaborateurs sur la vaccination des chiens contre la rage

A. La première biographie de René Vallery-Radot sur son beau-père (janvier 1884)

Toujours à Arbois Pasteur écrivit à son fils le 15 octobre 1883 qu'il souffrait à crier d'un mal de dents qu'il soignait avec du laudanum sur du coton dans l'oreille, et de l'essence de girofle sur du coton appliqué sur la dent.

Il lui annonça que René Vallery-Radot avait fini son livre relatant sa vie scientifique. Il s'agit du premier ouvrage de son gendre sur ses travaux : *Histoire d'un savant par un ignorant*, qui paraîtra le 28 janvier 1884. Pour l'écrire René l'a sollicité pendant toutes ses vacances dont il est sorti plus fatigué qu'en arrivant.

Pasteur, revenu à Paris le 18 octobre, adressa à Tyndall en décembre une épreuve du livre, conforme au bon à tirer, en lui demandant de désigner une personne apte à se charger de sa traduction en anglais. Tyndall en rédigera l'introduction.

René Vallery-Radot termine son récit par les expériences rabiques. Il cite un extrait de la thèse de Roux sur la rage soutenue trois mois avant, en juillet 1883. Il s'agit d'une remarque de Roux qu'il existe une différence quasi imperceptible entre le cerveau d'un animal enragé et celui d'un animal sain. L'existence de petits points particuliers au cerveau et à la moelle rabiques fait soupçonner qu'ils peuvent représenter, sans le prouver, le microbe de la rage.[1]

B. Pasteur au tricentenaire de l'Université d'Édimbourg (avril 1884)

En avril 1884 Pasteur fut délégué, avec Ferdinand de Lesseps, par l'Académie des sciences pour participer aux cérémonies du tricentenaire de

---

[1] *« Quand on examine avec soin, disait, au mois de juillet dernier, le préparateur de M. Pasteur, M. Roux, dans sa thèse de doctorat en médecine, quand on examine avec soin un peu de la pulpe fraîche du cerveau d'un animal enragé et en même temps par comparaison la substance d'un animal sain, il est très difficile de faire une différence. Il semble cependant que, dans la matière rabique, outre les granulations qui sont à profusion dans la pulpe saine, il existe de petits points d'une extrême finesse, presque imperceptibles avec nos plus forts grossissements. Dans le liquide céphalo-rachidien, si limpide en apparence, on parvient avec beaucoup d'attention, à découvrir les mêmes petits points. Est-ce là le microbe de la rage ? Quelques-uns n'hésitent pas à l'affirmer. Pour nous, tant que la culture du microbe en dehors de l'organisme n'aura pas été faite et que la rage n'aura pas été communiquée au moyen de ces cultures, nous nous abstiendrons d'en parler. »* (*M. Pasteur. Histoire d'un savant par un ignorant*, 8e éd., Paris, Hetzel, p. 387)

l'Université d'Édimbourg. L'Académie de médecine était représentée, selon René Vallery-Radot qui faisait partie du voyage, par Henri Gueneau de Mussy, et non par son cousin Noël Gueneau de Mussy, comme l'a cru Louis Pasteur Vallery-Radot.

Caro, un philosophe ami de Pasteur, y représentait l'Académie française. Le 11 avril, la veille de partir avec les autres délégués et son gendre, J.-B. Dumas mourut. Pasteur dut se laisser convaincre pour quitter Paris.

Les cérémonies eurent lieu à Édimbourg le 17 avril. Cinq mille personnes y assistaient dont trois mille étudiants. Le nom de Pasteur, lors de la remise des diplômes, fut salué par des vivats. Tout le monde se mit debout et applaudit. Au banquet de mille deux cents personnes Pasteur se trouva à côté de Virchow, son aîné d'un an, avec lequel il discuta de la rage. Il l'avait déjà rencontré en 1881 et, selon R. Vallery-Radot, Virchow avait alors douté qu'il apporterait une solution à la rage. Il fit un discours où il rendit un hommage au défunt J.-B. Dumas. La délégation française fut accueillie avec une grande hospitalité et Pasteur glorieusement. Le 19 avril, la délégation retourna à Londres puis rentra à Paris le 23.

C. Des virus rabiques fixés et des virus atténués

Le 20 mai, Pasteur écrivit au président de l'Académie de médecine pour qu'on lui accorde la parole cinq minutes le jour même. Il s'agit de la communication sur la rage faite la veille à l'Académie des sciences. Il y assure les faits de la virulence variable de certains virus et de la prophylaxie contre une virulence par une autre de moindre intensité.

Il rapporte que le virus de la rage s'affaiblit dans son passage du chien au singe puis à chaque passage de singe à singe jusqu'au point de ne plus donner la rage au chien, devenu réfractaire, par des injections hypodermiques ou même par trépanation ; à l'inverse, le virus s'exalte dans son passage de lapin à lapin ou de cobaye à cobaye jusqu'à un maximum de virulence, beaucoup plus intense que celle du virus du chien à rage des rues, et causant constamment la mort par inoculation dans le sang canin. Grâce au panel des virus atténués dont dispose l'expérimentateur, on pouvait donc rendre, par des virus de forces déterminées, les chiens réfractaires à des virus mortels. Par ce procédé il prévoit qu'on pourra vaincre la rage : *Il y aurait un intérêt considérable, présentement et jusqu'à l'époque éloignée de l'extinction de la rage par la vaccination, à pouvoir supprimer le développement de cette affection à la suite de morsures par des chiens enragés. Sur ce point, les premières tentatives que j'ai entreprises me donnent les plus grandes espérances de succès. Grâce à la durée d'incubation de la rage à la suite de morsures, j'ai tout lieu de croire que l'on peut sûrement déterminer l'état réfractaire des sujets avant que la maladie mortelle éclate à la suite de la morsure.*

Les premières expériences sont très favorables à cette manière de voir ; mais il faut en multiplier les preuves à l'infini sur des espèces animales diverses avant que la thérapeutique humaine ait la hardiesse de tenter sur l'homme cette prophylaxie.[1]

Il déclare avoir écrit à Fallières, ministre de l'Instruction publique et des Beaux-Arts, pour qu'il nomme une Commission à laquelle il soumettrait ses chiens réfractaires à la rage.

Fallières désigna Béclard, alors doyen de la Faculté de médecine et secrétaire perpétuel de l'Académie de médecine, Paul Bert, Bouley, Vulpian, membres de l'Institut, Tisserand, directeur au ministère de l'Agriculture et conseiller d'État, et Villemin. Bouley, grand ami de Pasteur, fut nommé président, comme doyen d'âge, dit Pasteur, et Villemin, le médecin de Pasteur, secrétaire. Une nouvelle fois cette Commission était *a priori* très favorable à Pasteur. Le 4 août, Villemin adressa son rapport à Fallières.

Constituée le 28 mai la Commission se rendit au laboratoire de Pasteur, rue d'Ulm, et au chenil rue Vauquelin. Pasteur annonça devant la Commission qu'un cobaye inoculé la veille par trépanation avec un virus d'une intensité extrême sera pris de rage cinq jours plus tard, le 1er juin, et qu'en inoculant successivement des cobayes avec un fragment de bulbe du cobaye précédent on leur provoquerait la rage en cinq jours. La Commission vérifia ces deux faits, qui tendaient à démontrer d'une part que le bulbe rachidien contenait le microbe de la rage, ce qu'il avait affirmé dès mai 1881 à l'Académie des sciences, et que le virus était fixé, d'une virulence toujours identique, par ce procédé.

À partir du 1er juin la Commission vérifia les expériences de Pasteur sur les chiens. Il s'agissait de comparer les résultats d'inoculation d'un virus rabique de provenance identique à la surface du cerveau, sous la dure-mère, de chiens considérés comme réfractaires par Pasteur et de chiens témoins indemnes de tout traitement, outre à des lapins sains. On procéda à une série d'expériences à partir du virus d'un chien atteint de rage des rues, puis de deux chiens enragés de l'infirmerie du vétérinaire Bourrel qui prévint la Commission de l'arrivée de ces chiens successivement les 3 et 10 juin laquelle tint séance à ces dates ainsi que les 4, 6, 15 et 16 juin. Tous les résultats furent conformes aux prévisions de Pasteur.

Le 19 juin, on procéda à l'inoculation du virus du premier chien témoin devenu enragé, non dans le bulbe mais dans la veine externe du jarret, méthode qui n'avait pas la sûreté, selon Pasteur, de la trépanation, en cas d'un virus de virulence moyenne.

Le 20 juin, on procéda à l'inoculation du virus le plus virulent possédé par Pasteur (celui du quarante-sixième passage sur le lapin), beaucoup plus

---

[1] Pasteur, *Œuvres*, T. VI, p. 587-588

virulent que celui de la rage des rues, à douze chiens, huit jugés réfractaires et quatre témoins.

Le 26 juin, on inocula le virus du second chien témoin du 1er juin devenu enragé dans la veine du jarret d'un chien de fourrière et d'un chien vacciné immédiatement après avoir été mordu par un chien enragé le 9 mars.

Le 28 juin on fit finalement mordre quatre chiens dont deux réfractaires par un chien mordeur détenu par un second vétérinaire, Paul Simon.

La Commission soumit au ministre les résultats de ses premières expériences avant leur reprise après les vacances, car le public et le monde savant en étaient très impatients. Quarante-deux chiens avaient été inoculés, dont vingt-trois vaccinés sans aucun cas de rage observé, et dix-neuf témoins mordus ou inoculés par voie intraveineuse ou par trépanation dont quatorze devinrent enragés. Elle envisagea de compléter ces résultats par des expériences de vaccination, faites cette fois par elle-même ou sous ses yeux, vérifiant l'immunité prophylactique contre la rage chez les chiens.

Au fur à mesure des expériences Pasteur informa René Vallery-Radot par correspondance de leur procédure et de leur déroulé en l'engageant à conserver ses lettres comme doubles des procès-verbaux. Le 12 juin il lui annonça que le ministre avait décidé que son nouveau chenil serait installé dans le domaine de Villeneuve-l'Étang, prolongement du château de Saint-Cloud voulu par Napoléon III, les habitants de Meudon ayant refusé sa construction dans le parc de la ville. Fallières eut l'accord du ministre des Finances Tirard. Pasteur eut pourtant beaucoup de difficultés à y installer son chenil à cause de l'appréhension et de la protestation véhémente des habitants des communes voisines. Il mourra onze plus tard dans ce domaine.

Le rapport de la Commission fut publié le 8 août 1884 dans le *Journal officiel de la République française*.

Par une lettre du 6 octobre 1884 à son compatriote et ami sculpteur de Salins, Max Claudet (1840-1893), élève de Perraud, on apprend que Pasteur, pour ses expériences rabiques, se procurait des singes au Jardin d'acclimatation du Bois de Boulogne et, à défaut, au Jardin des Plantes. Il proposa à Claudet de lui acheter les siens s'il pensait vouloir s'en défaire.

D. Le Congrès médical international de Copenhague (août 1884)

a/ Une hospitalité princière du brasseur de Carlsberg, Carl Jacobsen

Pasteur fut délégué de la France au congrès de Copenhague, huitième session du Congrès périodique international des sciences médicales. Il y arriva accompagné de sa femme, des Vallery-Radot, qui résidèrent chez Jean-Baptiste en poste diplomatique à Copenhague, et de son neveu Adrien Loir. En octobre 1882 Pasteur avait fait une demande auprès du ministre de l'Agriculture pour que son neveu soit employé dans son laboratoire, ce qui fut accordé. Avant ce poste Adrien avait été aide-préparateur de son père, professeur de chimie et doyen de la faculté des sciences de Lyon.

Pasteur raconta le 4 août à Bouley son séjour, l'accueil magnifique du riche brasseur de Carlsberg, Carl Jacobsen, qui leur offrit l'hôtel. Il vénérait Pasteur pour ses travaux sur la bière, et lui avait demandé cinq ans plus tôt la permission de faire exécuter par le sculpteur Paul Dubois son buste en marbre. Pasteur lui avait peu après dédicacé son *Examen critique d'un écrit posthume de Claude Bernard sur la fermentation.* Jacobsen installa le buste, réalisé en 1879, dans la bibliothèque du laboratoire de sa brasserie.

b/ La communication de Pasteur

Le 10 août, Pasteur fit sa communication *Microbes pathogènes et vaccins.* Il y fait état des progrès de la théorie microbienne dans les esprits des scientifiques, critiquant à nouveau, sans le nommer, la formule exprimée par Pidoux en 1876 : *Il y a trois ans, à la veille du Congrès de Londres* [7e session du Congrès médical international de 1881], *la doctrine microbienne, appliquée à l'étiologie des maladies transmissibles, était encore vivement attaquée. Des esprits réfractaires aux idées de progrès continuaient à soutenir que « la maladie est en nous, de nous, par nous ». On pouvait croire que les partisans décidés de la spontanéité morbide se montreraient à Londres ardents à la défendre ; mais l'opposition à la doctrine de l'extériorité de la cause première des maladies contagieuses n'osa pas se manifester, et la discussion sur ces questions ne fut pas même ouverte.* [...] *Du reste, tous les esprits clairvoyants avaient pressenti que le jour où la génération spontanée des êtres microscopiques avait pu légitimement être taxée d'hypothèse chimérique, et que, d'autre part, la vie de ces êtres avait apparu comme la cause principale de la décomposition organique et des fermentations, la théorie de la spontanéité en médecine avait vécu.*[1]

Il fait aussi état d'un autre progrès de grand avenir datant du congrès de Londres : la constatation *de l'atténuation possible des virus, de la variabilité de leurs virulences et de la conservation de celles-ci par des cultures appropriées, de l'application enfin de ce progrès à la médecine des animaux.*[2] Il rend compte des succès de cette application à la médecine vétérinaire malgré de vives contestations.[3] Il n'envisage pas de difficulté pratique à l'étendre à la médecine humaine, sinon plus de prudence dans la détermination de la virulence des vaccins, et la complication des recherches pour les maladies exclusivement humaines. Il souligne les conditions très défavorables des recherches qu'il effectue depuis quatre ans sur la rage du fait de l'étroitesse des locaux et de la longue incubation de la maladie. Il les exposa ensuite.

---

[1] Ib., T. VI, p. 590

[2] Ib., T. VI, p. 590-591

[3] *Aux microbes-vaccins du choléra des poules et du charbon, on a pu en ajouter d'autres. C'est maintenant par centaines de mille que se comptent les animaux préservés contre l'atteinte de maladies contagieuses mortelles. Malgré la vivacité des contradictions qui accueillirent ces nouveautés, elles furent bientôt emportées par le courant des idées nouvelles.* (Ib., T. VI, p. 591)

Il déclare avoir pu établir deux axiomes expérimentaux d'importance capitale : le bulbe toujours rabique à la mort d'un animal enragé ; la certitude de communiquer la rage par inoculation dans la cavité arachnoïdienne.

Il affirme aussi que la rage, même chez le chien, n'est jamais spontanée. Il esquive la difficulté théorique de l'apparition de la maladie qu'il assimile au problème de l'origine de la vie : *c'est ne rien dire que d'arguer qu'il a bien fallu qu'il y eût un premier cas de rage. Tenir ce langage pour résoudre la difficulté qui nous occupe, c'est invoquer sans motif le problème, aujourd'hui encore insondable de l'origine de la vie.* [...] *La science qui se connaît elle-même sait qu'il ne lui servirait de rien de disserter sur l'origine des choses ; elle sait que, pour le moment du moins, cette origine est en dehors de la puissance de son investigation.*[1]

Or, nous savons aujourd'hui que si un virus est un corps parasitaire il ne se multiplie pas de lui-même et a besoin d'une cellule vivante pour se multiplier. Cette cellule renfermant le virus ne jouerait-elle pas un rôle dans sa reproduction et sa multiplication ? Depuis la fondation de la pathologie cellulaire par Virchow la question ne se posait-elle pas ? Si, ici, Pasteur ne cantonne pas la question de l'origine de la vie dans une zone philosophique et la laisse plutôt en suspens, celle de virus non vivants et variables était plus complexe qu'il ne l'imaginait.

Pour mesurer l'intensité d'action d'un virus il n'a trouvé que deux paramètres : la proportion de la matière inoculée et la durée d'incubation par la méthode d'inoculation intracrânienne par trépanation qui communique sans échec la maladie. Cependant, les dilutions de la matière inoculée ne diminuaient pas la virulence intrinsèque du virus. Il attribue les durées d'incubation par morsures ou par inoculations hypodermiques principalement aux proportions toujours indéterminées de virus inoculé atteignant le système nerveux central. Il en faut une quantité suffisante pour déterminer la rage. D'un autre côté on pouvait mesurer la virulence du virus par la durée d'incubation de la rage provoquée par inoculation du virus par trépanation. Le maximum de virulence correspondait au minimum de cette durée.

Pasteur a pu aussi constater que la virulence de la rage ordinaire des chiens des rues ne dépendait quasiment pas des races de chiens. Par contre, la rage en passant d'une espèce d'animal à une autre était très variable si la virulence du virus de la première espèce n'était pas fixée à son maximum. Chaque espèce avait un degré de virulence maximum propre du virus rabique, par exemple, un minimum de cinq jours d'incubation pour le cobaye. En reportant les virus maximums de ces espèces sur le chien on obtenait un virus beaucoup plus virulent que celui de la rage ordinaire canine.

Pour produire des virus-vaccins il fallait à l'inverse atténuer la virulence des virus. Pour cela il s'était appuyé sur l'exemple de Jenner qui atténuait le

---

[1] Ib., T. VI, p. 593

virus du *horse-pox* en le passant du cheval à la vache. Pour la rage il y réussit en se servant du singe.

Il confesse ensuite qu'il n'a pas pu isoler le microbe de la rage et le mettre en culture en dehors du corps animal, ce qui arrivera certainement pour d'autres microbes, mais ne devrait pas empêcher l'art de prévenir les maladies virulentes par la vaccination. Il raconte pour terminer que, pour éviter les oppositions qu'avait subies Jenner dans les débuts de sa découverte, il avait réclamé au ministre la nomination d'une Commission compétente pour évaluer les faits de vaccinations des chiens contre la rage, et qu'elle venait de livrer son premier Rapport. Il reprend le récit de cette réussite expérimentale, que nous avons rapporté, en annonçant un second Rapport sur la constatation de l'état réfractaire à la rage de vingt chiens que les membres de la Commission auront eux-mêmes vaccinés. Ce rapport ne verra en fait jamais le jour.

c/ Une concurrence scientifique

À la séance d'ouverture du Congrès Pasteur attesta, en présence des rois du Danemark et de la Grèce, de la neutralité de la science, dont la patrie embrasse l'humanité tout entière. Il n'en défend pas moins la préoccupation du savant pour la gloire de sa patrie.

Dans sa lettre à Bouley il déplore le trop petit nombre des médecins français au Congrès alors qu'y figurent beaucoup de médecins allemands, anglais et américains, d'autant plus qu'on tenait à ce que le Congrès ait un caractère français et que son président, le médecin physiologiste danois P.L. Panum (1820-1885), avait écrit et devait lire son discours d'ouverture en français. Il suppose que le choléra préoccupait davantage les médecins français. Ceci pouvait se comprendre puisque le choléra depuis 1832 faisait beaucoup plus de victimes que la rage, plus confidentielle mais sans doute plus horrible.

Pasteur avait d'abord été désigné pour parler le premier. Finalement le président fit le discours introductif, en français, Pasteur lui assurant qu'il n'attachait aucune importance aux questions de préséance et d'étiquette. Virchow parlera le premier en séance générale ce qui compensera, dit Pasteur, les regrets que les Allemands devront éprouver à l'audition du discours d'ouverture en français. Il termine sa lettre à Bouley en faisant le vœu que ses recherches sur la rage redonneront la prééminence à la France : *Puisse la rage nous rendre notre rang.*[1] En effet, la France l'avait un peu perdue après les recherches prometteuses de Koch et ses découvertes des microbes de la tuberculose et du choléra. A. Perrot et M. Schwartz ont relaté de façon vivante en 2014 ce *duel de géants dans le monde des microbes*.

---

[1] Pasteur, *Corr.* T. III, p. 437

E. Un refus de vacciner une enfant (14 décembre 1884)

À un correspondant non déterminé Pasteur répondit le 14 décembre 1884 qu'il regrettait de ne pouvoir lui dire d'amener un enfant mordu par un chien enragé. Il justifie son refus par des arguments tout à fait légitimes : *Je n'ose rien tenter encore sur l'homme. Un échec compromettrait tout l'avenir possible. Ah ! si toute morsure de chien rabique devait entraîner fatalement la mort par la rage je n'hésiterais pas.*[1] Il invoque ses expériences réussies, mais trop peu nombreuses, de provocation de l'état réfractaire chez les chiens après morsure, et le retard de cinq mois pris par des difficultés imprévues (l'opposition à l'installation d'un chenil à Villeneuve-l'Étang). Il se dit dans l'incertitude de pouvoir rendre réfractaires à la survenue de la rage vingt chiens mordus par d'autres chiens enragés et qu'un accident était possible : *Je serais contraint de répondre que je ne puis pas répondre qu'aucun des vingt n'éprouvera quelque accident de vaccination. C'est seulement quand je pourrai dire que je puis vacciner à coup sûr après morsure un nombre quelconque de chiens mordus que j'oserai passer à l'homme. Et encore ma main tremblera, car ce qui est possible sur le chien peut ne pas l'être sur l'homme. Toutefois je n'aurais plus de scrupules scientifiques.*[2] Sa prudence était sans doute dictée par sa conscience morale, mais aussi par les critiques de Peter qui insistait sur sa certitude des accidents de vaccination, qu'il ne manquait pas de dénoncer.

Pour rassurer la famille de l'enfant mordu il assura que beaucoup de morsures même non cautérisées n'avaient pas d'issue fatale, et que la cautérisation après vingt-quatre heures pouvait encore être fort utile et efficace. Il s'inscrit ici en faux contre l'opinion de Bergeret, et suit Brouardel.

F. Les recherches sur la rage prioritaires à une enquête sur le mystère de la fièvre jaune

Le 21 août 1884 Pedro II avait écrit à Pasteur pour rendre hommage à la mémoire de J.-B. Dumas et exprimer son regret du décès prématuré du chimiste C. Wurtz. Le 22 septembre Pasteur répondit en rendant compte de ses dernières recherches sur la rage et le choléra auxquelles l'empereur du Brésil s'intéressait. Il lui proposa de faire des essais de prophylaxie de la rage sur des condamnés à mort, ou des études sur la contagion et les remèdes du choléra, et, de se rendre à Rio de Janeiro, s'il acceptait. Pedro II refusa en l'incitant à venir donner le dernier mot sur le vaccin de la fièvre jaune qui préservera un nombre de vies infiniment plus considérable que le vaccin contre la rage.

Le 23 février 1885 Pasteur déclina cette requête en invoquant son âge, 62 ans, parce qu'*il y aurait imprudence pour ma santé à entreprendre un aussi*

[1] Ib., T. III, p. 445
[2] Ib., T. III, p. 446

long voyage avec séjour sous un climat auquel je ne suis pas habitué[1], prétexte qui semble bien diplomatique car il déclarait cinq mois auparavant qu'il s'y rendrait volontiers pour poursuivre ses études sur la rage ou le choléra. Son deuxième motif paraît plus crédible : *il me faudrait abandonner mes études sur la rage où je puis espérer quelque succès décisif en m'appuyant sur mes premiers résultats*[2]. Malgré les arguments de Pedro II pour qu'il vienne faire des recherches sur la fièvre jaune, et malgré sa tentative précédente de découvrir le microbe de cette maladie à Bordeaux en 1881, il argue que tout est encore à faire pour la fièvre jaune, et se trouve contraint d'y renoncer. Pedro II se montra désolé, dans sa lettre du 19 mars, de sa résolution et l'incita à nouveau à se rendre dans son pays afin de trouver un vaccin contre la fièvre jaune au bénéfice de l'humanité, en lui faisant voir toutes les commodités possibles du voyage et du séjour.

5. Les premières vaccinations thérapeutiques contre la rage humaine communiquée

Le 23 mars 1885, Pasteur adressa à Bourrel huit chiens provoqués réfractaires l'année précédente et inoculés à nouveau par trépanation pour connaître la durée d'immunité du vaccin, prédisant qu'elle durerait plus d'un an et peut-être la vie entière des chiens.

À son ami d'enfance arboisien Jules Vercel il écrivit le 28 mars qu'il n'avait pas encore osé traiter des hommes après morsures de chiens enragés, mais avait grande envie de commencer par lui en s'inoculant la rage pour en arrêter ensuite les effets, car il commençait à s'aguerrir et à être sûr de ses résultats. Les expériences de la Commission sur la rage avaient repris le 10 mars en vue d'un second rapport que Pasteur espérait aussi favorable que le premier.

Le 21 avril 1885 il dut refuser l'invitation de Jules Claretie, président de la Société des gens de lettres, au banquet de la Société qui l'intégrait en son sein, car son état de santé, dit-il, le condamnait depuis quelques jours au repos et à des privations.

Le 12 juin il opposa un nouveau refus à la sollicitation d'un maire d'une commune du Doubs de tenter une vaccination prophylactique à un enfant et à son père mordus par un chien reconnu enragé. Il répondit qu'il existait plus de 80 chances sur 100 qu'ils continuent à se bien porter, recommanda de ne tenter aucun remède puisqu'il n'en existait pas et de faire surveiller les deux mordus par un médecin. Il se dit prêt à tenter quelque chose s'ils présentaient les premiers symptômes de rage, survenant en général six semaines à deux mois après les morsures, parce que la mort est alors invincible, sachant toutefois qu'il est alors bien tard pour opérer. Pour l'instant la prudence lui est

[1] Ib., T. IV, p. 12
[2] Id.

conseillée avant le perfectionnement qu'il attend de ses méthodes. On suivit ses conseils et les deux mordus, heureusement, ne déclarèrent pas la rage. C'était la roulette russe.

A. Les deux inoculations humaines non officielles de virus rabique

Si du 14 décembre 1884 au 12 juin 1885 Pasteur avait refusé de traiter par inoculations de virus rabique au moins trois personnes risquant peut-être la rage il avait déjà procédé à une inoculation chez l'humain dont il ne parlera jamais. Les travaux des historiens l'ont découvert. Grmek a rapporté deux essais d'inoculations de virus rabique sur l'humain avant celles sur Joseph Meister.[1] Pierre Madeline a reproduit en détail les textes disponibles et commenté ces deux cas, principalement le second.[2]

Le premier cas est sommairement décrit dans le cahier 62 des observations de Pasteur. Le 2 mai 1885, un malade hospitalisé à Necker, dans le service de Rigal, présenta une hydrophobie, ou un spasme à la déglutition, qui pouvait faire craindre la rage. Pasteur n'aurait pratiqué qu'une injection de virus rabique avec un virus très peu virulent, l'Assistance publique s'étant opposée à toute nouvelle injection en l'absence de Rigal. La rage déclarée étant reconnue fatale des inoculations avaient peu de chance de réussir mais ne pouvaient être accusées de l'avoir provoquée. Le malade guérit et n'avait donc pas la rage.

La seconde inoculation a été décrite par le médecin Mourret à la mort de Pasteur dans le numéro de novembre 1895 de *L'Étranger*. Mourret était alors interne dans le service de Dupuy de l'hôpital de Saint-Denis. Le 22 juin 1885, une fillette de douze ans, mordue un mois auparavant, fut hospitalisée, présentant, selon Mourret, depuis trois jours, des symptômes caractéristiques de rage. On prévint Pasteur, pour tenter de sauver l'enfant, ce qu'il fit par humanité, dit Mourret. Quand Pasteur arriva le soir plusieurs médecins étaient présents. Il ordonna deux injections de virus n°15 (du 15 juin soit de sept jours) dans les deux hypochondres. Il semble que deux autres inoculations prévues par Pasteur, des virus n° 17 à minuit et n°19 à six heures du matin, ne furent pas faites. Les symptômes s'aggravèrent dans la nuit avec une agitation considérable et la fillette mourut le lendemain matin à neuf heures (ou dix heures et demie selon Pasteur) en présence de Pasteur revenu la voir avec A. Loir. Mourret raconte en aparté que Pasteur traînait la jambe et que sa main n'était pas sûre. Pasteur leur dit qu'on avait voulu l'électriser, mais qu'après une expérience faite sur son pouce il s'en servait moins bien qu'avant. Mourret rapporte que Pasteur avait auparavant inoculé un autre sujet (celui de Necker)

---

[1] Grmek M., « L'âge héroïque : les vaccins de Pasteur », in *L'aventure de la vaccination*, sous la direction d'Anne-Marie Moulin, Fayard, 1996, p. 155-156

[2] Madeline P., « La première vaccination antirabique de Pasteur », in *L'aventure de la vaccination*, sous la direction d'Anne-Marie Moulin, Fayard, 1996, p. 160-167

à sa supplique, mais seulement hydrophobe. L'inoculation de ce premier cas n'était donc pas un secret.

Pasteur poursuivit le récit dans son cahier de laboratoire 1885, inclus dans le manuscrit 18019 de la BnF. Le 24 juin, on fit l'autopsie de l'enfant. A. Loir préleva le bulbe. Un singe neuf, deux lapins et deux cobayes furent trépanés. Les deux cobayes moururent aux 16e et 17e jours, et les lapins aux 19e et 23e jours. Le singe n'était pas encore pris le 31 août. On peut en conclure que la fillette mourut de la rage de rue.

Grmek déclare que Pasteur tira de ce cas la leçon capitale qu'il fallait vacciner avant l'apparition des signes cliniques. En fait, Pasteur savait déjà avoir certainement très peu de chance d'un bénéfice de ces inoculations, la rage étant déclarée.

Son silence sur ces deux cas n'indique pas une complète transparence de sa part, mais il a sûrement estimé comme négligeables ces deux essais qui n'étaient pas de véritables tentatives thérapeutiques. Cependant, ils n'étaient guère utiles, et un tant soit peu risqués. Le premier aurait pu déclencher une vraie rage, et le second provoquer un décès plus rapide, ce qui n'est d'ailleurs pas complètement exclu. Il était donc préférable de taire ces deux essais.

B. Joseph Grancher (1843-1907)

Pasteur n'étant pas médecin le pédiatre Grancher réalisera ensuite les injections antirabiques. Retraçons le parcours de celui-ci jusqu'aux premières inoculations.

Jacques-Joseph Grancher naquit dans un village creusois près d'Aubusson le 30 septembre 1843. Pendant ses études il suivit d'abord la clinique de Richet à l'Hôtel-Dieu de Paris. En 1865 il fut nommé externe, et reçu interne en 1867. L'année suivante il se dit placé dans un très bon service de Lariboisière, celui chirurgical du Pr Cusco. Parallèlement il assista au cours privé d'anatomie pathologique de Ranvier, élève de C. Bernard, et de Cornil, qui publieront en 1869 un *Manuel d'histologie pathologique* qui fera autorité pendant cinquante ans. À vingt-cinq ans Grancher donna des cours d'anatomie normale et pathologique à l'amphithéâtre de Clamart, dans le quartier Saint-Marcel, qu'il continuera pendant neuf années, jusqu'à la fin de l'année 1878.

Grancher effectua sa troisième année d'internat, en 1869, à l'hôpital des enfants dans le service du Pr E. Bouchut (1818-1881). La phtisie pulmonaire y sévissait énormément. Après ses quatre années d'internat il prépara le clinicat, concours réservé aux meilleurs internes ou à ceux remarqués par leurs patrons. Il deviendra chef dans le service de Bouillaud à la Charité. La thèse, donnant le droit d'exercer en ville, ne pouvait pas être passée avant la quatrième année d'internat. Il la soutint le 6 février 1873, avec le titre *De l'unicité de la phthisie*. On n'employait encore le terme « phthisie » plutôt que celui de « tuberculose » qui ne fut introduit, à ma connaissance, d'abord en anglais, qu'en 1852, sans s'imposer immédiatement.

Grancher ouvrit son cabinet rue du Pont-Neuf, mais sera nommé le 1er avril 1875 professeur agrégé de la Faculté. Le concours était de pure forme.[1] Puis il fut nommé médecin des hôpitaux le 21 juin suivant, à trente-deux ans. Il devint chef de service à Tenon pendant un an puis dirigea un service de médecine à Necker où il se consacra aux maladies respiratoires, surtout à la tuberculose.

Un projet de mariage se dessina en 1878 avec une jolie Cubaine, veuve, âgée de trente-cinq ans. Contrarié par la mère de la fiancée il somatisa. Il consulta Brouardel, son collègue médecin de six ans son aîné, qui l'envoya au Pays basque se reposer et lui donna le feu vert pour se marier, ce qui sera fait par procuration à Séville en novembre 1879. Brouardel s'occupera ensuite de sa santé, qui se dégrada à partir des années 1880.

Depuis son adolescence Grancher souffrait de douleurs abdominales irrégulières. Roussillat, dans sa biographie, a fait une enquête sur sa maladie dont tout le monde parlait.[2] Il croit à une colite chronique fonctionnelle. Il assure, sans la dater précisément, qu'il souffrait aussi d'une tuberculose pulmonaire, au moins à partir de 1885. Les Rostand diagnostiquèrent pour leur part une tuberculose intestinale. Louis Pasteur Vallery-Radot, filleul de Grancher, niera sa maladie, affirmant qu'il se faisait passer pour malade.

En mars 1885 Grancher fut choisi, pour remplacer Parrot décédé, à la chaire de clinique des maladies des enfants, et l'occupera vingt-deux ans. Il fut promu ainsi grand patron et pédiatre.

Dans la leçon d'ouverture de sa chaire en 1885 Grancher souligne comment les sens des mots « métastase », « virus », « contagion » et « diathèse » ont changé en vingt ans. Il montre comment la notion de « virus» a évolué depuis la douzième édition (1865) du dictionnaire de Littré et Robin. Pour eux, le virus n'existait pas en tant que corps pondérable ou isolable et il n'y avait que des états virulents des tumeurs ou des tissus. En 1885, *que nous sommes loin de cette confusion, de ces erreurs ! Le virus existe sous la forme d'un corps vivant qui se reproduit dans les tissus, et dans les humeurs, ou hors d'eux. Il est l'agent de la contagion comme il est la cause unique des symptômes et des lésions de la maladie.*[3]

Il fait l'éloge de Trousseau pour avoir écrit en 1865 dans sa leçon sur la contagion : *N'existe-t-il pas des espèces morbides dont la dissémination expliquerait le développement des maladies épidémiques ? Il est peut-être une sporule purulente qui rendrait compte de l'infection purulente, il est peut-être une sporule dysentérique, une sporule cholérique, etc. Les faits de contagion se trouveraient ainsi matériellement expliqués si l'on pouvait découvrir la*

---

[1] Voir Roussillat Jacques, *Un patron des hôpitaux de Paris à la belle époque ; la vie de Joseph Granger*, Société des sciences naturelles et archéologiques de la Creuse, Guéret, 1989, p. 49-51

[2] Ib., p. 79-82

[3] Grancher J., *Leçon d'ouverture*, Paris, Alcan-Lévy, 1885, p. 6

présence de ces spores dans l'atmosphère, il faudrait suivre la voie tracée par M. Pasteur...[1] Il assure que Pasteur a creusé la voie qu'ont empruntée ensuite tous les médecins d'Europe.[2] Il remet en cause la contagion par l'atmosphère et croit que celle par contact direct ou indirect est beaucoup plus fréquente, notamment dans les hôpitaux, pendant les opérations ou après les couches. À partir de statistiques comparant les décès par maladies zymotiques de 1865 à 1869 et de 1879 à 1883 il constate leur augmentation sensible à Paris en opposition à leur diminution à Londres, à Glasgow et à Bruxelles, pour la typhoïde, la variole, la rougeole, la diphtérie et la coqueluche. Il rend responsable de ce net contraste la négligence, l'abandon des règles de l'hygiène, et la méconnaissance de ses progrès dans notre pays.

À propos de la doctrine des diathèses ou des dispositions morbides il note qu'elle se rattache à l'idée du moi pathologique, de l'unité, de la spontanité [sic] vivante. La notion de maladie y est conçue comme inséparable de celle de l'individu qui l'engendre, la cellule, subordonnée à l'organe ou à l'être toute entier, et le vitalisme ou unicisme opposé au particularisme de Virchow. Or, il constate qu'au moins les grandes diathèses tuberculeuse, syphilitique et cancéreuse, admises par tous, sont aujourd'hui renversées ou menacées. Plus de diathèse, plus de scrofule, seulement des microbes, même pour le cancer. Les diathèses ne se résolvent plus qu'en deux chefs, un microbe connu ou inconnu, et une formule chimique. Sans le nier il réduit le rôle du terrain, auquel C. Bouchard (1837-1915) donnait encore une trop grande place selon lui. Il faut tenir compte dans le contage des portes d'entrée et de la quantité des germes. Même un homme très sain peut être victime d'un agent contagieux.[3]

Dans sa première leçon de clinique du 14 novembre 1885, après avoir fait l'éloge de ses prédécesseurs cliniciens en pathologie infantile, il compare des

---

[1] Ib., p. 7

[2] *M. Pasteur n'a laissé à personne la gloire et le soin de telles découvertes. D'autres ont pu et pourront suivre sa trace, et, dans le chemin qu'il a frayé, faire d'importantes et retentissantes rencontres, ils seront bon gré mal gré, qu'ils portent un nom français ou allemand, espagnol ou italien, russe ou anglais, ses élèves et ses disciples.* […]
M. Pasteur, qui a tout créé, instruments et méthodes, et qui, dans cette science des germes, nous apprend à les connaître et à les dompter, est-il oui ou non le père et le grand-père de tous les savants qui suivent son sillon. (Id.)

[3] *Certes, je n'oserais soutenir que devant les agents des maladies contagieuses nous sommes tous égaux, mais je ne voudrais pas davantage inoculer un tubercule à l'homme le plus sain avec l'espoir qu'il se montrerait réfractaire à la virulence du bacille. Je pense que nous échappons le plus souvent aux germes morbides, parce que nous sommes défendus par les ennemis de ces germes qui en détruisent un grand nombre, et que nous résistons au contage, grâce à l'intégrité des téguments. Cependant, tel microbe à dose égale et à virulence égale ne produit pas les mêmes désordres chez deux individus différents. L'issue de la bataille dépend sans doute des forces que l'organisme tient en réserve pour sa défense, et il n'est pas indifférent d'être faible ou robuste, armé ou désarmé pour livrer le combat. Mais il ne s'agit plus ici de réceptivité, il s'agit du conflit engagé entre le microbe envahissant et les cellules envahies, et de son résultat.* (Id., p. 14-15)

cas de laryngite striduleuse simple, de laryngite due à la rougeole et de laryngite diphtéritique, et proclame : *Soyez contagionnistes ! même quand les dangers de contagion ne seront pas démontrés.*[1] Selon Roussillat, il appliqua pour la première fois dans un service de médecine l'antisepsie et l'asepsie : isolement des contagieux dans des box, lavage répété des mains, changement de blouses pour le personnel, lavage des sols et des jouets, aération des salles.[2] À l'hôpital Necker son service disposait, fait rare, d'un laboratoire, dirigé par H. Martin, où l'on vénérait Pasteur.

Roussillat consacre un chapitre à Grancher *aux côtés de Louis Pasteur*. Il cite longuement *À l'ombre de Pasteur* d'Adrien Loir, selon lequel Grancher a rencontré Pasteur, pour la première fois, au congrès de Copenhague. Il vint ensuite au laboratoire de Pasteur, non de la rue d'Ulm mais dans l'annexe rue Vauquelin, où A. Loir l'initia aux techniques laborantines. Grancher lui demanda de faire son stage de médecine dans son service. Adrien y fit quelques leçons au laboratoire du service, en présence d'H. Martin. Grancher se mit aussi à faire des leçons de technique microbiologique, ayant notamment pour auditeurs Brouardel et A. Proust. René Vallery-Radot prétend que Grancher et Straus pouvaient se dire les deux premiers médecins français à avoir étudié la bactériologie. Straus avait cependant commencé plusieurs mois avant Grancher à assister Pasteur, dès la mission sur le choléra en Égypte. Grancher sera le parrain de Louis Pasteur Vallery-Radot qui naîtra le 13 mai 1886.

C. La prophylaxie vaccinale de Joseph Meister contre la rage non déclarée (6 – 16 juillet 1885)

Le 1er juillet, Pasteur ajourna, dans une lettre à Bouley, sa convocation de la Commission de la rage dans la crainte d'une incertitude de sa méthode. Pourtant, dès le 6 juillet, il entreprit les vaccinations antirabiques chez le jeune Alsacien Joseph Meister, mordu gravement par un chien enragé, et adressé par un médecin de Villé, Eugène Weber (1840- ?), qui avait cautérisé les plaies à l'acide phénique.

Après l'atténuation du virus de la rage par des passages sur les singes l'équipe de Pasteur trouva un moyen beaucoup plus simple : la dessiccation de la moelle rabique par exposition à un air sec qui diminue puis éteint progressivement la puissance du virus. Roux aurait donné l'idée à Pasteur en exposant une moelle rabique dans une éprouvette à double tubulure en voulant tester la durée de la virulence, mais sans l'idée d'une atténuation volontaire et de sécher l'atmosphère d'exposition avec de la potasse caustique pour éviter la putréfaction des moelles.[3] Cela aurait causé une colère de Roux racontée

---

[1] Grancher J., *Clinique des maladies de l'enfance, première leçon*, Paris, Steinheil, 1886, p. 15
[2] Roussillat, *op. cit.* p. 71
[3] Perrot A. et Schwartz M., *Le neveu de Pasteur ou la vie aventureuse d'Adrien Loir, savant et globe-trotter (1862-1941)*, O. Jacob, Paris, 2020, p. 296-297

par A. Loir, et un non-dit entre Pasteur et Roux qui amènera celui-ci à se détourner temporairement des expériences sur la rage. Le temps pour cette extinction de la virulence dépendait de l'épaisseur de la moelle séchée et surtout de la température de l'air. Pour vacciner il suffisait maintenant d'inoculer progressivement sous la peau des fragments de moelle rabique sèche de plus en plus jeune, et donc de plus en plus « virulente ». Pour Morange le divorce entre Pasteur et Roux est un nouveau mythe élaboré par la critique historique moderne, de même que le manque d'éthique de Pasteur du fait de son absence de culture clinique, de contact avec les malades, que possède un médecin. Il repère un contre-exemple dans les chirurgiens qui constataient la mortalité très importante de leurs patients opérés, sans remettre en question leur pratique et en ignorant les nouveaux essais faits selon d'autres vues plus prometteuses.[1]

Théodoridès, pour sa part, estime cette méthode de dessiccation de moelle de lapin dans des flacons à double tubulure par de la potasse issue directement des travaux de Galtier.[2] Selon lui ce n'est pas la dessiccation qui provoque l'atténuation, mais l'action d'une enzyme (ribonucléase) inactivant le virus. Cependant, la dessiccation et la température jouent aussi un rôle en agissant sur l'enzyme. Il fonde ceci sur les recherches d'A. Tétry publiées en 1941.[3] Dagognet se réfère aussi à cet article de Tétry qui montra que de multiples facteurs interviennent : potasse, épaisseur de la moelle suspendue, température, temps d'exposition. La sécheresse, nuisible surtout aux bactéries communes de la moelle, devait être modérée, un minimum d'humidité étant requis.[4]

Voici comment Pasteur raconte l'épisode mythique de la vaccination du petit Meister dans sa communication *Méthode pour prévenir la rage après morsure* à l'Académie des sciences le 26 octobre, soit trois mois et demi après cette inoculation préventive : *Par l'application de cette méthode, j'étais arrivé à avoir cinquante chiens de tout âge et de toute race, réfractaires à la rage, sans avoir rencontré un seul insuccès, lorsque, inopinément, se présentèrent dans mon laboratoire, le lundi 6 juillet dernier, trois personnes arrivant d'Alsace.*[5] Les trois personnes étaient un épicier mordu au bras le 4 juillet par son propre chien, dont les crocs n'avaient pas traversé la chemise et qui put repartir sur avis de Pasteur ; Joseph Meister, neuf ans, mordu le même jour par ce chien et présentant de multiples morsures, certaines profondes, qui furent cautérisées seulement douze heures plus tard par Weber ; la mère de

[1] Morange, *op. cit.* p. 332-333

[2] Théodoridès J., *Histoire de la rage*, *Cave Canem*, Masson, 1986, p. 207

[3] Ib., p. 208

[4] Dagognet F., *Pasteur sans la légende* ; coll. Les empêcheurs de penser en rond, Paris, Synthélabo, 1994, p. 346-347

[5] Pasteur, *Œuvres*, T. VI, p. 605

l'enfant, non mordue. L'examen de l'estomac à l'autopsie du chien confirma la rage.[1]

Le 6 juillet étant un lundi, la séance hebdomadaire de l'Académie des sciences avait lieu ce jour-là. Pasteur y vit Vulpian auquel il raconta le drame. Vulpian et Grancher vinrent voir immédiatement l'enfant et recensèrent quatorze blessures. Pasteur continue : *Les avis de notre savant confrère et du Dr Grancher furent que, par l'intensité et le nombre de ses morsures, Joseph Meister était exposé presque fatalement à prendre la rage. Je communiquai alors à M. Vulpian et à M. Grancher les résultats nouveaux que j'avais obtenus dans l'étude de la rage depuis la Lecture que j'avais faite à Copenhague une année auparavant. La mort de cet enfant paraissant inévitable, je me décidai, non sans de vives et cruelles inquiétudes, on doit bien le penser, à tenter sur Joseph Meister la méthode qui m'avait constamment réussi sur des chiens.*[2]

Dès vingt heures du soir même on commença à inoculer sous un pli cutané de l'hypocondre droit de Meister une moelle de lapin rabique datant de quinze jours. Pasteur n'indique pas l'auteur de l'injection, seulement qu'elle fut effectuée en présence de Vulpian et de Grancher. A. Loir indique que Pasteur demanda à Vulpian de faire les inoculations. Vulpian se récusa, objectant être physiologiste et non praticien. Après discussion et ordre de Pasteur, Loir alla chercher chez lui Grancher, qui commença les inoculations le soir même. On poursuivit les injections, biquotidiennes les deux jours suivants puis quotidiennes du 7 au 16 juillet avec des moelles de plus en plus jeunes, la dernière d'un jour. Une lettre de Mme Pasteur du 13 juillet aux Vallery-Radot témoigne de l'angoisse de son mari de faire inoculer les moelles les plus fortes.[3]

Neuf jours après la fin du traitement de Meister, le 25 juillet, Pasteur, alors à Arbois, remercia Grancher de l'avoir soigné et commenta sa lettre à Weber, qui devait surveiller l'état de santé de l'enfant revenu en Alsace, alors allemande.[4] Il se montrera fier ainsi de doubler les Allemands sur leur propre « terrain ». Deux jours plus tard il écrivit à Weber pour qu'il remette à Meister des enveloppes destinées à lui faire savoir tous les deux jours s'il va bien car *ma préoccupation est extrême. C'est le premier sujet humain sur lequel j'ai*

---

[1] La vaccination de Meister me remémore le souvenir d'avoir été vacciné contre la rage pour la morsure d'un singe en Afrique noire, à Douala, où j'ai passé quelques étés entre 1955 et 1960. Je devais donc avoir entre trois et cinq ans.

[2] Pasteur, *Œuvres*, T. VI, p. 606

[3] *Encore une mauvaise nuit pour votre père. Il ne s'accoutume pas du tout à l'idée d'opérer en dernier ressort sur cet enfant. Et cependant, il faut bien maintenant s'exécuter. Le petit continue à se porter très bien.* (Pasteur, *Corr.* T. IV, p. 26)

[4] *Il n'y a rien à ajouter ni à retrancher à votre lettre au Dr Weber. Combien je vous suis reconnaissant de la peine que vous avez prise de vous occuper du petit Meister. Mes visions me poursuivent.* (Ib., T. IV, p. 27)

osé tenter un traitement.[1] Ceci confirme qu'il ne tenait pas ses deux premières inoculations pour des traitements.

Le 3 août, ni lui ni Grancher n'avaient reçu des nouvelles de Weber, mais il savait que l'enfant allait bien. Le 20 août il écrivit à Legouvé ne plus craindre que Meister prenne la rage et se sentait en mesure de rendre réfractaire à la rage toute personne mordue même plusieurs jours après l'accident ou venant d'un point éloigné du monde. Il estime possible d'établir ce traitement prophylactique dans tout pays.

En novembre, il apprit par l'enfant que les autorités allemandes avaient fait une enquête sur sa santé et sur la rage du chien qui l'avait mordu. Il demanda à Weber les termes du rapport officiel *pour faire taire les suppositions malveillantes qui se produisent, même en France, au sujet des résultats de mes études.*[2]

D. L'état de santé de Pasteur (septembre 1885)

Le 7 septembre, toujours à Arbois, Pasteur écrivit une lettre à son ami Marcou en Amérique, où il parle de son état de santé : *Nous allons tous bien, quoique personnellement je sente le poids des années. Tu sais que le 27 décembre prochain je compterai 63 ans. C'est beaucoup, quand cela se joint aux suites d'une attaque d'hémiplégie fort grave, il y a dix-sept ans déjà. Toutefois ce que j'éprouve n'est qu'usure des organes. Rien d'organique ne s'accuse et ne suis-je pas fort heureux de pouvoir m'occuper encore de travaux sérieux.*[3] Il lui demande si la rage est fréquente en Amérique, croyant pouvoir traiter des personnes mordues venant de là, même quinze jours après morsure, tant il a confiance en son procédé, et deviendra plus sûr de lui après un grand nombre d'épreuves sur l'homme, qu'il espère faire en 1885-1886.

E. La communication de Pasteur du 26 octobre 1885

Après son récit du traitement de Joseph Meister Pasteur exposa dans sa communication trois interprétations de l'effet prophylactique de sa méthode. Il récuse un renforcement progressif de la virulence du virus, en expliquant que lors de sa dessiccation par l'air la moelle rabique est en fait appauvrie non dans la virulence du virus mais par la quantité du virus contenue.

La seconde interprétation qu'il reconnaît étrange dérive de la constatation que *beaucoup de microbes paraissent donner naissance dans leurs cultures à des matières qui ont la propriété de nuire à leur propre développement.*[4] Nous avons vu qu'ici Pasteur s'est probablement inspiré de Déclat. Il invoque seulement son ancien préparateur Raulin, pour avoir établi ce phénomène dans

---

[1] Ib., T. IV, p. 28
[2] Ib., T. IV, p. 49
[3] Ib., T. IV, p. 37-38
[4] Pasteur, *Œuvres*, T. VI, p. 608

sa thèse (1870), à propos d'un champignon microscopique l'*Aspergillus Niger*. Il rapporte l'avoir lui-même suspecté dès 1880 pour le microbe du choléra des poules, sans réussir à le démontrer. En effet, c'était une fausse piste.

La troisième interprétation imagine le virus de la rage formé de deux substances distinctes, l'une vivante capable de se multiplier et l'autre non vivante qui, en proportion convenable, empêcherait le développement de la première. Bien qu'erronée comme la précédente elle est intéressante car on peut y voir l'idée d'une sécrétion d'une toxine par les micro-organismes, ou celle d'un anticorps combattant un antigène viral.

L'erreur importante de ces deux dernières interprétations est d'ignorer le rôle des cellules du récepteur vivant inoculé.

Il signale comme la plus sérieuse des questions à résoudre l'intervalle de temps praticable entre le moment de la morsure et le début du traitement. Il s'attend à ce qu'il soit beaucoup plus long que les deux jours et demi dans le cas de Meister. Il fait état que depuis le 20 octobre il a commencé à traiter, avec l'assistance de Vulpian et de Grancher, un jeune homme de quinze ans, mordu depuis six jours pleins aux deux mains dans des conditions extrêmement graves. Il s'agit de J.-B. Jupille de Villers-Farlay dont il raconte le courage et la présence d'esprit.

À la suite de la communication de Pasteur, Vulpian, H. Larrey, et Bouley, alors président de l'Académie des sciences, intervinrent. On sait que Vulpian et Bouley faisaient partie de la Commission de contrôle des traitements préventifs de la rage sur les chiens dont le premier rapport était positif.

Vulpian voulut exprimer ses sentiments d'admiration pour Pasteur et sa communication. Il affirme que ce nouveau traitement est le seul efficace, et à coup sûr.[1] Il juge nécessaire d'organiser un service de traitement de la rage par la méthode Pasteur, et se félicite de la gloire qu'il entraînera pour la nation.[2] Bouley s'associa à l'admiration de Vulpian et juge que *la date de la séance qui se tient ici en ce moment restera à jamais mémorable dans l'histoire de la médecine et à jamais glorieuse pour la science française, puisqu'elle est celle d'un des plus grands progrès qui ait jamais été accompli*

[1] *La rage, cette maladie terrible, contre laquelle toutes les tentatives thérapeutiques avaient échoué jusqu'ici, a enfin trouvé son remède ! M. Pasteur, qui n'a eu, dans cette voie, aucun autre précurseur que lui-même, a été conduit, par une série de recherches poursuivies sans interruption pendant des années, à créer une méthode de traitement à l'aide de laquelle on peut empêcher, à coup sûr, le développement de la rage chez l'homme mordu récemment par un chien enragé. Je dis* à coup sûr, *parce que, d'après ce que j'ai vu dans le laboratoire de M. Pasteur, je ne doute pas du succès constant de ce traitement, lorsqu'il sera mis en pratique dans toute sa teneur, peu de jours après la morsure rabique.* (Ib., T. VI, p. 610)

[2] *Il faut que toute personne mordue par un chien enragé puisse bénéficier de cette grande découverte, qui met le sceau à la gloire de notre illustre confrère et qui jettera le plus vif éclat sur notre pays.* (Id.)

dans l'ordre des choses médicales [...][1] Il veut cependant poser une question à Pasteur. Le virus rabique soumis au vaccin pendant le traitement devient-il moins énergique ? Un chien porteur de rage serait-il, en mordant quelqu'un, moins inoffensif pendant son traitement préventif que dans des conditions physiologiques ? Le baron H. Larrey réclama de son côté une récompense, un prix de vertu, pour le jeune Jupille.

Pasteur répondit en remerciant Vulpian de ses paroles très encourageantes et si flatteuses. Trouvant la question de Bouley judicieuse il s'efforcera d'y répondre par l'expérience. Et il soumettra la proposition de Larrey à la prochaine séance de l'Académie française, laquelle accordera à Jupille le prix de vertu.

Le lendemain, Pasteur fit la même communication à l'Académie de médecine en omettant simplement le récit de l'exploit de Jupille. Ulysse Trélat (1828-1890), son président, marqua ce jour comme une date historique pour la science.[2]

Jules Guérin souhaita intervenir à la suite de cette communication, qu'il juge néanmoins très remarquable, pour présenter des réserves. Le président ne lui accorda que cinq minutes. Ses réserves portaient sur quatre points : 1. La rage inoculée par trépanation n'est pas la vraie rage, la rage spontanée, vulgaire, mais une rage artificielle. 2. La méthode prophylactique ne concerne donc que celle-ci. 3. Comme les blessures de Meister avaient été cautérisées à l'acide phénique sa survie n'est pas nécessairement due aux inoculations préventives, que l'on doit pratiquer sur une victime vierge de tout traitement antérieur. 4. Prévenir n'est pas guérir. Il prétend qu'il existe une foule de moyens de prévenir la rage. Il manifeste sa jalousie et son dépit, parce qu'il n'a jamais été récompensé par l'Institut du moyen de prévenir le choléra qu'il a cru avoir découvert.

Colin voulut aussi prendre la parole, ce que lui refusa le président, qu'il accusa de ne pas vouloir le laisser parler. Il put la prendre à la séance du 3 novembre, mais regretta l'absence de Pasteur qu'il voulait questionner. Prétextant que ses observations avaient été reproduites dans la presse il renonça à parler.

F. La prophylaxie vaccinale de Jean-Baptiste Jupille (20 – 30 octobre 1885)

Le 16 octobre, dix jours avant cette séance mémorable, Pasteur avait reçu de P.-J. Perrot, maire de Villers-Farlay, bourg proche d'Arbois, une lettre lui faisant part de la morsure du jeune Jupille par un chien enragé. Des auteurs

---

[1] Ib., T. VI, p. 611

[2] *La Communication que nous venons d'entendre permet à l'Académie, et, je puis dire, à l'humanité, de concevoir de nouvelles espérances. Aussi cette date du 27 octobre 1885 restera-t-elle comme l'une des plus mémorables, si ce n'est la plus mémorable, dans l'histoire des conquêtes de la science et dans les annales de l'Académie.* (Ib., T. VI, p. 612)

ont contesté ou même nié que le chien fut réellement enragé (Decourt, Geison, Grmek). Horiot, dans une conférence du 27 décembre 1922 faite à Villers-Farlay, à l'occasion du centenaire de la naissance de Pasteur, a raconté toutes les circonstances de ce cas, conférence dont le texte fut publié en 1995.[1] Averti de suite après les morsures Perrot envoya chercher le corps du chien noyé et en fit faire l'autopsie le lendemain par Louvrier, vétérinaire à Arbois, et par Jacquemin, vétérinaire à Poligny, qui déclarèrent tous deux que le chien était enragé. Selon Horiot, Perrot avait rencontré récemment à Arbois Pasteur, qui lui avait fait part de ses études sur la rage. Aussi, eut-il immédiatement l'idée de lui écrire ! À sa lettre il joignit celles des deux vétérinaires donnant les résultats de l'autopsie.

Pasteur répondit au maire le lendemain. Les détails que celui-ci lui avait donnés lui faisaient craindre que la rage soit inévitable à cause de l'intensité des morsures et de l'insuffisance probable des cautérisations à l' « alcali ». Il lui offrit de traiter Jupille de la même façon que Meister en l'avisant de conditions plus défavorables, l'enfant ayant été mordu le 14 et ne pouvant arriver à Paris que le 19 au soir ou le 20 au matin, soit six jours après les morsures. Or, il ne connaissait pas encore le délai maximal après les morsures pour espérer guérir un humain. Il savait seulement avoir rendu réfractaires à la rage des chiens six à huit jours après avoir été mordus. Le 20 octobre il renouvela sa crainte à Perrot.

Il lui annonça le 31 octobre la fin du traitement de Jupille depuis l'avant-veille et de sa surveillance proche. Il lui écrivit à nouveau car Perrot l'avait consulté le 28 octobre à propos d'un remède empirique contre la rage, du *Datura Stramonium*, en lequel des prêtres et des missionnaires manifestaient une confiance absolue, mais sans valeur pour le maire. Pasteur les déconsidère tous : *J'en reçois tous les jours et tous ridicules. Chaque pays en a en foule. J'en ai essayé un certain nombre. Aucun d'eux n'a la moindre efficacité quand on l'éprouve scientifiquement. Jamais on n'a guéri la rage, ni on n'a pu la prévenir sûrement.*[2]

Si Grmek admire globalement Pasteur privé de sa légende du fait de son intuition jamais prise en défaut, de son obstination alliée à un courage sans faille, de sa capacité à organiser une équipe de façon très efficace et, surtout, à provoquer son succès, il nous paraît très sévère quand il assure que les deux premières inoculations rendues publiques n'ont fait que prouver l'innocuité du vaccin. Il s'appuie sur les critiques de P. Decourt (1986), de P. Debré (1994) et de l'américain Geison (1995). Pour lui, la rage des deux chiens ayant mordu Meister et Jupille n'est pas prouvée, les circonstances des deux accidents ne semblant pas favorables à ce diagnostic rétrospectif. Or, à l'autopsie du chien ayant mordu Meister l'estomac était, selon le récit de

---

[1] Horiot Louis-Joseph, *Pasteur (1822-1895). Le berger Jupille*, ADAVAL et Pouillard Communication, Dole, 1995

[2] Pasteur, *Corr.* T. IV, p. 45-46

Pasteur, rempli de foin, de paille et de fragments de bois, ce qui permettait de conclure que le chien avait bien la rage.[1] Dans le cas de Jupille deux vétérinaires locaux, après autopsie du chien, ont attesté qu'il avait la rage.

D'autre part, Grmek objecte que, même en cas de chiens enragés, il n'est pas prouvé que Meister et Jupille auraient développé la rage, estimant justement que la maladie ne survient chez un sujet non traité qu'une fois sur six, soit environ dans 17% des cas. Mais nous avons vu que Pasteur le savait très bien puisqu'il juge à 80% l'absence de survenue de la rage sans traitement, et avait de ce fait refusé plusieurs fois d'initier un traitement. Les deux enfants avaient des morsures multiples, certaines graves et profondes, cautérisées tardivement, à l'acide phénique dans le cas de Meister, à l'« alcali » dans celui de Jupille. Le risque de rage était certainement grand.

6. La poursuite des vaccinations préventives contre la rage symptomatique

A. L'essor du traitement immunitaire préventif de la rage (1er novembre 1885 – 28 février 1886)

Du 9 au 16 novembre 1885 Pasteur traita une petite fille, Louise Pelletier. Le délai était très grand entre la date de la morsure le 3 octobre et le début du traitement, trente-sept jours plus tard. Le 1er décembre, Pasteur incita Grancher à aller la consulter avec sa trousse car elle se plaignait d'un mal de tête et on sentait une mollesse sous la blessure céphalique. L'enfant malheureusement mourut. Par humanité, reconnue et louée par le père[2], Pasteur avait tenté le traitement dont l'échec était probable, puisque la rage se déclare en moyenne au bout de quarante jours, mais non absolument certain. Il recommanda le 8 décembre à son gendre d'éviter toute publicité pour ne pas effrayer les 80 malades déjà vaccinés ou en cours de vaccination.

Le 29 novembre, Pasteur avait écrit au médecin Subert à propos d'un malade vacciné, E. Roumier, qui éprouvait un malaise. Il certifia que ce mal n'avait rien à voir ni avec les morsures ni avec les inoculations, et avoir déjà traité depuis un mois 68 personnes qui se portaient à merveille comme les

---

[1] Bouley écrit dans son article sur la rage animale (1877) à propos des lésions à l'autopsie des chiens enragés : *Youatt attache aussi la plus grande importance à la présence dans l'estomac de matières étrangères à l'alimentation : « Si, dit-il, on y rencontre un mélange étrange de poils, de foin, de paille, de fiente de cheval, de terre, ou encore des débris du lit sur lequel l'animal était couché, on peut affirmer sans crainte de beaucoup d'erreur qu'il est mort enragé, car ce n'est que sous l'influence de la dégradation d'appétit, qui est le propre de la rage, que cet amas de substances a pu être dévoré. Mais la présence isolée de l'un ou de l'autre, du charbon, du bois et même de la fiente, ne suffit pas pour autoriser à affirmer la rage. Ce qui est particulièrement caractéristique, c'est le mélange de paille, de poils et d'ordures de différentes espèces.* (*Dictionnaire encyclopédique des sciences médicales*, dirigé par A. Dechambre, Masson et Asselin, Paris, 1877, troisième série, Tome 2e, p. 131)

[2] Pasteur, *Corr.* T. IV, p. 51

deux premiers, Meister et Jupille. Il invite Subert à soigner ce vacciné comme un malade ordinaire.

À la baronne Le Pin, qui habitait le château de Montigny à 3 km d'Arbois et qui lui servait de traductrice d'articles ou d'ouvrages anglais, il écrivit le 18 décembre pour la remercier de ses compliments sur le discours qu'il avait tenu le 10 décembre à l'Académie française pour accueillir Joseph Bertrand au fauteuil de J.-B. Dumas. Il comptait 104 vaccinés, la plupart venus de France, mais aussi maintenant d'Angleterre, de Russie, de Hongrie, d'Italie et d'Allemagne. Ne pouvant refuser, par humanité, son traitement il se trouvait pris dans un engrenage : *Je voudrais m'arrêter. Impossible ! J'aurais voulu ne prendre que des mordus à morsures récentes. Impossible ! Quelle raison alléguer ? L'intérêt de la méthode l'exigerait. L'humanité s'y oppose.*[1] Il était pris entre deux feux, la déception et l'incompréhension des familles s'il ne tentait pas de traitement, et des controverses sur la réputation du vaccin en cas d'échecs de traitements trop tardifs ou de décès inopinés.

Le 18 décembre, il avisa deux sœurs vaccinées de son ignorance de la durée de l'immunité procurée par le traitement vaccinal, et d'expériences en cours sur des chiens pour déterminer cette question difficile. Le 9 janvier, il comptait 166 vaccinés.

Le 12 janvier 1886, il remercia le comte de Laubespin de son don de quarante mille francs pour servir à ses études sur la rage. Il envisageait de fonder à Paris, à l'aide de dons et de souscriptions internationales, un établissement modèle indépendant de l'État, qui suffirait pour vacciner les personnes de pays proches, et où de jeunes savants du reste du monde viendraient étudier sa méthode. Il lui apprit qu'il débutait le 174e traitement et n'avait à déplorer que la mort de Louise Pelletier venue trop tard et avec une plaie encore toute purulente et sanguinolente.

Le 21 janvier vit la 208e personne traitée et Pasteur se dit confiant dans le succès définitif de sa méthode prophylactique contre la rage.

B. Les communications de Pasteur annonçant à l'Académie des sciences les résultats de sa méthode préventive contre la rage (1er mars et 12 avril 1886)

Le 1er mars il communiqua à l'Académie des sciences ses *Résultats de l'application de la méthode pour prévenir la rage après morsure.*

Il commence par le cas de Joseph Meister, mordu par un chien qu'il affirme enragé : *Le chien était manifestement enragé, et une enquête récente, faite par les autorités allemandes, a de nouveau démontré que ce chien était en plein accès de rage au moment où il a mordu Meister.*[2] Cela ne prouve pas qu'il ait sauvé l'enfant, mais démontre qu'il lui a donné au moins 20% de chances de

[1] Ib., T. IV, p. 53
[2] Pasteur, *Œuvres*, T. VI, p. 613

plus d'être sauvé. Il ne dit rien du chien ayant mordu Jupille sinon que ses morsures furent au moins aussi graves.

Il raconte qu'après la réussite de ces deux traitements un grand nombre de personnes mordues par des chiens enragés (en fait, probablement, pas tous les chiens) réclamèrent le traitement utilisé chez les deux enfants et qu'avec Grancher[1], dont le dévouement et le zèle étaient au-dessus de tout éloge, ils avaient commencé les inoculations préventives du 350e malade. Il s'étonne du chiffre élevé des personnes mordues par des chiens enragés.

Nous avons vu que les statistiques officielles de 1850 à 1872 révélaient 30 cas mortels de rage par an soit, puisqu'ils représentent environ 20% des personnes mordues par des chiens enragés, 150 cas annuels à risque de rage. Ce chiffre est nettement inférieur aux 350 vaccinés par Pasteur en quatre mois, environ sept fois moins en moyenne. Cependant, Brouardel estimait très sous-estimé en 1877 le nombre officiel des cas de rage mortelle.

Pasteur explique son nombre élevé des cas de rage par le silence fait autour d'eux. Selon lui, on niait auparavant la rage du chien pour rassurer les personnes mordues, ou par peur de leur nuire en les isolant de la société, alors qu'il assure que l'homme enragé est à craindre seulement dans les derniers accès du mal. Ces comportements sociaux furent de tout temps et le sont encore aujourd'hui (peste, sida, etc.)

Pour convaincre les personnes prévenues ou même hostiles au traitement Pasteur prit la précaution d'établir des statistiques très sévères. Il appliqua plusieurs mesures pour une démonstration la plus rigoureuse possible :

- L'exigence de certificats constatant l'état rabique du chien, délivrés par des vétérinaires autorisés ou par des médecins.
- Dans certains cas suspects (seulement suspects du fait de l'absence de certificat) l'établissement dans son laboratoire de l'état rabique du chien en procédant à des inoculations de son cadavre à des lapins ou à des cobayes.
- Le refus de traiter des personnes mordues à travers des vêtements non troués ou non lacérés par les crocs de l'animal.

La seule entorse à cette rigueur réside en ce qu'il n'a pu se *soustraire, dans quelques cas très rares, à l'obligation de traiter des personnes mordues par des chiens suspects de rage qui avaient disparu, parce que ces personnes,*

---

[1] Grancher raconte, dans son discours à l'inauguration du monument de Pasteur, en présence du président de la République, qu'au commencement des inoculations il fit *une objection de médecin timide et demandai s'il était bien prudent de traiter un aussi grand nombre de mordus, affluant de tous les coins de l'horizon et s'il ne serait pas plus sage d'attendre le résultat des premiers traitements ? Pasteur me jeta un regard de flamme et me dit « Soyez sans crainte ! je réponds du succès. Avant tout, sauvons la vie de ces pauvres gens. » Je m'inclinai, subjugué par sa parole et son accent, et les inoculations continuèrent.* (*Discours de M. le Professeur Grancher*, Paris, Imprimerie J. Gainche, p. 9)

outre le danger possible de leurs morsures, vivaient sous l'empire de craintes capables d'altérer leur santé si nous leur avions refusé notre intervention.[1]

Il décrit ensuite, dans l'ordre chronologique, les blessures et les premiers soins d'environ 25 personnes mordues, en indiquant les vétérinaires certifiant la rage des animaux, parmi les 100 premières inoculées entre le 1er novembre et le 15 décembre. Notons que pour une enfant de sept ans mordue en Dordogne il estime que le médecin a eu raison de ne pas pratiquer la cautérisation lors de sa venue quarante-huit heures après la morsure, ce qui contredit ce qu'il déclarait auparavant. L'expérience a modifié son opinion. En effet, à propos du dernier cas qu'il cite, il déclare avoir eu de nombreuses preuves de l'inefficacité des cautérisations dans certains cas, même faites au fer rouge et sans retard. Ce dernier sujet l'a beaucoup intéressé car, mordu le 25 octobre il n'est arrivé que le 21 novembre après la mort de rage de sept porcs mordus par le même chien. Son traitement a duré huit jours et il est resté depuis en parfaite santé. Parmi ces 25 cas on remarque deux Anglais, dont un Londonien adressé par Paget.

Pour abréger, il décrit des autres inoculés un seul autre cas, celui d'un garçon mordu gravement dans la bouche et près d'un œil, de ce fait non cautérisable, qui lui a causé de vives craintes.

Il n'annonce qu'un seul échec sur les presque 350 sujets ayant terminé leur traitement, celui de Louise Pelletier, venue trop tard et qu'il n'avait pu décliner de traiter, par humanité. Il déclare qu'il aurait dû refuser dans l'intérêt scientifique de la méthode. Là surgissait en effet un grand dilemme pour lui et une faille que ses critiques ou ses adversaires pouvaient exploiter. Sa mort était en effet extrêmement probable, mais non absolument certaine. Il aurait pu la sauver si l'incubation, comme dans certains exemples, avait été plus longue. D'un autre côté, cette longue incubation étant possible, on pouvait l'accuser d'avoir provoqué la mort. Il se trouvait pris entre deux feux et pouvait difficilement échapper aux critiques et à des accidents possibles en agissant par humanité. Il en fut parfaitement conscient : *Une grave question se présentait. Quel virus rabique avait amené la mort ? Celui de la morsure de chien ou celui des inoculations préventives ? Il me fut facile de le déterminer.*[2] En effet, il trouva une parade. En trépanant le crâne de la victime et en l'inoculant à deux lapins ceux-ci prirent la rage paralytique au bout de dix-huit jours. Leur moelle inoculée à de nouveaux lapins déclencha la rage après une incubation de quinze jours. Or, le vaccin préventif inoculé à Louise Pelletier avant sa mort, étant fixé, n'aurait provoqué la rage à ces derniers lapins qu'au plus tard sept jours après leur inoculation. Ce qui prouvait que la fillette mourut du virus transmis par le chien.[3]

---

[1] Pasteur, *Œuvres*, T. VI, p. 613-614

[2] Ib., T. VI, p. 617

[3] *Vingt-quatre heures après la mort de Louise Pelletier, avec l'autorisation de ses parents et du Préfet de police, le crâne fut trépané dans la région de la blessure, et une petite quantité de*

Plus loin, dans sa réponse à l'intervention de Vulpian, il rapporte qu'après les inoculations de Meister et de Jupille, sur les conseils de Vulpian et de Grancher comprenant qu'il ne pouvait exclure du traitement aucun mordu par un chien enragé quel que soit le délai après la morsure, il en avait traité une foule très tardivement, sans échec hormis Louise Pelletier. De ces résultats il lui semblait que le traitement pouvait être efficace tant que les symptomes rabiques n'avaient pas éclaté.

Une autre question se posait. Combien de personnes mordues par des chiens enragés attraperont la rage ? Il s'appuie sur un relevé officiel effectué par un vétérinaire de 1878 à 1883 qui révèle une moyenne d'un cas de rage sur six mordus par des chiens enragés. Les statistiques montrant que l'incubation de la rage est de quarante à soixante jours il en déduit que sa méthode a sauvé un nombre élevé de mordus, parmi ceux de la première centaine mordus avant le 15 décembre et de la seconde centaine mordus du 16 décembre au 31 janvier. Pasteur ne le chiffre pas, mais le calcul donne 1/6x200 = 33 mordus sauvés. Il conclut à la fiabilité de sa méthode et qu'il y a lieu de créer un établissement vaccinal contre la rage.

Après les remerciements et les hommages du président de l'Académie des sciences, Julien de la Gravière, Vulpian intervint pour entériner l'efficacité absolue de la méthode de Pasteur, qu'il prévoyait dès la première intervention de celui-ci annonçant ses premiers résultats. Il l'interpelle sur le projet d'un établissement spécialement dédié au traitement de la rage.

Pasteur répéta qu'un tel établissement devrait suffire pour l'Europe, lequel devra nécessairement former des jeunes savants destinés aux autres continents. Il ne réclame pas, pour sa fondation, le concours de l'État ou de la ville de Paris, sinon pour une concession de terrain ou une indemnité annuelle. Il songe à une souscription nationale car de grosses donations lui sont déjà parvenues dans ce but. Freycinet, membre du gouvernement et de l'Académie, prit la parole pour souscrire au projet, et Bertrand proposa de nommer une Commission pour le finaliser rapidement.

La gloire était là, justifiée par la réussite spectaculaire de l'équipe de Pasteur à contrer une maladie survenant très souvent dans des circonstances dramatiques, représentant une menace permanente et angoissante pour la personne mordue, et constamment mortelle une fois les premiers symptômes authentiques apparus. La performance paraissait d'autant plus merveilleuse,

---

la matière cérébrale fut aspirée, puis inoculée par la méthode de la trépanation à deux lapins. Ces deux lapins furent pris de rage paralytique dix-huit jours après, et tous les deux au même moment. Après la mort de ces lapins, leur moelle allongée fut inoculée à de nouveaux lapins qui prirent la rage après une inoculation de quinze jours. Ces résultats expérimentaux suffisent pour démontrer que le virus qui a fait mourir la jeune Pelletier était le virus du chien par lequel elle avait été mordue. Si la mort avait été due aux effets du virus des inoculations préventives, la durée de l'incubation de la rage à la suite de cette seconde inoculation à des lapins aurait été de sept jours, au plus. Cela résulte des explications de ma précédente Note à l'Académie. (Ib., T. VI, p. 617-618)

davantage encore que pour les pus varioleux et vaccinal, que l'agent de la maladie, le virus suspecté comme cause de la rage, se dérobait à la vue.

À la séance du 12 avril 1886 de l'Académie des sciences Pasteur lut une note complémentaire sur sa méthode. Il signale 726 personnes déjà traitées ou en cours de traitement et donne un tableau par nationalité. Parmi elles, on remarque 505 venues de France, 40 d'Algérie, 75 de Russie, 25 d'Angleterre, 9 d'Amérique du Nord, et 1 du Brésil. Il discrimine celles mordues par des chiens (688), et celles, toutes Russes, victimes de loups (38).

Il fournit huit documents témoignant des profondes différences dans les suites de morsures de loups et de chiens. Leur analyse montre que la mortalité par morsures de loups a été de 82/100, donc beaucoup plus élevée que par morsures de chiens (1/6), et que 3 seulement sur les 19 Russes arrivés de Smolensk quatorze ou quinze jours après leurs morsures moururent, ce qui démontrait encore l'efficacité de sa méthode. Il remarque aussi que la durée d'incubation de la rage par morsure de loups était souvent beaucoup plus courte, ce qu'il attribue non à la violence du virus mais au nombre et à la nature des morsures.

C. Quelques défenseurs de la médecine traditionnelle ; Peter, adversaire de Pasteur

a/ Les chirurgiens Léon Le Fort et Alphonse Guérin

Le 25 janvier 1886, le chirurgien Jules Guérin, un des principaux adversaires de Pasteur, celui qui l'avait provoqué en duel, avait disparu à 85 ans. Il était un des piliers de l'Académie de médecine depuis 1842, dans la section de pathologie médicale, et un des principaux journalistes médicaux, ayant dirigé la *Gazette médicale de Paris* depuis 1836.

Durant le premier semestre de 1886 un long débat intervint sur les ptomaïnes, ou alcaloïdes bactériens, et sur les leucomaïnes, ou alcaloïdes physiologiques, inauguré les 12 et 19 janvier par un chimiste biologiste A. Gautier (1837-1920).[1] Peter poursuivit le débat le 2 février par sa communication *Ptomaïnes, leucomaïnes et microbes* à laquelle répondit Gautier le 9 février. Un dialogue s'ensuivit.

Le chirurgien Le Fort ne croyait pas autant que Peter que la découverte de Gautier les soustrairait à la « tyrannie des microbes » selon l'expression de Peter. Il admet la genèse spontanée de certaines maladies chirurgicales graves, contre la doctrine exclusive des microbes, qu'il appelle « de l'extériorité » : *Aujourd'hui la découverte de M. Gautier nous permet de croire que c'est à tort que la doctrine microbienne a cru pouvoir nier la genèse primitive, c'est-à-dire en dehors de toute contamination, de maladies qui sont cependant transmissibles, telle que l'érysipèle, l'infection purulente chirurgicale et*

---

[1] Le titre de sa première communication est *Sur les alcaloïdes dérivés de la destruction bactérienne ou physiologique des tissus.*

l'infection purulente puerpérale.[1] Il y ajoute la septicémie et l'infection putride. Il dit défendre cette théorie depuis 1865, à partir de la clinique, uniquement pour les affections chirurgicales graves. Il croit à des conditions spéciales, telles qu'un violent traumatisme joint à une forte impression morale, pour déterminer la genèse d'un microbe, plutôt qu'à l'existence d'un microbe latent qui subsisterait préalablement pendant des années chez des individus (en quelque sorte des porteurs sains) sans avoir reconnu de contagion. La pneumonie n'est pas pour lui contagieuse. Il exprime l'objection qu'il faut bien que le microbe apparaisse chez un premier malade avant de le transmettre par contagion.[2] Il invoque la transformation des espèces et la formation possible de proto-organismes à partir de transformations cellulaires endogènes. Il en donna un exemple que le chirurgien A. Verneuil (1823-1895), après lui, voulut expliquer autrement, par son idée d'un parasitisme microbique latent, qu'il dit avoir souvent constaté. Le Fort, approuvé par Peter, préféra l'explication par la génération spontanée.

La discussion se poursuivit le 16 février par l'intervention d'Alphonse Guérin, qu'on aurait pu croire entièrement acquis à la théorie des germes de Pasteur, qui avait fait l'éloge de son pansement ouaté. Il défendit, au contraire, l'ancienne médecine : *Partisan de la médecine traditionnelle, comme M. Peter, je craindrais de me montrer irréligieux envers elle si, comme notre collègue, je parlais de la médecine de l'avenir. La science à laquelle nos maîtres nous ont initiés est perfectible, mais je suis de ceux qui pensent que les découvertes auxquelles nous applaudissons, ne donnent pas un démenti à tout ce que nous avons appris.*[3] Il met en garde contre les généralisations et le fait d'accorder l'action septique aux seuls ferments quand une autre cause, comme les ptomaïnes ou poison de cadavre, peut être invoquée. Cependant, il ne reconnaît aucun symptôme de cet empoisonnement analogue à ceux, violents, de l'infection purulente septicémique ou de l'érysipèle. Il souligne que Gautier n'exclut pas l'action de la fermentation bactérienne dans la production des ptomaïnes. Il fait valoir que dès 1870 il a formulé sa doctrine de la septicémie par les corpuscules animés de l'air, soutenant étrangement qu'*on sait bien qu'avant moi personne n'avait eu l'idée que des ferments ou corpuscules de l'air pussent engendrer une maladie.*[4] Il condamne autant l'excès du recours aux leucomaïnes endogènes (comme Peter), lesquelles ne lui semblent pas

[1] *Bulletin de l'Académie de médecine*, Paris, Masson, 1886, 50e année, 2e série, T. XV, p. 223

[2] *D'ailleurs, quand il s'agit de contagion, en admettant même que le principe contagieux soit un microbe, il faut bien finir par arriver à expliquer comment il se rencontre chez le premier malade qui a été à l'origine, le point de départ d'une série de contagions. Quand on a pu, ce qui est rare, mais ce qui arrive parfois, remonter le courant des contagions successives et arriver au premier cas, à celui au-delà duquel on ne trouve plus de contagion possible, n'est pas amené à croire à sa génération primitive ?* (Ib., p. 227-228)

[3] Ib., p. 239

[4] Ib., p. 242

ruiner la doctrine microbienne, que l'abus de celle-ci. Il pense que les ptomaïnes pourront peut-être expliquer le tétanos ou l'infection putride.

b/ Charles-Felix-Michel Peter (1824-1893)

Après Guérin, Peter refit un discours en s'insurgeant que toujours plus de maladies deviennent parasitaires et infectieuses, comme la pneumonie, que la médecine traditionnelle attribuait auparavant au froid. Grisolle avait prouvé, par ses recherches que, dans un quart des cas, il en était une cause incontestable. Trois individus, dans des états de santé différents, feront trois pneumonies de pronostic variable, qui ne peuvent donc tenir à une cause microbienne unique. Il en est de même du rhumatisme et de l'endocardite qu'il peut provoquer. Il se raccroche à la théorie de Béchamp et d'Estor. Béchamp a, selon lui, démontré le développement spontané des bactéries, celles-ci n'étant que l'évolution des microzymas, dans la portion cadavérisée d'un être vivant. Il assure que la pneumonie ou l'ostéomyélite ne sont pas plus des maladies parasitaires que le cancer ou la goutte. Il croit à la transformation des microbes par l'activité de l'organisme. Il critique l'hypothèse dualiste de microbes soit bienfaisants soit malfaisants.

Cornil se sentit obligé de répondre à Peter et de réfuter point par point, très pertinemment, ses idées, sans nier du tout l'influence du milieu sur le développement des bactéries, c'est-à-dire la prédisposition pathologique, et la variabilité du terrain, ou le rôle de causes traditionnelles adjuvantes tirées de l'observation, mais banales, comme le froid ou le surmenage. Ces causes n'expliquent aucunement le caractère spécifique de la pneumonie, qui nécessite une bactérie spécifique toujours présente. Il ne voit pas de contradiction entre la bactériologie et les notions traditionnelles de la médecine qu'elle éclaire de données nouvelles. Il attaque la doctrine de Béchamp.

Un débat s'ensuivit pendant plusieurs semaines, avec des exposés très longs de Béchamp. Pasteur intervint par hasard le 4 mai, n'étant là que pour présenter sa note complémentaire sur la rage. L'Académie de médecine qui, habituellement, l'autorisait à faire une lecture à ses séances le lendemain de celles de l'Académie des sciences, l'en avait empêché le 13 avril 1886 en raison de la mort de Bouchardat.

À celle du 4 mai il fit hommage à ses membres d'exemplaires de sa note complémentaire. Il la résuma oralement, avec quelques informations en plus : 950 patients déjà traités ; 6 Russes décédés mordus par des loups, outre Louise Pelletier. Durant cette lecture Peter l'interrompit brusquement, se sentant sans doute visé par la référence de Pasteur à ses adversaires, notamment ceux de l'Académie de médecine : *Quand aux accidents qui se sont produits, malgré le traitement employé, ils sont connus de tous, grâce à la publicité que s'est empressée de leur donner la presse hostile ; il existe, en effet, une presse hostile à la méthode, et cela n'a rien d'étonnant, puisqu'on trouve même dans cette enceinte des personnes fort malveillantes.*[1] Pasteur, qui n'avait pas la langue dans sa poche, ne manquait pas de dire leur fait à certains médecins. Il termina son discours par une phrase qui vaut encore aujourd'hui contre les adversaires systématiques des vaccinations et les théories du complot vaccinal : *Cette statistique prépare une grande déception aux malveillants dont je viens de parler, soit même à ceux qui ne sont que fanatiques d'idées hypothétiques, comme le sont, par exemple, les antivaccinateurs.*[2]

Outre Peter figurait à cette séance Béchamp qui continua la discussion *Sur les leucomaïnes, les ptomaïnes et la théorie microbienne.* Pasteur reprit la parole devant les assertions très étranges de Béchamp. Il jugea le microzyma un être purement imaginaire analogue à la molécule organique de Buffon. Il l'engagea à faire devant une Commission ses expériences, censées démontrer les transformations des microzymas en bactéries, vibrions, ou ferments. Elle fut nommée le 11 mai.

Le débat prenait l'allure d'un match ou d'un dialogue de sourds entre deux camps, et l'Académie de médecine clôt le 1er juin la discussion devenue stérile, sur la proposition de son président, Trélat, ne comptant plus que sur les résultats des expériences de Béchamp devant la Commission.

D. Les premières attaques contre les vaccinations antirabiques

a/ 4 morts sur 1300 vaccinés (22 août 1886)

Le 22 mai, Pasteur répondit au neurochirurgien anglais Victor Horsley (1857-1916), secrétaire d'une Commission anglaise, présidée par Paget et nommée pour vérifier les faits de la vaccination antirabique. Il lui demande : *À quand votre rapport qui, je l'espère, fera taire bien des envieux, des hostiles ou des fous ?*[3] Il en est alors à 1124 mordus traités et estime *sans danger* la méthode. Il le relance le 1er juin car il croit à l'influence que peut avoir, contre les *aboyeurs*, la renommée de cette Commission de savants et de médecins distingués.

Le 17 juin, une fillette du Jura, mordue le 18 mai, traitée à Paris du 24 mai au 2 juin succomba de la rage. Elle avait donc commencé les inoculations pas plus de six jours après la morsure. Pasteur fut beaucoup surpris par sa mort, qu'il attribue à la précocité dans ce cas des premiers symptômes de rage, au second ou troisième jour du traitement, se manifestant par un changement d'humeur dont il n'avait pas été averti. Le 25 juin, il déplora aussi le décès d'un enfant russe malgré son traitement parisien, signalé par un médecin de Russie. Il pense qu'il aurait fallu deux ou trois traitements pour le sauver, ce qu'il commençait à faire dans les cas graves.

---

[1] Ib., p. 665 ; Pasteur, *Œuvres*, T. VI, p. 627
[2] Id.
[3] Pasteur, *Corr.* T. IV, p. 66

Dans une lettre du 22 juillet au Dr Chautemps, vice-président du conseil municipal de Paris, il dément la rumeur qu'il tenait secrète sa méthode, nommant huit médecins étrangers venus se former à Paris, et indiquant que des « instituts Pasteur » fonctionnaient déjà dans beaucoup de pays. Parmi ces médecins figuraient Nikolaï Gamaleïa (1859-1949) d'Odessa, Anton von Frisch (1849-1917) de Vienne, et Horsley.

Certains journaux commencèrent à l'accuser de donner de fausses statistiques et à mettre en cause sa bonne foi. Ce fut le cas du numéro du 11 août 1886 de *La France libre*, qui accusa Chautemps d'avoir lu une fausse statistique de Pasteur au Conseil municipal.

Le 20 août, d'Arbois, il répondit à Horsley qui voulait la liste de toutes les morsures ayant eu une issue fatale malgré son traitement. En post-scriptum il lui parla de la fureur des antivaccinateurs et des antivivisectionnistes. Il lui joignit une lettre de Quatrefages qui s'indignait contre les représentants de ces ligues, et lui recommanda de se défier des fausses nouvelles et des calomnies à son adresse.

Dans une lettre à Chautemps du 22 août il signala que deux enfants traités à Paris n'étaient pas morts de la rage d'après les déclarations de leurs médecins traitants. Un autre, par contre, décéda bien de la rage. Il comptabilise donc seulement 4 décès sur 1300 à 1400 sujets traités, tandis qu'il connaît huit personnes non traitées mortes de la rage. Il recense celles-ci ainsi que les personnes mordues en même temps par les mêmes chiens, venues ensuite par effroi se faire traiter, dont aucune ne mourut. Il nomme un de ses adversaires médecins : *Quelle fantaisie dans les statistiques Lutaud ?*[1] Il le qualifie de *menteur* et d'*insulteur*, ses statistiques étant toutes en sa défaveur : *Il ne s'aperçoit pas qu'il vous donne des armes contre lui. J'attends une statistique très exacte du Ministère de la Guerre sur les hôpitaux civils et militaires d'Algérie qui, je l'espère, confondra encore ce personnage.*[2]

Revenons sur ce médecin que nous avons déjà évoqué et présentons sa carrière jusqu'à cette époque.

b/ Auguste Lutaud (1847-1925)

Nous retiendrons de cet auteur et traducteur prolixe ses ouvrages principaux jusqu'en 1886. En 1865 il fit un premier voyage aux États-Unis qu'il raconta dans un livre, réimprimé en 1897.

Nous avons vu qu'en 1878 parut sa traduction de Murchison sur la fièvre typhoïde introduite par Henri Gueneau de Mussy. Lutaud s'y qualifie d'ex-médecin de l'hôpital français de Londres. Au début de son introduction H. Gueneau de Mussy, membre fondateur de cet hôpital, parle ainsi de lui et de sa traduction : *Aussi compétent dans la connaissance des langues que dans la science de la médecine, il a accompli cette tâche, entreprise à ma*

---

[1] Pasteur, *Œuvres*, T. VI, p. 88
[2] Ib., T. VI, p. 89

sollicitation, de manière à conserver à ce beau livre les mérites qui font reconnaître l'auteur, en Angleterre, comme la plus haute autorité en matière de pyrétologie.[1]

Lutaud se spécialisa en médecine légale, ainsi qu'en médecine et chirurgie gynécologique et obstétricale. Il publia plusieurs ouvrages dans ces spécialités. En 1877, il sortit un *Manuel de médecine légale et de jurisprudence médicale*, dont une quatrième édition paraîtra en 1886[2], en 1878 *De l'Empoisonnement arsénical et des expertises médicales en matière criminelle* et, en 1882, une *Étude médico-légale sur les assurances sur la vie, assurances contre les accidents, rentes vagières*.

En gynécologie, dès 1874 on a de lui *Du vaginisme*, puis une *Étude critique sur l'ovariotomie normale ou opération de Battey* [Robert Battey (1828-1895)] paru en 1879, année où il traduisit la quatrième édition du *Traité clinique des maladies des femmes* de Thomas Gaillard (1831-1903), professeur d'obstétrique et de gynécologie à New York. Le gynécologue-obstétricien E.-S. Tarnier (1828-1897) l'offrit à l'Académie de médecine, au nom de Lutaud, à la séance du 11 novembre 1879, et fit une brève présentation de l'auteur et de son traducteur.[3] En 1880, Lutaud fit la traduction d'un article du célèbre gynécologue américain James Marion Sims (1813-1883) sur l'épithélioma du col utérin et son traitement. Il rédigea aussi, avec Xavier Delore (1828-1916) un *Traité pratique de l'art des accouchements* (1883). Il était alors médecin adjoint de Saint-Lazare. On note aussi de 1886 un ouvrage au titre curieux *Dr Minime. La prostitution et la traite des blanches à Londres et à Paris*. Minime était son pseudonyme.

Notons aussi qu'en 1882 il fit la traduction du *Manuel de chirurgie antiseptique* de W. Mac Cormac (1836-1901), professeur et chirurgien à l'hôpital Saint-Thomas, et chirurgien consultant de l'hôpital français de Londres. En 1884 il dirigea une seconde édition d'un *Nouveau formulaire de thérapeutique, suivi d'un vade-macum des injections hypodermiques et d'un mémorial thérapeutique*, et fit paraître un ouvrage humoristique sur des sujets médicaux.[4]

---

[1] Murchison C., *op. cit.* p. II

[2] Celle-ci est augmentée de *rapports de médecine légale empruntés à la pratique de M. le professeur Brouardel.*

[3] *M. Lutaud est bien connu de tous les membres de cette Académie, et je suis heureux de pouvoir dire qu'il a été bien inspiré en traduisant l'ouvrage que je vous présente ; il ne s'est d'ailleurs pas borné au rôle de traducteur, car il a su compléter çà et là le texte original, en y ajoutant des notes et des figures dont tous les lecteurs lui sauront gré.* (*Bulletin de l'Académie de médecine*, Paris, Masson, 1879, 43e année, 2e série, T. VIII, p. 1144)

[4] *Le Parnasse hippocratique : recueil de poésies fantaisistes, tirées de différents auteurs plus ou moins drôlatiques : sur des sujets hippocratiques de genres divers, hormis le genre ennuyeux / Dr minime*, Marpon et Flammarion, Paris, 1884

Lutaud a exercé ses critiques par l'intermédiaire du *Journal de médecine de Paris* dont il était le rédacteur en chef. On n'en trouve pas trace dans le *Bulletin de l'Académie de médecine* durant l'année 1886.

c/ Les tentatives de discrédit des vaccinations par Peter

Dans une lettre à Horsley du 26 septembre 1886 Pasteur commença à parler des attaques de Peter : *Nous avons à Paris un médecin qui n'est pas le premier venu puisqu'il est professeur à la Faculté de Médecine. Dans une leçon qu'il a faite sur la rage devant des jeunes auditeurs de la faculté, il a enseigné que M. Pasteur ignorait ce que c'était que la rage et que quand il l'inoculait à la surface du cerveau il appelait rage ce qui était l'effet d'un traumatisme dû à la trépanation.*[1] Il se plaint d'une telle *critique sans base expérimentale*, comme celle du médecin anglais Thomas Dolan, qui l'aurait traité de charlatan, ou de la mauvaise interprétation des expériences telle celle du médecin viennois von Frisch.[2]

d/ La dégradation de la santé de Pasteur

Comme d'habitude Pasteur partit à Arbois, le 2 septembre. Les attaques mal fondées qu'il subissait ne devaient pas arranger sa santé.

Revenu à Paris le 6 octobre il renseigna le 19 octobre Jules Vercel sur la pathologie asthmatique, dont son ami arboisien souffrait, en parlant aussi de sa propre santé : *J'ai consulté deux médecins sur ce que tu éprouves. Tous deux m'ont dit que les causes de l'asthme sont de natures diverses et qu'il n'est pas possible de porter un diagnostic sans voir la personne.* […] *Suis bien attentivement les conseils et les prescriptions du Dr Rouget qui t'auscultera, comme vient de faire pour moi, à notre retour, mon médecin le Dr Villemin qui m'a mis au régime du lait. Depuis onze jours je n'ai pas pris autre chose que du lait, ni pain, ni viande et j'éprouve un mieux sensible. J'avais un peu de suffocations et qui avaient pour cause un peu d'intermittences dans le pouls.*[3] Une semaine plus tard il dit garder la chambre sans être alité.

Une lettre adressée à Marcou six mois plus tard nous informe aussi un peu sur sa maladie : *En rentrant à Paris, en octobre 1886, je me suis aperçu que j'avais le cœur malade. Un peu d'enflure aux jambes. Albumine dans les urines.*[4]

Ses enfants et sa femme le pressaient de ménager sa santé, donnant en exemple E. Legouvé, académicien maintenant âgé de quatre-vingts ans. Son gendre le lui rappelait à chaque fois, vantant son oncle de posséder aussi bien

---

[1] Pasteur, *Corr.* T. IV, p. 109

[2] *La critique sans base expérimentale se reconnaît encore à un autre caractère. Elle ne tarde pas à tomber dans les suppositions injurieuses et la calomnie. C'est ainsi que, par un mot de votre réponse au Dr Dolan, je vois que cet aimable monsieur m'appelle charlatan.* […] *L'expérimentation n'a qu'un danger à courir. C'est une interprétation défectueuse de ses résultats.* (Id.)

[3] Ib., T. IV, p. 112

[4] Ib., T. IV, p. 185

l'art de la santé que celui de la lecture. Aussi, Legouvé envoya à Pasteur une « ordonnance » d'artiste : *Merci de vos conseils, de votre ordonnance que je vous promets de suivre le mieux possible. Ma femme qui triomphait en lisant votre lettre y aidera de son mieux.*[1]

Son état ne s'arrangea probablement pas, car Villemin et Grancher l'obligèrent à passer quelques semaines dans une villa mise à sa disposition, sur la Riviera, à Bordighera, où il arriva le 24 novembre.

7. La méthode de vaccination intensive contre la rage

A. La communication du 2 novembre 1886

Le 2 novembre 1886 Pasteur fit une *Nouvelle communication sur la rage* à l'Académie des sciences, qui fut lue le même jour à l'Académie de médecine par son secrétaire perpétuel. Sur environ un an, le 31 octobre, 2490 personnes avaient été traitées, par une vaccination uniforme de dix jours avec une moelle progressivement jeune du quatorzième au cinquième jour. Sur les 1700 patients venus de France et d'Algérie 10 avaient subi une vaccination inefficace sans compter Louise Pelletier et un autre cas arrivés respectivement trente-six et quarante-trois jours après leurs morsures. Il s'aperçut que ces échecs concernaient surtout des enfants mordus à la face. Il fournit un tableau des 6 enfants parmi les 10 échecs, outre la liste des 17 mordus non vaccinés morts de la rage. Il le commente en jugeant insuffisant le traitement des six enfants décédés.

Avec Grancher il avait tenté, après la mort de trois des dix-neuf Russes, un traitement répété deux fois en terminant à chaque fois jusqu'à des moelles de deux jours, plus fraîches que le traitement habituel. Ce nouveau traitement, plus rapide et plus actif, avait réussi, et Pasteur l'appliqua alors pour les morsures de la face et les morsures profondes et multiples sur peau nue. Trois injections par jour étaient faites au lieu d'une, dont une moelle d'un jour le troisième et dernier jour d'une première série. On répétait ce traitement deux fois, le tout se terminant le dixième jour. En cas de venue tardive des patients ou de morsures non cicatrisées le traitement était repris après deux à quelques jours de repos. Cette vaccination, pratiquée depuis deux mois pour des morsures graves, donna des résultats très favorables. Pasteur donne le tableau de dix enfants ainsi traités et ayant survécu, à comparer à celui des six enfants décédés auparavant vaccinés par la méthode simple.

Il signale que ce nouveau traitement a exigé un renforcement de l'équipe vaccinale du service de la rage. Pour aider Grancher, quatre médecins y collaborèrent : Roux, sous-directeur du laboratoire, Octave Terrillon (1844-1895), agrégé de la Faculté de médecine, qui s'occupait des traitements chirurgicaux des mordus, André Chantemesse (1851-1919), élève de Charcot

[1] Ib., T. IV, p. 118

et médecin des hôpitaux, et Charrin, qui avait participé à la Commission sur le choléra envoyée en Espagne.

Pasteur confirma la réussite de sa méthode de vaccination intensive sur des chiens inoculés après trépanation sous la condition que le traitement soit débuté très rapidement (dès le lendemain) et répété une à deux fois. Il explique l'échec de von Frisch à Vienne par une vaccination trop lente.

Le lendemain de son intervention il écrivit à un journal médical allemand pour démentir la fausse nouvelle que les seize Russes sauvés n'avaient finalement pas survécu. Il adressa aussi à Pedro II une épreuve de son discours.

B. Un patient anglais mort après avoir eu le traitement vaccinal intensif contre la rage

Le 25 octobre, Pasteur avait lu dans un alinéa du journal *le Matin* : UN CLIENT DE M. PASTEUR. *Mordu par un chien enragé. Mort de la victime après guérison de la rage.* Ce sujet britannique, Joseph Smith (nommé ensuite Goffi du nom de son frère qui l'avait en charge), alcoolique, avait été traité par la méthode intensive du 5 au 30 septembre. Il était revenu en Angleterre le 9 octobre et mourut quelques jours plus tard. Le médecin de l'hôpital Saint-Thomas de Londres conclut à une paralysie aiguë d'une forme très obscure, à une mort par des causes naturelles et non par les morsures du chat du 4 septembre, ce qui fut confirmé par un jury.

Pasteur écrivit immédiatement à Horsley pour avoir plus de détails sur la mort imprévue de cet homme de 36 ans. Le 4 novembre, il lui écrivit à nouveau, reconnaissant que cette mort demeurait pour lui une énigme, se demandant si les alcooliques avaient pour la rage une réceptivité particulière. La rage humaine étant rarement paralytique il s'interroge si ce patient avait eu une rage paralytique due aux inoculations. Ne serait-ce donc pas un accident dû à la vaccination, même si l'état général du patient semblait mauvais ? Il lui apprend que jusque-là aucun accident n'était survenu sur les 200 à 300 personnes vaccinées par les traitements intensifs.

Le 9 novembre, il lui communiqua le détail de la vaccination du patient pratiquée par Chantemesse, chargé des inoculations en septembre, avec une enquête faite par celui-ci sur son séjour à Paris, notamment sur son ivresse quotidienne. Il trouvait le cas très intéressant.

C. La mort et l'autopsie de Jules Rouyer (26 novembre 1886)

Les récits de ce cas manquent parfois de précisions importantes et ne sont pas tous homogènes. Nous tenterons de les recouper pour donner un récit fiable.

Cet enfant de douze ans fut mordu par un chien inconnu le 8 octobre 1886. Douze jours plus tard il fut soumis à un traitement intensif. Il reprit une vie normale puis le 23 novembre subit un coup de poing dans les lombes par un élève et mourut peu après, le 26 novembre. La veille un médecin aurait diagnostiqué un lumbago (diagnostic du père, douteux car l'enfant avait de la fièvre et des urines rougeâtres). Le médecin légiste refusa le permis d'inhumer, ne sachant à quoi attribuer la mort. Le père de l'enfant déposa une plainte le lendemain du décès, en accusant, selon Loir, Desquand et Debré, la vaccination et non l'auteur des coups. Une autopsie fut donc nécessaire.

Adrien Loir raconta cinquante ans plus tard avoir été chargé d'exiger qu'elle se fasse sous ses yeux et en présence de Grancher. Il se rendit chez le procureur qui lui présenta une liste d'experts et qui, étrangement, lui demanda quel était celui qu'il connaissait et qui allait le plus souvent au laboratoire Pasteur. Loir désigna Brouardel qui lui donna, ainsi qu'à Grancher, l'autorisation d'assister à l'autopsie.[1]

Face à eux le dimanche 28 novembre deux adversaires de Pasteur y auraient assisté dont, selon Debré puis Grimoult, Georges Clémenceau (1841-1929), très hostile à Pasteur. Loir cite Clémenceau comme adversaire de Pasteur, mais ne dit pas explicitement qu'il fut présent. Brouardel, dans son récit du 11 janvier 1887, parle de la présence du Dr Jules Socquet (1853-1925), un de ses collaborateurs et futur médecin légiste.[2]

Brouardel pratiqua l'autopsie, trouva de l'albumine dans l'urine et des reins congestionnés, ce qui lui fit suspecter un dysfonctionnement rénal. Roux fit les inoculations du bulbe de l'enfant aux lapins au laboratoire à huit clos.

Selon Loir, Pasteur était déjà parti à Bordighera sur la Riviera depuis quelques jours. Dans la correspondance de Pasteur on trouve une lettre de Paris datée du 30 novembre, date ou lieu à coup sûr faux car, selon Desquand, Pasteur partit de Paris le 23 novembre.[3]

D. La rage des lapins inoculés avec le bulbe de Rouyer

Selon Debré, Grimoult et Bruniaux, les lapins développèrent des symptômes paralytiques prouvant la rage quinze jours après l'autopsie, ce qui aurait dû suffire, comme nous l'avons vu, pour affirmer que l'enfant était mort de la rage du chien et non des inoculations, puisque celles-ci développent la rage par trépanation du lapin en au plus sept jours.

Mais A. Loir, repris par d'autres auteurs, Desquand, Morange, A. Perrot et M. Schwartz, parle de quelques jours seulement et non de quinze jours. Nous n'avons pas la date exacte où les lapins déclarèrent les symptômes paralytiques, mais il est sûr qu'elle se situe entre le 5 décembre (sept jours après l'autopsie du 28 novembre) et la date du départ de Loir pour Bordighera que celui-ci ne précise pas. Pour contrôler le protocole des inoculations à l'enfant il fallait consulter les cahiers consignant celles-ci emmenés par Pasteur. Loir

[1] Loir A., *op cit.* p. 83
[2] Loir parle du Dr Descout, certainement par erreur.
[3] Desquand, *Madame Pasteur*, DMODMO éditions, Dole, 2013, p. 282

prit le premier train pour Bordighera. Pasteur, d'après lui, n'a pas été troublé par son récit des évènements. Le défaut de dates précises ne permet pas de certifier que la mort de l'enfant résultait d'une rage iatrogène ou d'une rage naturelle. Loir crut à celle-ci, ou la fit accroire pour défendre Pasteur, car il écrit : *Probablement la morsure du chien avait fait son œuvre malgré le traitement.*[1] Morange a vu que le délai rapide de la rage des lapins plaide en faveur d'un accident dû à la vaccination.

Loir raconte que, quelques jours après son retour, Brouardel, que Grancher était allé voir à la Faculté au vu des résultats des inoculations aux lapins, convoqua Roux. Celui-ci fournira plus tard une note mensongère sur le résultat de celles-ci dont se servira Brouardel dans son compte-rendu officiel de l'autopsie. Il semble donc que Brouardel ait conclu que la rage de l'enfant était iatrogène, sinon pourquoi aurait-il tu les résultats des inoculations au lapin et menti sur la cause de la mort de l'enfant ? Son attitude semble accréditer cette thèse comme nous le verrons.

E. Le séjour à Bordighera (23 novembre 1886 – 23 février 1887)

a/ Un voyage glorieux

Selon Desquand Pasteur serait parti de Paris le 23 novembre. René Vallery-Radot a raconté le départ de la famille Pasteur à la gare de Lyon pour Nice : *Un groupe de dix-huit personnes, les disciples en tête, quelques amis, M. Bischoffsheim, des médecins étrangers qui étudiaient à Paris le traitement prophylactique de la rage, étaient venus saluer Pasteur qui s'en allait avec sa femme, sa fille, son gendre* [lui-même] *et ses deux petits-enfants.*[2] À Nice, des médecins vinrent en députation apporter leurs vœux à Pasteur.

Peu après son arrivée à Bordighera Pasteur reçut une lettre de Villemin : *Je suis bien heureux d'apprendre que votre santé s'améliore. Vivez un peu la vie dans ce pays enchanteur. Vous avez bien mérité un peu de repos, et ce repos vous est* absolument *nécessaire. Vous vous êtes surmené au-delà de toute mesure, vous avez besoin de réparation. Or la réparation du système nerveux gît surtout dans l'apaisement des tempêtes de l'esprit, des angoisses du cœur que vos travaux* enragés *ont suscitées en vous. Laissez faire le soleil de Bordighera.*[3]

b/ L'annonce du décès de Jules Rouyer (30 novembre 1886)

Ce séjour en Italie, à une trentaine de kilomètres de Nice, commença en fait très mal car Pasteur y apprit la mort d'un enfant traité par la vaccination intensive, informé, selon Desquand, par une lettre de Grancher du 30 novembre. Il en parle dès sa première lettre à Grancher du 1er décembre. Elle réveilla chez lui les mêmes angoisses que lorsqu'il avait vacciné Meister :

---

[1] Loir A., *op cit.* p. 85

[2] Vallery-Radot René, *op. cit.* p. 643

[3] Ib., p. 644

Cette mort de l'enfant R. [Rouyer et non Réveillac] *m'accable et m'épouvante à tel point que je vous demande comme une grâce de ne pas vous en parler. Vous êtes mille fois aimable de ne pas me dire ce que vous en pensez vous-même, et de plaider au contraire les circonstances atténuantes. J'ai passé une nuit d'une tristesse comparable seulement à celles du mois d'août 1885, à Arbois. Je ne puis éloigner de moi tout ce que cette mort renferme d'effrayant par elle-même et pour les jours et les semaines qui vont suivre.*[1] Il les exprima de nouveau à Grancher le 4 décembre : *Je suis toujours sous le coup de la mort de cet enfant et votre lettre d'hier concernant son autopsie ne l'a pas aggravé, car dès le premier jour la fatale vérité m'a apparu.*[2] Il sentait donc peut-être sa responsabilité sur cette mort, et eut certainement connaissance par Grancher de la plainte du père. Il semble déjà soupçonner les résultats positifs qu'aura l'inoculation du bulbe de l'enfant aux lapins. Pourtant, sans ce traitement, l'enfant serait peut-être mort de la rage naturelle, et on ne pouvait à cette date exclure une autre cause possible du décès. Cependant, on n'avait pas retrouvé le chien qui l'avait mordu et donc s'il était ou non enragé.

Louis Pasteur Vallery-Radot a tronqué la correspondance, notamment une partie de ces deux premières lettres de Pasteur à Grancher des 1er et 4 décembre, et semble avoir masqué l'affaire. Dans une note de la première lettre, à l'initiale R de l'enfant il indique le nom de Réveillac, le cas que racontera Peter le 4 janvier suivant, qui suscitera le commencement de la discussion à l'Académie de médecine. Or, Réveillac avait vingt ans et mourra seulement le 16 décembre. On comprend pourquoi René Vallery-Radot ne parle pas du cas Rouyer dans sa biographie de Pasteur (1900), et pourquoi son fils, Louis Pasteur Vallery-Radot a fait retirer, en 1939, l'ouvrage d'A. Loir *À l'ombre de Pasteur* (1938) de toutes les bibliothèques parisiennes. En effet, Loir révéla le premier l'affaire Rouyer. Son livre ne fut jamais réédité.[3]

Dans sa lettre du 4 décembre Pasteur se dit néanmoins un peu réconforté par une lettre de Gamaleïa, datée du 28 novembre et arrivée le matin même, qui lui annonçait qu'aucun décès de rage n'était arrivé en Russie sur ses 160 cas de vaccination intensive. Du fait du décès de l'enfant il suggéra à Grancher de pratiquer un traitement intermédiaire entre l'ancien, trop insuffisant pour lui, et l'intensif d'août, septembre et octobre, parfois dangereux, dit-il, s'il n'est pas bien préparé par la première série de moelles. Il lui apprit que la journée était superbe, qu'il avait neigé la veille pour la seconde fois depuis neuf ans, et que G. Daremberg leur rendrait visite le lendemain.

Le 7 décembre il répondit à Garnier, architecte de la villa Bischoffsheim où la famille séjournait, pour lui dire s'être rendu trois fois à sa magnifique villa dominant la mer, et située aussi à Bordighera.

---

[1] Pasteur, *Corr.* T. IV, p. 124-125

[2] Ib., T. IV, p. 125

[3] Perrot A. et Schwartz M., *Le neveu de Pasteur ou la vie aventureuse d'Adrien Loir, savant et globe-trotter (1862-1941)*, O. Jacob, Paris, 2020, p. 296

c/ La visite d'A. Loir à Bordighera

C'est probablement entre les 5 et 10 décembre qu'A. Loir fit une visite impromptue à Bordighera pour rechercher, dès les résultats positifs connus des inoculations aux lapins, les cahiers de laboratoire que Pasteur avait emmenés. On ne trouve pas trace de cette visite, dans la correspondance de Pasteur publiée par son petit-fils. Le récit des évènements par son neveu ne le troubla pas, à l'étonnement de celui-ci et de Mme Pasteur, sans doute parce qu'il en avait déjà mesuré les conséquences et avait une confiance forte en sa méthode.

d/ Pasteur supporter de Villemin

Le 11 décembre Pasteur écrivit à Béclard, secrétaire perpétuel de l'Académie de médecine depuis 1873, pour lui parler de ses chances de réussite comme candidat à l'Académie des sciences. Elles étaient *a priori* moindres du fait d'une première candidature. G. Sée (1818-1896) avait acquis de l'avance à la précédente élection de la section. Pasteur assure à Béclard qu'il le soutiendrait seulement s'il y arrivait en première ligne, mais croit que seul Villemin pourra réussir contre Sée, et qu'alors il sera son candidat *parce qu'il a pour lui le grand fait des preuves expérimentales de la contagion de la tuberculose.*[1] Pasteur montre ici qu'il votait sur titres, et non sur le fait que Villemin le soignait, tout en semblant méconnaître que celui-ci avait été aussi un acteur majeur de la théorie microbienne.

Béclard mourut brutalement trois jours plus tard. E. Bergeron fut élu à sa place de secrétaire perpétuel de l'Académie de médecine. Pasteur ne put voter, tout en assurant à un ami de Bergeron qu'il lui aurait donné sa voix par reconnaissance des offices rendus dans son affaire du duel avec J. Guérin.

e/ Une santé précaire ; la visite de Gamaleïa

Le temps passait à Bordighera très rapidement. Les Pasteur étaient constamment invités, rencontraient de nombreux médecins, et rentraient à la nuit, si bien que Pasteur, fatigué, en fut à désirer des jours de pluie. Ils recevaient aussi beaucoup de visites. Le 22 décembre, à Perrot, le maire de Villers-Farlay, il avoue : *Je me sens toujours très fatigué, sans grande résistance physique, et je ne me vois pas remis au travail du laboratoire à Paris* ; et à J. Vercel : *Pour moi il n'y a pas de mieux. Je n'ai plus cependant d'intermittences du pouls, et moins d'essoufflements.*[2] Son moral était certainement atteint. Il félicite Vercel du rétablissement de sa santé, parce qu'à son âge une fluxion de poitrine ne se résolvait pas aussi facilement. Il attribue sa guérison à sa forte constitution.

Le 27 décembre, il envoya à Grancher en recommandé sa *Lettre sur la Rage* destinée au premier fascicule des *Annales de l'Institut Pasteur* créées par Duclaux, qui sortira en janvier 1887.

---

[1] Pasteur, *Corr.* T. IV, p. 129

[2] Ib., T. IV, p. 132-133

Gamaleïa, arrivé d'Odessa, la lut juste avant son envoi. Pasteur lui raconta l'affaire Smith, mais pas celles de Réveillac et de Rouyer. À Odessa, il n'y avait eu aucun accident. Gamaleïa s'était rendu à Vienne, au laboratoire d'Ullmann où aucun accident n'avait eu lieu sur 96 traitements pratiqués selon la méthode non intensive mais avec des seringues d'inoculation pleines. Gamaleïa n'alla pas voir Frisch. Dans sa lettre Pasteur informa Grancher que *la théorie de son ami Metchnikoff sur le rôle des globules blancs se vérifie de plus en plus. C'est très remarquable. Gamaleïa m'a apporté beaucoup de préparations des plus glorieuses. Metchnikoff fera un exposé général résumé pour les* Annales Duclaux.[1] Metchnikoff (1845-1916) était le directeur scientifique du laboratoire d'Odessa où travaillait Gamaleïa, son sous-directeur.

Pasteur imagine des expériences à faire sur la tuberculose avec Grancher, spécialiste de celle-ci, et un vaccin pour elle. Pour la rage il y aurait mille études à faire, dit-il, mais il se sent au bout de sa santé : *Je ne tiens plus (et je ne peux plus) travailler par moi-même mais je veux provoquer des études sur tels ou tels points, et pour cela je désire les mettre en activité avec tels ou tels travailleurs.*[2]

Malgré un temps chaotique et le plus souvent mauvais, avec pluies, neige, et froid humide, il crut pouvoir aller mieux avec les beaux jours. Au 5 janvier 1887 il ne ressentait encore qu'un léger progrès : *J'ai pleine confiance que mon cœur deviendra plus solide, que j'aurai d'une manière permanente moins d'essoufflements, un pouls plus régulier et moins d'enflure aux jambes. Sur ces symptômes divers je sens déjà une petite amélioration.*[3] Il souffrait donc probablement d'arythmie et d'un début d'insuffisance cardiaque ou rénale.

f/ Attaques multiples contre la vaccination antirabique

Ce jour-là Pasteur avertit Grancher qu'ils faisaient face à une lutte de plus en plus ardente que trahissait une lettre du 1er janvier provenant de Vienne. On apprend avec effarement les jalousies des médecins entre eux. Frisch jalousait Ullmann. En Italie, le professeur Semmola, antimicrobien, jalousait extrêmement le professeur Cantoni, et Amoroso jalouserait Vestea.

Pasteur confirma à Horsley les attaques de plus en plus vives envers la prophylaxie de la rage provenant d'Angleterre, de Russie, de Vienne et d'Italie, sans compter les injures quotidiennes des antivivisectionnistes et antivaccinateurs. Il l'informa que depuis le décès de Smith ils avaient arrêté les inoculations de moelles très virulentes tout en conservant les traitements répétés.

René Vallery-Radot raconte que le calme (tout relatif) de Bordighera fut troublé par l'attaque de Peter du 4 janvier et l'écho indéfini des débats

---

1 Ib., T. IV, p. 135-136

2 Ib., T. IV, p. 136

3 Ib., T. IV, p. 138-139

passionnés à l'Académie de médecine.[1] La correspondance de Pasteur jusqu'à la fin de son séjour concerne surtout les attaques de Peter contre la vaccination antirabique et sa défense par les pastoriens, que nous résumerons plus loin.

g/ La visite des Grancher (6 février)

Chamberland arriva à Bordighera le 24 janvier. Les Grancher, invités par Pasteur, vinrent aussi à Bordighera. Grancher était devenu un grand ami, étant tous deux impliqués dans la même aventure. Pasteur était empressé de le voir car il avait beaucoup de choses à lui dire. Le 1er février, il l'engagea à faire le relevé exact du traitement des deux mordus de l'Isère qu'il avait signalés à Roux et *le relevé aussi des traitements de la plupart de nos accidents*[2]. Il lui indiqua aussi qu'une lettre d'Ullmann donnait un seul mort douteux sur 104 traités, et qu'une dépêche l'alarmait parce qu'elle accusait trois morts.

Les Pasteur attendirent le couple Grancher pour le dimanche 6 février. Pasteur rendit compte de leur visite à son fils Jean-Baptiste le 9. Leurs conversations les avaient rendus stupéfaits d'apprendre toute l'agitation créée à Paris par les discussions récentes sur la rage.

Pasteur approuva totalement l'intervention de Grancher à l'Académie de médecine et lui donna carte blanche pour affronter ses adversaires. Une lettre de Grancher du 20 mars confirme la seule philosophie, celle du cœur, que revendiquait Pasteur.[3] Roux en témoignera aussi.

Notons aussi une visite du prince Napoléon (1822-1891), fils de Jérôme Bonaparte, et frère de la princesse Mathilde (1820-1904). Pasteur trouva le prince, né la même année que lui, très ressemblant à sa sœur.

h/ Le tremblement de terre (23 février 1887)

Le temps médiocre, excepté quelques jours de soleil, persista à Bordighera. Alors qu'ils ignoraient la durée de leur séjour il se termina brutalement par un tremblement de terre survenu à l'aube du 23 février 1887, qui ébranla en deux secousses violentes la ville et la villa, mettant la famille en danger relatif mais en angoisse absolue. De plus, ils avaient alors leurs petits-enfants Camille et Louis qui eurent aussi très peur. L'épicentre du séisme se situait entre Menton et Vintimille. Il fit plusieurs morts et détruit quantité de maisons. Ils partirent quelques heures plus tard en passant par Vintimille, Menton, Cannes et Marseille où ils passèrent la nuit à l'hôtel. Ils résolurent alors de se rendre à Arbois, écrivit Mme Pasteur à leur fils Jean-Baptiste, *où ton père se reposera mieux que partout ailleurs de l'assaut que vient de recevoir son cœur.*[4]

---

[1] *Il recevait des lettres anonymes, des articles injurieux, tout ce que peuvent inventer l'envie et la haine, que les latins ont eu raison de confondre dans un seul mot.* (Vallery-Radot René, *op. cit.* p. 646)

[2] Pasteur, *Corr.* T. IV, p. 157

[3] *Ceux-là seuls qui vous auront connu et approché, comme moi, sauront quels trésors votre cœur enferme.* (Pasteur, *Corr.* T. IV, p. 179)

[4] Ib., T. IV, p. 169

Nietzsche (1844-1900), qui passait régulièrement ses hivers à Nice, vécut aussi cet évènement sismique, sans s'en effrayer à l'inverse de la plupart des habitants, séjournant plus loin de l'épicentre et prônant une philosophie d'une sagesse peu orthodoxe.

La villégiature de Pasteur à Bordighera n'avait pas été vraiment de tout repos, minée par la mort suspecte de Jules Rouyer, les attaques de ses adversaires et écourtée par le séisme.

F. La lettre à Duclaux sur la rage (janvier 1887)

Cette lettre de Pasteur adressée à Duclaux à sa demande constitue le premier article du premier numéro des *Annales de l'Institut Pasteur* paru en janvier 1887. Il y déclare que depuis un an il a arrêté ses études expérimentales à cause des exigences nécessitées par la fondation de l'Institut puis maintenant de sa santé. Il ne veut formuler des idées que pour inciter les chercheurs à aller plus loin, reconnaissant par exemple que celles sur l'immunité nécessiteraient de nouvelles expériences.

Il fait d'abord état de toutes les réussites de la vaccination antirabique dans les pays étrangers, à Varsovie (Dr Bujwid), à St Pétersbourg (le vétérinaire Helman), à l'hôpital militaire de Moscou (Dr Petermann), à Odessa (Dr Gamaleïa), à Vienne (Dr Ullmann), à Samar en Russie (Dr Parschensky). Il fournit quelques lettres de ces médecins. Il détaille particulièrement les résultats de Gamaleïa qui lui avait rendu visite à Bordiguera et qui avait relu son texte.

La deuxième partie de sa lettre à Duclaux concerne ses idées sur le virus rabique et l'immunité. Il croit toujours à la fixité du virus de la rage et de l'atténuation de la virulence par sa quantité et non par la force de sa virulence, explication qu'il reconnaît pourtant prévaloir. Le fait qui lui semble le prouver réside dans la règle absolue que le virus des lapins chez lesquels l'incubation de la rage est très retardée revient à une incubation de sept jours si on l'inocule par trépanation à de nouveaux lapins. Remarquons que l'on pourrait en déduire, contre cela, que le terrain vivant modifie la force du virus qui changerait de nature et ne serait plus fixe.

De ce fait il tire l'hypothèse d'une matière vaccinale accompagnant le virus, celui-ci se détruisant plus vite que celle-là. Il se demande en note si cette matière vaccinale ne résiderait pas dans les microbes morts et ne veut pas perdre de vue *la très originale et si féconde théorie de M. Metchnikoff.*[1] Un autre fait le confortant dans cette idée est l'induction d'un état réfractaire à un chien sans qu'il manifeste lors de la vaccination un quelconque état morbide (au contraire par exemple de la vaccine).

Il cite plusieurs expériences de provocation d'états réfractaires de chiens. On pourrait être surpris, dit-il, que la rage n'apparaît pas toujours quand on

---

[1] Pasteur, *Œuvres*, T. VI, p. 615

inocule à des chiens de grande quantité de virus en sous-cutané alors que par trépanation une quantité extrêmement minime suffit. Il suppose que la matière vaccinale se fixe plus vite que le virus dans certaines parties du système nerveux l'empêchant de s'y cultiver, ce qui expliquerait que l'inoculation par trépanation provoque toujours la rage du fait que la quantité du virus, et donc de la matière vaccinale, est très minime et insuffisante à produire un état réfractaire. Il estime qu'il faut tenter de vacciner avec des moelles non virulentes, ce qui serait un résultat scientifique de premier ordre assurant un progrès précieux dans la prophylaxie de la rage.

Sur la durée de l'immunité des chiens vaccinés 11 sur 14 ont résisté après une année et 4 sur 6 après deux ans.

G. Les attaques de Peter contre la vaccination antirabique (4 – 18 janvier 1887) pendant le séjour de Pasteur à Bordighera ; les contre-attaques des pastoriens

Peter, sans doute déçu par l'échec de ses tentatives d'abattre la théorie microbienne parasitaire, s'efforça de trouver une faille dans la réussite de la vaccination antirabique. On peut se demander si cette bataille ne s'apparente pas plus à une querelle de famille, si courante, ou à de la jalousie, qu'à un débat purement scientifique, tant la mauvaise foi y a sa part. Extrayons néanmoins de cette arène quelques arguments scientifiques !

a/ La discussion du 4 janvier 1887

Peter ouvrit la querelle à l'Académie de médecine le 4 janvier 1887 par sa communication *Inoculations antirabiques intensives et mort par la rage*. Ses attaques contre la théorie microbienne, inefficaces, se focalisèrent sur un autre terrain, les vaccinations et l'immunité.

Il rapporta un cas de rage mortel après vaccination, qu'il apprit par hasard, par l'intermédiaire du médecin Miquel, alors qu'ils consultaient tous deux un autre malade le 19 décembre.[1] Il insinue que si Miquel ne l'en avait pas informé l'Académie de médecine n'en aurait rien su. Il relate alors cette histoire de Réveillac, âgé de vingt ans, qui se rendit dans le service de la rage deux jours après sa morsure par un chien, reconnu enragé par un vétérinaire, et qui reçut le traitement intensif pendant douze jours. Il en décrit les symptômes apparus le 12 décembre 1886. Le malade ne pouvait plus se déplacer et il mourut quatre jours plus tard, le 16 décembre, six semaines après la morsure. Miquel, constatant le décès, lui trouva une bave écumeuse à la

---

[1] *C'est à la suite de la consultation que ce médecin me dit : « Cela vous intéressera peut-être de savoir que je viens d'observer un cas de rage chez un de mes clients inoculé par M. Pasteur. Il est mort jeudi ; j'ai aussitôt écrit au laboratoire Pasteur pour signaler le fait et demander quelques renseignements ; mais on ne m'a pas répondu. »* (*Bulletin de l'Académie de médecine*, Paris, Masson, 1887, 51e année, 2e série, T. XVII, p. 16)

bouche. Peter souligne que les symptômes ont été, non pas ceux convulsifs de la rage ordinaire, mais paralytiques. La discussion s'ouvrit.

G. Dujardin-Beaumetz (1833-1895), un médecin supporter de Pasteur, fit valoir avec raison que rien ne démontrait que Réveillac mourut de la rage, la rage paralytique étant exceptionnelle chez l'homme. Il estime que cette observation n'a aucune valeur scientifique car la preuve n'est fournie que par l'inoculation de la moelle du mort à des lapins par trépanation. Il argue de cas similaires où la mort par rage n'a pas été confirmée, dont celui d'un enfant, soumis à la méthode intensive, dont le bulbe prélevé à l'autopsie réalisée par Brouardel et inoculé à des animaux n'a pas provoqué la rage. Il s'agit du cas de Jules Rouyer. Ignorait-il la positivité de l'épreuve sur les lapins ? Brouardel intervint pour confirmer avoir fait l'autopsie et demander à lire à la séance suivante son compte-rendu.

Peter lui rétorqua par deux arguments. Il cite un cas de rage survenu dix-neuf mois après la morsure, et deux autres cas de rage déclenchés par un traumatisme. Le premier de ceux-ci est un cas, plutôt douteux, raconté en 1820 par Trolliet et Villermé, où une contusion au bras mordu survenue neuf mois après la morsure déclencha la rage. Le second est celui de Jules Rouyer, invoqué par Dujardin-Beaumetz, soumis à la prophylaxie intensive et qui, après un coup en bas de la poitrine, déclencha la rage. Nous voyons qu'ici Peter reprend en fait sa doctrine de la causalité traumatique dans le déclenchement d'une maladie, en sous-estimant le rôle du microbe. Reconnaissons néanmoins connu qu'un stress peut réveiller un herpès (mais le virus est déjà présent) et qu'un traumatisme mammaire peut déclencher un cancer du sein. Peter sous-entend probablement que les traumatismes multiples de la méthode intensive (une quarantaine d'injections) ont pu déclencher la rage. Il insiste beaucoup sur les symptômes ressentis ou observés au niveau des points d'inoculations faites à Réveillac et non au niveau des morsures cicatrisées comme cela arrive dans la rage. Pour lui, celui-ci est bien mort de la rage vaccinale, car ses symptômes paralytiques ressemblent à ceux provoqués au laboratoire chez les animaux.

Dujardin-Beaumetz le contra, en soutenant qu'on peut avoir de nombreux symptômes de la rage sans être enragé, de même que Chauveau, arguant que la rage ordinaire, non provoquée en laboratoire, des animaux est souvent paralytique. Selon ce dernier le cas de Réveillac prouve simplement l'échec du traitement, que l'immunité provoquée n'est pas absolue, sans prouver que la rage ait été déterminée par les inoculations. Peter fut acculé à consigner un simple échec des inoculations intensives.

Verneuil, défendant la solidité des découvertes de Pasteur, montre, sans l'exprimer explicitement, la difficulté d'interprétation causée par la coïncidence fortuite de deux évènements : les inoculations antirabiques d'une part et le décès d'autre part, qui peut être dû à une autre cause que celles-ci.

b/ La discussion du 11 janvier 1887

Le 11 janvier, Grancher lut une note, au nom de Pasteur car il n'appartenait pas à l'Académie, mais probablement rédigée par lui-même, pour répondre à Peter et rectifier ses propos. Il assure que le laboratoire a appris la mort de Réveillac par la communication de Peter. Il déclare aussi que Rouyer a eu dix-neuf inoculations et non trente-six (ce qui se justifiait puisqu'on ne savait pas si le chien, non retrouvé, était enragé), et que le laboratoire a eu des insuccès même avec la vaccination intensive. Il a l'habileté de dire qu'ils savaient possible un accident, comme pour tout traitement efficace, surtout à son début. Il affirme la bonne foi des médecins travaillant pour Pasteur, s'étant fait vacciner eux-mêmes pour se prémunir des conséquences d'accidents avec le virus rabique (ce qui arriva à Grancher qui subit une vaccination complète avec A. Loir et Viala). Son discours est très sensé et très objectif.

Dujardin-Beaumetz, s'étant renseigné avec Peter sur les circonstances de la mort de Réveillac, indiqua que le diagnostic porté sur le certificat de décès fut « pneumonie » et que les deux médecins ayant suivi le malade n'avaient pas reconnu la rage. L'un a dit *a posteriori* que sa maladie y ressemblait beaucoup. Dujardin-Beaumetz montra aussi très bien l'énorme bénéfice tiré de la méthode Pasteur, relativement au nombre très restreint d'éventuels accidents.

À la suite de son intervention Brouardel fit le récit des circonstances de la mort de Rouyer, en citant des lettres de médecins qui avaient soigné l'enfant, puis lut le compte-rendu de l'autopsie. Il avait été le 27 novembre commis par le procureur à la pratiquer, ce qu'il fit le lendemain, et Roux avait effectué le même jour l'inoculation du bulbe à deux lapins. Celui-ci remit, quarante-deux jours plus tard (soit le 9 janvier), une note à Brouardel annonçant qu'ils se portaient bien. A. Loir révéla, en 1938, après la mort des protagonistes dont Roux en 1933, qu'elle constituait un faux témoignage de Roux, à l'instigation probable de Brouardel.

On a vu que Brouardel était un partisan de Pasteur et s'occupait de la santé de Grancher. Selon A. Loir, au vu de la mort de la rage des lapins, il aurait convoqué Roux à la Faculté de médecine dont il était doyen. Loir l'accompagna, n'assista pas à l'entretien, mais Roux le lui rapporta. Brouardel aurait déclaré à Roux que *si je ne prenais pas position en votre faveur, c'est un recul immédiat de cinquante ans dans l'évolution de la science. Il faut éviter cela.*[1] Loir transcrit souvent, cinquante ans après les faits, les paroles des interlocuteurs en style direct, qu'on ne doit donc pas prendre à la lettre.

Brouardel conclut dans son rapport d'autopsie que la mort résultait d'une albuminurie, s'accompagnant d'accidents urémiques, non suffisants néanmoins à l'imputer aux coups reçus par l'enfant. Il critique ensuite le raisonnement de Peter, et la valeur du cas de Réveillac. Jugeant Grancher, qui

---

[1] Loir A., *op. cit.* p. 87

admettait la possibilité d'un accident provoqué par les inoculations antirabiques, influencé par Peter, il rappela l'éventualité d'accidents, comme auparavant avec la vaccination contre la variole ou l'emploi du chloroforme sans qu'on les abandonne pour autant. Son habileté, sans doute orchestrée, est d'affirmer possibles les accidents tout en niant qu'un accident, probable dans le cas de Rouyer, soit arrivé. On peut dire que Peter a été ici victime d'une machination collective, par vengeance, je pense, contre lui, pour ses accusations souvent infondées et arbitraires.

On perçoit ici un problème éthique récurrent. Faut-il mentir pour une bonne cause ou tenir à tout prix à la vérité ? Le dilemme est immense car le fait de reconnaître des accidents dus à une thérapeutique, qui dépendent souvent d'une réaction individuelle non toujours prévisible, arrête ou au moins freine automatiquement son usage, comme cela est arrivé avec le vaccin contre l'hépatite B ou celui contre le papillomavirus. Il existe là un obstacle psychologique fort. On a tendance à admettre beaucoup plus difficilement un accident mortel, ici thérapeutique, provoqué par un autre homme, son égal, que par la nature, qu'on déchargera de toute faute en attribuant l'accident à la fatalité ou au hasard. Aussi, je ne suis pas du tout d'accord avec Cadeddu quand il conclut que *comme le soupçonnait de Dr Peter (le critique le plus acharné à l'Académie), et comme Roux devait le savoir, la décision de traiter Meister était discutable d'un point de vue éthique, même selon les critères de l'époque.*[1] Car Meister, et beaucoup d'autres ensuite, avaient de grandes chances de mourir, et la prudence d'apparence louable de Roux, qui trouvait prématurées les inoculations sur l'homme, confinait peut-être à une frilosité préjudiciable pour les victimes des animaux enragés.

Pasteur semble avoir reconnu implicitement une responsabilité dans le décès de Rouyer par l'effroi qu'il en a éprouvé avant même les hypothèses de l'autopsie que lui communiqua Grancher le 3 janvier et les résultats des inoculations aux lapins, et alors qu'il n'aurait pas procédé à la vaccination la plus intensive. Il avait déjà réduit la méthode intensive après l'affaire Smith. Il a très certainement su ensuite que le rapport d'autopsie déposé par Brouardel au Parquet de la Seine était falsifié.

Théodoridès admet qu'il put avoir eu quelques accidents en citant comme exemples Réveillac et Rouyer, mais rapporte que Dagognet puis A.-M. Moulin les attribuent non pas au virus rabique mais au tissu nerveux qui l'incluait.[2]

---

[1] Cadeddu A., « Aux origines de la vaccination pasteurienne » in *L'aventure de la vaccination*, sous la direction d'Anne-Marie Moulin, Fayard, 1996, p. 184. En 2006, j'ai fait une revue de son livre très intéressant *Les vérités de la science. Pratique, récit, histoire : le cas Pasteur*, Firenze, Olschki, 2005 dans *Hist. Phil. Life Sci.*, 28 (2006), p. 449-450, où je soulevais déjà le problème.

[2] Théodoridès, J., *Histoire de la rage*, *Cave Canem*, Masson, 1986, p. 211

Je pense qu'il ne faut pas nier ou cacher les accidents, tout en sachant les risques d'induire par là des effets nocebo et de freiner une pratique bénéfique. Il faut surtout s'assurer au mieux de son innocuité, et apprendre au public à relativiser les accidents, en pesant les avantages et les inconvénients d'une prophylaxie ou d'une thérapeutique, en appréciant ses bénéfices pour la collectivité au détriment parfois de certains individus, victimes de fautes ou d'aléas thérapeutiques.[1]

Nous donnons un échantillon des propos ironiques de Lutaud, rédacteur en chef du *Journal de médecine de Paris*, qui publia dans le numéro du 16 janvier le discours de Peter du 11 janvier avec un petit commentaire introductif. Selon lui, Pasteur, Grancher et Chautemps ont fait des *réclames charlatanesques*. Il vante la lutte engagée contre le dogmatisme de cette nouvelle église : *Le monde scientifique était pour ainsi dire terrorisé ; la plus petite observation dubitative sur la valeur de la méthode n'était pas permise ; la presse médicale tout entière n'osait risquer aucune critique. Le* credo quia absurdum *était le mot d'ordre imposé par la nouvelle Église aussi remarquable par son intolérance que par l'étrangeté de ses dogmes. Seul le* Journal de médecine de Paris *entreprit de passer au crible de la critique médicale les théories et les faits imposés par le thaumaturge de la rue d'Ulm.* […] *Enfin, la vérité s'est faite et le bon sens médical a repris ses droits.* […] *Les faits ont parlé. Pendant un an la méthode a été inoffensive et inefficace, elle a succombé sous le ridicule.* Aujourd'hui elle devient dangereuse [souligné par l'auteur]. […] *M. Pasteur ne guérit pas la rage ; il est probable qu'il la donne.* […] *Il n'est pas douteux qu'elle* [l'Académie] *ne donne raison à la clinique et au bon sens médical si outrageusement méconnus par les prétendus savants de l'École normale.*[2] Sont citées ensuite des lettres de trois médecins témoignant de rage malgré un traitement antirabique intensif. Le premier cas, vacciné deux jours après la morsure, survint au cent-trente-deuxième jour. Le second, vacciné neuf jours après la morsure, décéda sept semaines plus tard. Le troisième fut traité cinq jours après la morsure et mourut cinq semaines plus tard.

À chaque numéro hebdomadaire la revue fit un recensement de tous les morts soi-disant provoqués par la méthode intensive sous l'expression *Nécrologie Pasteur*.

---

[1] Pour ma part j'ai peu vu dans ma pratique d'accidents évidents dus aux vaccinations, même si on observe parfois des effets secondaires, surtout rapportés par les patients, dus à l'action physico-chimique propre du vaccin ou bien à l'effet nocebo. Comme réaction grave j'ai noté des poussées de sclérose en plaques chez une femme médecin que j'ai remplacée à cause de celles-ci, survenues légèrement à la première injection du vaccin contre l'hépatite B et beaucoup plus fortement au premier rappel. Cet effet était d'ailleurs répertorié dans le dictionnaire Widal comme un possible déséquilibre immunitaire provoqué par le vaccin. Cette consœur me rapporta avoir eu une grand-mère atteinte par la sclérose en plaques.

[2] *Journal de médecine de Paris*, 7e année, T. XII, n°3, 16 janvier 1887, p. 81-82

c/ La discussion du 18 janvier 1887

À la séance du 18 janvier Peter cite de nouveaux cas suspects d'effets mortels des vaccins. Il fait valoir principalement deux arguments. Ces cas ont terminé leur vie par une rage paralytique, extrêmement rare chez l'homme, donc dans la forme exprimée par le lapin dont la moelle sert à vacciner, et non par une rage convulsive, la plus fréquente chez le chien et chez l'homme. De plus, ils présentaient des symptômes insolites, difficilement interprétables par les médecins. D'autre part, il revient sur le cas Rouyer et récuse la mort par urémie car aucun prodrome ordinaire de l'urémie aiguë ne s'était manifesté. Il invoque aussi les expériences négatives de von Frisch. Il expose longuement l'évolution de la méthode Pasteur, devenue pour lui délétère.

Le président de séance, espérant achever définitivement le débat, proposa de prolonger la discussion. Vulpian nomma les propos de Peter des « attaques » contre la méthode Pasteur. Peter refusa le terme « attaque ». Il veut lui substituer celui de « critique » car il dit admirer les travaux physiologiques de Pasteur et ne pas être son ennemi mais simplement son adversaire.

Vulpian répondit à tous les arguments de Peter, en tentant de les invalider un par un, sans cependant évoquer le cas de Rouyer. Il cite plusieurs cas humains de rage paralytique dont plusieurs observés par Gamaleïa. Il fournit tous les tableaux statistiques des résultats des vaccinations humaines jusqu'à la fin de l'année 1886. S'ils sont convaincants il est un peu trop catégorique en concluant que la méthode Pasteur ne présentait aucun danger et ne produisait aucun accident. En effet, les scientifiques et les historiens l'ont reconnue pouvoir être source de certains types d'encéphalite différente de la rage et que des accidents mortels ont certainement eu lieu.

Ceci me paraît montrer les bornes de la preuve par la méthode expérimentale qui, en sélectionnant une seule cause et en négligeant, en méconnaissant, ou en ignorant d'autres facteurs pouvant faire aussi partie de l'ensemble des causes actives, révèle des anomalies, des échecs, et des interprétations biaisées. J'ai discuté de ce problème, devenu classique en philosophie, dans mon précédent livre sur Pasteur.[1] Bien sûr les observations et l'expérimentation peuvent faire découvrir d'autres entités et provoquer d'autres phénomènes auparavant inconnus et faisant évoluer les sciences. Cette quête sans fin ne paraît pas cependant dénuée d'une sélection parmi les parcours expérimentaux possibles, au profit de certaines catégories ou de choix sociétaux particuliers.

La discussion fut prolongée à nouveau, le président désirant clore le débat. Brouardel réfuta le chiffre de trente morts par an de la rage invoqué par Peter et son accusation d'inefficacité de la vaccination antirabique. Il montre statistiquement que le traitement intensif a été réellement beaucoup plus efficace que le traitement simple, en ne donnant lieu à aucun décès ce qui

---

[1] Pinet P., *Pasteur et la philosophie*, Paris, L'Harmattan, 2004, p. 67-91 ; p. 126-130 ; 151-154

paraît douteux. Revenant sur le cas de Rouyer il nie sa mort de la rage en invoquant sa respiration de Cheyne-Stokes observée par son médecin, selon lui, caractéristique de l'urémie. Surtout, pour couper court à toute contestation, il recourt à la preuve certaine et absolue, dont doutait Peter, que le bulbe inoculé aux lapins ne leur avait pas donné la rage. Par ce contrôle prétendument négatif il réitère son affirmation que l'enfant n'a pas succombé à la rage. La mauvaise foi, même moindre, n'était pas que du côté de Peter, ce qui est assez grave pour un médecin légiste et professeur de médecine légale.

Les mêmes controverses se reproduisent aujourd'hui devant des faits similaires d'effets secondaires de thérapeutiques tels que les affaires de la thalidomide, du médiator ou de la dépakine, qui montrent que la vigilance est de mise sans devoir tomber dans la critique systématique et irraisonnée.

Brouardel croit possible la mort rapide de Rouyer par contusion des reins. Il conteste la notion de rage expérimentale artificielle, rage de laboratoire, ou rage lapino-canine, avancée par Peter. Il rapporte un cas de rage humaine paralytique, qu'il n'avait pas relevé auparavant, observé par le médecin anglais Roger Howman, publié dans les *Philosophical Transactions* en 1684 et cité par Van Swieten en 1753.

Le 20 janvier, Pasteur écrivit à Horsley, lui parlant des seize conclusions (en partie défavorables à la méthode Pasteur) de Frisch, et évoquant le débat à l'Académie de médecine. Une dépêche venait de l'informer qu'à la séance du 18 Vulpian avait été très dur pour *un médecin* [Peter] *aussi envieux que présomptueux, qui n'a jamais fait de sa vie une expérience quelconque* et qui fut *blâmé par tous ses confrères.*[1]

Le 23 janvier, il informa à titre confidentiel, dit-il, Helman, directeur du laboratoire antirabique de Saint-Pétersbourg, que *nous connaissons un cas* [Smith] *dans lequel – chez un alcoolique invétéré – on doit accuser le virus des inoculations intensives d'avoir amené la mort.*[2] Il est parfaitement conscient que son traitement ne doit pas nuire et ce cas l'a engagé à pratiquer des inoculations moins virulentes.[3]

Le Figaro publia le 27 janvier sans prendre parti un article « La question Pasteur - Peter » avec une lettre de Peter au journal où celui-ci dénonce un soi-disant artifice mathématique de Vulpian. Pasteur n'y voit que son suicide, par les sottises et les mensonges de sa lettre, et juge que *l'acharnement de cet orgueilleux dépasse tout ce que l'on peut croire.*[4]

---

[1] Pasteur, *Corr.* T. IV, p. 153

[2] Ib., T. IV, p. 155

[3] *Comme la première condition à remplir dans l'application de la méthode est de ne pas nuire, et quoiqu'il s'agisse ici d'une constitution nerveuse de réceptivité exceptionnelle sans doute pour le virus rabique, nous avons cessé depuis longtemps d'aller jusqu'aux moelles très virulentes de 1 et même de 2 jours. Nous nous bornons à la répétition du traitement.* (Ib., T. IV, p. 156-157)

[4] Ib., T. IV, p. 158

Selon A. Perrot et M. Schwartz le père d'Adrien Loir aurait interpelé Peter à la fin d'une séance de janvier, sans qu'ils indiquent laquelle, en condamnant ses arguties.[1]

Le 22 février, Peter voulut reprendre la discussion à l'Académie de médecine. Sur proposition de Brouardel l'assemblée suspendit toute communication et discussion jusqu'au retour de Pasteur.

Cependant, outre Lutaud, Peter entraîna dans son sillage quelques médecins critiquant la méthode intensive. Darmon[2] cite Constantin James (1813-1888) qui, après en avoir alerté l'Académie de médecine, publia en 1887 *M. Pasteur, sa nouvelle méthode dite méthode intensive peut-elle communiquer la rage ?* Il cite aussi le professeur d'obstétrique Pajot (1816-1896) qui, dans une lettre adressée au *Journal de médecine*, reprise par les journaux le 14 avril 1887, exprima son doute sur l'innocuité de cette méthode.

H. Convalescence à Arbois (26 février – 24 avril 1887)

Les Pasteur arrivèrent à Arbois le 26 février. Pour faire pendant à la *Semaine médicale* qui donnait une tribune aux antivaccinateurs Grancher créa avec Lannelongue le *Bulletin médical* dont le premier numéro parut le 2 mars 1887. De son côté, Pasteur rédigea une réponse à Peter qu'il acheva le 25 mars.

Dans sa lettre à Marcou du 1er avril Pasteur n'est pas très optimiste sur son avenir. Après les informations sur sa santé reproduites précédemment il conclut : *Bref, on n'atteint pas sa 64e année impunément. C'est donc peut-être, et, pour moi, je le pense,* le commencement de la fin. *Cependant je ne souffre pas et j'espère atteindre encore le moment où je pourrai saluer les premiers travaux de l' « Institut Pasteur ».*[3] Il lui fait part de son projet d'attaquer la diphtérie et la phtisie, en espérant autant de succès qu'avec la rage.

Sa lettre du 10 avril à Grancher montre qu'ils doivent toujours batailler contre Lutaud et Peter : *Qu'est-ce donc que cette lettre de L. au* British Medical, *qui vous a contraint de lui répondre ? Encore quelque infamie, sans doute.* […] *Je me mets sans cesse à votre place et je gémis. Quels misérables que les P. et L. ! On poursuit pour délit de fausses nouvelles. Que ne mériteraient pas ces gens-là !* [4]

Sur 520 vaccinés au laboratoire au premier trimestre il ne déplore qu'un seul décès, un enfant venu d'Algérie en très mauvais état, outre celui d'un Espagnol qu'il vient d'apprendre. Il regrette cependant la timidité de Roux

---

[1] *Je ne viens pas discuter avec vous, mais, comme oncle, je tiens à vous dire que vous suivez une très mauvaise pente, dans laquelle vous vous embourbez.* (Perrot A. et Schwartz M., *Le neveu de Pasteur ou la vie aventureuse d'Adrien Loir, savant et globe-trotter (1862-1941)*, O. Jacob, Paris, 2020, p. 52

[2] Darmon Pierre, *Pasteur*, Fayard, 1995, p. 357-359

[3] Pasteur, *Corr.* T. IV, p. 185

[4] Ib., T. IV, p. 190

dans ces vaccinations du fait de leur condition. Lui serait allé à une moelle plus virulente de trois ou même de deux jours et non jusqu'à celle de cinq faite par Roux, et il aurait fait trois ou quatre traitements, confie-t-il à Grancher. Il dit comprendre cependant ses scrupules sans les approuver. Sans être un apprenti sorcier il manquait peut-être parfois de prudence.

Pour faire valoir aussi sa méthode prophylactique il s'efforçait de relever les cas de rages mortelles non traitées, notamment ceux des personnes victimes de la presse intransigeante mettant en garde contre sa méthode.

CHAPITRE IX : De l'ultime bataille contre les antivaccinateurs au déclin inexorable (juillet 1887 – septembre 1895)

1. Le dernier débat sur la rage à l'Académie de médecine (5 - 12 juillet 1887)

À son retour à Paris le 24 avril Pasteur se sentait beaucoup mieux. Le 10 mai le Président de l'Académie de médecine annonça son retour parmi eux grâce au recouvrement de sa santé et de ses forces. Pasteur se dit fort touché de la décision de l'Académie le 22 février d'avoir suspendu toute discussion sur la rage avant qu'il ne revienne.

Dès son retour il écrivit à Horsley, impatient de connaître le rapport de la Commission anglaise de la rage. Il serait bien allé à Londres pour le voir et rencontrer Paget car il se sentait mieux portant, mais on le lui déconseilla. Il y délégua Chantemesse, chargé de recueillir un exemplaire imprimé ou une copie de ce rapport tant attendu. Il s'inquiétait d'éventuelles attaques des antivaccinateurs, des antivivisectionnistes et des médecins antimicrobiens au Parlement anglais. Il désigna à Horsley le savant naturaliste Lubbock, membre du Parlement, et le médecin Roscoe, comme susceptibles de *défendre la vérité et les vrais principes*. Le 15 mai, il lui fait part des faiblesses des expériences de Frisch et de son étonnement devant la dénonciation de sa méthode par le chirurgien T. Billroth (1829-1894) qui s'appuyait sur Frisch et qui injuriait la science française. Il adressa le 29 mai à la *Tribune médicale* une lettre destinée au Président de la Société royale et impériale des médecins à Vienne visant à réfuter les assertions de von Frisch, qui fut traduite en allemand dans le journal de cette société.[1]

a/ La séance du 5 juillet 1887 à l'Académie de médecine

Le 5 juillet, Pasteur communiqua à l'Académie de médecine le rapport que la Commission anglaise, chargée par le président du *Local Government Board* d'étudier les méthodes de prophylaxie de la rage et présidée par Paget, avait présenté à la Chambre des communes. Le rapport se basait sur des expériences poursuivies pendant plus d'un an. Pasteur la dit extrêmement favorable à sa méthode et avoue n'avoir jamais éprouvé une telle joie de toute sa carrière scientifique. Il se sentait évidemment fort soulagé par le soutien des Anglais face aux critiques agressives de certains Français et Allemands.

Peter l'interrompit pour dire qu'il avait cause gagnée car la méthode intensive n'existait plus dans sa forme absolue et dangereuse. Pasteur rétorqua que ses cahiers de laboratoire attestaient que la discussion de janvier soulevée par Peter n'était pour rien dans la modification de la méthode intensive. Cependant, il l'avait tempérée du fait du décès de l'Anglais Smith soumis à la méthode intensive la plus virulente.

---

[1] Voir Pasteur, *Œuvres*, T. VI, p. 652-658

Peter fit valoir que le rapport anglais reconnaissait que la méthode intensive avait été beaucoup modifiée, mais s'obstina à affirmer que la méthode primitive et mixte était inefficace. Pour corroborer ceci il se référa au décès récent d'un ouvrier soumis, le lendemain d'une morsure, à dix-huit inoculations en treize jours. Quelques jours plus tard, suite à un malaise, Miquel fut appelé et diagnostiqua une hydrophobie. Il l'hospitalisa à Saint-Antoine où il mourut deux jours plus tard, de la rage sous-entendit Peter. Même si ce décès a pu être provoqué par les inoculations il ne semble pas prouvé qu'il s'agisse d'une rage, mais plutôt d'une réaction individuelle grave au vaccin.

Pasteur considéra les paroles de Peter comme nulles et non avenues, sans aucune preuve, et Peter lui-même, cliniquement et expérimentalement absolument incompétent. Il se réfère aux quinze instituts antirabiques déjà existants, et aux opinions partout favorables, sauf à Vienne, Naples et Lisbonne. Il invoque la défectuosité des expériences faites en ces dernières villes. Peter voulut intervenir, mais une discussion n'étant pas à l'ordre du jour, sa réponse fut reportée à la séance suivante.

b/ La harangue de Peter et les répliques de Brouardel, Villemin et Charcot du 12 juillet 1887

Peter reprit le cas de l'ouvrier de la semaine précédente, en citant la lettre de Miquel du 4 juillet l'informant de son décès le jour même. Il mentionne une autre victime, inoculée quatre jours après la morsure, dont un médecin de l'Aisne, Devillers, l'informa du décès survenu la veille. Il proteste contre l'accusation d'incompétence clinique et expérimentale assénée par Pasteur, se prévalant de trente-cinq ans d'exercice médical et estimant que 99% des académiciens n'ont pas plus de compétence expérimentale. Il liste douze morts inoculés depuis le 1er janvier 1887 dont six en janvier. Il juge le nombre de morts par rage non diminué avec la méthode préventive, et trop facile l'attribution du décès à une autre maladie, en l'absence d'inoculation de leur bulbe sur le lapin qui prouverait la rage.

Il refuse la comparaison faite par Pasteur entre la vaccination antirabique et celle de Jenner. Il ne s'agit pas d'une vaccination, mais de la méthode d'inoculation qui l'a précédée où on injectait le virus même de la variole avec les dangers inhérents à cette méthode. Ici, Peter a sans doute raison, mais reproduit la même condamnation faite au XVIIIe siècle contre l'inoculation variolique sans tenir compte des bénéfices globaux sur les populations. De plus, il critique le procédé d'atténuation du virus rabique, artificiel et non naturel, comme si on devait laisser les gens mourir en attendant que la nature affaiblisse le virus.

Il allègue les morts des animaux vaccinés contre le charbon ou le rouget, pour lesquels, en outre, la culture du microbe est possible au contraire du virus de la rage. Celui-ci peut donc aussi bien tuer que ceux-là. Il traite la méthode de Pasteur d'empirique. Sans la désavouer Morange reconnaît un bricolage des procédures imaginées par Pasteur. Peter invoque aussi le hiatus entre les organismes canin et humain, et celui entre les essais sur le chien avant morsures et ceux sur l'homme après morsures en lequel il voit une contradiction sur laquelle repose tout le système.

Il prétend que l'homme est spontanément réfractaire à la rage et chiffre à 95 % les mordus qui ne deviendraient pas enragés. Selon lui, cette résistance provient d'une tare de son système nerveux et de la différence de la rage avec toutes les autres *maladies réputées virulentes*. Il semble donc mettre en doute la virulence de certaines d'entre elles. Il s'égare en assurant que la rage dépend d'une prédisposition nerveuse, due au tempérament, ou induit par la peur, le chagrin, l'alcoolisme, sous-entendant que le virus n'a aucune activité. Il argue de la facilité alors, pour les inventeurs de remèdes secrets et nouveaux, de plaider les circonstances atténuantes en invoquant ces causes comme responsables des échecs de la vaccination. Il souligne une phrase du rapport anglais faisant état des *dangers possibles, quoique improbables, du traitement intensif*. Il invoque les décisions de Bruxelles et de Florence de ne pas créer d'institut antirabique, et surtout la même de Londres, qui recommande surtout dans son rapport une application plus rigoureuse des règlements de police pour prévenir la rage. Il conclut à l'inutilité de disserter sur une maladie aussi rare que la rage.

Brouardel répondit le premier en étudiant successivement les faits expérimentaux, la clinique et la statistique. Il lut quelques extraits du rapport anglais, qui met justement en évidence la portée scientifique dépassant l'utilité pratique des vaccinations antirabiques, par ses applications potentielles à la pathologie générale. Il relève tous les résultats de la Commission anglaise de la rage favorables à la méthode Pasteur ainsi que ceux observés dans d'autres pays. Il revient sur l'observation par Van Swieten de rage humaine paralytique, reconnaissant néanmoins n'avoir pas décrit cette forme dans son article du *Dictionnaire encyclopédique des sciences médicales* (1877). Il admet maintenant cette notion nouvelle, redevable pour lui à Pasteur, le fait étant apparu auparavant exceptionnel. Il rappelle que Vulpian avait, contre Peter, cité plusieurs cas de rage paralytique survenue en dehors de toute inoculation, et que Gamaleïa en avait depuis publié dix-neuf dans les *Annales de l'Institut Pasteur*. Plutôt que d'accuser Pasteur de donner la rage il était donc plus équitable d'avouer l'imperfection des connaissances pathologiques antérieures.

Citant un cas de décès après vaccination, différent de celui de Rouyer qu'il n'évoque pas, et dont le contrôle par inoculation innocenta le laboratoire de Pasteur, il assure que la rage pastorienne ou canino-pastorienne de Peter est une légende, un fruit de son imagination.

Sur le plan statistique Brouardel montre toute la perversité des statistiques personnelles de Peter qui, dans sa lettre publiée le 27 janvier 1887 par le *Figaro*, arrive au chiffre de mortalité par la méthode Pasteur de 50% au lieu de 1,08%. Il démontre aisément au contraire son efficacité, donnant aussi les résultats statistiques officiels du laboratoire de Pasteur du premier semestre

1887. Il montre l'efficacité supérieure du traitement plus intensif et plus énergique. Notons qu'il rapporte qu'à Odessa les vaccinés par la méthode intensive devaient séjourner un mois à l'hôpital et se soumettre au régime hospitalier pour écarter les causes occasionnelles telles que l'alcoolisme, l'ivresse, le refroidissement, les fatigues qui avaient souvent coïncidé avec l'éclosion de la rage.

Il certifie que Pasteur a modifié le traitement intensif dès novembre 1886, seulement pour des raisons scientifiques, ce qui est ambigu car nous avons vu Pasteur avouer lui-même à Grancher que la modification a eu lieu suite au décès de Smith. Il justifie seulement ce changement par la découverte de la virulence plus élevée des moelles durant l'hiver, et par la prudence de Pasteur devant la violence des attaques. Il s'accorde avec Pasteur pour présumer qu'un traitement plus hardi aurait pu sauver plus d'existences. Peut-être avait-il à l'esprit le calcul mathématique mettant en balance les vies sauvées et les éventuels décès dus au vaccin ! Calcul juste mais un peu sordide, auquel on peut parfois difficilement échapper en thérapeutique.

Brouardel termina sa communication, tout à fait pertinente, hormis la réserve que nous avons faite du silence sur les décès possibles du vaccin et sur la tricherie dans le cas de Rouyer, et applaudie plusieurs fois, par un hommage aux travaux de Pasteur.[1]

Villemin prit ensuite la parole, en rappelant seulement les expériences sur les chiens effectuées par Pasteur devant la Commission nommée en mai 1884, dont il avait été le secrétaire et rapporteur, et qui confirma les faits avancés par Pasteur.

Pour sa part Charcot fit d'abord l'éloge de Vulpian pour sa défense énergique de la vaccination antirabique et sa contribution forte et courageuse à cette méthode dès son origine. Armé des nouveaux résultats de cette année des différents laboratoires et du document anglais il l'affirmerait non dangereuse, même sous sa forme intensive, aucun risque n'ayant été démontré. Il relève que trente personnes non mordues (dont Grancher, A. Loir et Viala) se sont fait vacciner volontairement sans accident, et que vingt exemples d'humains mordus ont présenté une rage paralytique, qui n'est donc pas un produit de laboratoire. Bien que non infaillible il suffit que la méthode soit efficace et ait sauvé nombre d'existences. Comme Brouardel, il termina son bref discours par un éloge de Pasteur.[2] La séance fut levée ensuite.

---

[1] *Pour moi, Messieurs, quand un homme a ouvert à mon esprit de nouveaux horizons scientifiques, alors même que je ne serais pas sur tous les points en parfaite concordance d'opinion avec lui, je le respecte, il est mon maître et je reste son débiteur. Qui de nous dans cette enceinte peut dire que M. Pasteur n'a pas été pour lui un initiateur ?* (*Bulletin de l'Académie de médecine*, Paris, Masson, 51e année, 2e série - T. XVIII, séance du 12 juillet 1887, p. 64)

[2] *Oui, dirai-je à mon tour, persuadé que j'exprime ainsi l'opinion de tous les médecins qui, sans parti pris, sans préjugés, se sont occupés de la question, l'inventeur de la vaccination antirabique peut, aujourd'hui, plus que jamais, marcher la tête haute, et poursuivre désormais*

Au total, Peter pouvait rester coi devant la démonstration de la gratuité et la médisance de ses accusations. Cependant, on a vu que les défenseurs de Pasteur, surtout Brouardel, ne furent pas complètement transparents, à propos notamment du cas Rouyer. Pasteur eut une foi presque absolue, et à l'évidence sincère, en sa méthode. Il a eu néanmoins le pressentiment de la possibilité, et peut-être la conscience de la réalité, d'accidents et de décès non prévisibles causés par elle. Les historiens le reconnaissent aujourd'hui tels que Théodoridès, Moreau, etc. Malgré sa lucidité Pasteur tomba régulièrement dans le défaut d'être trop catégorique et de mépriser ses adversaires sous couvert d'expériences prétendument infaillibles. Peter n'avait pas complètement tort et quelques-uns de ses arguments paraissent valables, à côté de beaucoup d'autres purement calomnieux. Le même problème d'accidents dus à des fautes ou aux aléas thérapeutiques se retrouve aujourd'hui. Le praticien doit hésiter souvent entre un traitement énergique mais risqué, et un autre trop faible entraînant une perte de chance pour le malade. Dans d'autres domaines Peter ne fut pas incompétent. Rullière distingue son *Traité clinique et pratique des maladies du cœur et de la crosse de l'aorte* de 1883 et notifie qu'en 1892 il découvrit l'épidémiologie de la psittacose et le rôle qu'y joue le perroquet.[1]

Pour Pasteur, la prestation de ses trois défenseurs avait terminé le débat et condamné définitivement Peter. N'y assistant pas Roux l'en avait informé, tout à la joie d'avoir vu Brouardel démolir la sotte argumentation de Peter. Le 13 juillet, Pasteur triomphait dans une lettre à sa fille : *Aujourd'hui c'est fini, bien fini ! Cet infect personnage a été exécuté hier comme il le mérite par MM. Brouardel, Villemin, Charcot, par le premier et le troisième surtout. Chacun s'accorde à dire que M. Brouardel a été très beau, très applaudi et M. Charcot très dédaigneux.*[2] Il recopia pour elle une lettre d'H. Hérard (1819-1913), médecin des hôpitaux et vice-président de l'Académie de médecine, qui lui exprimait son admiration et son bonheur de la déroute des attaques systématiques et haineuses contre lui. Pasteur trouvait que jusque-là Peter n'avait pas reçu la punition que méritaient son orgueil insolent, son ignorance et son incompétence. Il manifestait maintenant sa satisfaction d'être vengé en même temps que Grancher. Il fit part en même temps à sa fille du décès de Caro d'une congestion pulmonaire, juste avant de s'enquérir de ses nouvelles avec René.

---

l'accomplissement de sa tâche glorieuse, sans s'en laisser détourner un seul instant par les clameurs de la contradiction systématique ou par les murmures insidieux du dénigrement. (Ib., p. 68)

[1] Rullière, *op. cit.* p. 195 et 202

[2] Pasteur, *Corr.* T. IV, p. 202

2. Le déclin de la santé

A. L'élection de Pasteur comme secrétaire perpétuel de l'Académie des sciences (18 juillet 1887)

Pasteur avait perdu un soutien important à la théorie microbienne et à la vaccination antirabique lors de la mort de Bouley en 1885. En mai 1887, un autre de ses plus fermes partisans et défenseurs, Vulpian, avait disparu. Pour lui rendre hommage l'Académie de médecine avait décidé à l'unanimité de lever la séance du 24 mai.

Le 17 juin, Pasteur demanda une consultation à Grancher, en tant qu'ami et médecin, sur l'utilité d'une candidature à la succession de Vulpian comme secrétaire perpétuel de l'Académie des sciences. Bertrand se proposa très généreusement de le remplacer pendant ses trois mois de congé à Arbois. Pasteur voulait par cette fonction protéger le travail scientifique dans les voies nouvelles, tout en renonçant à un travail actif au laboratoire à cause de son âge et de sa santé. Cependant, cette occupation représentait une charge s'ajoutant à celle de direction de son laboratoire puis de l'Institut Pasteur. Sa femme et les Vallery-Radot ne l'encouragèrent pas, sans doute pour protéger sa santé. Il allait aussi demander l'avis de Villemin.

Finalement, le 4 juillet, il envoya sa candidature à Janssen, le président de l'Académie des sciences, où il fut élu à l'unanimité le 18 juillet. Il se plaisait à occuper la place de J.-B. Dumas, son cher et illustre maître, mais craignait que sa compétence n'y suffise pas.

B. Un été à Arbois particulièrement chaud (août – octobre 1887)

Pasteur fut très incommodé par la grande chaleur cet été-là à Arbois où il partit à la fin de juillet. Il la trouva insupportable et désespéra d'un orage. Il polémiqua avec Koch, qui avait adhéré aux résultats expérimentaux de Frisch, par une lettre adressée le 15 août à la *Semaine médicale*. Le 17 août, il écrivit à Grancher que les chaleurs l'avaient absolument dérangé, et n'avoir triomphé du mal que depuis la veille. Probablement s'agit-il d'une gastro-entérite. Le 8 septembre il encouragea Chantemesse, qui prenait le service de Roux, à pratiquer les vaccinations intensives car il y tenait beaucoup. Le 21 septembre, il exposa sa conception de la fièvre à Grancher, qui prenait les eaux à Lamalou sur l'avis favorable de Brouardel.[1]

En raison de sa santé et du poids de ses bientôt soixante-cinq ans Pasteur renonça à se rendre au Congrès médical international de Vienne où Chamberland fut délégué et auquel participa Brouardel. Il se félicita que tout

---

[1] *Par exemple, méditez sur l'étrange phénomène de la fièvre. – Ne se manifeste-t-elle pas et seulement lorsque le sang se charge de principes étrangers qu'il se hâte d'éliminer par des combustions dans les capillaires de nos organes – par cette loi générale qui fait que le corps rejette un corps étranger à sa nature ?* (Ib., T. IV, p. 219)

s'y passa bien pour la science française. Il ne se rendit pas davantage à Londres, où Paget l'avait invité et où il se promettait de remercier les membres de la Commission anglaise.

Revenu à Paris vers le début d'octobre Pasteur fit lecture le 17 à l'Académie des sciences de trois cas de fausses rages, ou hydrophobies psychiques, deux décrits par Trousseau, et le troisième, mortel, raconté par E. Mesnet (1825-1898), médecin de l'hôpital Saint-Antoine, d'abord en 1872 puis dans une brochure qui venait de paraître rapportant les cas de fausses rages.[1] Celui-ci avait communiqué à Pasteur l'année précédente un cas de délire furieux hydrophobique sans rage vraie. En juillet 1887 Pasteur avait observé un cas similaire. Comme Mesnet, il recommande de pratiquer la méthode des inoculations du bulbe pour authentifier ou réfuter la rage.

Le lendemain de cette lecture il rendit visite au peintre Carolus-Duran (1837-1915). Celui-ci désirait offrir à Grancher une œuvre en remerciement des soins donnés à son fils mordu. L'année suivante, le peintre, qu'il considérait comme un grand artiste, fit son portrait, qui le montre malade et très fatigué.

C. Le second accident vasculaire cérébral (23 octobre 1887)

Le matin du 23 octobre, Pasteur subit une nouvelle attaque qui le rendit temporairement aphasique. La veille au soir déjà il ne s'était pas senti très bien. Il l'écrivit le lendemain sur un papier en arrivant chez les Vallery-Radot pour leur déjeuner dominical : *J'ai la langue paralysée. Hier soir en me couchant sur le dos j'ai senti ma tête toute trouble. De côté j'ai dormi et assez bien toute la nuit. C'est à 10 h 1/2 que j'ai senti que je ne pouvais plus parler.*[2] Il retrouva la parole dès le dimanche soir, mais, six jours plus tard, il parla à nouveau difficilement, et avait du mal à baisser la tête, ce qui entravait son écriture.

Le lendemain 7 novembre, il annonça à Jacobsen, laissant la rédaction de sa lettre à son gendre, être très souffrant depuis quelques jours. Il décrivit sommairement son attaque à Raulin une semaine plus tard : *Je suis en effet bien patraque. Un beau jour, après avoir écrit quelques lettres, je me suis trouvé aphone, et lorsque, quelques instants après, la voix m'est revenue, j'avais de la bouillie dans la bouche. J'en ai encore, quoiqu'il y ait un peu d'amélioration. Tout cela est survenu sans que j'en aie été le moins du monde averti par un malaise quelconque. C'est peu de chose à côté de la terrible attaque de 1868. Je dois m'estimer très heureux de n'avoir rien éprouvé de fâcheux depuis 19 ans. Que voulez-vous, on n'arrive pas impunément à l'âge*

---

[1] Mesnet Ernest, *Considérations générales sur les fausses rages : Observation du délire aigu hydrophobique*, Paris, Masson, 1887

[2] Desquand, *op. cit.* p. 290

de 65 ans. Je pourrais vous écrire moi-même, mais on me défend d'incliner la tête.[1]

Alors qu'aujourd'hui on prendrait très au sérieux cet accident vasculaire cérébral ayant entraîné cette aphasie transitoire, qui peut en amener d'autres plus graves, Pasteur le sous-estime beaucoup, le relativisant encore dans les nouvelles de sa santé qu'il donna à Marcou le 14 décembre : *La mienne a été éprouvée dans ces derniers temps par une congestion qui m'a rendu la parole un peu difficile. C'est une misère à côté de celle que j'ai éprouvée il y a vingt ans bientôt. Quoiqu'il en soit, je suis, depuis quelques semaines, une hygiène de repos et de calme qui me réussit assez bien.*[2] Il avait repris l'écriture qui, cependant, le fatiguait par la nécessité de courber la tête, et dut abréger sa lettre. Il confia aussi son état à Jules Vercel.[3] Les médecins songèrent à un nouveau séjour dans le Midi ou à Montreux, ce qui ne réjouit guère la famille.

À la fin de l'année il informa son fils de sa lettre de démission comme secrétaire perpétuel de l'Académie des sciences du fait de sa santé : *Ces fonctions me sont interdites désormais, non seulement par la parole, mais aussi parce que je sens ma tête très facilement affaiblie par une attention un peu soutenue.*[4] Il l'adressa au président de l'Académie le 2 janvier 1888, faisant état que sa santé, qu'il croyait affermie lors de son élection, ne lui permettait plus de remplir sa mission. L'Académie refusa sa démission.

En juin 1888, il s'excusa auprès de son fils de lui écrire si peu, étant *si peu dispos, si facilement fatigué* qu'il laissait ordinairement cette tâche à Mme Pasteur, qui acheva sa lettre. Pour ses vœux de fin d'année il souhaita à son fils et à sa bru Jeanne *le plus précieux des biens, la santé. Les lieux communs sont les vérités éternelles*, conclut-il.[5] L'expérience de la vie, de ses maladies, et de la mort autour de lui, privilège de l'âge, lui rappelait cette vérité banale que lui rabâchait son père, sans qu'il y prenne trop garde. Son beau-frère, C.-M. Zévort, dont la femme Célie, avait succombé à la typhoïde comme sa fille Jeanne quelques jours plus tard, était décédé à Paris quelques mois plus tôt, le 3 novembre 1887, à l'âge de 71 ans.

Au début de l'année 1889 il renouvela sa lettre de démission au président de l'Académie des sciences car *une année s'est écoulée, mes forces ne sont pas revenues et je me sens obligé, à mon vif chagrin, de résigner ces fonctions. Je ne puis garder plus longtemps une charge dont je ne remplis pas les devoirs.*[6]

---

[1] Pasteur, *Corr.* T. IV, p. 224
[2] Ib., T. IV, p. 229
[3] *J'ai eu une congestion qui a porté sur les nerfs de la langue et m'a rendu la parole très embarrassée. Un mieux très lent se fait sentir, à la condition que je prenne beaucoup de repos. Je puis faire sans fatigue une promenade de 1 à 2 heures chaque jour, malgré le froid qui ne m'éprouve pas.* (Ib., T. IV, p. 230)
[4] Ib., T. IV, p. 232
[5] Ib., T. IV, p. 275
[6] Ib., T. IV, p. 278

3. Guerre bactériologique et recherches microbiennes nouvelles

A. Les lapins de Mme Pommery (décembre 1887)

Le journal *Le Temps*, un jour de novembre 1887, annonça que la Nouvelle-Galles du Sud (une des colonies qui formeront l'Australie) offrait la somme de 625 000 francs à quiconque découvrirait un procédé d'extermination des lapins qui pullulaient dans ce pays. Pasteur proposa, par l'intermédiaire du journal, un tel moyen pour l'Australie, et la Nouvelle-Zélande également soumise au fléau, consistant à contaminer les lapins avec le virus du choléra des poules. Il fit faire l'expérience par A. Loir en décembre, à la demande de Mme veuve Pommery, propriétaire de la célèbre maison de Champagne à Reims, qui avait lu sa proposition de tenter un essai. Réalisée sur huit hectares de terre viticole elle réussit parfaitement en détruisant tous les lapins. Fort de ce succès il délégua au mois de février suivant, outre A. Loir, Urbain Germont et l'anglais Hinds, tous deux médecins, en Australie. Des contretemps provoqués par les exigences de la commission australienne l'agacèrent beaucoup. Finalement, les trois délégués n'eurent jamais l'autorisation de réaliser l'expérience sur une grande échelle. Ces démêlés successifs occupent une bonne part de la suite de sa correspondance.[1] Aujourd'hui, il existe à nouveau un problème de prolifération excessive des lapins en Nouvelle-Zélande.

B. La typhoïde, toujours meurtrière

Le 26 mars 1888, Pasteur remercia Mme Fernet et son mari médecin pour leur participation à la souscription en faveur de l'Institut Pasteur. Il avait appris, au mois de novembre précédent, la mort de leurs deux filles de la typhoïde. Il compatit à leur douleur qui, évidemment, lui remémorait la mort de deux de ses filles de la même maladie.

La typhoïde faisait encore des ravages. En juin, René Vallery-Radot, en période d'instruction militaire, apprit aux Pasteur le licenciement de son régiment très touché par la fièvre typhoïde. On incrimina une eau que René envoya à Perdrix, agrégé-préparatoire du laboratoire, pour analyse. Pasteur suppose que Roux et Chantemesse y observeront le microbe car *il ne faut pas perdre cette occasion nouvelle d'affirmer les principes de la microbie.*[2] Perdrix contracta une typhoïde très grave, qui le préoccupa beaucoup.

En avril 1888 Pasteur apprit par Pedro II la création à Rio de Janeiro d'un Institut antirabique dirigé par le médecin Ferreira dos Santos qui avait déjà inoculé huit personnes. Celui-ci publia d'ailleurs cette année-là un livre en

---

[1] Pour cette histoire voir le récit d'A. Perrot et de M. Schwartz dans *Le neveu de Pasteur ou la vie aventureuse d'Adrien Loir, savant et globe-trotter (1862-1941)*, O. Jacob, Paris, 2020, p. 77-97

[2] Pasteur, *Corr.* T. IV, p. 244

portugais sur le traitement de la rage par la méthode Pasteur qui figure dans la bibliothèque familiale à Arbois.[1]

C. Les vaccins chimiques contre le choléra et la septicémie

Les 20 et 21 août 1888 Pasteur lut aux deux académies une note que Gamaleïa lui avait adressée. Celui-ci indiquait que son travail n'était qu'une simple et fidèle application des deux principes de la méthode expérimentale créée au laboratoire de Pasteur : la virulence progressive et les vaccins chimiques. Gamaleïa montrait qu'on pouvait douer le vibrion cholérique ordinaire, peu virulent sur les animaux, d'une virulence extrême qui tuait tous les cobayes et les pigeons. Il révélait qu'une culture du virus ordinaire conférait une immunité contre le virus le plus virulent.

Il croyait avoir démontré qu'une culture de ce dernier virus, stérilisée en la chauffant à 120° pendant vingt minutes, contenait une substance toxique très active qui conférait l'immunité contre celui-ci. Il annonçait donc avoir trouvé une méthode de vaccination préventive du choléra au moyen d'une solution ne contenant aucun microbe cholérique, et jugeait ce phénomène de la plus haute importance. Cette vaccination chimique lui paraissait d'efficacité certaine, sans danger puisque le vaccin pouvait être dosé à volonté (contrairement au vaccin vivant), et pouvoir s'appliquer aux humains. À Pasteur il avait confié être prêt à répéter toutes ses expériences à Paris, à son laboratoire et devant une Commission de l'Académie des sciences, et vouloir déterminer sur lui-même la dose inoffensive et suffisante à prévenir le choléra. Le 30 octobre, Pasteur convint avec E.-J. Marey que Gamaleïa répéterait ses expériences avec le microbe cholérique cultivé de Koch devant une Commission présidée par Bouchard.

Il se dit empressé à ce que les expériences de Gamaleïa fussent réalisées à son laboratoire, soulignant que ce modeste et grand inventeur s'était inspiré de sa méthode et de sa lettre à Duclaux publiée en tête du premier numéro des *Annales* (janvier 1887), et des belles et décisives expériences de Roux sur le vaccin chimique de la septicémie, parues dans les *Annales* de décembre dernier (1887). Il constata que les découvertes sur les vaccins chimiques s'accumulaient et ne doutait pas qu'on en posséderait beaucoup d'autres, notamment bientôt pour la rage, citant une de ses dernières expériences qui allait dans ce sens. Il promit à Gamaleïa, qui désirait venir travailler à Paris, de le nommer chef de laboratoire. Contrairement à Grancher il avait grande confiance en la note de Gamaleïa. Cependant, celui-ci, en cinq mois, ne put reproduire devant la Commission académique les résultats annoncés dans sa note, et repartit en Russie.

---

[1] Dos Santos A.F., *De tratamento preventivo da Raiva polo methodo Pasteur*, 1888, Rio de Janeiro

Dans une lettre à Chamberland du 31 août Pasteur refusa que celui-ci soit associé à la découverte par Roux, exceptionnelle selon lui, d'un vaccin chimique contre la septicémie, se justifiant par sa grande attention aux questions de priorité historique.

D. Bactériologie, microbiologie ou microbie ?

Dans une lettre au Pr E. Macé (1856-1938), professeur-agrégé enseignant l'histoire naturelle médicale à la faculté de médecine de Nancy, Pasteur, qui venait de parcourir son livre *Traité de bactériologie*, discute de la convenance de ce dernier terme : *Si vous me le permettiez je vous exprimerais le regret que vous ayez adopté le mot de bactériologie. Ne le trouvez-vous pas trop déterminé, trop particulier ? Ne faudrait-il pas un terme plus général, plus compréhensif pour désigner la jeune science qui grandit si vite, qui ouvre et découvre tant de nouveaux horizons ? Je vous avoue que je préférerais beaucoup l'expression de microbiologie et plus encore celui de microbie.* [...] *Si j'avais eu connaissance de votre entreprise assez à temps, j'aurais tout fait pour vous dissuader d'adopter le terme de bactériologie qui est propre plutôt à un chapitre de la microbie qu'à la microbie elle-même dans son ensemble.*[1] Il lui annonça qu'il présenterait son livre à l'Académie si son état de santé lui permettait d'assister à la séance, ou le ferait sinon présenter par J. Bertrand.

Pasteur avait raison puisque, si le terme de microbie ne fut pas adopté, celui de bactériologie sera limité à l'étude des bactéries, qui ne constitue qu'un groupe de micro-organismes parasites. Il souhaitait qu'on adopte le mot « microbie » pour sa brièveté et par euphonie, mais il fit demander à un helléniste son avis, tout en voulant sacrifier sans retour « bactériologie », employé surtout par les Allemands. L'helléniste ne le découragea pas d'utiliser « microbie ». En février 1889 Pasteur demanda un autre avis à un linguiste, invoquant Littré qui avait approuvé le terme « microbe » proposé par Sédillot.

4. Une santé oscillante

A. Une faiblesse extrême

a/ Maux divers

L'Institut Pasteur fut inauguré le 14 novembre 1888 en présence du président de la République Sadi Carnot et de ministres, ainsi que de membres de l'Institut et de l'Académie de médecine. Le discours de Pasteur, encore gêné pour parler, fut lu par son fils.

En janvier 1889 Pasteur contracta la grippe, transmise par son petit-fils Louis, ce qui le rendit tout endolori, courbaturé et larmoyant. Bien qu'il en guérît il avoua que sa santé n'était pas florissante.

[1] Pasteur, *Corr.* T. IV, p. 262

Il déclina le 21 janvier l'invitation de Paget à faire une conférence à la *Royal Society*, se disant impropre à cette tâche : *la congestion subite que j'ai éprouvée, il y a un peu plus d'une année, en octobre 1887, m'a laissé un embarras de parole très sensible et qu'augmentent encore les moindres émotions.*[1] Il lui proposa que Roux fasse cette conférence « Brownienne » à sa place, pour y exposer son travail expérimental sur la diphtérie, de premier ordre selon lui, réalisé conjointement avec Yersin, qu'ils venaient de publier dans les *Annales* de Duclaux. Il accompagnerait cependant Roux, tout en acceptant plus tard l'invitation de Paget à descendre chez lui avec Mme Pasteur. Le 8 février, il lui fit connaître sa crainte que son médecin, par les quelques mots qu'il prononça, s'oppose à son voyage, l'espérant néanmoins pour mai s'il trouvait grâce auprès de la Faculté. Finalement, il ne se rendit pas à Londres.

Le 7 juin il se plaignit à Grancher d'une toux catarrhale qui ne cédait à rien.

En octobre, il eut de la peine à écrire à son fils tellement il se sentait patraque et extrêmement faible. Il compte son âge, bientôt 67 ans. Il se rendit néanmoins à Alais pour inaugurer la statue de J.-B. Dumas, natif de cette ville, qui lui rappelait ses études sur les vers à soie.

Le 11 février 1890 Pasteur informa Grancher de son état déplorable : *Depuis deux mois, et c'est là ce qui m'excuse un peu, je suis à peu près constamment accablé de tristesse. Je ne peux plus écrire une lettre, je marche de plus en plus difficilement, je parle de plus en plus mal. Déjà je vous avais dit un mot de cet état que René avait atténué beaucoup. Mes malaises, depuis lors, n'ont pour ainsi dire subi aucune amélioration. Par surcroît, depuis quelques jours, j'ai beaucoup de peine à m'asseoir et je vous prie d'en deviner la cause, ce qui vous sera facile. Le docteur Villemin qui m'avait conseillé les pilules* ante cibum *chaque jour m'a défendu aujourd'hui d'en user désormais.*[2] Villemin le soignait toujours. Il souffrait certainement, outre de problèmes artériels cérébraux, d'hémorroïdes.

Il continua à avoir des difficultés à écrire ses lettres qu'il ne terminait pas et dictait à sa femme ou à son gendre.

b/ Une perte de connaissance brutale (12 juin 1892)

Le 12 juin 1892, Pasteur eut une nouvelle attaque assez grave. Se réveillant avec des céphalées il se promena le matin dans le parc de Villeneuve-l'Étang et eut du mal à revenir. Après un bain de pieds au sel, des sinapismes aux jambes, il se coucha et perdit connaissance pendant une heure et demie. La famille, très inquiète, se mobilisa auprès de lui. Le 19, Pasteur se leva un peu et, le lendemain, lut son journal. Certains journaux annoncèrent sa mort. Son état et sa tristesse profonde retentirent sur le moral de tous ses proches.[3]

---

[1] Ib., T. IV, p. 283-284
[2] Ib., T. IV, p. 305
[3] Desquand, *op. cit.* p. 326-327

En août, un mieux se dessina. Il parla à son fils de sa bonne santé relative. De Villeneuve-l'Étang il informa Grancher d'une santé bien consolidée, n'ayant eu qu'un dérangement intestinal, nullement inquiétant malgré le choléra qui sévissait à Paris avec beaucoup de cholérines. À Villeneuve-l'Étang presque tous les gens de service et les maîtres tombèrent malades. Chantemesse, qui soignait la maladie intestinale de Camille et aussi Pasteur, les effraya et chacun ne but plus que de l'eau de la fontaine préalablement bouillie. Pasteur avoua cependant ne pas se remettre vite et entièrement. À Villeneuve-l'Étang il était aussi soigné par Gille (ou Gilles), médecin de Garches, commune limitrophe. Chantemesse avait succédé comme médecin traitant à Villemin, décédé en octobre 1892 après une congestion cérébrale.

Le 29 août, il avertit Jules Vercel ne pas pouvoir présider le banquet à Arbois de l'Association amicale des anciens élèves du Collège : *J'y étais décidé lorsque j'ai reçu un* veto *de mon médecin* [Chantemesse] *disant que j'ai encore le cœur trop faible pour m'exposer à la fatigue d'un long banquet. Ma femme et mes enfants ne me permettraient pas d'enfreindre cet ordre.*[1] Il ne se rendit à Arbois qu'en septembre.

B. Un faux espoir de régénération (septembre – novembre 1892) ; des soins dentaires

Le 5 septembre 1892 il assista à l'Académie des sciences à la communication de Brown-Séquard (1817-1894), successeur de C. Bernard à la chaire de physiologie expérimentale au Collège de France. Brown-Séquard proposait des injections d'extraits testiculaires chez les vieillards. Pasteur prit son intervention très au sérieux et recommanda à Grancher d'essayer ces inoculations.[2]

À Arbois un mois plus tard il se dit certain de leur efficacité. Il en avait fait faire dix-huit par Roux et avait hâte de les reprendre. Il demanda à Grancher de lui ausculter le cœur dès son retour à Paris et trois semaines plus tard, après la longue interruption causée par le séjour d'Arbois. Revenu à Paris il reprit les injections, la vingt-quatrième le 3 novembre, et en fera plus de cent, sans résultat probant.

Desquand signale qu'à la fin de l'année 1892 Pasteur eut besoin de soins dentaires. Grancher lui recommanda A. Hugenschmidt (1862-1929), fils naturel de Napoléon III et de la Castiglione, qui semble s'être intéressé aux théories microbiennes.[3]

---

[1] Pasteur, *Corr.* T. IV, p. 335

[2] *On ne peut plus ne pas prendre très au sérieux les faits observés par lui et un grand nombre de médecins étrangers et français. Sa communication d'hier, croyez-moi, est faite pour appeler les plus sérieuses méditations.* (Ib., T. IV, p. 336)

[3] Hugenschmidt a publié en 1892 *Des complications infectieuses buccales et dentaires de la grippe pendant les épidémies de 1889-1890 et 91-92* et, en 1896, *Étude expérimentale des divers procédés de défense de la cavité buccale contre l'invasion des bactéries pathogènes.*

5. Controverses sur les microbes

A. Nouveau rejet de la spontanéité morbide

Pasteur avait répondu le 30 juin 1889 au chirurgien Le Fort qui lui avait écrit le 17 pour lui parler d'un *germe contage développé primitivement chez un malade sous des influences pathologiques individuelles*. Il l'avait acculé à choisir entre deux alternatives, soit la théorie de Lister si son germe-contage était vivant, soit celle de Liebig, pour lequel le germe-contage n'est pas issu d'un autre germe vivant mais d'un état pathologique individuel, qui équivalait donc à la doctrine de la spontanéité, chimérique pour lui dans l'état actuel de la Science. Il l'informait que tous les jours au service de la rage il soignait, grâce aux merveilleux effets des pansements antiseptiques, les morsures les plus graves, lesquelles guérissaient rapidement et sans complications. Il l'invitait à venir le constater à l'Institut Pasteur, à titre de revanche. Il avise Le Fort, qu'ouvrant bien les abcès dans sa pratique chirurgicale, il ne laisserait sans doute pas y pulluler un microbe commun, même inoffensif pour les plaies.

B. Un chimiste, non un médecin

Au stomatologiste David, qui lui dédiait un livre et lui demandait une préface, il protesta le 15 février 1890 de son incompétence dans sa spécialité : *Monsieur le Docteur, Vous avez songé sans doute, en me faisant l'honneur de me dédier votre livre, que rien de ce qui était microbien ne pouvait m'être étranger. Mais n'avez-vous pas oublié que je n'étais que chimiste et que vous m'exposiez, si pour répondre à votre désir j'exprimais dans une préface un jugement sur vos études, à commettre une sorte d'exercice illégal de la critique ? C'est à vos confrères en médecine qu'il appartient de louer, comme elles le méritent, ces pages d'une science spéciale.*[1] Pasteur, avec prudence et sagesse, voulut toujours rester sur son propre terrain, la chimie et l'expérience. Ses recherches touchaient aux vivants, à l'hygiène et à la pratique médicale, mais son incursion dans la thérapeutique humaine demeura très circonscrite bien que potentiellement vaste.

C. Un livre de Grancher sur la tuberculose ; Villemin récompensé

Lorsque Pasteur, dans sa lettre du 11 février 1890, avait décrit à Grancher son médiocre état de santé il lui avait aussi annoncé que sa femme lui avait lu plusieurs chapitres de son livre, qu'il trouvait beau et d'une clarté irréprochable. Probablement s'agit-il des leçons de Grancher sur la tuberculose, recueillies par le médecin des hôpitaux L. Faisans et revues par Grancher, en un vaste volume *Maladies de l'appareil respiratoire. Tuberculose et*

[1] Pasteur, *Corr.* T. IV, p. 307

auscultation (1890). Il l'avait dédié à Pasteur, dont il salue les travaux, *fondements impérissables de la Médecine moderne*, sans oublier l'apport essentiel de Koch.[1] Celui-ci venait d'annoncer sa découverte d'un traitement contre la tuberculose, la tuberculine, qui suscita un énorme enthousiasme, et qui se révéla un faux espoir. Pasteur lui avait adressé un télégramme de félicitations.

Deux ans et demi plus tard, le 14 novembre 1892, Pasteur fut chargé pour le lundi suivant, en comité secret de l'Académie des sciences, de faire le rapport sur le prix de la Commission du prix Lecomte. Elle comprenait outre lui-même, Bouchard, le mathématicien Hermite, Milne-Edwards, Chauveau, Duclaux et Verneuil, auxquels s'étaient joints le naturaliste Lacaze-Duthiers et J. Bertrand. Pour le prix tous votèrent Villemin, pour son œuvre, sans hésitation ni observation. Villemin était malheureusement décédé un mois plus tôt.

D. Doutes sur l'action unique du bacille cholérique de Koch

Pasteur, resté en concurrence avec Koch par l'intermédiaire de son Institut, se réjouit des nouvelles recherches de son laboratoire sur le choléra qui mettait un peu au défi celles de Koch, qu'il annonça à Grancher le 20 novembre 1892 : *Savez-vous que peut-être une grande nouvelle se prépare concernant le choléra ? Pettenkoffer annonce dans un journal de Munich qu'il a avalé un centimètre cube d'une culture de bacille-virgule virulent pur, sans en être incommodé, à peine un peu de diarrhée ; qu'il a constaté une très abondante culture de ce bacille dans son intestin ; qu'un autre expérimentateur en a fait autant avec les mêmes résultats ; que la rivière de Munich qui a reçu leurs déjections (ceci a été caché et dissimulé) a offert des cultures de bacille en quantité incommensurable et que le choléra n'a paru sur aucun habitant. Ici, Metchnikoff de triompher ou plutôt d'être fort encouragé. Depuis plusieurs mois, en effet, il fait expérience sur expérience, avec la persuasion que le bacille-virgule n'est pas la cause déterminante du choléra ; que lorsqu'il y a le choléra le bacille-virgule doit être associé à un autre microbe, lequel détermine les accidents mortels, etc. Mais le microbe en virgule pur entraînerait la mort des animaux. Tout cela est appuyé déjà sur beaucoup de faits précis.*[2] Metchnikoff avait consommé des vibrions cholériques sans conséquences morbides. Il tenta l'expérience sur un autre sujet, là aussi sans

---

[1] *M. Pasteur avait déjà publié, sur les maladies des vers à soie, sur le choléra des poules et sur le charbon, ses merveilleux travaux, fondements impérissables de la Médecine moderne, mais il fallut le brusque éclair venu de Berlin pour nous éveiller tout à fait. J'allais donc au laboratoire de M. Pasteur demander une place à côté de MM. Chamberland, Straus et Roux. J'eus la bonne fortune de devenir ainsi l'élève, puis bientôt l'ami et le collaborateur du Maître dans l'application à l'homme de ses découvertes sur la vaccination antirabique.* (Grancher J., *Maladies de l'appareil respiratoire. Tuberculose et auscultation.* Paris, Doin, 1890, p. VI-VII)

[2] Pasteur, *Corr.* T. IV, p. 343-344

effet pathologique, puis sur Jupille qui, lui, exprima un choléra typique dont il faillit mourir.[1]

Quatre mois avant sa mort Pasteur refusera la décoration que voulait lui attribuer l'empereur d'Allemagne Guillaume II.

6. Les trois dernières années avant la mort (janvier 1893 – 28 septembre 1895)

Le 27 décembre 1892 eut lieu, pour ses soixante-dix ans, le jubilé de Pasteur dans le grand amphithéâtre de la Sorbonne. Parmi les personnalités médicales on y trouve Charcot, à côté de Pasteur avec Duclaux. Verneuil, au nom de l'Académie de médecine, fit son éloge. Lister lut une adresse de Lord Kelley, président de la *Royal Society* des médecins de Londres, et lui donna l'accolade. Bergeron intervint également. Jean-Baptiste lut le discours de son père, trop fatigué et à l'élocution difficile.

Pasteur rendit compte de la cérémonie à Grancher le 15 janvier 1893. On y apprend que Bouchard avait l'idée fixe d'éloigner Charcot, Brouardel et d'autres de toute participation ostensible à l'organisation de la fête, ce qui avait beaucoup inquiété son gendre. Il a trouvé la cérémonie parfaite, belle et émouvante. Il n'écrivit lui-même à Grancher que quelques lignes, dictant la suite à sa femme, car ses doigts se crispaient quand il tenait la plume. Un mois auparavant il l'avait informé d'une santé pas trop mauvaise tout en ayant rarement une nuit de bon sommeil. Son jubilé lui fit sans doute du bien car il se trouvait maintenant ne pas aller trop mal et avoir de temps à autre une bonne nuit.

Ses dernières lettres se réduisent souvent à des nouvelles de sa santé et à des remarques ou des conseils sur celle, fragile, de Grancher. Le 24 février 1893, Mme Pasteur en informa Marcou : *Votre ami Pasteur continue à se porter assez bien, mais il doit se résigner à mettre de côté tout travail un peu fatiguant. Il s'intéresse aux travaux des autres, il va encore avec plaisir aux académies, il voit grandir ses petits-enfants avec beaucoup de sollicitude et, avec les soins qu'il faut qu'il donne à sa santé, le temps passe sans trop de peine.*[2]

En juin, ce mois où Peter mourut, les Pasteur retournèrent dans le Calvados, à Saint-Aubin-sur-Mer, où ils avaient séjourné l'année précédente. Pasteur y fit des promenades tous les jours et s'en trouvait assez bien, malgré ses nuits encore médiocres. Il écrivit à Grancher pour avoir des nouvelles de sa santé, altérée par un malaise long à disparaître, et de celle de sa femme qui avait contracté les oreillons, sotte maladie, déclare-t-il, dont elle devrait être guérie, estimant sa durée ordinaire à neuf ou dix jours.

---

[1] Metchnikoff Olga, *Vie d'Élie Metchnikoff*, Hachette, Paris, 1920, p. 142-145

[2] Pasteur, *Corr.*, T. IV, p. 348

La chaleur caniculaire du mois d'août le fatigua beaucoup. Il la rendit responsable de la mort de Charcot le 16 août, dans un hôtel du Morvan près du lac des Settons, d'un œdème aigu des poumons. Il regrette qu'il soit parti dans ces conditions en voyage avec René Vallery-Radot et Straus, alors que sa santé était précaire. Au lieu d'aller à Arbois il resta avec Marie à Villeneuve-L'Étang, sous la surveillance de Chantemesse et de Gille. Marie constata ses pertes de mémoire. À la fin de l'année Grancher donna une conférence intitulée « L'influence de M. Pasteur sur la médecine contemporaine ».

Desquand raconte que Brown-Séquard, prenant le pouls de Pasteur lors d'une séance de l'Académie des sciences, déclara qu'il allait bien. Cependant, Gille lui prescrivit de la digitaline pour ses œdèmes de jambes.

Outre Charcot, d'autres amis moururent, comme Jules Vercel au cours du mois de février 1894.

En mai 1894, Pasteur accompagna sa femme à Vichy où elle allait faire une cure. Ses lettres se raccourcissaient de plus en plus. Le 26 août, de Villeneuve-l'Étang, il se dit toujours le même mais sans appétit.

Le 14 octobre, il n'arriva plus à comprendre la conversation et un de ses yeux paraissait plus petit. Chantemesse diagnostiqua une nouvelle congestion cérébrale, autrement dit un nouvel accident vasculaire cérébral. Il somnolait beaucoup.[1]

Le 1er novembre, dans son appartement de l'Institut Pasteur, il fit un malaise et perdit connaissance.[2] Chantemesse absent, Roux et Metchnikoff s'en occupèrent. On parla d'une crise d'urémie, selon ce que rapporte René Vallery-Radot dans sa biographie. Louis Pasteur Vallery-Radot, dans une note, pense qu'il s'agit d'un problème artériel plus qu'urémique : *Étant donné le début brutal de cette crise, à une heure de l'après-midi, il est plus vraisemblable qu'il s'est agi d'un ictus. D'après les symptômes que présentait Pasteur depuis plusieurs années, il est probable qu'il était atteint de sclérose artérielle et néphrosclérose.*[3] L'artériosclérose n'exclut pas une insuffisance rénale et peut en être une des causes, sinon la principale dans son cas.

Deux personnes le veillèrent chaque soir, un membre de la famille et un pastorien, puis deux autres, pour la nuit, à partir d'une heure du matin. Roux organisa ce tour de garde du 1er novembre au 25 décembre auquel participa, entre autres, Roux, Chantemesse, Viala, Calmette, Metchnikoff, et le Dr Marie. Mme Pasteur arrivait et restait chaque nuit.

---

[1] Desquand, *op. cit.* p. 344-345

[2] *Le 1er novembre, au moment où il se disposait à sortir pour aller voir comme chaque jour ses petits-enfants, Pasteur fut pris d'une violente crise d'urémie. On le transporta sur son lit. Pendant quatre heures, il resta presque sans connaissance. Une sueur d'agonie baignait son front et tout son corps, ses yeux restaient fermés. La nuit ramena quelque espoir. Il put parler, il demanda qu'on restât près de lui. Le danger immédiat semblait conjuré ; mais les inquiétudes étaient encire vives.* (Vallery-Radot René, *op. cit.* p. 677)

[3] Pasteur, *Corr.* T. IV, p. 357

Selon R. Vallery-Radot, Chantemesse soigna Pasteur avec un dévouement admirable. Gille vint le voir régulièrement, de Garches. Le Pr Guyon manifesta une sollicitude très affectueuse. Metchnikoff ramena un matin en toute hâte le Pr Dieulafoy. Grancher, malade et loin de Paris, revint pour lui rendre visite. Pasteur avait du mal à dormir. Il souffrait et geignait.

À la fin de l'année l'état de Pasteur sembla s'améliorer. Il pouvait converser. Il reçut la visite d'Alexandre Dumas fils, qui l'aimait et l'admirait depuis longtemps, et que Pasteur appréciait beaucoup. Mme Pasteur informa Marcou le 31 janvier 1895 de son état de santé : *Il y aura demain trois mois que votre ami est malade et que nous le soignons pour une albuminurie. Il est mieux depuis un mois, mais il n'a pas encore quitté sa chambre et presque pas son lit. Nous avons bien de la peine à le faire tenir assis, chaque jour, pendant deux heures. Il est à un régime au lait très sévère. Grâce à cela, l'albumine a disparu complètement et nous espérons le voir bientôt reprendre les forces qu'il a perdues.*[1]

Pasteur se rétablit peu à peu en partie. Cependant, il contracta en avril une petite cystite. Chellier, une des premières femmes médecins, élève de Chantemesse, vint lui rendre visite. Elle le reverra en août car elle voulait sa recommandation pour un poste de médecin à Marseille et faire des missions auprès des femmes algériennes.[2] Le 23 avril, on le transporta à l'École normale puis au laboratoire où il effectua sa dernière observation microscopique, le bacille de la peste isolé par Yersin.[3] On lui ordonna un tonicardiaque, le *strophantus*.

Le 13 juin, il quitta l'Institut pour Villeneuve-l'Étang. Il ne put se rendre à une réunion tenue par la municipalité de Paris en hommage à Roux, son cher collaborateur, dit-il. Roux et Metchnikoff venaient le voir presque tous les jours.

Au début de septembre Pasteur ne put plus marcher et se reposer sous les arbres. Le 18, il eut une nouvelle crise d'urémie. Gille et Chantemesse le consultèrent. Ce dernier passa la nuit sur place. On lui injecta de la caféine, et de « l'eau de vie allemande », et on le força à boire du lait, et même avec une sonde.[4] Le 22, il se plaignit toute la journée et, le lendemain, on installa une machine à oxygène. On craignit une phlébite. Ses jambes douloureuses devinrent noires et se paralysèrent. Il eut de plus en plus d'albumine.

Il mourut là, après une nouvelle attaque qui le rendit aphasique, le 28 septembre 1895 à 72 ans. Koch envoya un télégramme de condoléances pour son frère ennemi, le qualifiant de génial fondateur.

---

[1] Id.

[2] Desquand, *op. cit.* p. 346, 349-350

[3] Debré P., *op. cit.* p. 523

[4] Desquand, *op. cit.* p. 352

CONCLUSION

Certains historiens de la médecine ou philosophes ont critiqué l'éthique ou la philosophie de Pasteur (Dagognet, Geison, Cadeddu, etc.).

En scrutant la correspondance, les textes scientifiques et « littéraires » de Pasteur, son éthique nous apparaît quasiment irréprochable, même s'il a parfois été injuste envers ses adversaires, ses concurrents ou les initiateurs d'idées scientifiques anticipatrices ou préconçues, idées qu'il défend et critique de manière parfois contradictoire. Son éthique ne nous semble avoir rien à envier à celles du siècle suivant et de notre époque, même si son nationalisme peut paraître étroit comme le remarque Morange.

Si ses essais thérapeutiques humains, en particulier contre la rage, ont pu provoquer quelques accidents mortels, sans doute imprévisibles en son temps, ils sont à relativiser devant le bénéfice largement évident pour les nombreuses personnes sauvées.

Sa proposition de se servir de condamnés à mort pour des expériences thérapeutiques humaines ne paraît pas monstrueuse. Savait-il que Pedro n'appliquait pas la peine de mort ? On l'a bannie dans notre pays pour des crimes ignobles. Fallait-il gracier les nazis condamnés à mort au procès de Nuremberg ? Ne faut-il pas tenter d'annihiler les individus, ou les microbes, à l'évidence trop nuisibles ? D'un autre côté on approuve l'interruption volontaire de grossesse et le sacrifice de millions d'animaux pour nos plaisirs gustatifs, qui sont des peines de mort. Je suis partisan de l'avortement, et ne suis pas un adversaire du sacrifice d'animaux pour notre alimentation ou pour la recherche biologique et médicale, mais il me paraît préférable de tenter de les prévenir et de les limiter, comme il est désirable de prévenir et d'éviter les guerres même s'il paraît malheureusement utopique de les éradiquer complètement.[1] Si l'on en croit ses propos sur le germe, source de la vie, et la potentialité de l'enfant, Pasteur serait probablement contre l'avortement, comme Hippocrate dans son serment.[2]

Dagognet, malgré son enthousiasme pour les travaux de Pasteur, lui attribue une doctrine qu'il nomme « végétalisme » et une philosophie de la nature qu'il qualifie d'attardée.[3] Pasteur a assumé librement des choix philosophiques ou théologiques contestables : vitalisme, spiritualisme, condamnation de la libre pensée, croyance en un Dieu créateur et espérance en une âme

---

[1] D'où l'utilité de la diplomatie, mais une diplomatie plus efficace que celle du président Macron contre la politique monstrueuse de Trump ou de Poutine.

[2] Je me rappelle que, dans les années 1980, un médecin rural, pratiquant et ayant, je crois, quatre enfants, que je devais à nouveau remplacer un été, ne me reprit pas, à mon avis parce j'avais adressé une femme, qui voulait avorter, à un spécialiste qui pratiquait les IVG.

[3] Dagognet F., *op. cit.* p. 150-151, 392

éternelle, dénégation de la génération spontanée, scepticisme envers l'évolutionnisme.[1] On peut difficilement lui en ôter le droit parce qu'ils touchent à un domaine inaccessible à la science. Par ailleurs, on a peut-être voulu lui faire payer sa « connivence » avec le pouvoir politique : l'empereur Napoléon III et l'impératrice Eugénie, différents ministres dont son ami et maître J.-B. Dumas, et son fervent patriotisme qui s'exprime aussi dans le choix de ses médecins, militaires de carrière : Godélier et Villemin. Il faut replacer ses sentiments et ses opinions dans le contexte religieux et politique de l'époque. Le travail scientifique de Pasteur se veut laïque et indépendant de toute opinion philosophique ou religieuse, objet de la seule liberté de conscience et de la sphère privée.

Nous avons contesté, dans notre premier livre sur les rapports de Pasteur avec la philosophie, la démarcation absolue qu'il établit entre science et philosophie. Nous sommes convaincus avec lui, de l'existence, au-delà de la science, d'un domaine irrationnel et irréductible. Nous sommes cependant moins persuadés que la science n'interfère en rien avec la philosophie et la théologie, et nous avons tenté de montrer qu'elle peut, sinon renverser, du moins réformer les conceptions appartenant à ces domaines qui incluent une métaphysique. D'un autre côté on ne saurait éliminer celle-ci comme a voulu le faire, par exemple, Duclaux, même si elle n'a aucune nécessité et qu'on peut préférer l'agnosticisme.

Si la France a joué un rôle fondamental dans l'évolution de la médecine par la diffusion des méthodes anatomo-clinique et numérique elle semble avoir été en retard dans l'appréciation du rôle de la contagion et des germes vivants en pathologie où les Italiens (Bassi, Pacini) et les Anglais (Snow, Budd) ont devancé les médecins français et Pasteur. Dans l'Empire austro-hongrois Semmelweis[2] les précède également. Pasteur a permis de combler ce retard par les preuves décisives qu'il a apportées et par la conception d'une généralisation des vaccinations et d'une thérapeutique immunitaire. L'empire prussien l'a concurrencé avec Koch et sa découverte de microbes majeurs (tuberculose et choléra), mais celui-ci fait partie de la génération suivante. Pasteur et lui se sont retrouvés sur le même front car Pasteur n'a commencé à étudier et à combattre les maladies humaines qu'en 1877.

La démarche scientifique de Pasteur ne nous paraît pas dénuée de sources propres. Nous avons vu les probables liens de ses idées parasitaires et microbiennes, pas du tout nouvelles, avec celles de Raspail, de Déclat, de Davaine, de Villemin, de Noël Gueneau de Mussy, et peut-être avec celles antérieures de Bassi à propos des maladies des vers à soie. Par ailleurs, il revendique sa

---

[1] Pour cette question voir notre livre *Pasteur et la philosophie*, p. 151-156 et 191-212. Remarquons aussi que l'ami jurassien et géologue de Pasteur, Jules Marcou, écrivit une biographie de son collègue et ami Agassiz, qui était anti-darwinien.

[2] Voir Delavault Robert, *L'asepsie un demi-siècle avant Pasteur : Ignace Semmelweis*, Préface de Xavier Riaud, L'Harmattan, Paris, 2007

filiation avec Jenner pour les vaccinations. D'autres historiens ont insisté sur les liens entre ses recherches expérimentales et celles de vétérinaires ou de médecins contemporains : Davaine, Chauveau, Galtier, etc. La représentation de Pasteur par A. Loir, dans le dernier chapitre de son livre, comme *un grand solitaire*, et de son œuvre comme *toute nouvelle, inconnue, et qui n'appartenait qu'à lui seul*, est un mythe, démenti d'ailleurs par l'auteur puisqu'il a révélé le bénéfice que retira Pasteur de la lecture de l'ouvrage d'Auzias-Turenne, publié par les amis de celui-ci en 1878.[1]

Certains, comme Morange, croient que la méthode expérimentale n'a pas joué le rôle fondamental dans ses découvertes. Pour nous, l'expérience étant le fruit de multiples facteurs on peut très bien sélectionner certaines causes au détriment des autres. Pasteur a eu raison de croire à l'existence et au rôle substantiel des microbes, ce qui a transformé l'hygiène chirurgicale, médicale, sociale et individuelle. Cependant, en étant vigilant sur celle-ci et sur le contrôle des animaux, par exemple porteurs de rage ou de la Covid-19, on peut se passer largement des vaccinations, comme voulait le faire la Commission anglaise de la rage. En portant des masques on évite les contagions aériennes, et en limitant les contacts avec des objets ou d'autres personnes on se préserve largement d'un contage direct. Par contre, en négligeant les mesures d'hygiène lors des soins, ou d'autres facteurs ou causes occasionnels des maladies, on crée des conditions pouvant favoriser leur gravité (diabète, obésité, etc.), ou des pathologies nosocomiales sources en France de centaines de morts annuellement. L'efficacité des antibiotiques fait que de simples mesures d'hygiène permettant d'éviter des maladies sont désapprises et oubliées. Leur trop large emploi favorise les résistances des germes, susceptibles d'engendrer de nouvelles épidémies ou pandémies délétères qui inquiètent les épidémiologues et l'OMS.[2] Combien de mesures personnelles ou sociales d'hygiène rendraient inutiles la prise de médicaments, de plus parfois iatrogènes, et à risques d'aléas thérapeutiques. La pathocénose, ou disparition de certaines maladies au profit d'autres, chère à l'historien Grmek, peut aussi engendrer de nouvelles maladies plus graves. Les facteurs héréditaires individuels des maladies constituent également un pan pathologique important pour lequel on entrevoit de nouvelles possibilités thérapeutiques.

Si nous devons lutter contre certains microbes dangereux les mesures préventives sont préférables, parmi lesquelles les vaccinations. Mais il faut voir que beaucoup de microbes sont saprophytes et bénéfiques, et le succès actuel des prébiotiques et probiotiques montre que ce terrain est encore à explorer et ouvre sans doute de nouvelles possibilités thérapeutiques.

---

[1] Pour le rôle qu'a pu avoir les idées d'Auzias-Turenne sur Pasteur voir Dubos R., *op. cit.* p. 356-358

[2] Voir par exemple Michel-Briand Yvon, *Aspects de la résistance bactérienne aux antibiotiques*, L'Harmattan, Paris, 2012

ANNEXE I : John Pringle (1707-1782) : Observations on the diseases of the army in camp and garnison (Observations sur les maladies des armées dans les camps et les garnisons) ; Experiments upon septic and antiseptic substances (Mémoires sur les substances septiques et anti-septiques) (1752-1768)

Comme nous l'avons dit, Pringle a réuni en 1752 ses mémoires sur les substances septiques et antiseptiques à la première édition de son ouvrage sur les maladies de l'armée, développement de ses observations adressées à Mead en 1750. En 1753 parut la seconde édition avec quelques additions, traduite en français en 1755. En 1768, une sixième édition anglaise fut éditée, notablement augmentée par Pringle. Le traducteur français, comme il l'explique dans son avertissement, a repris sa traduction de la seconde édition en la revoyant d'après les nouvelles additions considérables effectuées par Pringle. Cette seconde traduction française a paru en 1771. L'ouvrage que nous analysons ici correspond donc au texte anglais de Pringle de 1768 et au texte français de 1771.

Nous commencerons par rendre compte de ses expériences sur les substances septiques et antiseptiques car Pasteur y a vu un lien avec ses propres recherches et s'y réfère.

1. Les Mémoires sur les substances septiques et anti-septiques

Pringle explique dans la préface de son ouvrage avoir réalisé ses expériences car il voulait se risquer à des conjectures sur les causes internes les plus cachées des maladies des armées et des prisons. Malgré sa conscience que la théorie pervertit souvent le jugement il s'y autorise parce qu'il avait établi, bien avant ses expériences, le traitement de ces maladies et que leurs causes lui furent quelquefois suggérées d'abord par les effets des remèdes.

Quelles sont pour lui ces causes internes et cachées ? Il les révèle dans sa préface. Elles dérivent du principe septique. Il se défend cependant de le généraliser : *En raisonnant sur la nature de ces maladies, j'ai eu si souvent recours au principe septique que le lecteur pourrait s'imaginer que je le regarde comme une cause plus universelle que je ne le pense réellement ? Car, si l'on excepte ces maladies et un petit nombre d'autres auxquelles je fais allusion dans cet ouvrage, je n'en ai rapporté aucune autre à cette origine.*[1]

À l'appui de cette idée il invoque Hippocrate, qui aurait regardé la corruption des humeurs comme la cause de certaines maladies, Galien, qui en parle plus au long, et les *Aphorismes* de Sanctorius. Il juge que les systèmes de Sylvius et de Willis, et celui des premiers mécanistes, ont détruit le principe septique, mais que Boerhaave l'a rétabli en comprenant parmi les alcalis tout ce qu'il croyait septique ou putride. Cependant, comme Boerhaave n'eut pas le temps d'appuyer sa doctrine sur des expériences, il en résulta des méprises et l'on n'a point assez compris, selon Pringle, toute l'étendue de ce principe.

---

[1] Pringle John, *Observations sur les maladies des armées dans les camps et les garnisons* suivies de *Mémoires sur les substances septiques et anti-septiques et de la Réponse à de Haen et à Gaber*, Paris, A. Delahays, 1855, p. X

Ceci l'incita à effectuer ses expériences, conformément à la méthode expérimentale préconisée par Francis Bacon (1561-1626) et la *Royal Society*. Il les exposa devant celle-ci en 1750 et 1751 : *Deux circonstances m'engagèrent à continuer ce sujet : le grand nombre de maladies putrides, dont je fus obligé de prendre soin dans les hôpitaux, et l'autorité du lord Bacon, qui présente de bonnes raisons pour engager à considérer la connaissance de ce qui cause, ou de ce qui retarde la putréfaction, comme la chose vraisemblablement la plus propre pour expliquer les opérations les plus cachées de la nature. Je lus dans diverses assemblées de la société royale plusieurs mémoires à ce sujet.*[1]

Il y lut sept mémoires dans lesquels il décrit quarante-huit expériences. Il remarque d'emblée, en note, que Bacon, dans son *Histoire naturelle*, a souligné l'utilité des expériences sur la putréfaction pour la médecine et la chirurgie.[2] Cependant, il constate que très peu d'expériences furent effectuées, en raison de leur dangerosité.

Dans une note de la treizième expérience il explique ce qu'il entend par ferment morbide, qu'il compare au levain de la bière : *Il est à propos de remarquer que, lorsque je fais usage ici et dans mes* Observations sur les maladies des armées, *du mot* ferment *pour désigner la cause qui change les humeurs, j'entends seulement la puissance qu'ont toutes les substances putrides animales de s'assimiler et de corrompre celles qui ne le sont point comme on l'expliquera plus amplement dans le mémoire suivant, à l'expérience dix-huitième. Cette précaution est d'autant plus nécessaire, que je ferai voir dans un des mémoires suivants, que les substances putrides animales deviennent des ferments dans le sens le plus rigoureux ; c'est-à-dire, qu'elles agissent comme le levain de la bière, lorsqu'on le joint à quelque substance végétale capable d'une fermentation vineuse.*[3] Il assimile donc ici les ferments à des levains et à la levure de bière, sans indiquer cependant s'ils sont des êtres organisés et vivants.

Il réfute d'abord l'idée que les alcalis favorisent la putréfaction, les trouvant même antiseptiques, comme les acides. Il trouve antiseptiques des substances résineuses et des plantes. Par exemple, deux grains de camphre mêlés avec de l'eau conservent mieux la viande que soixante grains de sel marin. Il reconnait que le quinquina est antiseptique, mais moins que la serpentaire de Virginie ou la camomille.

Dans le second mémoire, il compare sous forme de table la vertu antiseptique de différents sels à celle de soixante grains de sel marin. Le nitre est par exemple quatre fois plus antiseptique que le sel marin, borax douze fois plus, la palme revenant à l'alun qui l'est trente fois plus. Il trouva le camphre le plus antiseptique des résineux, et au quinquina une vertu antiseptique considérable. Beaucoup de substances se révélèrent antiseptiques, mais il s'aperçut que certaines ne résistaient pas à la putréfaction et que d'autres la produisaient. Depuis Pasteur on peut l'expliquer par la nature des milieux plus ou moins aptes à nourrir les ferments considérés comme des êtres vivants qui doivent se nourrir pour survivre.

---

[1] Ib., p. XI

[2] *Milord Bacon appelle les causes qui accélèrent la putréfaction, un sujet d'une recherche très-universelle ; il dit pareillement qu'il est d'une grande utilité d'examiner les moyens de prévenir ou de retarder la putréfaction, ce qui fait une partie considérable de la médecine et de la chirurgie.* (Ib., p. 139)

[3] Ib., p. 147

Pringle passa ensuite à des expériences qui visaient à rétablir de la chair putréfiée dans leur premier état, faisant disparaître son odeur putride puis la conservant fraîche pendant un an. Il le réussit facilement d'abord avec la camomille, puis avec une forte décoction de quinquina. Il suppose que celui-ci sera encore plus soluble dans le corps par le moyen de la salive et de la bile que dans l'eau. Il en déduit que *c'est en conséquence de cette vertu anti-septique qu'il agit principalement* et *qu'en partant de ce principe, on peut rendre raison du succès qu'il a dans la gangrène et dans le dernier période des fièvres pestilentielles, lorsque les humeurs sont évidemment corrompues.*[1] Il suspecte donc que la putréfaction est une des principales causes des fièvres rémittentes et intermittentes.[2] Son idée est confortée par le fait que tous les remèdes utiles dans la cure des fièvres intermittentes, comme la myrrhe, la camomille ou l'alun, outre les évacuations et le quinquina, corrigent puissamment la putréfaction. Il reconnaît cependant *que le quinquina détruit si promptement ces fièvres, que sa qualité fébrifuge doit être quelque peu différente de sa vertu anti-septique.*[3]

Son troisième mémoire est consacré à des expériences sur les antiseptiques empêchant la putréfaction des liquides comme du fiel de bœuf et du sérum de sang humain. On remarque qu'il a trouvé le camphre moins antiseptique envers les solides tout en concluant que toutes les substances antiseptiques le sont universellement bien qu'avec une force parfois inégale. Il évalua ensuite l'aptitude des antiseptiques à faire disparaître la putréfaction, cette fois, d'un jaune d'œuf putride. Il constate que beaucoup de substances corrigent la putréfaction, et espère qu'on pourra trouver un antiseptique capable de rectifier la sanie d'un ulcère cancéreux.

Il remarque que différentes maladies d'une espèce putride exigent différents antiseptiques et que la même maladie ne cède pas toujours au même remède. Le quinquina, bien que spécifique souverain dans certaines circonstances, ne réussira pas toujours dans la gangrène, dans certaines plaies, ou en cas de fièvre hectique. Cela peut dépendre de l'état des vaisseaux ou du sang, ou de la constitution. Il croit que la vertu du quinquina dépend en partie de sa qualité astringente, tous les astringents étant antiseptiques bien que certains antiseptiques ne soient pas astringents.

Il en vient aux substances qui favorisent la putréfaction car il juge, contrairement à l'idée choquante qu'on attache à ce mot, que *nous devons regarder la putréfaction comme un des instruments dont la nature se sert pour produire quelques changements des plus importants et des plus salutaires.*[4] Il cite la transformation de substances en

---

[1] Ib., p. 146

[2] *A l'égard des fièvres rémittentes et intermittentes, pour lesquelles le quinquina se trouve si spécifique, si nous jugions de leur nature par les circonstances qui les accompagnent dans les climats et dans les saisons où l'on est le plus sujet à ces maladies, nous regarderions la putréfaction comme une des principales causes de ces fièvres. Ce sont les grandes maladies épidémiques de tous les pays marécageux, et elles font plus de ravages après des étés chauds, dans un air chargé de vapeurs et qui ne circule pas. Elles commencent vers la fin de l'été, et continuent pendant tout l'automne. Elles sont plus dangereuses lorsque l'atmosphère est plus chargée des émanations des eaux croupissantes, qui deviennent encore plus putrides par les substances végétales et animales qui s'y pourrissent. La viande se gâte alors fort aisément, et les dysenteries et d'autres maladies putrides se joignent fréquemment à ces fièvres. Les chaleurs disposent les humeurs à devenir âcres ; les émanations putrides attirées par les poumons servent de ferment* [...] (Ib., p. 146-147) C'est ici qu'il donne sa définition du ferment.

[3] Ib., p. 147

[4] Ib., p. 149

aliments. Il juge que plusieurs maladies tirent leur origine du défaut de cette action. En effet, la crise des fièvres lui paraît dépendre en quelque sorte de la putréfaction, qui contribue même à produire la chaleur animale. Il note qu'Hippocrate prenait le mot « putréfier » comme d'un synonyme du mot « digérer ». Pour les Anciens la coction était une sorte de putréfaction.

Il fournit sa conception de celle-ci. Elle consiste dans une séparation ou désunion des parties. La résolution ou l'atténuation est un caractère inséparable de la putréfaction. La résolution diffère de la suppuration, en ce que celle-ci s'étend aux vaisseaux alors que celle-là se borne aux humeurs. Il ne juge pas la putréfaction par la seule odeur fétide. Ce préjugé lui semble obsolète parce que dès qu'une fibre devient plus lâche, ou une humeur plus fluide, on peut les regarder comme commençant à devenir putrides. Ceci, pour le meilleur ou pour le pire, car il se peut que *ce changement tende à une meilleure santé, ou à la destruction de la machine, et qu'il soit agréable ou disgracieux aux sens.*[1] De là probablement vient la notion de « pus de bonne nature ».

Pringle dit n'avoir rencontré que fort peu de substances septiques réelles, et il s'en tient aux moyens déjà connus pour accélérer la putréfaction : la chaleur, l'humidité et un air qui ne circule point. Il trouva que la craie et le sel commun hâtaient la putréfaction.

Il se propose ensuite de vérifier l'idée nouvelle de Bacon et de quelques chimistes que la fermentation putride est analogue à celle qui arrive aux végétaux parce qu'il y a une grande connexion entre cette fermentation et la contagion. Les liens entre contagion et fermentation, qu'ont exprimés Liebig et Pasteur, n'étaient donc pas du tout nouveaux.

Pringle cite en note Stahl (1660-1734), Becher (1635-1682), et Boyle (1627-1691) pour avoir trouvé une analogie entre la fermentation et la putréfaction. Stahl parle de « ferment putride » et Boyle se sert indifféremment des mots fermentation et putréfaction du sang dans son livre sur le sang humain. Selon Pringle, il faudrait utiliser deux mots pour désigner les agents causes des deux phénomènes, mais le fait que toutes les substances putrides animales ont aussi la disposition d'exciter la fermentation vineuse dans les végétaux contrecarre cette distinction nominale. Il se défend de faire revivre la doctrine de la fermentation du sang, telle que celle qui arrive parmi les végétaux, certains de ses lecteurs l'ayant cru par l'usage fréquent qu'il fait du terme « ferment » dans son ouvrage. Il souligne avec pertinence le rôle bénéfique des espaces bien aérés et du vent.[2]

Dans le quatrième mémoire il continua ses expériences sur les substances septiques et antiseptiques. Il trouva que le sel marin, contrairement à l'opinion établie, accélérait la putréfaction, à l'inverse du sucre qui, par sa fermentation, produit un acide qui s'oppose secondairement à la putréfaction. Il soupçonne que le déclin des maladies putrides provient de la grande consommation en son temps du sucre et des aliments acides, trouvant qu'on ne parlait presque plus de lèpres, de scorbut putride, de dysenteries, de fièvres pestilentielles, et d'autres maladies si fréquentes autrefois.

---

[1] Ib., p. 149

[2] *Car les parties le plus putrides étant aussi les plus volatiles, elles sortent continuellement de la substance corruptible et se dispersent avec le vent, mais lorsque l'air croupit et ne circule point, elles restent autour du corps, et agissant comme un ferment, elles excitent et accélèrent la corruption.* (Ib., p. 150)

Il montre que les substances animales putrides excitent une fermentation acide dans les farineux. Il constate que l'acide produit n'a pas d'odeur désagréable mais celle du lait aigri ou du fromage aigre (fermentation lactique). Ses expériences avec la salive démentent l'opinion de Stahl qu'elle excite une fermentation végétale. En quantité suffisante et bien mélangée aux aliments elle retarde la putréfaction et prévient la fermentation immodérée, les vents et l'acidité dans les premières voies, estomac et intestins.

Dans le cinquième mémoire il poursuit ses expériences de fermentation d'aliments avec la salive et confirme que toutes les substances animales en se putréfiant deviennent un ferment à l'égard des farineux. Elles agissent comme un levain. Il explique les vents et la chaleur d'entrailles par un défaut de fermentation. Le volume de salive et son mélange avec les aliments grâce au mâchage sont pour lui les meilleurs remèdes aux indigestions. Il observe que la promptitude et la sûreté des sels alcalis fixes dans la chaleur d'entrailles proviennent de leur capacité à arrêter la fermentation. Il croit que la fermentation de certains mélanges d'aliments tels que de la viande, du pain et de l'eau, est source d'un acide fort, tel du vinaigre très fort, provoquant aigreurs gastriques, excoriation du gosier et agacement des dents, symptômes qu'on constate encore très souvent de nos jours.

Dans son sixième mémoire Pringle étudie l'effet des espèces aromatiques, et d'autres substances de la Pharmacopée de Londres dont le quinquina, sur la fermentation d'un mélange d'aliments. Il juge nécessaires la putréfaction et la fermentation dans les digestions, mais celle-ci ne doit pas être trop forte comme il arrive quand l'estomac est trop faible, ou bien que la salive manque ou devient putride. On doit alors fortifier et ranimer les fibres par divers remèdes ou corriger un acide surabondant dans l'estomac par des absorbants.

Dans son septième et dernier mémoire il étudie le sang et conclut en croyant que les émanations qui s'échappent des substances corrompues consistent surtout en phlogistique (doctrine chimique de Stahl) ou principe sulfureux, combiné avec les parties salines du corps. Ces particules nuisibles irritent les nerfs et excitent la corruption des humeurs en agissant sur elles comme un ferment. Il examine ensuite la couleur des différentes parties du sang qui se corrompt. Ses expériences l'amènent à penser que la sanie des ulcères est composée de sérosité teinte avec du sang rouge putréfié. Il suppose que cette sérosité coule en permanence dans les ulcères, puis est absorbée ou s'évapore, à l'exception du sédiment qui reste dans la plaie sous forme de pus qu'il imagine nécessaire à la guérison.

Il croit à tort que le scorbut des mers, ou maladie des matelots, provient d'une cause putride, confondant la cause et l'effet. Il le compare à la peste, invoquant les dissections effectuées lors de la peste de Marseille. Il énumère les symptômes que provoque l'admission d'un ferment putride dans le sang.[1]

Il termine ses mémoires par des conjectures sur la nature du scorbut qui résulte seulement, selon lui, d'une putréfaction.[2]

---

[1] *Toute substance animale corrompue est non seulement désagréable aux sens extérieurs, mais attaque encore les nerfs et les fibres, comme il est évident par les nausées, les spasmes, les palpitations, les tremblements, l'abattement des esprits, et par les autres symptômes qui viennent à la suite de quelque ferment septique admis dans le sang.* (Ib., p. 172)

[2] *Il paraît par ces mémoires et par mes observations, que je considère le scorbut comme provenant seulement d'une cause putride, sans examiner si cette putréfaction est occasionnée*

2. Sur les maladies des armées et la fièvre des prisons

Dans sa préface il se propose de diviser cet ouvrage préliminaire en trois parties d'après les matériaux issus de ses observations personnelles durant les guerres des Pays-Bas, se jugeant peu instruit par les livres consultés sur ce sujet.

Dans la première partie il fera état des maladies épidémiques, c'est-à-dire, pour lui, celles arrivées le plus fréquemment parmi les troupes, après une relation succincte des qualités de l'air et des maladies particulières au pays où se trouvent les armées. Il s'agit presque exclusivement d'un récit de faits dont il fut le témoin oculaire.

Il réserve la seconde partie aux raisonnements qui résultent de la première. Il classera les maladies communes à la vie militaire, en examinera les causes générales, celles qui dépendent de l'air, du régime et de circonstances improprement dites non naturelles. Il assure les attribuer à des causes fort différentes de celles, fausses, que les auteurs antérieurs ont émises. Il accuse les hôpitaux, qui devraient servir au rétablissement et à la conservation de la santé, d'être au nombre des principales causes des maladies et de la mort dans les armées, du fait de leur mauvais air et des autres inconvénients qui en sont inséparables. Il vise ensuite par son explication des causes générales des maladies à en prévenir certaines et en rendre d'autres moins dangereuses. Pour cela il prône de donner au soldat des ordres formels, incontournables, qui doivent cependant lui paraître raisonnables. La prévention des maladies par des remèdes lui semble peu concevable, le soldat pouvant la négliger. Il veut terminer cette partie en pronostiquant la quantité de malades sur laquelle le général d'armée doit compter, en fonction des saisons, du temps, des effets sur la santé du déroulement et de la durée des campagnes, etc.

Si ces deux premières parties intéressent autant les officiers que les médecins il réserve la troisième partie, pratique, aux médecins. Soucieux d'une exposition claire il veut répartir les maladies en deux classes. La première regroupe les maladies communes à la Grande-Bretagne et aux autres pays, sur lesquelles beaucoup d'auteurs ont déjà rédigé des traités bien connus des médecins. La seconde regroupe celles moins courantes en Grande-Bretagne, et propres à d'autres climats et à l'état particulier du soldat. Il développera donc celles-ci, moins connues, qui incluent les fièvres rémittentes et intermittentes d'automne, la fièvre d'hôpital et de prison, et la dysenterie.

Comme les maladies étudiées par Pringle diffèrent de celles qui ont fait l'objet des recherches de Pasteur nous nous limiterons à quelques points pouvant s'y rapporter ou intéressant l'histoire de la médecine.

Pringle conçoit justement le choléra morbus et la dysenterie comme dus à des humeurs corrompues siégeant dans les premières voies. Il reconnut que la dysenterie et la fièvre des prisons étaient contagieuses. Il parle du germe d'une fièvre et de germes de maladies. Il identifie la fièvre d'hôpital à celle des prisons. Sa thérapeutique est plutôt décevante car il recommande souvent, dans les fièvres et les maladies inflammatoires, des saignées abondantes et réitérées, et les évacuations des premières voies par des vomitifs ou des laxatifs.

Dans sa seconde partie il décrit les maladies de façon plus particulière, en discute les causes, les préservatifs et les traitements. Il récuse le qualificatif de maladies

---

par les aliments corrompus dont on se nourrit sur mer, ou par le défaut d'un régime convenable dans les pays marécageux. (Id.)

bilieuses à propos du choléra morbus et de la dysenterie, trouvant plus congru celui de maladies putrides. Il recommande encore les saignées, les vésicatoires, les vomitifs et les purgations. La dysenterie et la fièvre d'hôpital se répandent pour lui par le mauvais air et par infection, étant contagieuses comme la petite vérole et la rougeole. Les maladies vénériennes et la gale sont aussi des infections, mais d'une espèce différente.

Il distingue cinq causes des maladies ordinaires aux armées : le chaud et le froid ; l'humidité ; l'air putride, cause la plus funeste, dont il recense les circonstances d'apparition ; les défauts de régime ; l'excès du repos et du mouvement, du sommeil ou des veilles, et la malpropreté, cause de la gale, si contagieuse et si fréquente. À propos du régime il récuse que l'excès de fruits soit cause des dysenteries et note que la dysenterie des camps, plus putride et inflammatoire, diffère beaucoup de la diarrhée ordinaire. Il juge même le fruit proprement antiseptique. Il juge que l'abus des liqueurs et les mauvaises eaux contribuent peu aux maladies des armées.

Dans la troisième partie il traite d'abord des maladies inflammatoires courantes pour lesquelles il vante la saignée réitérée, remède indispensable selon lui pour guérir toutes les maladies inflammatoires. Il tire à la lancette douze à seize onces (une once fait environ 28 grammes) de sang aux première et seconde saignées, et un peu moins pour les autres. On peut en tirer davantage en cas de sang épais et noirâtre. Les fièvres inflammatoires peuvent se transformer en fièvres et flux de ventre d'une espèce putride.

Il consacre un chapitre à la dysenterie des camps. Il assure que toutes les dysenteries épidémiques de l'armée sont de même nature. Il s'oppose à Sydenham sur l'usage unique du laudanum, sans avoir dégagé préalablement les premières voies. Il remarque que cette dysenterie est contagieuse et se communique par les émanations, les habits et les couvertures de lit du malade. Il trouve ses miasmes moins contagieux que ceux de la peste, de la petite vérole et de la rougeole.

Concernant la nature de l'infection dysentérique il raconte que, dans les premières éditions de son ouvrage, il regardait les exhalaisons putrides des humeurs des malades comme la cause de sa transmission. Il concevait que ces miasmes, admis dans le sang, agissaient comme un ferment sur la masse entière et la disposaient à la putréfaction. Il se dit maintenant convaincu de l'insuffisance de cette hypothèse parce qu'il ne voit pas comment une partie viciée de sang corrompu se jetterait particulièrement sur les intestins. Il avait cru au rôle d'un ferment putride pour avoir observé une personne saine contracter une véritable dysenterie en faisant des expériences sur du sang humain putréfié. Il suspend depuis son jugement car Linné en a proposé une autre explication : *Ces raisons me déterminèrent à attribuer la principale cause interne de la maladie à ce ferment putride ; mais ayant lu depuis ce temps-là une dissertation curieuse de Linnaeus, en faveur du système de Kircher sur la contagion par le moyen des animalcules, je crois raisonnable de suspendre toutes sortes d'hypothèses, jusqu'à ce qu'on ait fait de plus amples recherches sur ce sujet.*[1] Il cite en note un long texte latin sur la contagion de la dysenterie où apparaît cette idée qu'il attribue à Linné.

On voit par là que Pringle n'imagine aucunement qu'un ferment puisse figurer un être vivant, un animalcule ou un végétal minuscules, ou un parasite particulier.

---

[1] Ib., p. 104

Son chapitre suivant est consacré à la fièvre d'hôpital ou de prison. L'infection ne se communique, selon lui, que lentement, bien que parfois extrêmement contagieuse. La saignée, ici, modère rarement les symptômes. Certains malades tombent en délire, mais tous sont sujets à une grande stupeur. Il remarque les pétéchies, citant Fracastor et un extrait de son ouvrage principal, pour les avoir décrites le premier et pour avoir donné la relation la plus complète de cette maladie. Il s'agit du typhus, décrit par Fracastor, mais Pringle ne mentionne nulle part dans son livre ce nom ni celui de typhoïde. À propos du traitement il remarque qu'un grand nombre de malades furent guéris sans saignée et que les sangsues font quelquefois du mal.

Examinant la nature de cette maladie il la considère comme une fièvre pestilentielle de même genre que la véritable peste, même si elles diffèrent en espèce, du fait de symptômes semblables, hormis les bubons et les charbons, et d'une cause similaire. Les causes de toutes les fièvres pestilentielles sont des miasmes virulents, des levains soit internes, soit externes.[1] Cependant, il ne fait aucune allusion aux *seminaria contagionis* de Fracastor.

Il recense ensuite différentes épidémies contagieuses de fièvre des prisons à commencer par celle des assises d'Oxford en 1577 où moururent au moins cinq cents personnes. Il relate celle des assises de Londres de mai 1750 qu'il a observée et que Pasteur a résumée. Elle fit quelques dizaines de morts dont quatre juges sur six. Il collationne ensuite les fièvres des prisons ou pestilentielles décrites par plusieurs médecins célèbres, en remarquant qu'elles ont beaucoup diminué dans les grandes villes d'Europe en son siècle du fait de l'amélioration de la propreté, de la vertu antiseptique de certains aliments, et des antidotes produits par certaines activités domestiques et citadines. Pour expliquer les fièvres pestilentielles il conçoit justement, à titre de conjecture, *que les miasmes ou ferment septique, composés des émanations des substances putrides, étant admis dans le sang, en peuvent corrompre la masse entière.*[2] Les remèdes pour lui les plus efficaces à la fin de la maladie sont les cordiaux et des antiseptiques forts : le vin, le camphre, la serpentaire et le quinquina.

Il termine son ouvrage par un chapitre sur la gale, contagieuse mais seulement par contact d'un galeux ou de ses objets et non par émanation. Il reconnaît bien qu'elle se borne à la peau. Il attribua d'abord la découverte des animalcules causant la maladie à van Leeuwenhoek (1632-1723) puis, suite à un mémoire de Mead dans les *Transactions philosophiques* de 1750, à Bonomo (1666-1696). Il cautionne le soufre comme son grand spécifique, sous forme d'onguent sulfureux, beaucoup plus efficace que le mercure. La vapeur de soufre, que la chaleur du corps oint dégage, concourt à tuer les animalcules.

---

[1] *Les fièvres pestilentielles varient suivant l'espèce et la quantité des miasmes virulents qui se mêlent dans la masse du sang ; mais toutes dépendent de quelques levains de corruption soit internes, soit externes, qu'on peut attribuer à une affection scorbutique, ou aux exhalaisons putrides des substances animales ou végétales.* (Ib., p. 127-128)

[2] Ib., p. 134

ANNEXE II : Casimir Davaine (1812-1882)

1. Le *Traité des entozoaires et des maladies vermineuses de l'homme et des animaux domestiques* (1860)

De cet ouvrage de 900 pages dédié à son maître Rayer nous ne nous intéresserons qu'à ses idées pathologiques générales.

Après un long synopsis sur les six types d'entozoaires de l'homme et des animaux domestiques il introduit son traité par une vingtaine de pages de considérations générales sur la pathologie vermineuse. Il dit ici que l'apparition des vers par épidémie ou par épizootie est un fait des mieux avérés. La transmission par contagion ne lui paraît établie que pour la filaire de l'homme, et vraisemblable pour le strongle des bronches, qui occasionne chez les moutons et les bœufs des épizooties meurtrières. Remarquons qu'il conteste la génération spontanée des entozoaires, qu'il affirme venir tous primitivement du dehors et accidentellement. Il critique donc le concept d'helminthiase pour désigner un état ou une disposition particulière de l'économie causant le développement des vers. Il admet comme seule exception possible la propagation et la persistance des oxyures chez certains individus. Par contre, il croit à des sympathies organiques qui, plus développées chez l'homme du fait de sa sensibilité plus grande, entraînent des phénomènes fréquents chez lui et très rares chez les animaux.

Il divise ensuite son ouvrage en quatre livres selon que les vers déterminent des affections dans les voies qui communiquent avec l'extérieur, dans les cavités closes comme les vaisseaux sanguins, dans les systèmes organiques, et dans des organes ou des appareils complexes. Notons qu'il évoque des « tubercules vermineux » à propos des affections touchant les ganglions lymphatiques ou les glandules, mais récuse plus loin cette notion.

Deux appendices forment le cinquième et dernier livre. Le premier constitue la partie de l'ouvrage la plus intéressante pour nous puisqu'il traite des maladies vermineuses fictives dites universelles, des maladies attribuées à des vers invisibles ou microscopiques, et d'autres purement imaginaires selon lui.

Il commence par les maladies faussement attribuées aux vers qu'il range en quatre catégories : les fièvres continues ; les affections épidémiques ou contagieuses déterminées par des vers invisibles qui infestent l'économie, circulent dans le sang, etc. ; les affections causées par des vers localisés dans une autre partie que l'intestin ; les affections imaginaires causées par des entozoaires imaginaires.

Concernant la seconde catégorie Davaine met en doute le rôle des insectes, des vers et des animalcules dans les maladies épidémiques contagieuses. Il remarque qu'on les accuse depuis deux siècles de produire ces maladies, mais que jamais personne ne les a vus. Il cite Kircher et son ouvrage sur la peste en constatant que son opinion sur la responsabilité des vermicules, nés d'une putréfaction particulière et pénétrant par les pores cutanés, a été adoptée avec empressement par beaucoup de médecins. Il en cite plusieurs, d'abord Cogrossi et Vallisnieri, puis ceux qui attribuèrent à des vers invisibles beaucoup de maladies épidémiques ou contagieuses qu'on nomma « peste ». Parmi ceux-ci on trouve Goiffon (1658-1730) à propos de la peste de Marseille de 1720, et Nicolas Andry (1658-1742), qui voulut réfuter le système de Goiffon en 1741, une pure fable selon lui. Davaine remarque que de nos jours le choléra a été expliqué de la même manière, citant Bassi et une référence de 1850 issue de l'Académie royale de Belgique.

Il signale que *d'autres maladies qui se transmettent par un virus et non par des miasmes, ont été attribuées à des animaux du même genre.*[1] Il cite Pierre Desault (1675-1737) qui, s'appuyant sur de nombreux auteurs antérieurs, attribuait la rage à des vers vivant dans la bave, lesquels s'insinuent dans les vaisseaux des parties mordues puis dans les organes. Théodoridès, qui a analysé son ouvrage de 1733 et reconnaît son mérite, soupçonne qu'en autopsiant des chiens enragés Desault a vu de simples ascarides. Davaine rapporte que celui-ci, comme Hartsöker et Deidier soutenaient aussi que la syphilis avait pour cause des vers imperceptibles, en constatant que depuis le XVIIIe siècle la pathologie animée avait des partisans fanatiques.

Pour lui ces hypothèses sont inacceptables et résultent d'observations mal faites.[2] Il fait valoir que beaucoup d'animaux présentent dans leur sang des hématozoaires de différentes espèces en grand nombre tout en jouissant d'une santé parfaite. Il argue aussi que les corps organisés connus qui causent des maladies contagieuses appartiennent exclusivement au règne végétal, citant la muscardine (Bassi), la maladie de la vigne et celle des pommes de terre. Il ajoute qu'*on sait les transformations chimiques que provoque le développement des spores du ferment* et conclut que *si les miasmes contagieux appartiennent aux êtres organisés, c'est aux végétaux ; mais avant d'admettre l'influence de ces êtres, il faut au moins en avoir reconnu l'existence.*[3]

Concernant la troisième catégorie, celle des maladies où les vers envahissent une partie différente de l'intestin, il rapporte que certains observateurs ont attribué les tubercules aux hydatides. Il nomme Jenner qui est, selon lui, le premier à avoir cru à cette vue erronée, en le citant d'après John Baron (1786-1851) qui, aussi, distingua mal les tubercules des hydatides. Il fait à nouveau allusion à la rage et cite plusieurs auteurs pour lesquels il suffirait d'enlever son ver pour prévenir l'invasion de la maladie.

Dans sa classification des entozoaires, qui modifie légèrement celle de Rudolphi et qui comprend six types, il place le *bacterium* dans le premier type, celui des protozoaires, comme un des deux genres de la famille des vibrioniens, en se référant à Dujardin. Les protozoaires appartenant à ce genre ont un corps filiforme, un mouvement vacillant, non ondulatoire. Ils les localisent dans les animaux en décomposition et dans le tartre dentaire. L'autre genre de cette famille est représenté par les vibrions au corps filiforme mais ondulant comme un serpent, tel celui du choléra qu'il dit vivre dans l'intestin grêle. On trouve ce genre, dit-il, dans les matières intestinales des malades atteints du choléra, de diarrhée, dans l'urine altérée, le pus de la balanite et la leucorrhée.

---

[1] Davaine Casimir, *Traité des entozoaires et des maladies vermineuses de l'homme et des animaux domestiques*, Baillière, Paris, 1860, p. 770

[2] *On ne peut admettre que les maladies épidémiques et contagieuses dont nous avons parlé, soient causées er se propagent par des animalcules. On n'a jamais signalé la présence de ces animalcules dans le sang des malades, autrement que par des assertions vagues et inacceptables ; les observateurs sérieux qui les ont recherchés, ne les ont point trouvés.* (Ib., p. 771)

[3] Ib., p. 772

2. ***Sur la nature des maladies charbonneuses*****, note lue à l'Académie de médecine le 3 décembre 1867**

Cette note a été publiée dans les *Archives générales de médecine* en février 1868. Il déclare d'emblée que *si l'on examine au microscope le sang d'un animal atteint de la maladie charbonneuse, on découvre, parmi les corpuscules sanguins, de petits corps filiformes, très nombreux, appartenant par divers caractères à la famille des vibrioniens et qu'on classerait dans le genre* bacterium, *s'ils ne différaient des bactéries par l'absence des mouvements.*[1] Il ajoute qu'il a observé dès 1850 ces corps auxquels il a donné le nom de « bactéridies ». Remarquons qu'il ne cite pas ici son maître Rayer. Ceux qui les ont vus n'ont pas, selon lui, déterminé leur rôle. Il se demande s'ils sont la cause de la maladie, leur effet, ou bien un simple accident. Ses expériences faites depuis 1863 lui permettent d'*affirmer que le développement des bactéridies est la cause du charbon.* Il relève les objections de ses contradicteurs. Il souligne un caractère spécial de ces bactéridies : leur immobilité.

Pour contrer l'idée que ces vibrioniens sont l'effet et non la cause de la maladie charbonneuse, et que le sang des animaux charbonneux a acquis une constitution morbide favorisant essentiellement la multiplication des productions, Davaine a procédé à une expérience qu'on pourrait dire cruciale.

Sachant que tous les filtres (alors connus) laissent passer les infusoires, beaucoup plus gros que les vibrioniens, et que le placenta ne laisse point passer les corps solides les plus petits, il supposa puis vérifia avec certitude que le placenta pouvait filtrer les bactéridies. Il en déduisit, *si les bactéridies et le virus charbonneux sont une même chose*, que le sang d'un fœtus d'une mère charbonneuse serait incapable de produire le charbon. Il vérifia ce fait sur trois cobayes à partir du sang fœtal d'une mère charbonneuse dont le sang du placenta, contenant des myriades de bactéridies, donnait le charbon. Cette expérience paraît établir l'identité du virus charbonneux et des bactéridies.

Il assure que l'envahissement d'un animal par un infusoire qui le détruit est un fait sans analogue, à étayer par d'autres preuves. Pour cela il cite le cas de plantes malades par envahissement de bactéries et dont la maladie s'arrête à une température maintenue supérieure à 52°C. Cette expérience est proche de certaines de Pasteur dans le choléra des poules.

Au total, il est clair que, pour Davaine, la bactéridie représentait dès 1867 la cause principale de la maladie charbonneuse.

---

[1] Davaine M.-C., *Sur la nature des maladies charbonneuses*, Paris, Asselin, 1868, p. 3

ANNEXE III : Michel Peter (1824-1893) : *Des maladies virulentes comparées chez l'homme et chez les animaux* (février 1863)

Peter n'y cite pas Pasteur. Dans le troisième chapitre il trace un rapide aperçu historique des notions de virus, de miasme et de contage. Il a reconnu qu'on ne trouvait pas l'idée de contagion dans les idées hippocratiques. Il rapporte l'affirmation bien connue d'Aristote (384-322 av. J.-C.) que la rage se communique du chien aux autres animaux mais non à l'homme. Virgile fut peut-être le premier, selon lui, à avoir signalé que le charbon se transmettait des animaux à l'homme. Il aurait utilisé le mot « virus » avec d'autres poètes, et Celse serait le premier auteur médical à l'avoir employé, à propos de la rage. Rhazès a parlé de la contagion des pustules varioliques.

Il y aurait ensuite pour lui une vaste lacune scientifique jusqu'à l'apparition de la syphilis (1493) qui a dirigé l'attention sur les maladies virulentes. Il se réfère en premier lieu à Fracastor.[1] Il cite ensuite Sauvages.[2] Selon lui la notion de virulence a ensuite disparu avec les théories inconciliables de Cullen, Brown, Pinel et Broussais.

Il rapporte la théorie de Dubois d'Amiens, reprise par Littré et Robin, selon laquelle les maladies sont contagieuses sans germe ou virus. Il estime que Bouillaud n'admet pas de grande différence entre la contagion et l'infection. Il cite un extrait très perspicace du clinicien français P.-A. Piorry (1794-1870) dont il était chef de clinique, tiré de son *Traité de pathologie iatrique* : *La propriété de se reproduire après avoir communiqué une maladie de même nature que celle qui les avait produits, est le principal caractère des virus.*[3] Il dit que Piorry place les virus dans la même classe que les miasmes et les désigne collectivement sous le nom d'*agents toxiques* inconnus chimiquement. J.-A.-E. Monneret (1810-1868), dans son *Traité de pathologie générale* (1857-1861), voit une distinction, capitale selon Peter, entre les maladies virulentes, inoculables, et les miasmatiques qui ne le sont pas. Peter signale encore la thèse sur les maladies virulentes (1847) du pédiatre, également historien de la médecine, E. Bouchut, et trouve excellent le *Nouveau dictionnaire de médecine vétérinaire* (1856-1862) de Bouley et Reynal.

Son sixième chapitre est consacré à l'étiologie des maladies virulentes, successivement au développement spontané, à la contagion, aux différentes conceptions des agents de transmission virulente, et à l'hérédité. Pour lui, le développement spontané est évident chez les animaux. Il se pose la question si on ne l'observe plus chez l'homme. Il assure que sa cause chez les animaux se résume à des conditions hygiéniques mauvaises et se dit frappé que les maladies infectieuses de l'homme reconnaissent la même cause, concluant qu'*une fois engendrées par un organisme, les maladies virulentes se transmettent à d'autres organismes par voie de contagion*

---

[1] *Fracastor étudie les divers modes de contagion et divise les maladies en contagieuses et en non contagieuses. Les anti-contagionnistes ne pouvaient pas manquer, exagérant en sens inverse, de nier la contagion des maladies là même où ce mode de transmission n'était pas niable. Ainsi pour Jérôme Perlinus, la variole n'est pas contagieuse ; la syphilis et la rage ne le sont que par accident.* (Peter Michel, *Des maladies virulentes comparées chez l'homme et chez les animaux*, Asselin, Paris, 1863, p. 8)

[2] *Cependant l'idée de contagion ne devait pas périr ni l'idée connexe de virulence s'oublier. Sauvages consacre aux affections virulentes une division spéciale de sa* Nosologie méthodique *à la suite des* Maladies venimeuses. (Ib., p. 8)

[3] Ib., p. 9

immédiate ou médiate.[1] Il remarque que les virus perdent en général leur intensité virulente par le fait de générations successives, et surtout lorsqu'ils sont transportés dans un organisme sans en être autochtones.

À propos de l'état réfractaire il note que certains sujets sont réfractaires à quelques maladies virulentes, comme la rage, parce que leur organisme triomphe quelquefois dans l'espèce de lutte qui s'établit entre le support vivant et le virus. Cet état n'est parfois que temporaire. Plusieurs individus peuvent aussi impunément transporter le virus à d'autres sujets (porteurs sains). Certaines espèces animales peuvent être absolument réfractaires. Il présume que la vaccine et la variole ont une nature différente car on a observé un sujet réfractaire à la vaccine néanmoins mourir de la variole.

Il définit très bien l'immunité comme un état réfractaire acquis, et son caractère temporaire, une impression persistante diminuant avec le temps. Il l'explique par la perte progressive par l'organisme de l'imprégnation virulente et, par suite, de sa force de résistance à l'action du même virus. L'immunité lui paraît souvent très rapide. Il note bien que l'immunité contre une maladie virulente n'étant pas absolue, elle peut récidiver mais moins gravement si l'impression persiste en partie. Il croit, comme nous l'avons vu de plusieurs auteurs, que l'immunité résulte d'un auto-antagonisme du virus. Deux virus analogues peuvent être antagonistes (vaccine et variole), mais non deux virus différents. L'antagonisme peut se manifester dès la période latente de leur action.

Du point de vue prophylactique il distingue la méthode thérapeutique fondée sur l'antagonisme d'une maladie virulente pour elle-même, de celle fondée sur un antagonisme avec une maladie analogue. Concernant la première il critique sévèrement la syphilisation d'Auzias-Turenne reprise par d'autres médecins. Il la juge dangereuse parce qu'elle peut empêcher les chancres, mais non les actes successifs de l'affection syphilitique. Il signale, malgré les avantages des inoculations, leur danger possible en donnant une forme maligne à la maladie virulente au lieu de la forme bénigne escomptée.

En ce qui concerne la seconde méthode il juge la vaccination sans aucun danger et avec seulement des avantages, la vaccine, bénigne, se substituant à la variole, grave. Il décrit d'autres essais, non probants, avec différents virus.

Au dix-huitième chapitre il en vient à la théorie de la contagion virulente. Il considère importantes trois hypothèses expliquant le problème pathogénique de la contagion : celles de la fermentation, du parasitisme animal et du parasitisme organique.

Il fait remonter la première à l'époque de la chémiatrie, à Sylvius de le Boë (1614-1672) qui l'a proposée, et à Liebig qui l'a reprise. Il développe la théorie de celui-ci, qui est celle d'un virus non vivant et ne se reproduisant pas.[2] Il se montre critique envers elle car elle suppose *que le produit de la fermentation dépend du liquide et non du ferment* et que *des ferments divers ne font pas varier la transformation des*

---

[1] Ib., p. 27

[2] Liebig *admet dans le sang la préexistence de deux substances qui, à l'exemple du gluten et du sucre (dont la réaction réciproque engendre la levûre), sont susceptibles de produire le virus par un phénomène analogue. Et comme la levûre ainsi développée peut décomposer une quantité indéfinie de sucre, de même le virus engendré agira indéfiniment sur les substances transformables en virus.* (Ib., p. 84)

substances : tandis que des virus divers font naître des maladies différentes. Avec cette théorie il n'y aurait plus de spécificité des virus.[1] On le voit adopter ici la théorie de Pasteur contre Liebig.

À propos de la théorie du parasitisme animal il écrit : *Varron plaçait déjà la cause de la contagion dans des microzoaires. Linné vint prêter son appui à cette théorie par la découverte de l'acarus de la gale. M. Hameau a renouvelé cette hypothèse, mais sans l'étayer de faits bien importants : il admet des microzoaires persistants ou passagers, des microzoaires visibles et invisibles : mais l'invisibilité ne sera jamais un argument scientifique.*[2] Il a ici une vision étroite car l'hypothèse n'a rien de métaphysique comme il le croit, même si elle n'est pas prouvée directement. Elle peut avoir des expériences en sa faveur et donner une interprétation plus claire des phénomènes, comme H. Gueneau de Mussy le soutiendra et Pasteur le concevra en défendant la méthode hypothético-déductive, les idées préconçues et *a priori.* Dans le domaine des microparticules de la physique optique ou quantique on explique très souvent les phénomènes en imaginant des particules invisibles, non perceptibles directement.

Il est remarquable néanmoins que Peter cite Jean Hameau (1779-1851), médecin praticien isolé de tout le bassin d'Arcachon, dont la sagacité fut exceptionnelle. Dès 1836, Hameau avait adressé à la Société royale de médecine de Bordeaux un mémoire manuscrit *Réflexions sur les virus* donnant un aperçu de ses idées sur les virus. Il l'améliora et l'envoya en 1843 à l'Académie royale de médecine de Paris. Son fils médecin, Gustave Hameau le réédita en 1895 sous le nouveau titre *Études sur les virus*, avec une préface de Grancher et sa propre introduction, très intéressantes. Les historiens modernes l'ont redécouvert : Théodoridès en 1979[3] et surtout, plus récemment, Jacques Battin en 2008.[4]

Concernant la troisième théorie que Peter juge importante, le parasitisme organique, qu'il conçoit donc différent du parasitisme animal, il se réfère à Henle : *Cette théorie, un peu métaphysique, a été émise par le professeur Henle. Il s'appuie sur ce que les virus sont des parasites organiques, et que l'on peut très bien admettre que, émanées d'un organisme malade, elles en conservent la vitalité pathologique, et sont susceptibles, en se greffant sur un autre organisme, d'y faire naître une vie anomale ou pathologique , semblable à celle de l'organisme dont ces particules émanent. C'est la théorie de la greffe qui vit en parasite et imprègne le végétal qui la fait vivre.*[5]

Dans son vingtième chapitre il compare les maladies infectieuses et les maladies virulentes. Comme exemples des premières il cite la peste, la fièvre jaune, le typhus, la dysenterie épidémique, la typhoïde. Elles sont pour lui contagieuses et épidémiques et se développent habituellement au milieu des conditions d'hygiène la plus mauvaise. Il remarque leurs nombreuses analogies avec les maladies virulentes spontanées des animaux. Il en donne plusieurs exemples. Elles ont de nombreux symptômes communs et sont toutes contagieuses et épidémiques. Il conclut qu'*en fait, les*

---

[1] Ib., p. 84-85

[2] Ib., p. 85

[3] Théodoridès Jean, *Un précurseur girondin de la pathologie infectieuse, Jean Hameau, C. R. 104e Cong. Soc. Sav. Bordeaux, 1979*, fasc. 4, p. 81-95

[4] Battin J., *Un médecin précurseur Jean Hameau (1779-1851) et le bassin d'Arcachon autrefois.* Les éditions de l'Entre-deux-Mers, Saint-Quentin-de-Baron, 2008

[5] Id.

maladies infectieuses de l'homme comme les maladies virulentes des animaux se développent spontanément au milieu de circonstances hygiéniques mauvaises.[1] Il se montre donc bien partisan ici de la nature spontanée des maladies contagieuses et infectieuses, cernant mal les justes conditions d'hygiène conformes à la théorie pasteurienne de germes parasites exogènes. Quelle est donc pour lui la différence entre maladies infectieuses et maladies virulentes ? Il répond : *Mais, de plus que les maladies infectieuses, les virulentes ont la propriété d'êtres inoculables. Ce qui n'est, au fond, qu'une autre manière d'être de la contagiosité.*[2]

Dans le vingt et unième chapitre il veut montrer, par une esquisse d'une pathologie comparée entre maladies humaines et animales, que la nature conduit progressivement des maladies infectieuses ou spécifiques aux maladies virulentes. Il croit pouvoir déterminer une progression nosologique : maladie non contagieuse comme la grippe (épidémique, mais d'origine atmosphérique) ; contagieuse, non inoculable et récidivante comme la diphtérie ; virulente, c'est-à-dire contagieuse, inoculable et créant l'immunité comme la péripneumonie. En comparant les affections catarrhales et ulcéreuses des organes génitaux il aboutit à une seconde progression nosologique : maladie contagieuse et non inoculable comme la blennorragie ; contagieux et inoculable comme le chancroïde ; virulente c'est-à-dire contagieuse, inoculable et créant l'immunité comme la syphilis. On mesure l'incertitude de ces conceptions.

Il croit aussi avoir fait ressortir la loi stipulant que lorsque la maladie s'est déclarée spontanément les symptômes généraux précèdent les symptômes locaux.

Il passe aux affections pyogéniques et puerpérales. De ce que les traumatismes par amputations et ceux utérins des femmes en couches existent toute l'année, alors que les accidents de résorption et de puerpéralité ne se manifestent que dans certains cas et en un temps circonscrit, il déduit qu'il existe un fait plus général, une diathèse (déclarant ne pas vouloir reculer devant le mot), à côté et au-dessus du traumatisme, dont l'essence est de faire partout du pus et relève de la constitution médicale régnante. Il voit à nouveau une progression pathologique très naturelle, de l'érysipèle chirurgical à l'infection purulente puis de celle-ci à l'affection puerpérale, toutes affections générales, épidémiques, contagieuses, mais non, selon lui, inoculables. Il donne plusieurs exemples d'une telle progression.

Il aborde la fièvre typhoïde, reconnaissant comme pathognomoniques l'exsudation et l'ulcération des plaques de Peyer, absentes du typhus, et la stupeur (*τύφος*) comme caractéristique dynamique de la maladie.

La comparaison des maladies animales aux maladies humaines lui permet finalement de contester la distinction scolastique, dit-il, entre maladies infectieuses et maladies virulentes. Il défend la conception d'une grande chaîne continue de maladies distinctes, qu'il illustre par un tableau, contre celle d'un assemblage de maladies sans analogies entre elles.

---

[1] Id.

[2] Ib., p. 90

ANNEXE IV : Les conceptions pathologiques de Louis Bergeret (1814-1893), médecin de la famille Pasteur à Arbois

1. *La fièvre intermittente dans le Jura* (1865)

À la fin de ce mémoire adressé à la Société d'émulation du Jura en 1865 il raconte que lorsqu'il était étudiant en médecine il vit souvent arriver à l'hôpital des douaniers atteints de fièvres intermittentes contractées en passant plusieurs heures ou des nuits entières à surveiller les bords du Rhin.

La fièvre intermittente du Jura résulte pour lui des émanations qui se dégagent de l'ancienne Bresse, surtout l'été. Il veut indiquer les deux sortes de moyens qui lui paraissent capables de beaucoup amoindrir la fréquence et le danger de cette fièvre particulière qui s'accompagne quelquefois des accidents les plus sérieux et des accidents les plus graves. La première mesure consiste à imiter ce que l'Empereur a fait dans les plaines de Sologne : dessécher les marais, faire écouler les eaux stagnantes et convertir les mares en terres fertiles. En attendant cette longue entreprise il conseille une seconde mesure : *prévenir les effets du principe morbide qui se dégage des marais en faisant entrer, dans l'alimentation des Bressans, une substance qui, sans nuire autrement à la santé, ayant même le pouvoir de la fortifier, possède aussi la propriété de neutraliser le miasme des émanations marécageuses qui est la cause génératrice de la fièvre d'accès et de toutes ces fâcheuses conséquences.*[1] Il s'agit de la quinine.

Il assure que l'empoisonnement du sang par le méphitisme des marais est parfois mortel, notamment lors d'épidémies de fièvres intermittentes survenant après des étés brûlants, et dont l'invasion soudaine, l'évolution pernicieuse, font un grand nombre de victimes après seulement un ou deux accès si l'on n'y remédie pas rapidement par un traitement énergique. Il souligne le rôle du vent du sud-ouest qui transporte les exhalaisons des marais dans d'autres cantons. À la fin de son mémoire figure une carte où il a dessiné deux zones de fièvre intermittente, une zone endémique où elle règne chaque année, et une zone où elle n'apparaît que sous forme d'épidémie, de façon accidentelle et éloignée, comme sur les rives du Doubs et de la Loue.

En attendant les traitements d'assainissement des marais il veut user du même procédé dont il s'est servi dans le goitre qu'il a fait disparaître en introduisant dans le sel de cuisine une petite quantité d'iodure de potassium. Il croit que son conseil de faire prendre deux fois par semaine une dose de dix à vingt centigrammes de quinine à des familles vivant en zone endémique leur a parfaitement réussi. On peut trouver des moyens de déguiser l'amertume de la quinine ou s'y habituer, et ainsi en augmenter les doses, grâce à l'ajout d'une liqueur antifébrile durant la période des fièvres.

On voit que Bergeret n'a pu distinguer le principe parasitaire des fièvres intermittentes transmis par les moustiques du principe seulement carenciel du goitre, ce qui rendait la prophylaxie ou le traitement nécessairement différents.

---

[1] Bergeret, *La fièvre intermittente dans le Jura*, Gauthier, Lons-le-Saunier, p. 6

2. *Les maladies épidémiques dans les petites localités* (1866)

Il y veut démontrer la même vérité, déjà prouvée dans son article précédent *La prostitution et les maladies vénériennes dans les petites localités*, qu'une étude rigoureuse des épidémies est beaucoup plus facile dans les petites localités que dans les grandes villes, parce qu'on peut observer nettement leur développement et leur évolution. Il répète que les médecins parisiens récusaient la contagion de la fièvre typhoïde et qu'étant sur le banc de l'école (sans doute à Paris entre 1836 et 1838) les professeurs enseignaient la doctrine de la non-contagion, aux conséquences désastreuses. Pour lui la typhoïde est de toute évidence contagieuse.

Il rappelle sa distinction entre la contagion (transmission par contact) et l'infection (de source humaine mais transmise par l'air atmosphérique), tout en craignant qu'on l'accuse de néologisme en se servant des termes « infection » ou « maladies infectieuses ». Il cite les maladies qui lui semblent infectieuses au sens de maladies transmises par un poison contenu dans l'air : la fièvre typhoïde, le choléra, les fièvres éruptives (variole, rougeole, scarlatine, miliaire), l'angine couenneuse, la dysenterie et la coqueluche. On voit qu'il sous-estime le rôle du contact et celui d'autres véhicules de transmission. Il croit à une troisième catégorie d'épidémies : celles dont l'apparition n'est pas due à un principe fourni par les corps malades mais à certaines conditions atmosphériques, tels la grippe, l'acrodynie (maladie à virus neurotrope), les fièvres paludéennes, les péritonites puerpérales, les pneumonies, les érysipèles, les oreillons et certaines ophtalmies. Une certaine confusion règne donc dans sa classification. De plus il ne semble pas se poser la question de la spontanéité de ces principes épidémiques, qu'ils soient contagieux, infectieux ou influencés par l'atmosphère.

Il formule ensuite trois propositions de santé publique dont la première : *L'air chargé des émanations qu'exhalent les corps malades est le véhicule qui transmet le poison aux corps sains* montre que l'air représente pour lui le seul véhicule des maladies infectieuses. Il la développe longuement dans son premier paragraphe. Il en donne trois exemples, la fièvre typhoïde, le choléra et les fièvres éruptives. Il relate huit observations de typhoïde et trois observations de choléra censées prouver leur transmission aérienne. Nous voyons donc qu'il ne suffit pas d'observer des faits de cas cliniques réels, d'exercer la pratique médicale pendant des années, de manière plus ou moins empirique, pour déterminer précisément les modes de contagion ou d'infection. Même l'expérience pratique ne suffit pas et Pasteur avait raison de critiquer, dans ces cas d'observations floues et d'inductions hasardeuses, l'observation seule ou l'expérience pure, et de ne s'en remettre qu'à l'expérimentation, qui n'est d'ailleurs pas non plus totalement sans réplique comme il l'assénait souvent à ses adversaires.

Bergeret cite ensuite neuf observations de fièvres éruptives transmises encore, selon lui, de manière aérienne. On y trouve trois cas de variole, un de scarlatine, un de fièvre miliaire, un d'angine couenneuse (diphtérie). Dans toutes ces maladies il s'efforce, pour appuyer sa théorie de transmission aérienne, de démontrer que les nouveaux malades n'eurent aucun contact avec d'anciens malades atteints de la même affection. Il veut aussi montrer que la transmission aérienne des infections ne dépend pas de caractères atmosphériques puisque des villages proches d'autres atteints par telle maladie peuvent demeurer indemnes de celle-ci bien que soumis aux mêmes conditions climatériques. Il cite les dysenteries, les coqueluches, les pneumonies et les érysipèles.

Il lui paraît évident que le principe des maladies épidémiques a de l'analogie avec le virus vaccinal dont il souligne la promptitude et l'activité au moyen d'un exemple. Il remarque encore la subtilité de ce principe, inconnu dans son essence et insaisissable par nos moyens d'investigation, et semblable aux fluides physiques impondérables.

Il développe ensuite ses deux autres propositions. La première consiste à isoler le plus possible les malades, règle hygiénique et mesure de prudence. Il raconte à ce propos comment il devint radicalement opposé à l'école physiologique de Broussais. Il cite le cas malheureux en 1845 d'un garçon contaminé par sa sœur atteinte de fièvre typhoïde, soignée par un jeune médecin récemment arrivé de Paris à Arbois et qui, imbu des idées de l'école physiologique, niait la contagion.

Encore plus explicite est l'histoire qu'il rapporte de deux frères originaires de Salins qui moururent de typhoïde durant sa vie d'étudiant à Paris. Il nous décrit très bien l'ambiance parisienne autour des malades à cette époque[1] et son évolution personnelle, par la pratique en milieu rural, vers une médecine détachée des principes exclusifs de Broussais.[2]

Sa troisième proposition concerne les mesures d'autorité administrative pour lutter contre les épidémies. Il cite notamment ses rapports sur les épidémies et les décisions qu'il fit adopter par le Conseil général du Jura en 1848 et en 1850.

3. *Les passions ; dangers et inconvénients pour les individus, la famille et la société ; hygiène morale et sociale* (1878)

Cet ouvrage moralisateur est destiné à *conduire les hommes dans le chemin de la sagesse en leur prêchant la modération et la vertu au nom de leur santé, ce bien si précieux sans lequel tous les autres sont inutiles et insipides.*[3] Il veut inspirer aux

---

[1] *Lorsque j'étais étudiant en médecine à Paris, la fièvre typhoïde fit, une certaine année, beaucoup de victimes parmi les élèves de la Faculté de médecine, de l'École de droit et de l'École de pharmacie. Deux frères, fils d'un pharmacien de Salins, moururent à quelques jours d'intervalle ; l'un était étudiant en médecine, l'autre élève en pharmacie. L'aîné, après avoir soigné le cadet pendant vingt-cinq jours, se mit au lit quatre jours avant la mort de son frère et ne lui survécut que peu de temps. Je visitai, à cette époque, quelques-uns de mes compatriotes malades, notamment ces deux frères. Je me rappelle que personne ne prenait de précautions pour éviter la transmission, parce qu'on ne croyait pas qu'elle fut possible. On s'inquiétait peu du renouvellement de l'air, des émanations des corps malades ; les chambres occupées par eux étaient souvent pleines d'amis, de curieux, de visiteurs dont la présence était au moins inutile, sinon nuisible ; elle devait fatiguer les malades et vicier l'air qui les entourait.* (Bergeret, *Les maladies épidémiques dans les petites localités*, Paris, Malteste, 1866, p. 9-10)

[2] *Depuis que l'observation des maladies épidémiques dans les petites localités a éveillé en moi des idées tout à fait opposées à celles qui régnaient à Paris, j'ai bien d'une fois pensé à cette épidémie meurtrière du quartier Latin, et me suis dit souvent que, si les précautions que je prescris aujourd'hui avaient été mises en pratique, une partie des jeunes gens qui y ont trouvé la mort seraient peut-être encore aujourd'hui des hommes pleins de vie. J'ai vu beaucoup de familles cruellement éprouvées par des évènements aussi malheureux, à raison de la fausse sécurité que leur inspiraient des médecins imbus de l'école de Broussais.* (Ib., p. 10)

[3] Bergeret, *Les passions ; dangers et inconvénients pour les individus, la famille et la société ; hygiène morale et sociale*, Baillière, Paris, 1878, p. III

hommes cette crainte salutaire et ainsi parvenir à les rendre meilleurs en leur conservant la santé.

Il scrute ainsi successivement cinq catégories de passions, celles de la richesse, de la débauche, de la passion du tabac ou de l'empoisonnement lent par la nicotine, celle du merveilleux, et enfin celle des passions politiques et religieuses.

Il examine la passion du merveilleux selon trois rubriques : les charlatans, les guérisseurs, et la conduite à tenir par les familles pour choisir un médecin lors de maladies lentes, graves ou incurables.

Quatorze paragraphes sont consacrés aux charlatans : les uromantes ou uroscopes ; les rebouteurs et leveurs d'entorses ; les guérisseurs de hernies ou de descentes ; les homéopathes ; le magnétisme, le somnambulisme, les tables tournantes, les spirites, les esprits frappeurs ; les médecins et chirurgiens ambulants ; les chiromanciens ; les charlatans de foires et de marchés ; le charlatanisme des grands mots, des phrases sonores et des annonces pompeuses ; les pharmaciens, sages-femmes, épiciers faisant de la médecine ; les anciens valets de médecins et les anciens infirmiers ; les campagnards médecins ; les charlatans se couvrant du manteau de la religion et de la politique ; les panacées ou le même remède appliqué à tous les maux.

Si beaucoup ont disparu certaines de ces pratiques sont enseignées dans certaines facultés de médecine comme le reboutage[1], l'homéopathie[2] et l'hypnose[3], même si

---

[1] Je me souviens que lors de ma formation pour le diplôme d'ostéopathie à l'Hôtel-Dieu de Paris dans le service dirigé par le fils du Pr Robert Maigne, introducteur de cette discipline à la Faculté dans les années 1950, un vieil enseignant nous montra lors de quelques séances plusieurs gestes pratiques de reboutage.

[2] Bergeret se moque des homéopathes, de leur mode de préparation des remèdes. Il rencontra lors de ses études à Paris deux homéopathes, avala entièrement la pharmacie de l'un d'eux sans en ressentir plus d'effet que s'il avait avalé des bâtons d'orge. Il raconte que l'homéopathie fit un certain bruit à Besançon (vers 1866) et que les bonnes sœurs de l'hôpital d'Arbois voulurent suivre celles de l'hôpital de Besançon qui vantaient les prodiges de cette médecine. Il voulut l'essayer à l'hôpital d'Arbois quand, par hasard, il se trouva dans ses salles deux sortes de maladies sur lesquelles, juge-t-il, les charlatans ont beaucoup de prises, des maladies purement nerveuses et des maladies incurables telles des phtisies ou des cancers. Avec la supérieure il fit une expérience placebo (comme Trousseau en 1834), avec des globules composés uniquement de mie de pain, qu'il appela *Mica panis*, les annonçant comme un remède nouveau, extraordinaire, venu d'Amérique et opérant à Paris des cures merveilleuses. L'expérience réussit parfaitement et dévoile l'effet placebo, qu'il attribue à l'imagination des malades, surtout des femmes. Il signale que depuis cette expérience il lui arriva souvent dans sa pratique, en présentant le même remède et de la même façon, de beaucoup soulager des douleurs nerveuses et des maux incurables. Pourquoi les utilise-t-il alors s'il ne croit pas à leur valeur ? Ne serait-ce pas par opportunisme psychologique, comme le ferait un charlatan ? Il estime avoir connu deux homéopathes réellement honnêtes qui ne trompaient pas les malades, mais se trompaient eux-mêmes. Un médecin qui se lance dans l'homéopathie le fait, selon lui, par un défaut de clientèle dans la pratique de la médecine d'Hippocrate.

[3] L'hypnose est très à la mode actuellement et les plaques d'hypnotiseurs fleurissent. Pour Bergeret, le magnétisme, le somnambulisme et les phénomènes spirites sont d'absurdes jongleries, des balivernes, des fadaises dont les malades ont été souvent les dupes et les victimes. Il dénonce le médecin, indigne de ce nom, qui pratique le sommeil magnétique, et nie les prophéties et la capacité visionnaire que celui-ci engendrerait. La croyance aux tables tournantes ou au spiritisme, même par la haute société, dépasse pour lui toutes les bornes et résulte d'indignes piperies et de la mode.

elles sont régulièrement décriées. À propos des médecins et des chirurgiens ambulants il raconte avoir dû quelquefois pour réparer et guérir les dégâts causés par des oculistes ambulants user d'un traitement très énergique, en l'occurrence des saignées et des sangsues nombreuses. Il se servait donc encore de la thérapeutique de Broussais. Il cite d'ailleurs plus loin celui-ci, avec Laennec et Dupuytren, en assurant qu'avec eux la médecine est devenue, sous leur inspiration, une science aussi exacte que la physique et la chimie. Il n'a donc pas été très perspicace, et n'a guère reconnu la révolution médicale induite par son concitoyen.

Il cite et stigmatise l'épigraphe prétentieuse[1] du livre de Raspail qu'il dit très répandu (le *Manuel annuaire de la santé*). Il le juge un des apôtres de la démagogie en voulant faire croire que le camphre guérit toutes les maladies. Comme prétendues panacées il condamne aussi le remède de Leroy, qui peut allumer des inflammations intestinales très graves, et les pilules de Morrison.

[1] Raspail met en exergue sous le titre de son manuel : *Comment pourrais-je me dire docteur, quand tout le monde va devenir, sans beaucoup de peine, aussi docte que moi ?*

INDEX NOMINAL

TABLE DES MATIÈRES

Structures éditoriales du groupe L'Harmattan

L'Harmattan Italie
Via degli Artisti, 15
10124 Torino
harmattan.italia@gmail.com

L'Harmattan Hongrie
Kossuth l. u. 14-16.
1053 Budapest
harmattan@harmattan.hu

L'Harmattan Sénégal
10 VDN en face Mermoz
BP 45034 Dakar-Fann
senharmattan@gmail.com

L'Harmattan Cameroun
TSINGA/FECAFOOT
BP 11486 Yaoundé
inkoukam@gmail.com

L'Harmattan Burkina Faso
Achille Somé – tengnule@hotmail.fr

L'Harmattan Guinée
Almamya, rue KA 028 OKB Agency
BP 3470 Conakry
harmattanguinee@yahoo.fr

L'Harmattan RDC
185, avenue Nyangwe
Commune de Lingwala – Kinshasa
matangilamusadila@yahoo.fr

L'Harmattan Congo
219, avenue Nelson Mandela
BP 2874 Brazzaville
harmattan.congo@yahoo.fr

L'Harmattan Mali
ACI 2000 - Immeuble Mgr Jean Marie Cisse
Bureau 10
BP 145 Bamako-Mali
mali@harmattan.fr

L'Harmattan Togo
Djidjole – Lomé
Maison Amela
face EPP BATOME
ddamela@aol.com

L'Harmattan Côte d'Ivoire
Résidence Karl – Cité des Arts
Abidjan-Cocody
03 BP 1588 Abidjan
espace_harmattan.ci@hotmail.fr

Nos librairies en France

Librairie internationale
16, rue des Écoles
75005 Paris
librairie.internationale@harmattan.fr
01 40 46 79 11
www.librairieharmattan.com

Librairie des savoirs
21, rue des Écoles
75005 Paris
librairie.sh@harmattan.fr
01 46 34 13 71
www.librairieharmattansh.com

Librairie Le Lucernaire
53, rue Notre-Dame-des-Champs
75006 Paris
librairie@lucernaire.fr
01 42 22 67 13

www.ingramcontent.com/pod-product-compliance
Lightning Source LLC
LaVergne TN
LVHW011132061026
849535LV00003B/462